Neurologische Notfälle

Jens Litmathe
Hrsg.

Neurologische Notfälle

Präklinische und innerklinische
Akutversorgung

2. Auflage

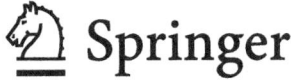

Hrsg.
Prof. Dr. med. Jens Litmathe
Klinik für Akut- und Notfallmedizin
Rettungszentrum, Evangelisches Krankenhaus Wesel GmbH
Wesel, Deutschland

ISBN 978-3-662-68823-6   ISBN 978-3-662-68824-3   (eBook)
https://doi.org/10.1007/978-3-662-68824-3

Die Deutsche Nationalbibliothek verzeichnet diese Publikation in der Deutschen Nationalbibliografie; detaillierte bibliografische Daten sind im Internet über https://portal.dnb.de abrufbar.

© Der/die Herausgeber bzw. der/die Autor(en), exklusiv lizenziert an Springer-Verlag GmbH, DE, ein Teil von Springer Nature 2016, 2024
Das Werk einschließlich aller seiner Teile ist urheberrechtlich geschützt. Jede Verwertung, die nicht ausdrücklich vom Urheberrechtsgesetz zugelassen ist, bedarf der vorherigen Zustimmung des Verlags. Das gilt insbesondere für Vervielfältigungen, Bearbeitungen, Übersetzungen, Mikroverfilmungen und die Einspeicherung und Verarbeitung in elektronischen Systemen.
Die Wiedergabe von allgemein beschreibenden Bezeichnungen, Marken, Unternehmensnamen etc. in diesem Werk bedeutet nicht, dass diese frei durch jede Person benutzt werden dürfen. Die Berechtigung zur Benutzung unterliegt, auch ohne gesonderten Hinweis hierzu, den Regeln des Markenrechts. Die Rechte des/der jeweiligen Zeicheninhaber*in sind zu beachten.
Der Verlag, die Autor*innen und die Herausgeber*innen gehen davon aus, dass die Angaben und Informationen in diesem Werk zum Zeitpunkt der Veröffentlichung vollständig und korrekt sind. Weder der Verlag noch die Autor*innen oder die Herausgeber*innen übernehmen, ausdrücklich oder implizit, Gewähr für den Inhalt des Werkes, etwaige Fehler oder Äußerungen. Der Verlag bleibt im Hinblick auf geografische Zuordnungen und Gebietsbezeichnungen in veröffentlichten Karten und Institutionsadressen neutral.

Planung/Lektorat: Anna Krätz
Springer ist ein Imprint der eingetragenen Gesellschaft Springer-Verlag GmbH, DE und ist ein Teil von Springer Nature.
Die Anschrift der Gesellschaft ist: Heidelberger Platz 3, 14197 Berlin, Germany

Wenn Sie dieses Produkt entsorgen, geben Sie das Papier bitte zum Recycling.

Vorwort zur 2. Auflage

Ich freue mich, nunmehr die 2. Auflage von „Neurologische Notfälle" vorlegen zu können. Seit dem Erscheinen der 1. Auflage im Jahre 2015 sind 9 Jahre vergangen und es hat sich viel getan, sowohl in der Neurologie selbst als auch in der Notfallmedizin. Dies schließt die Tätigkeit im Rettungsdienst wie in der Notaufnahme ein.

Entsprechend wichtig war es bei der Vorbereitung dieser 2. Auflage, wichtige Schnittstellen neu zu denken: Dadurch hat das Werk eine vollständige Überarbeitung erfahren. Es orientiert sich zunächst an bekannten neurologischen Leitsymptomen wie etwa Schwindel, Kopfschmerzen oder Bewusstseinstrübungen, und greift dann die notfallmedizinisch relevanten Krankheitsbilder, wie Schlaganfall, Hirnblutung, Epilepsie, Meningitis usw., im Detail auf. Auch vermeintliche Randbereiche wie Telemedizin und ökonomische Aspekte werden in dieser Auflage erneut im Lichte der zwischenzeitlich eingetretenen Veränderungen analytisch beleuchtet.

Neben den bewährten Autoren konnten einige neue hinzugewonnen werden, die wertvolle Ideen in diese Auflage einfließen lassen. Ihnen allen gilt mein herzlicher Dank!

Das Werk richtet sich nach wie vor an junge ärztliche Kollegen, die im Rettungsdienst und in der Notaufnahme tätig sind und schnell ihr Wissen vertiefen müssen. Welche Weiterbildung sie anstreben bzw. welche Basisqualifikation sie besitzen, ist vollkommen zweitrangig, da die Notfallmedizin interdisziplinär ausgerollt ist und neurologisch erkrankte Patienten uns häufig begegnen. Ich hoffe also, dass dieses Buch, ähnlich wie die 1. Auflage, genau diese Zielgruppe bedienen möchte. Auch alle anderen notfallmedizinisch interessierten Berufsgruppen wie Rettungsdienstpersonal oder Notfallpflege sind zur Lektüre herzlich eingeladen.

Heidelberg/Wesel/Aachen
Februar 2024

Jens Litmathe

Inhaltsverzeichnis

Teil I Wichtige Leitsymptome

1 Kopfschmerzen 3
Jens Litmathe
1.1 Epidemiologie 4
1.2 Allgemeine pathophysiologische Grundlagen des Kopfschmerzes 4
1.3 Detaillierte Anamnese 4
1.4 Körperliche Untersuchung – Allgemein 6
1.5 Red Flags 6
1.6 Bildgebung 7
1.7 Lumbalpunktion 7
1.8 Spezifische Kopfschmerzursachen 7
1.9 Synopsis 19
Literatur 20

2 Schwindel 21
Christoph Helmchen und Björn Machner
2.1 Einleitung 21
2.2 Erstmaliger heftiger Drehschwindel (akutes vestibuläres Syndrom, AVS) 23
2.3 Differenzialdiagnosen des akuten vestibulären Syndroms ... 30
2.4 Wiederkehrende Schwindelattacken 32
2.5 Anamnese bei rezidivierenden Schwindelattacken 33
2.6 Lagerungsabhängiger Schwindel 36
2.7 Abgrenzung zentraler von peripherem Lagerungsschwindel 38
2.8 Schwindel beim Aufstehen 39
2.9 Therapie von akuten Schwindelsyndromen 41
Literatur 42

3 Unklare Bewusstseinstrübungen 47
Jens Litmathe
3.1 Synkope 48
3.2 Intoxikationen 60
3.3 Postiktualer Dämmerzustand 62

3.4	Psychogene Ursachen	62
3.5	Äußere Einwirkungen	63
3.6	Weitere Differenzialdiagnosen mit Schnittstellen zur Inneren Medizin	63
3.7	Zusammenfassung – Differenzialdiagnose des akuten Bewusstseinsverlustes	71
	Literatur	71

4 Akute Rückenschmerzen ohne Trauma 73
Patrick Francis Wilbertz

4.1	Einleitung	73
4.2	Häufigste Diagnosen und Prävalenzen	74
4.3	Leber- und Nierenfunktionstests	86
4.4	Fazit	87
	Literatur	88

5 Neu aufgetretene Gangstörung und nichttraumatischer Querschnitt 91
Peter Albrecht

5.1	Definition	92
5.2	Epidemiologie	92
5.3	Pathophysiologie	92
5.4	Diagnose	93
5.5	Therapie	101
5.6	Fallstricke und Stolpersteine beim nichttraumatischen akuten Querschnittsyndrom	111
	Literatur	115

6 Leitbefunde bei Affektion peripherer Nerven 117
Michael Besselmann

6.1	Einleitung	117
6.2	Leitsymptome	120
6.3	Akute Ischialgie mit Lähmungen/Gefühlsstörungen – lumbale Radikulopathie	122
	Literatur	129

Teil II Häufige notfallmedizinisch relevante Krankheitsbilder

7 Ischämischer Schlaganfall 133
Peter Albrecht, Jens Litmathe und Sezer Selamet

7.1	Ischämischer Schlaganfall	133
7.2	Kardiogene Quellen des ischämischen Schlaganfalls	160
7.3	Mikroangiopathie als Ursache des ischämischen Schlaganfalls	179
	Literatur	182

8 Intrakranielle Blutung 185
Marvin Darkwah Oppong und Ramazan Jabbarli

8.1	Einleitung	185

8.2	Traumatische Hirnblutungen	186
8.3	Nichttraumatische intrakranielle Blutungen	192
Literatur.		203

9 Epilepsie und ihre Differentialdiagnosen ... 209
Jan Heckelmann und Yvonne Weber

- 9.1 Klinische Erscheinungsformen von epileptischen Anfällen ... 209
- 9.2 Akuttherapeutisches Vorgehen (prä- und innerklinisch) ... 213
- 9.3 Kleine EEG-Lehre für Notärzte und Notaufnahme-Assistenten ... 219
- 9.4 Diagnostik ... 225
- 9.5 Rezidivprophylaxe, Grundzüge der Epilepsiebehandlung ... 228
- Literatur ... 230

10 Infektionen des ZNS und Sepsis ... 235
S. C. Tauber

- 10.1 Bakterielle Meningitis und Enzephalitis ... 236
- 10.2 Virale Meningitis und Enzephalitis ... 245
- 10.3 Andere Enzephalitiden ... 247
- 10.4 Ventrikulitis ... 251
- 10.5 Hirnabszess ... 252
- 10.6 Septische Herdenzephalitis ... 253
- 10.7 Sepsis ... 254
- Literatur ... 258

Teil III Besondere Notfallsituationen

11 Psychiatrische Notfälle ... 263
M. Paulzen und M. Augustin

- 11.1 Einführung ... 263
- 11.2 Definition ... 265
- 11.3 Epidemiologie ... 266
- 11.4 Notfallpsychiatrisch relevante Syndrome und Störungen ... 266
- 11.5 Allgemeine Verhaltensweisen in einer psychiatrischen Notfallsituation ... 266
- 11.6 Diagnostik in der Akutsituation ... 267
- 11.7 Rechtliche Grundlagen ... 268
- 11.8 Pharmakotherapie ... 270
- Literatur ... 280

12 Kinderneurologische Notfälle ... 283
A. van Baalen

- 12.1 Vorbemerkungen ... 283
- 12.2 Akute Bildgebung ... 285
- 12.3 Schädel-Hirn-Trauma (SHT) ... 286
- 12.4 Synkopen ... 287
- 12.5 Juveniler Schlaganfall ... 288

12.6	Fieberkrampf und Varianten	289
12.7	Epileptischer Anfall und Status epilepticus	290
12.8	Akute Gangstörung	292
12.9	Akute Sehminderung	293
12.10	Akuter Strabismus	294
12.11	Lehrreiche Kasuistiken	295
	Literatur	300

Teil IV Sonstiges: Wichtige Schnittstellen, kardiopulmonale Reanimation, Kasuistiken

13 Telemedizin im Kontext neurologischer Notfälle 303
Frank Höpken und Jens Litmathe

13.1	Definition „Telemedizin"	304
13.2	Prähospitale Versorgung neurologischer Notfälle	304
13.3	Telenotarzt	305
13.4	Verlagerung der spezifischen Diagnostik in die Präklinik	307
13.5	Interhospitale Telemedizinanwendungen bei neurologischen Notfällen	307
13.6	Telemedizinanwendungen bei stationärer und ambulanter neurologischer Behandlung	308
13.7	Ausblick	309
	Literatur	309

14 Ökonomische Aspekte der neurologischen Notfallmedizin 311
Thomas Warnke

14.1	Aktuelle Herausforderungen der Notfallversorgung am Krankenhaus	311
14.2	Auftrag der Notfallversorgung in verschiedenen Versorgungsstufen/Ist eine Notfallpraxis am Krankenhaus sinnvoll?	313
14.3	Entwicklung von Fallzahlen und Betten – Ausgaben der Gesetzlichen Krankenversicherungen (GKV)	318
14.4	Chancen und Risiken der Krankenhausreform; Bewertung des aktuellen Eckpunktepapiers der Regierungskommission	321
14.5	Erlösverteilung und Abrechnung in der ZNA, Deckungsbeitragsrechnung, Fazit	322
14.6	Zusammenfassung	324
	Literatur	325

15 Neurologische Aspekte der kardiopulmonalen Reanimation ... 327
Jens Litmathe

15.1	Vorbemerkungen – Historie	328
15.2	Ursachen des Kreislaufstillstandes	328
15.3	Leitliniengerechte Reanimation – Erwachsene	329
15.4	Leitliniengerechte Reanimation – Kinder	332
15.5	Abbruch/Fortführung der Reanimation	332

	15.6	Neurologisch relevante Pathophysiologie und Symptome nach Reanimation 332
	15.7	Weitere Therapieprinzipien 335
	15.8	Klinische Diagnostik, biochemische Marker............ 336
	15.9	Bildgebung................................... 338
	15.10	Klinische Situationen post reanimationem 341
	15.11	Langzeitverlauf 342
	15.12	Ethische Aspekte 346
	15.13	Fazit/Kernaussagen 346
	Literatur.. 346

16 Fallstricke bei neurologischen Erkrankungen 349
P. Albrecht
- 16.1 Akinetische Krise bei Morbus Parkinson................ 350
- 16.2 Amyotrophe Lateralsklerose 354
- 16.3 Myasthenia gravis 359

Literatur.. 371

17 Fall-Quiz 373
Jens Litmathe

Stichwortverzeichnis...................................... 379

Herausgeber- und Autorenverzeichnis

Über den Herausgeber

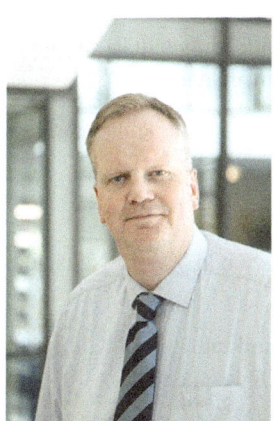

Prof. Dr. med. Jens Litmathe EDIC, ist Facharzt für Herzchirurgie mit den Zusatzbezeichnungen Intensivmedizin und Notfallmedizin. Seit 2012 ist er Oberarzt an der Neurologischen Klinik der RWTH Aachen und für die Bereiche kardiovaskuläre Funktionsdiagnostik und Intensivmedizin sowie die innerklinische Notfallmedizin zuständig. Zuvor war er als ärztlicher Leiter der operativen Intensivstation am Herzzentrum Oldenburg, heute Campus der European Medical School Oldenburg, tätig. Seine intensiv- und notfallmedizinische sowie kardiovaskuläre Weiterbildung absolvierte er am Herzzentrum Duisburg und am Klinikum der Heinrich-Heine-Universität Düsseldorf. Im Jahre 2006 wurde er an der dortigen medizinischen Fakultät habilitiert. Seit 2008 ist er im Besitz des „European Diploma of Intensive Care Medicine" (EDIC) der „European Society of Intensive Care Medicine" (ESICM). Er ist Autor zahlreicher wissenschaftlicher Publikationen in Büchern und Zeitschriften mit hoher intensiv- und notfallmedizinischer Relevanz. Ferner ist er seit vielen Jahren an der Fachweiterbildung der jüngeren ärztlichen Kollegen sowie der curriculären studentischen Lehre beteiligt.

Herausgeber

Prof. Dr. med. Jens Litmathe Klinik für Akut- und Notfallmedizin, Rettungszentrum, Evangelisches Krankenhaus Wesel GmbH, Wesel, Deutschland

Autoren

Dr. Peter Albrecht Neurologische Klinik, Evangelisches Krankenhaus Wesel, Wesel, Deutschland

Prof. Dr. Marc Augustin Evangelische Hochschule Rheinland-Westfalen-Lippe, Bochum, Deutschland

PD Dr. Andreas van Baalen Klinik für Kinder- und Jugendmedizin, Universitätsklinik Schleswig-Holstein – Campus Kiel, Kiel, Deutschland

Dr. Michael Besselmann Ammerland Klinik Westerstede, Klinik für Neurologie und klinische Neurophysiologie, Westerstede, Deutschland

Dr. Jan Heckelmann Klinik für Neurologie/Sektion Epileptologie, Uniklinik RWTH Aachen, Aachen, Deutschland

Prof. Dr. Christoph Helmchen Neurologische Klinik, Universitätsklinikum Schleswig-Holstein – Campus Lübeck, Lübeck, Deutschland

Dr. Frank Höpken Ärztlicher Leiter Rettungsdienst, Wesel, Deutschland

Prof. Dr. Ramazan Jabbarli Universitätsklinikum Essen, Klinik für Neurochirurgie und Wirbelsäulenchirurgie, Essen, Deutschland

Prof. Dr. Björn Machner Klinik für Neurologie, Schön Klinik Neustadt, Neustadt in Holstein, Deutschland

PD Dr. Marvin Darkwah Oppong Universitätsklinikum Essen, Klinik für Neurochirurgie und Wirbelsäulenchirurgie, Essen, Deutschland

PD Dr. Michael Paulzen Alexianer Zentrum für seelische Gesundheit Aachen/Gangelt, Alexianer Aachen GmbH, Aachen, Deutschland

Dr. Sezer Selamet Klinik für Innere Medizin, Evangelisches Krankenhaus Wesel, Wesel, Deutschland

Prof. Dr. S. C. Tauber Neurologische Klinik, Universitätsklinikum Aachen, Aachen, Deutschland

Thomas Warnke Abteilungsleiter Medizincontrolling, Städtisches Klinikum Braunschweig gGmbH, Braunschweig, Deutschland

Univ.-Prof. Dr. Yvonne Weber Klinik für Neurologie/Sektion Epileptologie, Uniklinik RWTH Aachen, Aachen, Deutschland

Patrick Francis Wilbertz Praxis für Orthopädie, MVZ am Gesundheitscampus Wesel, Wesel, Deutschland

Teil I
Wichtige Leitsymptome

Kopfschmerzen

Jens Litmathe

Inhaltsverzeichnis

1.1 **Epidemiologie** 4
1.2 **Allgemeine pathophysiologische Grundlagen des Kopfschmerzes** 4
1.3 **Detaillierte Anamnese** 4
1.4 **Körperliche Untersuchung – Allgemein** 6
1.5 **Red Flags** 6
1.6 **Bildgebung** 7
1.7 **Lumbalpunktion** 7
1.8 **Spezifische Kopfschmerzursachen** 7
    1.8.1 Hirnblutung allgemein 7
    1.8.2 Subarachnoidalblutung – SAB 8
    1.8.3 Subdurales Hämatom – SDH 9
    1.8.4 Intrazerebrale (Massen-)Blutung – ICB 10
    1.8.5 Epidurale Blutung 11
    1.8.6 Sinusvenenthrombose 13
    1.8.7 Hirntumor 13
    1.8.8 Arteriitis temporalis 13
    1.8.9 Migräne 14
    1.8.10 Pseudotumor cerebri 15
    1.8.11 Okzipitalneuralgie 15
    1.8.12 Cluster-Kopfschmerz 16
    1.8.13 Spannungskopfschmerz, Kopfschmerzen bei
Medikamentenübergebrauch 16
    1.8.14 Trigeminusneuralgie 16
    1.8.15 Kopfschmerzen bei hypertensiver Krise und PRES
(posteriores reversibles Enzephelopathiesyndrom) 16
    1.8.16 Metabolische Ursachen und Intoxikationen 17

J. Litmathe (✉)
Klinik für Akut- und Notfallmedizin,
Rettungszentrum, Evangelisches Krankenhaus Wesel
GmbH, Wesel, Deutschland
e-mail: Jens.Litmathe@evkwesel.de

1.8.17	Akuter Glaukomanfall	17
1.8.18	Präeklampsie	18
1.8.19	Meningitis/Enzephalitis	18
1.8.20	Sinusitis	18
1.8.21	Postkoitaler Kopfschmerz	19
1.9	**Synopsis**	19
	Literatur	20

1.1 Epidemiologie

Kopfschmerzen sind neben dem Symptom Schwindel einer der häufigsten neurologischen Vorstellungsgründe eines Patienten in einer Notaufnahme. Je nach Zuweisersystematik, d. h. in Abhängigkeit von den in einem Krankenhaus jeweils vorgehaltenen Fachabteilungen (d. h. in der Regel mit oder ohne Neurologie) beträgt die Prävalenz zwischen 3 und 7 % (Pitts et al. 2008). Die Ätiologie differiert in Abhängigkeit vom Lebensalter und vom Geschlecht.

1.2 Allgemeine pathophysiologische Grundlagen des Kopfschmerzes

Die Theorie, dass das Wechselspiel zwischen Vasokonstriktion und Vasodilatation der zerebralen Blutgefäße einen wesentlichen Mechanismus bei der Entstehung von Kopfschmerzen darstellt, ist weitgehend verlassen worden. Das Hirnparenchym selbst verfügt über keine nozizeptiven Sensoren. Nervenaffektionen der Hirnnerven können mithin eine Rolle spielen, dies gilt besonders für direkte neuralgische Beschwerden wie etwa im Rahmen der Trigeminusneuralgie; unbestritten ist jedoch als gesicherte, allgemeine Kopfschmerzursache die Reizung der Meningen durch Zu- oder Abnahme des intrakraniellen Drucks anzunehmen.

1.3 Detaillierte Anamnese

Die sorgfältige Anamneseerhebung kann einen wesentlichen Beitrag dazu leisten, Patienten zu identifizieren, die ein Risiko tragen, sich akut zu verschlechtern. Eine weitere wichtige Unterscheidung ist zunächst diejenige zwischen primären und sekundären Kopfschmerzen, also solchen, die ihre primäre Ursache ohne erkennbares strukturelles Defizit im Schädel haben von solchen, die ein morphologisches oder systemisches, meist aber intrakranielles Substrat haben. Die International Headache Disease Society (IHS) nimmt hierzu folgende Einteilung vor (Tab. 1.1):

Das *Lebensalter* des Patienten spielt in der Risikobewertung eine gewichtige Rolle. So sind neu aufgetretene Kopfschmerzen bei über 65-Jährigen um ein Vielfaches höher als sekundäre Kopfschmerzen und bedürfen der umgehenden Bildgebung als bei unter 50-Jährigen (Edlow et al. 2008; Vinson 2002). Eine kurzfristige Besserung von Kopfschmerzen nach Schmerzmittelgabe hat keinen prädiktiven Wert zur Kopfschmerzursache und somit zur Prognose.

Der *Beginn* der Kopfschmerzen muss weiterhin detailliert erfragt werden. Der sog. **Donnerschlagkopfschmerz** erreicht mindestens eine Stärke von 7/10 auf der Numeric Ranking Scale, der in weniger als 60 s unvermittelt eingesetzt hat. Häufige Ursachen des Donnerschlagkopfschmerzes sind intrazerebrale oder intrakranielle

Tab. 1.1 IHS Klassifikation von Kopf- und Gesichtsschmerzen, International Classification of Headache Disease (ICHD)

Primäre Ursache	Sekundäre Ursache	Neuropathien und Gesichtsschmerzen
Migräne	Kopfschmerzen in Zusammenhang mit einem Schädel- oder HWS-Trauma	Schmerzhafte Läsionen der Hirnnerven und andere Gesichtsschmerzen
Kopfschmerzen vom Spannungstyp	Kopfschmerzen bei Gefäßerkrankungen des Kopfes oder des Halses	Andere Kopfschmerzerkrankungen
Trigeminoautonome Kopfschmerzen	Kopfschmerzen bei nichtvaskulären intrakraniellen Veränderungen	
Andere primäre Kopfschmerzen	Kopfschmerzen, die auf den Gebrauch oder Auslass einer Substanz zurückzuführen sind	
	Kopfschmerzen mit einer Infektion als Ursache	
	Kopfschmerzen bei Störung der Homöostase	
	Kopf- oder Gesichtsschmerzen bei Erkrankungen des Schädels, der Augen, im HNO-Bereich, insbesondere der Nasennebenhöhlen oder der Zähne oder sonstiger Gesichtsstrukturen	
	Kopfschmerzen, die auf psychiatrische Erkrankungen zurückzuführen sind	

HWS Halswirbelsäule, *HNO-Bereich* Hals-Nasen-Ohren-Bereich

Blutungen, insbesondere bei Vorliegen eines Aneurysmas, Dissektionen der Karotiden Mit den weiteren Leitsymptomen Horner-Syndrom, temporale Kopfschmerzen, Visusminderung und Ausfällen der kaudalen Hirnnerven (N. facialis und N. hypoglossus) oder im Bereich der Aa. vertebrales, das akute Engwinkelglaukom (siehe Abschn. 1.8.17), (post-)koitaler Kopfschmerz (siehe Abschn. 1.8.21), Valsalva-assoziierte Kopfschmerzen oder der akute Hydrozephalus (z. B. durch Behinderung der Liquorzirkulation bei einer Kolloidzyste).

Wechselnde Kopfschmerzqualitäten oder auch die Verschlechterung eines u. U. langjährig vorbestehenden Kopfschmerzes haben meist keinen Einfluss auf die Notwendigkeit einer detaillierten Aufklärung und somit die in der Regel notwendige Bildgebung.

Fieber deutet auf Infektionen des Zentralnervensystems (ZNS) hin, muss aber, etwa bei immunsupprimierten Patienten oder sehr alten Patienten, nicht zwingend vorhanden sein und schließt daher bei Fehlen auch eine infektiöse Ursache nicht aus.

Die *Eigenanamnese* kann auf wichtige strukturelle Veränderungen wie bekannter Hirntumor oder Möglichkeit der Abszedierung bei Immundefizienz oder auch vorbestehende primäre Kopfschmerzursachen wie bei bekannter Migräne hinweisen.

Etwas Ähnliches gilt natürlich für die *Medikamentenanamnese* wie das Bestehen einer Antikoagulation. Weiterhin ist das Absetzen von Medikamenten wie Schmerzmitteln oder Triptanen bei bekannter Migräne ein wichtiger Hinweisgeber. Steroide begünstigen das Auftreten von Hirnblutungen, insbesondere bei einem zusätzlichen Trauma. Die zumeist missbräuchliche Einnahme von sympathoadrenergen Substanzen (Kokain, Amphetamine) erhöht das Risiko intrakranieller Blutungen. Der klinische Alltag zeigt zudem häufig und gerade bei älteren Patienten eine Polymedikation, bei der komplexe Wechselwirkungen kaum durchschaut werden können und somit der Kopfschmerz als Nebenwirkung ins Kalkül gezogen werden muss. Auch kann die zuverlässige Gabe eines vorgegebenen Medikationsplans bei den vielfach komplikationsbehafteten Verläufen pflegebedürftiger Patienten gelegentlich unterbrochen sein und somit ein ungewollter Schmerzmittelauslass ursächlich für Kopfschmerzen sein.

In der *Familienanamnese* kann eine Häufung von intrazerebralen Aneurysmen oder das Vorliegen einer polyzystischen Nierendegeneration mit Blick auf die hiermit vergesellschafte Aneurysmabildung zudem hinweisgebend auf eine intrakranielle Blutung sein.

1.4 Körperliche Untersuchung – Allgemein

Fieber in Verbindung mit Meningismus ist das wichtigste Warnsymptom für eine infektiöse Genese von Kopfschmerzen. Inspektion von Mund, Rachen, Nase und Ohren als mögliche Infektquellen sind obligat. Palpationen der Nervenaustrittspunkte des Trigeminus können Druckempfindlichkeiten und im Frontal- und Maxillarbereich auf Affektionen der Nebenhöhlen hinweisen. Lokalisierte Schmerzen des Augenbulbus sind mit dem Engwinkelglaukom vergesellschaftet (siehe Abschn. 1.8.17). Auch die funduskopische Untersuchung kann weiterhelfen: Das Papillenödem kann bei erhöhtem intrakraniellem Druck vorliegen und kann bereits in der Notaufnahme per direkter Ophthalmoskopie nachgewiesen werden.

Die basismäßige neurologische Untersuchung enthält beim Leitsymptom Kopfschmerzen in jedem Fall:

- Pupillenuntersuchung, Ptosis (z. B. bei Affektionen des N. oculomotorius)
- Weitere Hirnnervenprüfung
- Vigilanzgrad nach der Glasgow Coma Scale (GCS)
- Grobe Kraftprüfung der Extremitäten
- Sensibilitätsprüfung im Bereich von Kopf, Hals und Extremitäten
- Überprüfung des Babinski-Reflexes

Die detaillierten klinischen Symptome und die zugehörigen Untersuchungstechniken werden bei den spezifischen Kopfschmerzursachen dargestellt (siehe Abschn. 1.8 ff.).

1.5 Red Flags

Auch beim Leitsymptom Kopfschmerzen gilt es, wichtige Fälle, insbesondere solche, die das Potenzial bieten, sich binnen kürzester Zeit klinisch zu verschlechtern, herauszufiltern und einer umgehenden Bildgebung und ggf. auch erweiterten Diagnostik zur Diagnosesicherung zuzuführen. Folgende Übersicht, die nach Anamnese und körperlicher Untersuchung geeignet ist, sog. Red Flags zu kennzeichnen, ist klinisch bewährt:

Anamnese der Kopfschmerzen
- Plötzlicher Beginn, d. h. innerhalb von Stunden
- Im Rahmen eines Traumas
- Nach Anstrengung
- Keine sonstige Kopfschmerzanamnese oder Veränderungen der Kopfschmerzqualität in den letzten Wochen

Bestehende Medikation
- Thrombozytenfunktionshemmer, insbesondere duale Plättchenhemmung, z. B. Acetylsalicylsäure (ASS) und Clopidogrel nach kardialer Stentimplantation
- Vitamin-K-Antagonisten oder Direkt wirksame orale Antikoagulantien
- Antibiose in der jüngeren Vergangenheit (Memo: Inadäquate Therapie und dadurch Ausdehnung einer bestehenden Infektion in den ZNS-Bereich)
- Immunsuppressiva

Klinische Symptome
- GCS unter 15
- Generalisierte Krampfanfälle
- Fieber über 38 ° Celsius
- Fokal neurologische Defizite
- Visusveränderungen
- Papillenödem
- Meningismus (siehe Abschn. 1.8.19)

Begleiterkrankungen
- Schwangerschaft (Memo: Drohende Eklampsie, siehe Abschn. 1.8.18) bzw. Frühphase nach der Entbindung

- Vaskulitis
- Systemischer Lupus erythematodes
- Bekanntes Tumorleiden
- Immuninkompetenz

1.6 Bildgebung

In Abhängigkeit der Dringlichkeit („Red Flags") muss eine umgehende Bildgebung erfolgen. Diese besteht in der Regel aus einer Schnittbildgebung ohne Kontrastmittel. Besteht eine Schwangerschaft, ist in jedem Fall eine Magnetresonanztomografie (MRT) der Computertomografie (CT) vorzuziehen. Dies gilt ebenso für Kinder und Jugendliche aus ähnlichen Gründen der Strahlenhygiene. Liegt ein Aneurysmaverdacht vor, so ist neben der nativen Bildgebung eine Angiografie (in der Regel CT plus CT-Angiografie) indiziert. Dies ist z. B. bereits beim Nativbefund einer Subarachnoidalblutung notwendig, die in vielen Fällen mit Aneurysmata im Bereich des Circulus Willisii vergesellschaftet ist. Da eine MRT nicht immer sofort verfügbar ist, ist bei Grenzsituationen die Indikation für eine sofortige CT (versus MRT) in Fällen jüngerer Patienten in Relation zur klinischen Dringlichkeit zu stellen.

1.7 Lumbalpunktion

Werden die Verdachtsdiagnosen Meningitis oder Subarachnoidalblutung gestellt, ist eine Lumbalpunktion indiziert. Diese hat neben der diagnostischen (Nachweis von Blut bzw. typischer Liquorbefund bei bakterieller Meningitis) auch eine therapeutische Bedeutung, wenn gleichzeitig der intrakranielle Druck (ICP) erhöht ist. Das Risiko einer Herniation durch Ablassen des Liquors ist bei Patienten ohne Hirnstammsymptomen, uneingeschränktem GCS und ohne fokal neurologische Defizite eher gering. Daher kann in diesen Fällen eine Punktion sogar vor der Bildgebung erfolgen. Keinesfalls sollte eine indizierte Antibiose bei klinisch suggestivem Befund hierdurch verzögert werden.

1.8 Spezifische Kopfschmerzursachen

1.8.1 Hirnblutung allgemein

Hier erfolgt eine zunächst eine an dem Leitsymptom Kopfschmerzen orientierte Darstellung der 4 wichtigsten Formen der intrakraniellen Blutung. Im Detail wird auf alle Formen dieser Erkrankung in Kap. 8 dieses Buches eingegangen.

Bei allen Formen einer mutmaßlichen Hirnblutung gilt ähnlich wie beim Schlaganfall auch „Time is brain". Mit einem einfachen Test (*FAST*, siehe unten) kann in der Notaufnahme und bereits präklinisch im Rettungsdienst schnell bewertet werden, ob ein fokal neurologisches Defizit vorliegt:

- **F**ace – lächeln und Zähne, Symmetrie beurteilen, zeigen
- **A**rms – Arme mit geschlossenen Augen und nach oben gewendeten Handflächen für 5 s halten
- **S**peech – einen einfachen Satz sprechen lassen
- **T**ime – Zeitaspekt berücksichtigen: Seit wann bestehen die Symptome, keine Zeit verlieren!
- Bei einer mutmaßlichen Hirnblutung sind vor allem einige wichtige Therapiegrundsätze zu beachten:
  - *Blutdruck*: Besteht ein begründeter Verdacht auf eine Hirnblutung und hier vor allem auf eine Subarachnoidalblutung ist im Gegensatz zum häufigeren ischämischen Insult der Blutdruck im niedrig normalen Bereich zu halten, da sonst das Risiko für eine Nachblutung immens erhöht wird. Bei exzessiv hohen Blutdruckwerten kann eine leichte Sedierung mit Benzodiazepinen hilfreich sein. Eine Akutsenkung mit Urapidil (z. B. 25 mg als Kurzinfusion) kommt ebenfalls in Betracht).
  - *Oxygenierung*: Eine Hypoxie ist unbedingt zu vermeiden, Normokapnie ist anzustreben (d. h. vermeiden von Hyper- und Hypokapnie).

- *Lagerung*: Hirndruckvermeidende Lagerung 30°-Oberkörperhochlagerung (außer bei gravierender Hypotonie, da dadurch wiederum die Hirnperfusion zu stark eingeschränkt würde).
- *Infusionstherapie*: erfolgt mit Vollelektrolytlösungen; auf Normoglykämie ist zu achten, daher sollten keine Glukoselösungen verwendet werden. Ebenso bestehen keine Indikationen oder sogar Kontraindikationen für Hydroxyethlystärke/Dextrane oder Kortikosteroide.

Nicht immer ist die klinische Differenzierung zwischen einem ischämischen Insult und einer intrazerebralen Blutung (ICB) möglich. Hier hilft die Häufigkeitsverteilung von ca. 80 % Ereignissen, die ischämischer Natur sind, vs. 20 %, die auf einer Blutung basieren, weiter: Bei klinisch vor der Bildgebung nicht möglicher Trennung gilt das Konzept der permissiven Hypertonie, d. h. das Blutdruckwerte bis 190 mmHg systolisch akzeptiert werden dürfen. Ist jedoch eine Blutung als Ursache sehr suggestiv, z. B. bereits stattgehabter Aneurysmablutung in der Anamnese oder im Rahmen eines Schädel-Hirn-Traumas, so ist die Normotonie anzustreben.

1.8.2 Subarachnoidalblutung – SAB

Etwa 3,2 % der erwachsenen Normalbevölkerung tragen ein nichtrupturiertes Aneuysma der Hirnbasisarterien in sich (Vlak et al. 2011). Frauen sind etwas häufiger betroffen. Etwa 5 % aller „Schlaganfälle" beruhen auf einer spontanen nichttraumatischen Subarachnoidalblutung. Eine aneurysmatische Subarachnoidalblutung tritt mit einer jährlichen Inzidenz von 10/100.000 auf.

Die Mortalität der SAB ist in den letzten Dekaden aufgrund von verbesserten Therapieoptionen deutlich gesunken, aber mit ca. 30 % noch immer sehr hoch.

Die Spannweite der Klinik reicht von hochgradig bedroht bis fast asymptomatisch. Der Patient wird dementsprechend durch den Rettungsdienst aufgefunden oder erscheint selbstständig, nicht selten als Fußgänger in der Notaufnahme. Von den noch wachen Patienten werden die Kopfschmerzen meist als die schlimmsten in ihrem Leben beschrieben. Spezifisch ist dabei besonders der urplötzliche Beginn der Kopfschmerzen, die in ihrer Ausprägung als „vernichtend" und „so noch nie dagewesen" beschrieben werden. Ein vorausgehender *Sentinel-Kopfschmerz* „als erstes Warnzeichen" wird von 10–43 % der Patienten berichtet (Polmear 2003). Die Kopfschmerzen sind meistens mit einem oder mehreren Begleitsymptomen einschließlich Übelkeit und Erbrechen, Meningismus, vorübergehender Bewusstlosigkeit, Hirnnervenausfällen und auch peripheren neurologischen Defiziten verbunden.

Der unmittelbare Bewusstseinsverlust mit Einsetzen der ersten Symptome ist ein starker Hinweis für eine Aneurysmaruptur. Typischerweise tritt er nicht bei einer perimesenzephalen Subarachnoidalblutung auf (Dupont et al. 2010).

Mimikriert werden kann eine SAB im klinischen Initialsymptom *Donnerschlagkopfschmerz* vom reversiblen zerebralen Vasokonstriktionssyndrom, bei dem Vasospasmen ohne erkennbare Ursache zugrunde liegen. Es handelt sich in jedem Fall um eine Ausschlussdiagnose.

Goldstandard in der Diagnostik ist die CT mit der CT-Angiografie. Aufgrund der leichten Verfügbarkeit und der vergleichsweise hohen Sensitivität ist sie der digitalen Subtraktionsangiografie (DAS) überlegen. Eine Bildgebung mittels MRT spielt in der Akutphase praktisch keine Rolle.

Bereits der initiale klinische Schweregrad einer Subarachnoidalblutung ist ein bedeutender Prädiktor für das Outcome aus der Erkrankung. Daher sollte möglichst früh eine klinische Bestimmung des Schweregrades mithilfe der Glasgow Coma Scale (GCS), der **Hunt-und-Hess(HH)-Skala** und der *WFNS-Skala* (Report of World Federation of Neurological Surgeons Committee on a Universal Subarachnoid Hemorrhage Grading Scale 1988) erfolgen. Während die GCS unabhängig von der zugrunde liegenden Ursache zur Einschätzung der klinischen Bewusstseinslage angewendet wird, wurden die HH- und WFNS-Skala speziell zur klinischen Einteilung der SAB entwickelt (Tab. 1.2).

Tab. 1.2 Schweregradbeurteilung der Subarachnoidalblutung (*SAB*) nach Hunt und Hess sowie der World Federation of Neurosurgical Societies (WFNS)

Grad	Schweregrad nach der Hunt-und-Hess-Klassifikation	Schweregrad der SAB nach WFNS	
I	Asymptomatisch oder leichte Kopfschmerzen	GCS-Score 15	Keine Hemiparese
II	Moderate oder schwere Kopfschmerzen, Nackensteifigkeit, kein fokal-neurologisches Defizit außer Hirnnervenparesen	GCS-Score 13–14	Keine Hemiparese
III	Verwirrtheit, Somnolenz, leichtes fokal-neurologisches Defizit außer Hirnnervenparesen	GCS-Score 13–14	Hemiparese
IV	Stupor oder moderate, schwere Hemiparese, vegetative Begleitsymptomatik	GCS-Score 7–12	Mit oder ohne Hemiparese
V	Koma, Strecksynergismen, moribunder Zustand	GCS-Score 3–6	Mit oder ohne Hemiparese

GCS Glasgow Coma Scale

Tab. 1.3 Basistherapie in der Notaufnahme zur Akuttherapie der Subarachnoidalblutung (SAB)

Angestrebte Ziele bzw. Zielwerte	Maßnahmen
Engmaschige Erhebung des Neurostatus	GCS-Bestimmung
Vermeidung von Stress	Reizminimierung
Vermeidung von pressorischen Akten	Analgosedierung
Vermeidung von Schmerzen	Schmerzadaptierte Analgesie
RR systolisch > 90 mmHg, < 160 mmHg	Gabe von Urapidil oder Dihydralazin
ICP: Intracranial Pressure < 20 mmHg	Osmotherapie bei klinischem Verdacht auf kritischen ICP-Anstieg, z. B. Mannitol
CPP: Cerebral Perfusion Pressure > 50 mmHg	
Suffiziente Oxygenierung (pO_2 > 100 mmHg)	Gabe von Vaspressoren
Normokapnie	GCS: Glasgow Coma Scale < 8: Atemwegsicherung
Normovolämie	Anpassung von Tidalvolumina, Atemfrequenzen
Normoglykämie, Zielwert Blutzucker > 80 mg/dl, < 200 mg/dl	Volumensubstitution, kristalloides Volumen
	Insulingabe

ICP, CPP, pO_2, GCS Glasgow Coma Scale

Die Anwendung dieser Skalen stellt einen eindeutigen klinischen Austausch über den Zustand eines Patienten sicher, wobei die Parameter der Hunt-und-Hess-Skala einem stärken subjektiven Einfluss des Untersuchers unterliegen.

Haben Patienten die ersten Stunden einer Subarachnoidalblutung überlebt, werden sie nachfolgend von 4 wesentlichen neurologischen Komplikationen bedroht:

Die Rezidivblutung des rupturierten Aneurysmas, der akute Hydrozephalus und die verzögert auftretenden zerebrale Ischämie stehen hierbei im Vordergrund. Im weiteren Verlauf sind epileptische Frühanfälle möglich.

Nachfolgend wird auf die wesentlichen Aspekte der Akuttherapie der Subarachnoidalblutung vor allem in der Notaufnahme bis zur definitiven Aneurysmaversorgung eingegangen (Tab. 1.3): Bei klinischem Verdacht auf eine nicht-traumatisch bedingte Subarachnoidalblutung muss der Patient bis zum Beweis des Gegenteils behandelt werden, als ob er ein rupturiertes Hirnarterenaneurysma besitzt, welches jederzeit mit dann letaler Folge erneut bluten kann.

1.8.3 Subdurales Hämatom – SDH

Subdurale Hämatome stellen die häufigste Form der intrakraniellen Blutung dar. Sie sind in der Regel venöse Blutungen, die aus den Brückenvenen gespeist werden. Insbesondere bei chronischen subduralen Hämatomen handelt es sich meistens um ältere Patienten, die ein oft nur harmloses Schädel-Hirn-Trauma (SHT), das oft nicht einmal unmittelbar der Vorstellung in der Notaufnahme vorausgegangen ist, erlitten haben. Häufig besteht eine Antikoagulation. Gerade bei chronischen Verlaufsformen und typischen Sickerblutungen unter Antikoagulation ist eine unspezifische Klinik zunächst diagnoseerschwerend: Diese besteht dann aus kognitiver Einschränkung, Verschlechterung des Allgemeinzustandes (AZ), mnestische Einschränkungen. Bei akuten Formen und jüngeren Patienten ist das Trauma oft nachhaltiger und die Klinik typischer, nämlich mit Schwindel, Kopfschmerzen und Übelkeit. Bildgebung der Wahl bei klinischem Verdacht ist die kraniale CT (CCT). Eine Indikation zur Entlastung besteht bei breiten Hämatomen (in der Regel > 10 mm) und/oder raumfordernder Wirkung. Verflüssigte Hämatome sind der Entlastung per Bohrlochtrepanation besonders leicht zugänglich und können vielfach in Lokalanästhesie durchgeführt werden. Eine Antikoagulation sollte pausiert werden, je nach Indikation muss ein Bridging, z. B. mit niedermolekularen Heparinen erfolgen. Die Prognose des akuten SDH hängt entscheidend von der sofortigen Therapie ab. In vielen Fällen liegen Begleitverletzungen vor, die ebenfalls therapiert werden müssen. Asymptomatisch, schmale und chronische subdurale Hämatome können beobachtend aufgenommen werden. Abb. 1.1 zeigt ein in Konsolidierung begriffenes beidseitiges SDH, Abb. 1.2 beidseitige Hygrome als ältere Umbauung nach Resorption subduraler Hämatome.

1.8.4 Intrazerebrale (Massen-) Blutung – ICB

Die häufigste Ursache einer ICB ist der entgleiste oder auch chronisch erhöhte Blutdruck. Die Lokalisation „loco typico" deutet auf die häu-

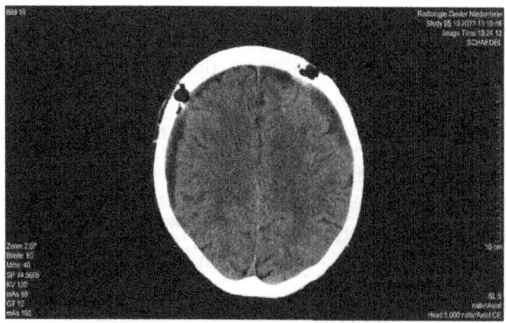

Abb. 1.1 Beginnende Verflüssigung von beidseitigen subduralen Hämatomen in der kranialen Computertomografie (CCT). (Mit freundlicher Genehmigung des Radiologie Centers Niederrhein, Wesel)

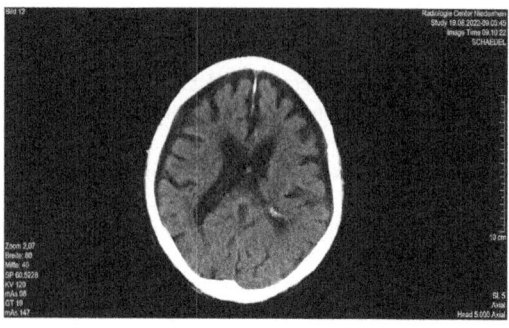

Abb. 1.2 Beidseitige Hygrome als Folge älterer subduraler Hämatome in der kranialen Computertomografie (CCT). (Mit freundlicher Genehmigung des Radiologie Centers Niederrhein, Wesel)

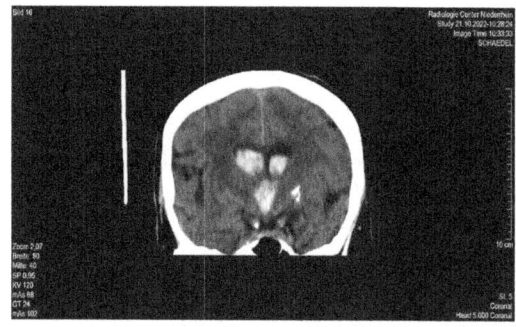

Abb. 1.3 Intrazerebrale Parenchymblutung mit Ventrikeleinbruch, Sagittalaufnahme in der Nativ-Computertomografie. Die Blutung bei der älteren Patientin war am ehesten im Rahmen einer hypertensiven Entgleisung aufgetreten. (Mit freundlicher Genehmigung des Radiologie Centers Niederrhein, Wesel)

figste Prädilektionsstelle im Bereich der Stammganglien bzw. in der Nähe dieser hin. Betroffen ist meist die Verzweigung der A. cerebri media, deren Ast A. lenticulostriata rechtwinklig abgeht und somit erhöhten Scherkräften ausgesetzt ist. Zudem ist ein Kalibersprung defektfördernd. Typische klinische Symptome der ICB sind neben Kopfschmerzen vor allem fokal neurologische Ausfälle sowohl motorischer als auch sensibler Natur. Bildgebung der Wahl ist das sofortige CCT. Bei Einklemmungssymptomen (Bewusstseinstrübung, pathologische Pupillenreaktionen, Bradykardie) ist es bereits zu einer Massenverschiebung durch die zunehmende Blutung gekommen. Ein Ventrikeleinbruch ist in vielen Fällen mit einer schlechten Prognose vergesellschaftet, ebenso ein hohes Alter (Abb. 1.3). Eine neurochirurgische Vorstellung sollte erfolgen, wenn nicht ohnehin eine infauste Prognose vorliegt. Neben der Kraniotomie steht bei Ventrikeleinbruch auch die Möglichkeit einer externen Ventrikeldrainage per Bohrlochtrepanation zur Verfügung. In der konservativen Therapie, die präklinisch kaum differenziert von einem ischämischen Ereignis differenziert werden kann, stehen vor allem die Senkung eines exzessiven arteriellen Hypertonus und die Vermeidung eines Hirndruckanstiegs (z. B. Oberkörperhochlagerung) im Vordergrund. Spätere Maßnahmen zielen vor allem zusätzlich auf den Ausgleich einer alterierten Gerinnung, etwa bei Einnahme von Vitamin-K-Antagonisten, Thrombozytenfunktionshemmern oder DOAK.

1.8.5 Epidurale Blutung

Die epidurale Blutung entsteht durch die Verletzung eines epiduralen Gefäßes im Rahmen einer Schädelfraktur oder eines Schädel-Hirn-Traumas. Weitere Blutungsquellen sind venöse oder arterielle Blutungen aus dem frakturierten Knochen. Einer der häufigsten Mechanismen ist jedoch die Verletzung der A. meningea media und deren Verzweigung im Bereich der Temporalschuppe und der Schädelbasis. Die zunehmende Raumforderung kann zu einer vital bedrohlichen Hirnkompression führen (Compressio cerebri). Durch Erschütterungen ist ein sog. Contrecoup zur Gegenseite möglich. Eine epidurale Blutung kann auch iatrogen infolge einer Nachblutung bei durchgeführter Kraniotomie entstehen. Epidurale Blutungen werden in etwa 1 % aller SHT beobachtet. Die Indikation zu einer begleitenden Diagnostik der Halswirbelsäule (HWS) und vorheriger Immobilisierung mittels Zervikalstütze („stiffneck") sollte aufgrund der Schwere der Gesamtverletzung stets bedacht werden. Die Bildgebung besteht auch hier im unmittelbaren CCT. Dies erfolgt im Rahmen eines Polytraumas oft schon als Teil der sog. Traumaspirale („Ganzkörper-CT" von der Schädelkalotte bis zum kleinen Becken). Raumfordernde epidurale Blutungen müssen umgehend operativ entlastet werden. Bei kleinen Hämatomen kann unter den oben beschriebenen konservativen Therapieprinzipien zunächst abgewartet werden. Dann ist in jedem Fall eine Kontroll-CT vonnöten.

Kasuistiken
1.) Ein 70-jähriger Patient kommt in die Notaufnahme und berichtet von einer neu aufgetretenen Gangstörung. Diese bestehe seit 2 Tagen. Die Gangprüfung zeigt eine Fallneigung zur linken Seite bei nicht vollkräftiger Extremitätenmuskulatur. Änderungen der Lebensgewohnheiten oder der Medikation habe er nicht vorgenommen. Der Medikationsplan weist die Einnahme von Rivaroxaban bei bestehendem Vorhofflimmern (VHF) aus. Es wird zunächst die Stroke-Aufarbeitung mit einer Nativ-CCT durchgeführt: Hierbei zeigt sich ein ca. 14 mm breites subdurales Hämatom, das nicht mehr ganz frisch ist. Ein detailliertes Befragen der Ehefrau ergibt, dass der Patient sich vor etwa 2 Wochen heftig den Kopf an einer Schranktür gestoßen hat, dies aber selbst nicht mehr erinnert. Es erfolgt eine neurochirurgische Vorstellung mit Entscheidung zur Bohrlochtrepanation.
2.) Eine 27-jährige Patientin berichtet über Flimmerskotome („wie ein laufender Regenbogen") vor dem linken Auge. Dies beunruhigt sie und führt zu der Vorstellung in der Notaufnahme. Kopfschmerzen werden zunächst verneint. Bei der Arbeit habe sie in den letzten Wochen viel Stress gehabt. Die Schnittbildgebung mittels MRT zum Ausschluss struktureller Ursachen verläuft unauffällig. Im weiteren Verlauf treten zunehmend heftige, pulsierende Kopfschmerzen auf. Es besteht eine ausgeprägte Foto- und Phonophobie. Die Patientin wird reizabgeschirmt. Es erfolgt eine symptomatische Behandlung der Migräne mit 4-mal 1 g Novamin i.v. sowie ein Therapieversuch mit Triptane. Ihr wird ein Kopfschmerztagebuch empfohlen und sie soll weitere Stressoren meiden. Unter der Therapie wird sie beschwerdefrei nach Hause entlassen.

Tab. 1.4 Wichtige differenzialdiagnostisch hilfreiche Kopfschmerzsymptome bei verschiedenen Arten von Hirnblutungen

„*Thunderclap Headache*" –Donnerschlagkopfschmerz – *Vernichtungskopfschmerz*: Akuter, heftigster Kopfschmerz mit Übelkeit und Erbrechen oft assoziiert mit Anstrengungen oder Valsalva-Manövern. Kopfschmerzen von noch nie gekannter Stärke	Starker Indikator für eine Subarachnoidalblutung infolge Ruptur eines Hirnarterienaneurysmas
Seit längerer Zeit (oft mehrere Wochen) vorhandene Kopfschmerzen, die initial noch gut toleriert werden	Chronisch „sickerndes" subdurales Hämatom
Bewusstseinstrübung oft schon vorangeschritten, daher ist die Kopfschmerzanamnese kaum eruierbar	Akut auftretendes subdurales Hämatom
Langsam im Lauf von Minuten bis Stunden zunehmender dumpf drückender Kopfschmerz mit progredienten neurologischen Defiziten	Intrazerebrale Parenchymblutung
Vom Patienten gut *lokalisierbarer Kalottenschmerz*, aufgrund des zeitlich nahen Schädeltraumas ist das Trauma meist gut erinnerlich	Epidurale Blutung

Wichtig Zusammenfassung
Tab. 1.4 zeigt zusammenfassend wichtige und differenzialdiagnostisch hilfreiche Kopfschmerzsymptome bei den verschiedenen pathologisch anatomischen Formen der Hirnblutung.

▶ **Praktische Tipps für den Gerinnungsausgleich** Wird einmal die Indikation zur *Antagonisierung* von Antikoagulanzien gestellt, können folgende Schemata in der Notaufnahme eine Orientierung bieten:

- Antagonisierung von Vitamin-K-Antagonisten durch Prothrombinkomplex (PPSB): ([Gewünschter Quickwert – tatsächlichem Quickwert] x kg Körpergewicht,KG)/2 = Menge an IE PPSB, die gegeben werden müssen.
- Thrombozytenzahl im Blutbild (BB) unter 50.000/µl: Substitution von 1 Beutel eines Thrombozytenkonzentrates
- Thrombozytenzahl im BB unter 30.000/µl: Substitution von 2 Beuteln von Thrombozytenkonzentraten
- Die Gabe von Thrombozytenkonzentraten kann in Fällen schwerwiegender intrakranieller Blutungen unter der Annahme einer gestörten Thrombozytenfunktion etwa unter dualer Plättchenhemmung ebenfalls erwogen werden.
- Antagonisierung von Dabigartran: Monoklonaler Antikörper Idarucizumab (Praxbind©)
- Antagonsierung von Apixaban und Rivaroxaban: Andexanet Alfa (Ondexxya©), Wirkung durch spezifische Bindung dieser Xa-Antagonisten
- Frühzeitiger Einsatz des Lysinanalogons Tranexamsäure zur Vermeidung einer Hyperfibrinolyse durch die Hemmung der Bindung von Plasminogen an Fibrin.
- Beispielschema: 1 g sofort i.v., danach je 500 mg im Abstand von jeweils 4 h
- Da bei schwerwiegenden bzw. anhaltenden Blutungen meist frühzeitig ein Fibrinogenmangel manifest wird, kann 1 g substituiert werden.

Im Einzelfall ist eine sorgfältige Abwägung zwischen der Größe der Blutung und den möglichen Folgen einer Antagonisierung zu treffen: Ist beispielsweise erst kürzlich eine kardiale Stentimplantation erfolgt, kann bereits das Auslassen einer bestehenden Thrombozytenfunktionshemmung nachhaltige Probleme mit Blick auf eine mögliche Stentthrombose nach sich ziehen: Im Falle einer kleinen ICB ohne klinische Einschränkung kann hier ein abwartendes Beobachten unter Monitoren von Klinik und CCT-Kontrolle ratsam sein.

1.8.6 Sinusvenenthrombose

Das Leitsymptom Kopfschmerz ist bei der Sinusvenenthrombose als zugrunde liegender Ursache recht unspezifisch. Meist ist der Kopfschmerz über einige Tage hin bestehend und allenfalls langsam zunehmend. Ein akuter Vernichtungskopfschmerz ist die Ausnahme, in einigen Fällen (ca. 10 %) liegen sogar asymptomatische Patienten vor. Das Leitsymptom muss aber unbedingt im Zusammenhang mit der weiteren Anamnese betrachtet werden: In etwa der Hälfte der Fälle spielen hormonelle Faktoren wie etwa die Einnahme von Kontrazeptiva, Hormontherapien in der Menopause oder postpartale Gerinnungsstörungen eine Rolle. Daher sind neu aufgetretene Kopfschmerzen bei jüngeren Frauen ein wichtiger Hinweis für den Notfallmediziner, an eine Sinusvenenthrombose zu denken. Weiterhin spielen ätiologisch Thrombophilien wie ein Protein-C- oder -S-Mangel, das Antiphospholipidsyndrom, die Faktor-V-Leiden-Mutation oder ein hereditärer Antithrombin-III-Mangel eine Rolle. Aber auch bei Malignomerkrankungen oder bei Autoimmunerkrankungen (z. B. Morbus Behcet, Vaskulitis, systemischer Lupus) ist das Risiko für eine Sinusvenenthrombose erhöht. Bei septischer Thrombose spielen vor allem Infektionen im Bereich des Mittelgesichtes, hier vor allem bei der Sinus-cavernosus-Thrombose und der Schädelbasis, eine wichtige ätiologische Rolle, aber auch bei systemischen Infektionen kann eine Sinusvenenthrombose begünstigt werden. Gerade bei lokalen Infektionen im Mittelgesichtsbereich sollte zusätzlich nach Druckschmerzen im Nasen-Augen-Winkel gesucht werden. Fokale Symptome wie Hemihypästhesien oder Paresen sind bei Stauungsinfarkten vor allem sekundär möglich. Neben einer typischen Anamnese und der relativ unspezifischen Klinik ist die Untersuchung der D-Dimere im Serum in der Notaufnahme hilfreich: Die Sensitivität ist mit 97 % recht hoch, allerdings können sich die Werte bei chronischen Verläufen normalisieren und bei Infektionen oder nach stattgehabten Operationen ist der Laborwert nicht spezifisch. Als Diagnosesicherung kann schließlich eine CT-Angiografie mit venöser Phase erfolgen. Bei gesicherter Diagnose sollte mit einer umgehenden Vollheparinisierung (Ziel: partielle Thromboplastinzeit, PTT, ca. 70 s) begonnen werden. Überlappend erfolgt die Einleitung einer oralen Antikoagulation mit Vitamin-K-Antagonisten oder einem DOAK. Die Dauer richtet sich nach dem Umstand einer (un-)provozierten Thrombose und beträgt in der Regel 3–6 Monate. Bei schwerwiegenden Thrombophilien kann sie dauerhaft notwendig werden.

1.8.7 Hirntumor

Das Leitsymptom Kopfschmerzen ist bei der Erstdiagnose einer zerebralen Raumforderung sehr unspezifisch und hat oft eine längere Anamnese. Dies kann eine eigentlich zügig indizierte Schnittbild verzögern. Erstmanifestationen eines Hirntumors sind dagegen häufig epileptische Entäußerungen, fokale Symptome oder Hirndruckzeichen, die dann sekundär Kopfschmerzen verursachen. Abb. 1.4 zeigt eine rechtstemporale Neubildung mit umgebendem Ödem und raumfordernder Wirkung (Mittellinienverlagerung). Kopfschmerzen sind am ehesten durch eine zu erwartende Liquorzirkulationsstörung zu erwarten. Zusätzlich besteht Einblutungsgefahr.

1.8.8 Arteriitis temporalis

Der eigentliche Oberbegriff aus dem Formenkreis dieser Erkrankung lautet Riesenzelar-

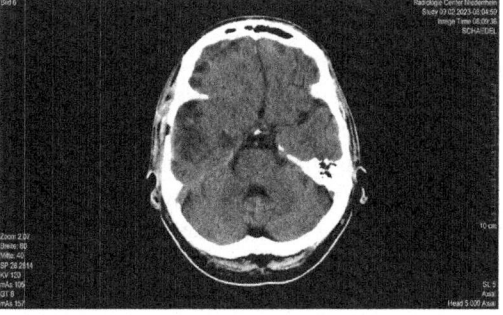

Abb. 1.4 Rechtstemporale Raumforderung mit Mittellinienverlagerung in der kranialen Computertomografie (CCT). (Mit freundlicher Genehmigung des Radiologie Centers Niederrhein, Wesel

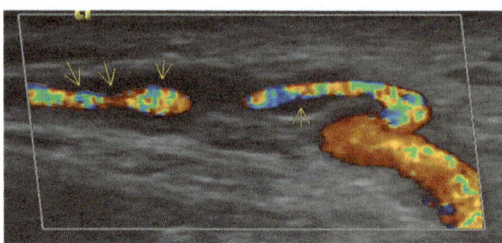

Abb. 1.5 Ultraschalluntersuchung eines Patienten mit Sehverlust und Kopfschmerzen. In der extrakraniellen Duplexsonografie (9-MHz-Sonde) der A. temporalis superficialis Nachweis eines segmentalen echoarmen Wandödems als Ausdruck der Vaskulitis. (Bolognese et al. 2019)

teriitis und bildet das entsprechende mikroskopische Substrat der Riesenzellen ab. Die Erkrankung betrifft vor allem die Äste der A. carotis externa und der A. ophthalmica. Gerade bei älteren Menschen (überwiegend Frauen) ist häufig die A. temporalis superficialis betroffen. Die Riesenzellarteriitis wird dem Formenkreis der Autoimmunvaskulitiden zugerechnet. Typisches Initialsymptom sind bohrend/stechende Schläfenkopfschmerzen, die durch Kauen oder Druck verstärkt werden. Die Blutkörperchensenkungsgeschwindigkeit (BSG), die auf den klinischen Verdacht hin bestimmt werden sollte, ist nach der 1. Stunde bereits verlängert. Ferner liegt fast immer auch ein erhöhter Wert des C-reaktiven Proteins (CRP) vor. Duplexsonografisch fällt die fehlende Komprimierbarkeit der Arterie auf, die sich klinisch ebenfalls verhärtet tastet. Ferner liegt sonografisch oft ein Wandödem vor (Abb. 1.5). Die Pulsation ist palpatorisch ebenfalls abgeschwächt. In einigen Fällen geht den Initialsymptomen ein Virusinfekt voraus. Ophthalmologische Begleitsymptome wie verschwommenes Sehen oder eine Visusminderung bei Beteiligung der Äste der A.. ophthalmica sind möglich. In Der Akuttherapie wird Methlyprednisolon (zunächst 40–60 mg i.v. pro Tag) eingesetzt. Bei drohendem Visusverlust sind die Dosen deutlich höher (500–1000 mg i.v./Tag). Auf Magenprotektion ist von Beginn an zu achten.

1.8.9 Migräne

Die Migräne stellt eine der häufigsten Kopfschmerzursachen dar, somit sind Migränepatienten in einer Notaufnahme häufig vertreten, sei es als Erstdiagnose oder bei bereits bekannter Erkrankung mit einem akuten Ereignis. Frauen sind häufiger betroffen. Mehr als jeder 10. Mensch macht zumindest einmal in seinem Leben Bekanntschaft mit dieser Erkrankung. Eine Häufung ist nach Stressphasen typisch. Der Schmerz baut sich langsam, über mehrere Stunden hin auf und wird als bohrend oder pulsierend empfunden. Er ist oft einseitig frontotemporal oder retroorbital. In vielen Fällen liegt eine Aura vor, d. h. fokale neurologische Symptome, die nach Abklingen der Symptome vollständig reversibel sind. Typische Phänomene in diesem Kontext sind: Fotopsien und Skotome (typische Patientenaussage: „laufender Regenbogen"), Parästhesien, auch Paresen und Aphasien sind beschrieben. Eine Aura muss nicht zwingend vorhanden sein (Migräne ohne Aura). Einzelne Phänomene können in andere übergehen. Typische Prodromi sind Hypoaktivität, depressive Verstimmung, Übelkeit, Schwindel. Die typischen Aurasymptome klingen zumeist innerhalb einer Stunde wieder ab. Bleibt nach einer typischen Aura der Kopfschmerz aus, spricht man von einer „migraine sans migraine". Auslöser einer Migräne sind vorbestehender Disposition psychischer Stress, Schlafentzug und Noxen wie Alkohol oder Nikotin. Definitionsgemäß wird von einem Status migraenosus gesprochen, wenn die Kopfschmerzen länger als 72 h anhalten, bei mehr als 15 Tagen im Monat über mehr als 3 Monate, wird von einer chronischen Migräne gesprochen. Die Häufigkeit nimmt mit zunehmendem Alter meist ab. Insbesondere die Erstmanifestation einer Migräne erfordert stets eine Ausschlussdiagnostik mit Blick auf strukturelle Pathologien wie z. B. einer ICB (Leitsymptom Kopfschmerzen!). Auch bei Hemisymptomatiken, die einer Aura zugerechnet werden können, muss insbesondere bei einer Erstmanifestation ein Ischämieausschluss erfolgen.

Weiterhin ist der neurologische Untersuchungsbefund im Intervall stets regelrecht. Sonderformen der Migräne sind die familiäre hemiplegische Migräne, bei der die passagere Hemiplegie bei mindestens einem Verwandten 1. oder 2. Grades auftritt, ferner die retinale Migräne, bei der neben Flimmerskotomen auch einseitige Erblindungen als Aura beschrieben sind, oder auch die Migräne vom basilären Typ, bei der Hirnstammsymptome wie Schwindel und Übelkeit dominieren.

Therapeutisch sind zunächst Ruhe und Reizabschirmung wesentlich, was in einer Notaufnahme oder einer angeschlossenen Beobachtungsstation oft nur schwierig zu gewährleisten ist. Als Antiemetikum eignet sich Domperidon oder Metoclopramid (z. B. jeweils 20 mg p.o., nicht bei Kindern). Als Analgetika der 1. Wahl kommen Paracetamol (1 g i.v.) oder ASS (ebenfalls 1 g i.v.) in Betracht. Mittel der 2. Wahl sind aus der Substanzklasse der Triptane (z. B. Sumatriptane 25–100 mg p.o. oder 10–20 mg als Nasenspray). Als Serotoninrezeptoragonist (5-HT-1) führt er zur zerebralen Vasokonstriktion, daher bestehen relative Kontraindikationen bei koronarer Herzerkrankung, bekanntem Raynaud oder bei ausgeprägtem arteriellen Hypertonus. Bei schwangeren Patientinnen kann Magnesiumsulfat (2 mg i.v. als Kurzinfusion) eingesetzt werden. Um die Wiedervorstellungsfrequenz in der Notaufnahme gering zu halten, ist eine ambulante Führung wichtig: Zur Rezidivprophylaxe eignen sich die β-Blocker Propanolol und Metoprolol oder auch der in der Epilepsiebehandlung eingesetzte Wirkstoff Topiramat. Eine Therapiekontrolle, z. B. mithilfe eines Kopfschmerzkalenders trägt außerdem zur Aufklärung bei.

1.8.10 Pseudotumor cerebri

Als Synonym wird der Begriff der benignen intrakraniellen Hypertension verwendet. Charakteristisches Symptom sind meist chronische Kopfschmerzen, die sich im Liegen oder unter Valsalva-Bedingungen verstärken. Da keine Zusatzstrukturen gefunden werden, ist von einem Pseudotumor die Rede. Ein erhöhter Öffnungsdruck im Rahmen der Lumbalpunktion mit einer ansonsten unauffälligen Schnittbildgebung (zumindest kein Nachweis einer mechanischen Liquorabflussbehinderung, in der sonstigen Befundung liegen oft die bildmorphologischen Zeichen der Hirndrucksteigerung vor) ist hinweisgebend. Auch visuelle Sensationen im Rahmen einer Stauungspapille sind möglich. Oft sind jüngere, übergewichtige Frauen betroffen. Neben Diuretika kommen wiederholte Lumbalpunktionen therapeutisch zum Einsatz. Als Faustregel gilt etwa, dass der Ablass von 1 ml Liquor den Liquordruck um 1 cm H_2O reduziert. Zur Reduktion der Liquorproduktion kann der Carboanhydrasehemmer Azetazolamid (z. B. 3-mal 250 mg i.v.) eingesetzt werden.

Im Gegensatz dazu treten Kopfschmerzen durch Liquorvolumenverschiebungen nach Lumbalpunktionen durch ungewollten Verlust durch eine Leckage in der Dura auf (sog. postpunktioneller Kopfschmerz bei Liquorunterdruck). Der Schmerz ist vornehmlich okzipital oder frontal. Therapeutisch ist auf ausreichend Volumensubstitution zu achten und eine ausreichende Analgesie. Der epidurale Blutpatch führt in der Regel zu einer Verklebung der Austrittsstelle. Seit der flächendeckenden Verwendung atraumatischer Punktionsnadeln, ist die Inzidenz des Liquorlecks deutlich zurückgegangen. Sie ist aufgrund der Verwendung vergleichsweise größerer Lumina höher als im Rahmen der Spinalanästhesie.

1.8.11 Okzipitalneuralgie

Typisch sind stechende, typisch neuralgische Kopfschmerzen, die vom Okzipitalbereich ausgehen und auf die seitliche Schädelregion, insbesondere den Parietalbereich, übergehen können. Ursache sind metabolische Veränderungen im Rahmen einer Hyperurikämie oder bei Diabetes. Ferner kann es zu Affektionen im Rahmen von Traumata kommen. Auch bei muskoloskelettalen „Verspannungen" im Nackenbereich ist etwas Ähnliches möglich. In der ursächlichen Therapie steht die Behandlung des Grundleidens im Vordergrund, zusätzlich natürlich die symptomatische Schmerztherapie.

1.8.12 Cluster-Kopfschmerz

Der Cluster-Kopfschmerz (Synonyme: Horton-/ Bing-Horton-Syndrom ist streng einseitig – orbital oder temporal) geht mit Augenrötung-/tränen und Rinorrhö einher. Ferner kann eine Gesichtsrötung und ein Lidödem, gelegentlich mit Ptosis und Miosis einhergehend, beobachtet werden. Die Schmerzintensität ist hoch und die Attacken dauern zwischen wenigen Minuten bis zu 3 h. Mehrere Episoden pro Tag sind möglich („Auftreten in Clustern"). Die Ursache ist nicht endgültig geklärt. Bei der Intensität der Schmerzen ist in aller Regel eine Bildgebung zum Ausschluss konkurrierender sekundärer Kopfschmerzursachen indiziert. Die typische Symptompräsentation in Zusammenhang mit dem inkompletten Horner-Syndrom und in Kombination mit einer Symptombesserung nach Gabe von Sauerstoff (10–15 l, z. B. über eine Nasenbrille) ist nach negativer Schnittbildgebung annähernd beweisend für den Clusterkopfschmerz.

1.8.13 Spannungskopfschmerz, Kopfschmerzen bei Medikamentenübergebrauch

Der Spannungskopfschmerz ist der häufigste primäre Kopfschmerz. Die Lebenszeitprävalenz ist hoch und beträgt bis zu 75 %. Das Erstmanifestationsalter liegt meist schon in der Jugend oder im jungen Erwachsenenalter. Die ICHD unterscheidet den episodischen Spannungskopfschmerz mit einem sporadischen Subtyp, der an weniger als einem Tag im Monat auftritt von demjenigen mit bis zu 10 Attacken im Monat. Der chronische Spannungskopfschmerz ist durch mehr als 15 Manifestationen im Monat gekennzeichnet. Die Ätiologie ist nicht in letzter Konsequenz geklärt. Klinisch steht eine erhöhte perikranielle Schmerzsensibilität, die durch Palpation der mimischen und Kaumuskulatur getriggert werden kann, im Vordergrund. Die Schmerzintensität aggraviert während der Attacke. Die wichtigste Differenzialdiagnose ist der Kopfschmerz bei Medikamentenübergebrauch. Dieser kann bei längerer Überdosierung jedweder Kopfschmerzmittel auftreten. Wichtige Substanzklassen in diesem Kontext sind die Gruppe der Triptane, Ergotamine, Opioide sowie ASS, Paracetamol, Indometacin, Ibuprofen und Kodein. Therapeutisch kommt die Entzugsbehandlung unter flankierender Verhaltenstherapie in Betracht. Der Schmerzcharakter ist meist bilateral oder auch holozephal von dumpf drückender Qualität.

1.8.14 Trigeminusneuralgie

Charakteristisch sind heftige, praktisch blitzartige Schmerzattacken, die vornehmlich das Einzugsgebiet des 2. Trigeminusastes, seltener auch des 3. betreffen. Sie können über Wochen bis Monate täglich mehrfach durch äußere Trigger, wie Kälte, Berührung oder Kauen provoziert werden. Die Affektion ist streng einseitig und nach einem Ereignis durch eine Refraktärphase gekennzeichnet. Ätiologisch sind pathologische Gefäß-Nerven-Kontakte in einer Vielzahl der Fälle nachgewiesen. Pulsationen, vor allem aus der Strombahn der A. cerebelli superior führen zu einer Demyelinisierung des 5. Hirnnervens. Bei der multiplen Sklerose als Grunderkrankung können die Sensationen auch beidseitig auftreten. Medikamentöse Therapie der Wahl in der Akutsituation ist neben der basismäßigen Schmerzbehandlung nach WHO-Schema die Gabe von Carbamazepin (initial 200–400 mg am 1. Tag, Steigerung auf bis zu 1200 mg/Tag möglich). Bei Versagen der medikamentösen Therapie kommen dekomprimierende Operationen in Betracht, die den Gefäß-Nerven-Kontakt beheben sollen. Spontane Remissionen sind möglich.

1.8.15 Kopfschmerzen bei hypertensiver Krise und PRES (posteriores reversibles Enzephelopathiesyndrom)

Die hypertensive Krise ist als hypertensive Entgleisung mit Endorgansymptomen definiert. In der Regel finden sich Blutdruckwerte von über 200/100 mmHg. Sie stellt einen internistischen

Notfall dar. Kopfschmerzen im Rahmen einer hypertensiven Krise sind eine Folge der nicht mehr vorhandenen Autoregulation der kleinen zerebralen Gefäße im Rahmen einer hypertensiven Entgleisung. Dies kann durch beginnende Ödembildung zu Kopfschmerzen führen, die dann meist holozephal sind und eher langsam progredient auftreten. Weitere Symptome sind Sehstörungen wie Verschwommensehen oder Flimmern vor den Augen, Benommenheit, Übelkeit und Erbrechen sowie Palpitationen. Ein hypertensives Lungenödem kann auftreten ebenso wie pektanginöse Beschwerden, obwohl keine koronare Herzerkrankung vorliegt. Beides sind vaskuläre Kompressionsphänomene. Neurologische Symptome sind bis zur Eklampsie möglich. Das wichtigste Ziel ist die Akutsenkung des Blutdrucks auf einen Zielwert von zunächst unter 170 mmHg systolisch und 100 mmHg diastolisch. Als Mittel der 1. Wahl kann in der Notaufnahme Urapidil i.v. (12,5–25 mg etwa als Kurzinfusion) gegeben werden. Weiterhin kann Clonidin, z. B. 0,15 mg subkutan gegeben werden. Zu beachten ist jedoch, dass bradykadisierende Nebeneffekte möglich sind, ferner eine antriebsdämpfende Wirkung besteht.

Die posteriores Leukoenzephalopathie im Rahmen eines dauerhaften Hypertonus ist das radiologische Substrat eines okzipitalen und parietalen Marklagerödems.

1.8.16 Metabolische Ursachen und Intoxikationen

Beide Veränderungen gehen oft auch mit Bewusstseinstrübungen einher. Daher siehe hierzu auch Kap. 3.

Bei den Toxidromen sind aus notfallmedizinischer Sicht im Kontext Kopfschmerzen vor allem diejenigen mit sympathomimetischer Wirkung, die also zu einer krisenhaften Blutdrucksteigerung führen können (siehe Abschn. 1.8.15), von Bedeutung. Das sympathomimetische Syndrom ist gekennzeichnet durch Tachykardie, Hypertonus, Schwitzen (Leitbefund „heiß und feucht"). Häufige Auslöser sind Kokain, Amphetamine, Methylxanthine (z. B. auch große Mengen an Koffein). Wichtigster therapeutischer Angriffspunkt ist der Auslass der jeweiligen Noxe unter klinischer und Monitorbeobachtung des Patienten. Eine leichte Sedierung mit Hilfe von Benzodiazepinen kann sinnvoll sein (z. B. 2,5–5 mg i.v., je nach Wirkung, Adaptationsgrad und Verträglichkeit auch mehrere Gaben).

Die CO-Intoxikation weist ebenfalls als wichtiges Leitsymptom Kopfschmerzen auf. Diese setzen bereits mit einer gewissen Verzögerung ab einer Raumluftkonzentration von 35 ppm (parts per million) ein. Kernpunkt der Therapie ist die hoch dosierte Gabe von Sauerstoff, um die Eliminationshalbwertzeit von an Hb gebundenem CO zu beschleunigen (z. B. 320 min unter RL Bedingungen vs. 74 min unter 100 % normobarem Sauerstoff vs. 20 min unter hyperbaren Sauerstoff mit 2 atm (Eichhorn et al. 2018). Zur hyperbaren Oxygenierung sei auf die jüngst reformierte Leitlinie verwiesen (https://www.egms.de/static/en/journals/gms/2021-19/000300.shtml).

Im Rahmen eines Diabetes mellitus können Kopfschmerzen auf eine ausgeprägte Hyperglykämie hindeuten. Auch hier können Volumenverschiebungen anhand des osmotischen Gradienten am ehesten ursächlich sein.

1.8.17 Akuter Glaukomanfall

Der Kopfschmerz beim akuten Glaukomanfall ist zunächst von einer Lokalisation im Bereich des Augapfels geprägt. Er ist akut einsetzend und wir meist über die Trigeminusäste in Richtung Temporalregion fortgeleitet. Schmerzprojektionen auf den Hinterkopf oder auch in die Kieferregion sind möglich, sodass nicht bei jedem Primäraffekt in der Notaufnahme an einen Glaukomanfall gedacht wird. Übelkeit und Erbrechen sind häufig zusätzlich vertreten und erschweren die Diagnose. Einzugrenzen aber ist die Diagnose durch eine meist zusätzlich bestehende konjunktivale und auch ziliare Injektion („einseitig rotes Auge"), weite reaktionslose Pupille und als klassisches Symptom der verhärtete („steinharte") Augenbulbus (Abb. 1.6). Zudem

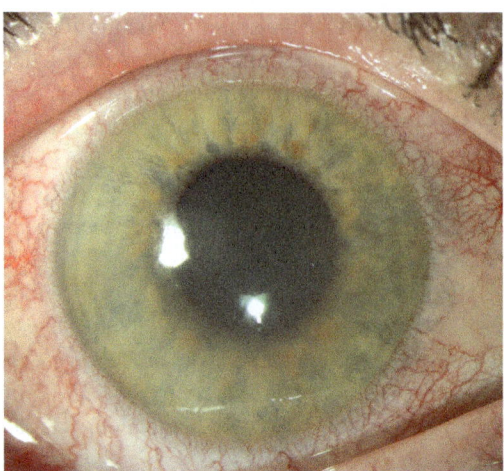

Abb. 1.6 Typische Leitbefunde beim akuten Glaukomanfall: Schmerzhaftes Auge, weite Pupille, ziliare bzw. konjunktivale Injektion. (Aus Plange 2017)

besteht ein akuter Visusverlust auf der betroffenen Seite, der sich durch Gesichtsfeldeinschränkungen schon zuvor oft über einen längeren Zeitraum ankündigt. Im notfallmedizinischen Kontext liegt meist ein akutes Engwinkelglaukom vor. Es besteht die Indikation zu einer sofortigen augenärztlichen Vorstellung. Akute Maßnahmen bestehen neben der symptomatischen Schmerztherapie (*Cave* ASS: Einblutungsgefahr!) in der Gabe des Carboanhydrasehmmers Azetazolamit (z. B. 500 mg i.v.) zur Senkung der Kammerwasserproduktion und zum Volumenentzug aus dem Glaskörper die Gabe des Osmodiuretikums Mannitol (z. B. 50 bis 100 g i.v.).

1.8.18 Präeklampsie

Definitionsgemäß handelt es sich um eine neu auftretende oder sich verschlechternde, vorbestehende Hypertonie mit Proteinurie nach der 20. Schwangerschaftswoche. Ursächlich für die in diesem Rahmen auftretenden Kopfschmerzen ist ein ähnlicher Mechanismus wie unter 1.8.15 (Hypertensive Krise und PRES) beschrieben. Die Kopfschmerzen im Rahmen einer Präeklampsie sind oft stark ausgeprägt, holozephal und von optischen Affektionen begleitet. Eine abrupte Senkung sowie eine Senkung des Blutdrucks unter 140/90 mmHg sollte mit Blick auf eine noch aus-

reichende fetale Perfusion vermieden werden. Durch Reduktion des Plasmavolumens und damit die mögliche Gefährdung der uteroplazentaren Perfusion sollten Diuretika ebenfalls vermieden werden. Im letzten Trimenon einer Schwangerschaft sind ACE-Hemmer und AT-II-Rezeptorantagonisten kontraindiziert. Zum Einsatz kommt aber Magnesium i.v. (z. B. 5 mg Magnesiumsulfat als Kurzinfusion über 30 min).

1.8.19 Meningitis/Enzephalitis

Eine detaillierte Darstellung erfolgt des gesamten Krankheitsbildes erfolgt in Kap. 10. Klinisch wegweisend sind aber bei der Verdachtsdiagnose Meningitis heftige Kopfschmerzen mit Nackensteifigkeit, Fieber und Bewusstseinsstörungen. Wichtige klinische Zeichen sind darüber hinaus:

- Brudzinski-Zeichen: Vorbeugen des Kopfes führt zum Anziehen der Beine
- Kernig-Zeichen: Beugehaltung im Seitenlage von Hüft- und Kniegelenk, Unmöglichkeit der Kniestreckung
- Lasègue-Zeichen. Passives Beugen im Hüftgelenk führt zu Schmerzeinschuss in den Beinen

Neben der ausreichenden Volumensubstitution und einer ausreichenden Analgesie sind die frühzeitige Herdsanierung und leitliniengerechte Antibiose (siehe Kap. 4) prognoseentscheidend.

Kopfschmerzen im Zusammenhang mit einer Wesensveränderung sind typisch für eine Enzephalitis (siehe Kap. 4).

1.8.20 Sinusitis

Betroffen sind vor allem Stirnhöhlen und Kieferhöhlen, weiterhin die Siebbeinzellen und die Keilbeinhöhle. Charakteristisch ist in diesem Zusammenhang der vor allem drückende Kopfschmerz, der bei Kopfwendung oder beim Vorbeugen zunimmt. Ursächlich sind bakterielle Superinfektionen nach oft banalen viralen Infekten, die mit einer Schleimhautschwellung einhergehen und den Sekretabfluss behindern. Die Kopfschmerzen treten daher im Kontext der Infektsanierung meist rasch wieder ab. Unterstützend wirken schleimhautabschwellende Therapien, z. B. durch lokale Nasentropfen.

1.8.21 Postkoitaler Kopfschmerz

Wesentlich ist die Unterscheidung zwischen dem „benignen" postkoitalen Kopfschmerz, der meist im Nacken beginnt und sich auf die Stirnregion ausbreitet und einem bedrohlichen Vernichtungskopfschmerzen bei Blutdrucksteigerung wie etwa bei einer SAB (siehe Abschn. 1.8.2) zu unterscheiden: In einer Vielzahl der Fälle lässt der postkoitale Kopfschmerz mit Beendigung der Aktivität relativ bald nach und ist in milder Form u. U. aus früherer Erfahrung bekannt. Im Zweifel kann in der Notaufnahme aber nur über die Schnittbildgebung eine relevante Pathologie ausgeschlossen werden. Die Ursache des postkoitalen Kopfschmerzes ist weitgehend ungeklärt. Migränepatienten sind häufiger betroffen.

1.9 Synopsis

▶ Kopfschmerzen sind somit von einer außerordentlich vielschichtigen Genese und von einer ebenso facettenreichen klinischen Präsentation, die den Alltag in der Notfallmedizin erschwert. In der folgenden tabellarischen Synopse (Tab. 1.5) werden die wichtigsten Erkrankungen, die Kopfschmerzen verursachen, mit Therapie- und weiteren Handlungsoptionen zusammengefasst.

Tab. 1.5 Synopsis zu wichtigen Leitsymptomen, Differenzialdiagnosen und Therapieoptionen beim Leitsymptom Kopfschmerz, Details im Text, Hirnblutungen siehe Tab. 1.4

Leitsymptom, typischer Kopfschmerzcharakter	Häufig zugrunde liegende Erkrankung, wichtige Differenzialdiagnosen	Therapie- und Handlungsoptionen
Einseitig, bohrend, pulsierend, langsam aufbauend über Stunden, typische Auraphänomene	Migräne	Reizabschirmung, Ruhe, Schmerztherapie mit ASS, Paracetamol, Triptane
Drückende Kopfschmerzen in Projektion auf Stirn- oder Kieferhöhlen, Z. n. nasalem Infekt, Zunahme der Kopfschmerzen bei Kopfwendung oder Vorbeugen	Sinusitis	Abschwellende Nasentropfen, schmerzadaptierte Analgesie, Volumensubstitution, ggf. Antibiotikum
Heftige Kopfschmerzen mit Fieber, Nackensteifigkeit, Bewusstseinstrübung, weitere klinische Zeichen (Kernig, Brudzinski, Lasègue)	Meningitis	Umgehende Diagnosesicherung per Lumbalpunktion, leitliniengerechte Antibiose, symptomatische Schmerztherapie
Holezephale Kopfschmerzen nach der 20. SSW, bekannte Hypertonie, optische Fehlwahrnehmungen	Präeklampsie	Schrittweise Blutdrucksenkung. Magnesium i.v.
Kopfschmerzen mit rotem Auge und weiter Pupille	Akuter Glaukomanfall	Pilocarpin AT, Azetazolamid, dringliche augenärztliche Konsultation
Hypertensive Blutdruckwerte mit Verschwommensehen, Übelkeit, Schwindel als weitere Begleitsymptome	Hypertensive Krise	Schrittweise Blutdrucksenkung, z. B. Ebrantil i.v.
Heftige, blitzartige Schmerzattacken nach Provokation im Einzugsgebiet von Unter- und Oberkiefer	Trigeminusneuralgie	Carbamazepin, akute schmerzadaptierte Analgesie
Erhöhte perikranielle Schmerzsensibilität, oft unspezifisch	Spannungskopfschmerz	Schmerzadaptierte Analgesie
Einseitiger Kopfschmerz mit mehreren Attacken, bis zu wenigen Stunden anhaltend, Augentränen, Rhinorrhö, Lidödem	Clusterkopfschmerz	Sauerstoffgabe über Nasenbrille

ASS Acetylsalicylsäure, *SSW* Schwangerschaftswoche, *AT* Augentropfen

Literatur

AWMF. S2k guideline diagnosis and treatment of carbon monoxide poisoning. 2021. https://www.egms.de/static/en/journals/gms/2021-19/000300.shtml. Zugegriffen am 11.04.2023.

Bolognese M et al. Notfall und Rettungsmedizin. Springer Verlag. 2019;7:654.

Dupont SA, Lanzino G, Wijdicks EFM, Rabinstein AA. The use of clinical and routine imaging data to differentiate between aneurysmal and nonaneurysmal subarachnoid hemorrhage prior to angiography. Clinical article. J Neurosurg. 2010;113(4):790–4.

Edlow JA, Panagos PD, Godwin SA, et al. Clinical policy: critical issues in the evaluation and management of adult patients presenting to the emergency department with acute headache. Ann Emerg Med. 2008;52:407.

Eichhorn L et al. Diagnostik und Therapie der Kohlenmonoxidvergiftung. Dtsch Ärztebl. 2018;115:863–70.

International Classification of Headache Disease (ICHD) Klassifikation. o.J.. https://ichd-3.org/de/. Zugegriffen am 22.03.2023.

Pitts SR, Niska RW, Xu J, et al. National hospital ambulatory medical care survey: 2006 emergency department summary. Natl Health Stat Rep. 2008;7:1.

Plange N. Glaukom. In: Basiswissen Augenheilkunde. Springer-Lehrbuch. Berlin/Heidelberg: Springer; 2017. https://doi.org/10.1007/978-3-662-52801-3_15.

Polmear A. Sentinel headaches in aneurysmal subarachnoid haemorrhage: what is the true incidence? A systematic review. Cephalalgia Int J Headache. 2003;23(10):935–41.

Report of World Federation of Neurological Surgeons Committee on a Universal Subarachnoid Hemorrhage Grading Scale. J Neurosurg. 1988;68(6):985–6. https://doi.org/10.3171/jns.1988.68.6.0985.

Vinson DR. Treatment patterns of isolated benign headache in U.S. emergency departments. Ann Emerg Med. 2002;39:215.

Vlak MH, Algra A, Brandenburg R, Rinkel GJ. Prevalence of unruptured intracranial aneurysms, with emphasis on sex, age, comorbidity, country, and time period: a systematic review and meta-analysis. Lancet Neurol. 2011;10(7):626–36.

Schwindel

Christoph Helmchen und Björn Machner

Inhaltsverzeichnis

2.1 **Einleitung** 21
  2.1.1 Schwindel: Ein Symptom – verschiedene Ursachen 22
  2.1.2 Klassifikation des Schwindels basierend auf der Anamnese 22

2.2 **Erstmaliger heftiger Drehschwindel (akutes vestibuläres Syndrom, AVS)** 23
  2.2.1 Spontannystagmus 23
  2.2.2 Richtungsverhalten eines Spontannystagmus 24

2.3 **Differenzialdiagnosen des akuten vestibulären Syndroms** 30
  2.3.1 Erstmanifestation episodischer Schwindelformen (monosymptomatische Mobus-Menière-Attacke u. a.) 31

2.4 **Wiederkehrende Schwindelattacken** 32

2.5 **Anamnese bei rezidivierenden Schwindelattacken** 33
  2.5.1 Drehschwindel vs. Schwankschwindel 33
  2.5.2 Zeitliche Dynamik (Dauer, Häufigkeit, Tageszeitpunkt) 34
  2.5.3 Auslösefaktoren 34
  2.5.4 Klassifikationskriterien 35
  2.5.5 Begleitsymptome 35

2.6 **Lagerungsabhängiger Schwindel** 36

2.7 **Abgrenzung zentraler von peripherem Lagerungsschwindel** 38

2.8 **Schwindel beim Aufstehen** 39

2.9 **Therapie von akuten Schwindelsyndromen** 41

Literatur 42

C. Helmchen (✉)
Neurologische Klinik, Universitätsklinikum Schleswig Holstein – Campus Lübeck,
Lübeck, Deutschland
e-mail: christoph.helmchen@uni-luebeck.de

B. Machner
Klinik für Neurologie, Schön Klinik Neustadt,
Neustadt in Holstein, Deutschland
e-mail: bmachner@schoen-klinik.de

2.1 Einleitung

Die Lebenszeitprävalenz von Schwindel liegt bei ca. 30 % (Frauen: 36,2 %, Männer 22,4 %), für vestibulären Schwindel 7,4 % (Neuhauser 2007). Schwindel gehört zu den am häufigsten beklagten Symptomen bei ambulanten Patienten, auch in der Notaufnahme. Allein die Lebenszeitprävalenz der häufigsten Schwindelform, dem gutartigen paroxysmalen Lagerungsschwindel (24 %), ist mehr als doppelt so hoch als die vom Schlaganfall (0,9 %). Etwa 2 % der Patienten konsultieren einen Arzt bei der ersten Schwindelepisode (Neuhauser et al. 2008). Schwindel tritt mit zunehmendem Alter häufiger auf (mit 70 Jahren klagen 35 % aller Patienten über Schwindel; > 88 Jahre: 48 %) und die Ursachen des Schwindels wechseln über die Lebensspanne von monokausalem, oftmals periodisch-rezidivierendem Schwindel zu chronisch-progredientem und multifaktoriellem (diabetische Polyneuropathie mit Hirninfarkten) oder multisensorischem Schwindel (z. B. Polyneuropathie mit vestibulärer Unterfunktion).

Schwindel ist keine Krankheit im nosologischen Sinne. Aus Sicht der Patienten handelt es sich um ein und dasselbe Symptom, das aber ganz unterschiedliche Ursachen und Ätiologien hat. Sie lassen sich durch einige wenige *anamnestische Angaben* und *klinische Zeichen* auch in der Notaufnahme in den meisten Fällen leicht voneinander trennen. Dieses Kapitel soll dazu einen Beitrag liefern.

2.1.1 Schwindel: Ein Symptom – verschiedene Ursachen

Schwindel kann anamnestisch von Patienten sowohl als Gleichgewichtsstörung, Benommenheit, drohende Ohnmacht, Drehschwindel, Fallneigung wie auch als Störung der räumlichen Orientierung beschrieben werden. Bei akuten neurootologischen Erkrankungen liegt zumeist eine trügerische Wahrnehmung von der Bewegung des eigenen Körpers oder der Umwelt zugrunde.

2.1.2 Klassifikation des Schwindels basierend auf der Anamnese

Wegen des weitgefassten Verständnisses von Schwindel sollte die Anamnese in systematischer Weise mindestens folgende Aspekte berücksichtigen: Art des Schwindels (Dreh-/Schwankschwindel), Dauer, Auslösefaktoren, Begleitsymptome (episodischer Schwindel s. unten). Dies ist insbesondere wichtig, da die meisten akuten Schwindelsyndrome nicht durch bildgebende Verfahren zu diagnostizieren sind und diese Angaben in der Notaufnahme meistens nicht erfragt werden und stattdessen zu schnell weiterführende apparative Diagnostik veranlasst wird. Bei den meisten Patienten werden in der Notaufnahme beim Leitsymptom Schwindel bildgebende Verfahren eingesetzt, vor allem die kraniale Computertomografie (CCT). Etwa 40 % der Patienten mit dem Leitsymptom Schwindel erhalten in der Notaufnahme eine bildgebende Diagnostik (Saber Tehrani et al. 2013). Je weniger Ärzte ihrer eigenen Anamnese und dem klinischen Befund (z. B. Kopfimpulstest) bei Patienten mit Schwindel trauen, desto eher verlassen sie sich auf bildgebende Untersuchungen (Helmchen et al. 2014). Der Mangel an Erfahrung, Anamneseerhebung oder klinischer Sicherheit spiegelt sich im Ergebnis einer amerikanischen Studie an nahe 10.000 Notaufnahme-Patienten wider, bei der CCT-Untersuchungen in gleicher Häufigkeit beim benignen peripheren paroxysmalen Lagerungsschwindel (BPPV) und beim akuten vestibulären Syndrom durchgeführt wurden (Newman-Toker et al. 2009). Etwa 20 % von Patienten mit akutem Schwindel zeigen einen Nystagmus. Die Unsicherheit oder fehlende Kenntnisse über Augenbewegungsuntersuchungen spiegeln sich in der Tatsache wider, dass nur bei 5 % dieser Patienten auf dem Boden des ärztlich dokumentierten Nystagmus klinisch relevante Zuordnungen getroffen werden konnten (Kerber et al. 2011).

In der Notaufnahme sind zunächst – in Abwesenheit von leicht sichtbaren zentralnervösen Ausfällen (z. B. Halbseitenlähmung, Artikulationsstörung) – folgende *4 Kategorien von akutem Schwindel* zu trennen:

- Erstmaliger heftiger Drehschwindel (akutes vestibuläres Syndrom, AVS)
- Akute Stand- und Gangunsicherheit, mit Fallneigung (akute Dysbalance)
- Wiederkehrende Schwindelattacken
- Lagerungsabhängiger Schwindel

2.2 Erstmaliger heftiger Drehschwindel (akutes vestibuläres Syndrom, AVS)

Erstmaliger akuter Drehschwindel in Begleitung von Sehstörungen in Form von Scheinbewegungen der Umwelt (Oszillopsien), der Wahrnehmung einer Umweltverkippung oder eigenen Körperkippung, oftmals mit (seltener auch ohne) gerichteter Fallneigung (Lateropulsion), sind meistens Ausdruck eines akuten vestibulären Syndroms (AVS).

Pathophysiologische Grundlage ist ein akutes Innervationsungleichgewicht zwischen beiden vestibulären Nerven/Teilen des Gleichgewichtsorgans oder den vestibulären Kernen im Hirnstamm. Es fällt deshalb so heftig aus, da das vestibuläre System über eine hohe Ruheaktivität verfügt und auch kleine Änderungen im Sinne eines Differenzverstärkers in der Physik zu einem heftigen Innervationsungleichgewicht führen.

Akuter peripher-vestibulärer Schwindel führt aber nicht nur zu einem tonischen (Spontannystagmus), sondern auch dynamischen (vestibulookulären Reflex) Innervationsungleichgewicht (Imbalance), das zu Störungen der Blickstabilität (Spontannystagmus), der Wahrnehmung der eigenen Körperachse und der visuellen Stabilität der Umwelt (Verkippung der Umwelt und Umweltdrehung mit Oszillopsien) und der vestibulospinalen Haltungsregulation (Fallneigung) führt. Drehschwindel, Standunsicherheit, Übelkeit und Erbrechen resultieren daraus. Die wichtigste klinische Frage beim AVS ist die Unterscheidung zwischen zentraler (in der Regel Schlaganfall) und peripher Ursache.

▶ **Klinische Unterscheidung zwischen Schwindel zentraler und peripher-vestibulärer Ursache**
Die Intensität des Drehschwindels, Auftreten von Übelkeit und Erbrechen sind keine verlässlichen Unterscheidungskriterien zwischen peripherem und zentralem Schwindel. Sie gelingt aber in > 80 % mit folgenden klinischen Parametern:

- Richtungsverhalten des Spontannystagmus
- Kopfimpulstest
- Vertikale Divergenzstellung der Augen („skew deviation")
- Okulomotorikstörungen

2.2.1 Spontannystagmus

Der häufigste Fehler in der Notaufnahme resultiert aus der Unkenntnis, dass der periphervestibuläre Nystagmus bei Fixation abgeschwächt bzw. nicht zu erkennen ist (Kattah 2019). Falls kein Spontannystagmus erkennbar ist, sollte die visuelle Fixationsmöglichkeit unterdrückt werden (Augen zu, Frenzel-Brille), da peripher vestibuläre Nystagmusformen dann meistens zunehmen. Sollte auch im Dunkeln (bzw. unter der Frenzel-Brille) kein Spontannystagmus zu sehen sein, sollte ein mögliches vestibuläres Ungleichgewicht durch horizontales Kopfschütteln (> 10 s) provoziert werden. Ein klinisch fraglich vorhandener Spontannystagmus auf dem Boden einer akuten einseitigen Vestibulopathie sollte sich nach Kopfschütteln verstärkt darstellen. Der resultierende *Kopfschüttelnystagmus* sollte aber im Falle einer peripheren Bogengangsstörung in der Ebene der Stimulation liegen (horizontal).

Während periphere Läsionen entsprechend der räumlichen Orientierung der betroffenen Bogengänge im Kopf zu einem kombinierten horizontal-torsionellen bzw. vertikal-torsionellen Nystagmus führen, sind rein *torsionelle* oder rein *vertikale Nystagmusformen* immer hinweisend für eine *zentral-vestibuläre Läsion*. Ein horizontal-rotierender Nystagmus ist vereinbar mit einem akuten Vestibularisausfall (Neuritis vestibularis), da sie den oberen Anteil des N. vestibularis betrifft, der die anterioren und horizontalen Bogengangsafferenzen trägt. Ein rein horizontaler Nystagmus kommt bei Störungen im horizontalen Bogengang (z. B. horizontaler Lagerungsschwindel) vor, aber auch bei zentralen Läsionen (Eingangszone des N. vestibularis in den Hirnstamm, Kleinhirn) (Newman-Toker et al. 2008). Ein vertikaler Nystagmus nach horizontalem Kopfschütteln weist auf eine zentrale Störung hin („pervertierter" oder inadäquater Kopfschüttelnystagmus), da er nicht der

Stimulationsebene entspricht. Ein spontaner vertikaler Fixationsnystagmus (keine Veränderung im Dunkeln/Frenzel-Brille) ist hinweisend auf eine zentrale Läsion. Aber auch das komplette Verschwinden eines Nystagmus bei Fixation im Dunkeln findet sich z. B. bei zerebellären Läsionen (Lee et al. 2022). Ein nach unten schlagender, meist persistierender Nystagmus („downbeat") deutet zumeist auf eine zerebelläre (flokkuläre) Läsion hin, ein nach oben schlagender Nystagmus („upbeat") kommt bei mittelliniennahen pontomedullären Hirnstammläsionen vor, z. B. als Erstsymptom einer Basilaristhrombose. Der Downbeat-Nystagmus nimmt im Gegensatz zum Upbeat-Nystagmus bei Seitwärtsblick und Abwärtsblick zu.

2.2.2 Richtungsverhalten eines Spontannystagmus

Entscheidend für die Differenzierung zentraler oder peripherer Genese des horizontalen Nystagmus ist sein horizontales Blickrichtungsverhalten: Nach dem Alexander-Gesetz nimmt der periphere Nystagmus in die Richtung der raschen Phase des Nystagmus zu und die entgegengesetzte Richtung ab (Abb. 2.1). Kommt es zu einer Nystagmusumkehr beim Blick in die entgegengesetzte Richtung, so ist eine zentrale (infratentorielle) Störung anzunehmen.

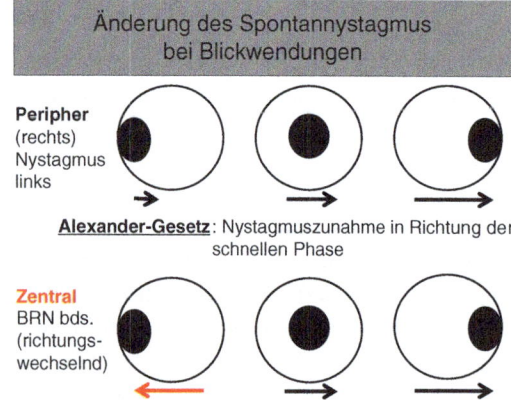

Abb. 2.1 Blickrichtungsverhalten eines Spontannystagmus: Differenzierung zwischen zentraler und peripherer Ursache; *BRN bds.* Blickrichtungsnystagmus beidseits

Kopfimpulstest

Der Kopfimpulstest (KIT) (Halmagyi-Curthoys-Test) (Halmagyi und Curthoys 1988a) testet die Fähigkeit zur Blickstabilität während rascher Kopfbewegungen. Grundlage ist der vestibulookuläre Reflex, der während rascher Kopfbewegungen Augenbewegungen in die der Kopfbewegung entgegengesetzten Richtung auslöst, sodass die Augen stationär im Raum bleiben und Blickstabilität beim Fixieren eines Blickziels ermöglichen. Er kann klinisch leicht in folgender Abfolge getestet werden (Abb. 2.2):

- Der Patient fixiert geradeaus (Nasenspitze des gegenüber sitzenden Untersuchers).
- Der Untersucher führt rasche horizontale, in ihrer Richtung (links/rechts) für den Patienten nicht vorhersehbare rasche Kopfbewegungen nach links und rechts durch (ca. 20°), während der Patienten gebeten wird, den Zielpunkt vor ihm (z. B. Nasenspitze des Untersuchers) zu fixieren.
- Treten Korrekturblicksprünge (Sakkaden) zur Mitte (zum Fixationspunkt) bei den raschen Kopfbeschleunigungen zu einer (z. B. linken) Seite auf, so liefert der vestibulookuläre Reflex auf dieser Seite kein adäquates Augengeschwindigkeitssignal mehr. Diese (linke) Seite ist klinisch betroffen. Dadurch kann der Patient das Blickziel nicht in der Fovea halten und es kommt somit zu einer ungewollten retinalen Bildverschiebung, die er als Oszillopsien (Scheinbewegungen) oder Unscharfsehen bemerkt. Daher ist die dynamische visuelle Sehschärfe (misst das Sehvermögen während der raschen Kopfbewegungen, z. B. beim Lesen mit Kopfbewegungen) bei Kopfbewegungen zu der geschädigten Seite schlechter (Vital et al. 2010). Ein normaler KIT schließt eine akute periphere Läsion weitgehend aus. Ein pathologischer KIT (mit Korrektursakkaden) hingegen ist stark hinweisend, aber alleine nicht beweisend für eine periphere Läsion, da sowohl Läsionen am Eingang des VIII. Hirnnerven in den Hirnstamm (pontomedullär) als auch Kleinhirnerkrankungen zu einem mäßig krankhaften KIT führen können. Ein pathologischer klini-

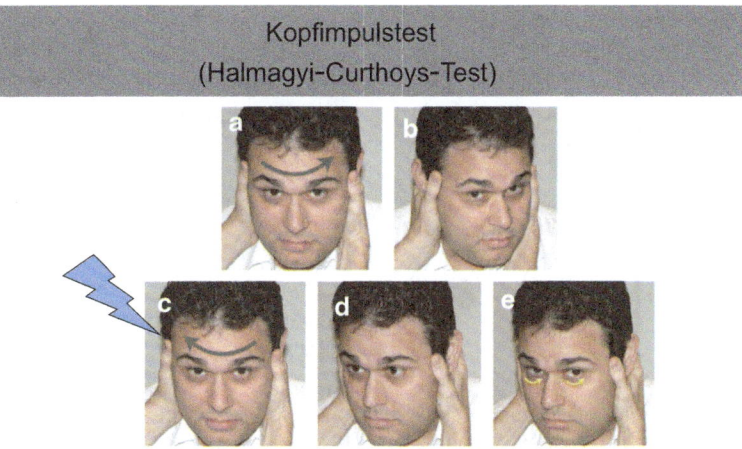

Abb. 2.2 a–e Kopfimpulstest zur Diagnostik einer rechtsseitigen horizontalen Bogengangsparese. Der Kopf des Patienten wird passiv rasch mit kleinen Amplituden, aber hoher Beschleunigung (bis 10.000 °/s²) in der horizontalen Kanalebene bewegt, während der Patient die Nase des Untersuchers fixieren soll. Bei der linksseitigen Kopfbewegung werden die Augen in die der Kopfbewegung entgegengesetzten Richtung mit gleicher Geschwindigkeit bewegt (**b**). Bei Kopfwendung nach rechts (zur Läsionsseite, **c**) hingegen erfolgt aufgrund des defekten vestibulookulären Reflexes eine zu schwache Kompensationsbewegung der Augen (**d**), sodass eine Korrektursakkade zum Blickziel erforderlich ist (**e**). (Mod. nach Schubert et al. 2004)

scher KIT ist in bis zu 10 % bei Schlaganfällen zu sehen (Newman-Toker et al. 2008). Der klinische Kopfimpulstest alleine eignet sich in der Notaufnahme – gerade bei neurootologisch unerfahrenen Klinikern – nur sehr begrenzt für die Differenzierung des zentralen vs. peripheren vestibulärem Syndrom, da er zwar eine hohe Sensitivität hat (88 % aller peripheren Vestibulopathien werden korrekt mit positivem/auffälligem KIT erkannt), allerdings eine geringe Spezifität von lediglich 64 % hat (viele falsch-positive KIT-Wertungen trotz eigentlichem Normalbefund im Rahmen eines „vestibulären" Schlaganfalls), wodurch bis zu 36 % der Schlaganfallpatienten falsch klassifiziert und der Schlaganfall verpasst und nicht korrekt behandelt werden könnte (Machner et al. 2021c). Bei ambulanten Patienten mit chronischem Schwindel hingegen ist die Spezifität des klinischen Kopfimpulstests deutlich höher (Helmchen et al. 2017).
- Die Sensitivität und Spezifität kann deutlich durch die Kombination der klinischen Zeichen (Kattah et al. 2009) und durch videookulografische Aufzeichnungen und quantitative Analyse in der Notaufnahme binnen Minuten verbessert werden (Newman-Toker et al. 2013b).

Vertikale Divergenzstellung der Augen (Skew Deviation)

Eine vertikale Fehlstellung beider Augen relativ zueinander (Skew Deviation) ist bei Patienten mit akutem Drehschwindel fast immer ein sehr sensitiver Hinweis (Cnyrim et al. 2008) für eine zentrale Störung im Hirnstamm oder Kleinhirn. Die *Skew Deviation* kann isoliert oder in Kombination mit Kopfneigung und einer Verrollung des Augenhintergrundes auftreten, als sog. „*ocular tilt reaction*" (Halmagyi et al. 1991). Sie erlaubt eine präzise topische Zuordnung, da pontomesenzephale zu einer kontraläsionalen und pontomedulläre Infarkte zu einer ipsiläsionalen *Ocular Tilt Reaction* führen (Brandt und Dieterich 1994). Die vertikale Fehlstellung ist am besten im monokulären Abdecktest zu erkennen: Das abgedeckte Auge verändert seine Position (Hyperphorie = Verschiebung nach oben, Hypophorie = Verschiebung nach unten). Die Richtung kann leicht durch die Rückstellbewegung erkannt werden, wenn das Auge wieder frei fixieren kann (Abb. 2.3). Sie kann auch in der Notaufnahme quantifiziert werden und erhöht dann die Sensitivität und Spezifität zu nahezu 100 % (Korda et al. 2022a). Sie muss von der okulären Laterodeviation (Kattah et al. 2020) abgegrenzt werden, die im längeren

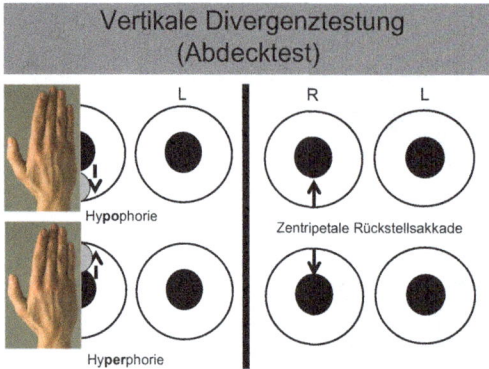

Abb. 2.3 Abdecktest zur klinischen Prüfung auf vertikale Fehlstellung der Bulbi (Divergenz): Bei Verdeckung (linke Abbildung) driftet das Auge nach unten (Hypophorie) oder oben (Hyperphorie). Sichtbar wird nach dem Abdecken (rechte Abbildung) eine vertikale Refixationssakkade hin zur mittleren Augenposition

> **HINTS**
> - "**h**ead **i**mpulse"
> - **N**ystagmus
> - "**t**est of **s**kew"
> - (plus plötzlicher Hörverlust als zusätzliches Zeichen in den HINTS Plus)

(> 3 s) Abdecktest/Augenschluss durch eine seitliche Verlagerung des abgedeckten Auges entsteht und durch eine horizontale Refixationssakkade ersichtlich wird. Sie wird durch zerebelläre Läsionen (Infarkte im Versorgungsgebiet der hinteren unteren Kleinhirnarterie, PICA) hervorgerufen und ist nicht bei peripher-vestibulären Syndromen (AVS) zu finden.

Kombination dieser klinischen Zeichen
Die Kombination der ersten 3 klinischen Zeichen (Nystagmusrichtung, vertikale Divergenz und Kopfimpulstest), die sog. **HINTS**, hat klinisch eine deutlich > 90 % Sensitivität, die in den ersten 48 h der Magnetresonanztomografie (MRT) mit diffusionsgewichteten Sequenzen deutlich überlegen ist (Kattah et al. 2009). Sie kann durch Quantifizierung in der Notaufnahme auf nahezu 100 % erhöht werden (Newman-Toker et al. 2013b). Demgegenüber ist der ABCD^2-Score (vaskulärer Score: Alter, Blutdruck, Symptome, Dauer, Diabetes) ein schlechterer Prädiktor (Sensitivität 61 %, Spezifität 62 %) für einen Schlaganfall als die HINTS (Newman-Toker et al. 2013a). Ein einseitiger Hörverlust zusammen mit dem akuten vestibulären Syndrom spricht als zusätzliches Zeichen *für einen Schlaganfall* im Versorgungsgebiet der vorderen unteren Kleinhirnarterie (AICA) (HINTS-Plus-Test, „Plus" für den akuten Hörverlust).

Sensitivität und Spezifität der HINTS bzw. HINTS Plus
In einer Metaanalyse (Tarnutzer et al. 2023) zu Arbeiten zum AVS (14 Artikel, n = 800 Teilnehmer) hatten die „HINTS" (Head Impulse, Nystagmus, Test of Skew) eine Sensitivität von 95,3 % und Spezifität von 92,6 %. Während sich die Sensitivität nicht zwischen erfahrenen und unerfahrenen klinischen Untersuchern unterscheidet, liegt die Spezifität der HINTS höher bei den Erfahrenen (97 % vs. 89 %), d. h. erfahrene Untersucher erkennen zutreffender pathologische HINTS (mit normalem KIT) als Zeichen eines zentralen AVS. Durch Hinzunahme einer einseitigen Hörstörung (HINTS Plus) kann diese Differenz wieder ausgeglichen werden. Die Sensitivität ist bei AICA-Schlaganfällen geringer als bei PICA-Schlaganfällen (84 vs. 97 %). Ausgeprägte Dysbalance hat eine geringe Sensitivität (36 %), aber hohe Spezifität (99 %). Die diffusionsgewichtete MRT (24–48 h) verpasst in 15 % die Schlaganfälle.

Die gesamte HINTS-Testung lässt sich mittlerweile in der Notaufnahme mit einer hohen Trennschärfe quantifizieren (Korda et al. 2022b; Nham et al. 2023; Nham et al. 2022; Young et al. 2019). Dies ist auch ratsam, da die Sensitivität und Spezifität der klinischen HINTS bei notfallmedizinischem Personal in der Notaufnahme weiterhin nur mäßig ist (Dmitriew et al. 2021; Ohle et al. 2020), auch deshalb weil sie bei den nicht geeigneten Patienten (z. B. akute Dysbalance ohne Nystagmus) angewendet oder falsch interpretiert werden (Edlow et al. 2023). Für den videobasierten quantitativen Kopfimpulstest (vHIT) hat sich ein automatisches „gain-basiertes" Analyseverfahren mit einem Verstärkungsfaktor des vestibulookulären Reflexes von 0,7 als nicht unterlegen bei der Bestimmung einer normalen vestibulären Erregbarkeit im Vergleich mit einer Expertenbewertung der Kurven gezeigt (Machner et al. 2021b).

Weitere Tests bei akutem vestibulären Syndrom (AVS) erhöhen weiterhin die Trennschärfe zwischen peripherem und zentralem AVS:

Okulomotorikstörungen
Hilfreich sind vor allem Untersuchungen der langsamen Blickfolge und der Blicksprünge (Sakkaden).

Klinische Testung:
Bei der langsamen Blickfolge verfolgt der Patient den sich langsam pendelförmig bewegenden Zielpunkt (Finger, Lämpchen, Stethoskop) des Untersuchers (ca. 20°/s). Treten dabei Aufholsakkaden auf, ist das neuronal erzeugte Blickfolgesignal zu schwach (geschädigt).

Rasche Blicksprünge (Sakkaden) werden zwischen der Geradeausblickposition des Auges (Fixation der Nase des Untersuchers) und vertikalen und horizontalen exzentrischen Blickzielreizen (Finger des Untersuchers) ausgelöst. Falsch große Sakkaden (Dysmetrien) zentrifugaler und zentripetaler Sakkaden lassen sich besser untersuchen, wenn das Auge nicht von links nach rechts außen mit großer Amplitude springt, sondern von einer lateralen Position zur Mitte (Nasenspitze des Untersuchers).

Klinische Bedeutung:
Bi- oder omnidirektionale Störungen der langsamen Blickfolge oder der schnellen Blicksprünge (Sakkaden) sind immer hinweisend für eine zentrale, zumeist infratentorielle Störung. Zielungenaue (hyper- bzw. hypometrische) Sakkaden sind hinweisend für zerebelläre Funktionsstörungen, während verlangsamte Blicksprünge (Sakkaden) bei Hirnstammläsionen zu finden sind (*Cave*: Basilaristhrombose, s. unten).

Subjektive visuelle Vertikale (SVV)
Die Fähigkeit, einen Stab erdvertikal einzustellen (z. B. Eimertest) (Zwergal et al. 2009), getestet mit der sog. subjektiven visuellen Vertikale (SVV), hängt maßgeblich von einer normalen und symmetrischen Funktionstüchtigkeit der Gleichgewichtsorgane ab. Die Auslenkung bzw. Verkippung dieser SVV ist ein sensitives Zeichen für eine *akute* vestibuläre Störung, die aber nicht zwischen einer zentralen und peripheren Läsion differenziert.

Romberg-Test
Stehen mit geschlossen Augen und paralleler Fußstellung und angelegten Armen. Er ist pathologisch bei propriozeptiven, vestibulären und zerebellären Läsionen. Die visuelle Kontrolle verbessert die Standregulation bei den sensorischen (vestibulären, propriozeptiven) Defiziten, bei zerebellären Erkrankungen jedoch nur wenig. Eine starke richtungskonsistente Lateropulsion findet sich vor allem bei akuten einseitigen vestibulären Ausfällen (dorsolateraler medullärer Hirnstamminfarkt, Neuritis vestibularis). Erschwerte Bedingung des Romberg-Tests durch Kopfreklination und seitliche Perturbationen.

Unterberger-Tretversuch
30 s mit geschlossenen Augen auf der Stelle treten. Bei peripher-vestibulären Läsionen dreht sich der Patient zur Läsionsseite (akut meistens > 90°, dann als pathologisch zu werten), bei zentralen Läsionen weniger und nicht für die Seitenlokalisation verwertbar.

Beim Blindgang und Blindstrichgang ist nur die konsistente und wiederholbare Seitenabweichung pathologisch zu werten.

Folgende klinische Zeichen sprechen beim akuten vestibulären Syndrom *für* eine *peripher* vestibuläre Ursache (Abb. 2.4):

- Spontannystagmus (nicht seitenwechselnd)
- Pathologischer Kopfimpulstest (mit kompensatorischen Korrektursakkaden)
- Keine Skew Deviation
- Keine Okulomotorikstörungen

In allen anderen Fällen ist eine weitere Diagnostik hinsichtlich einer zentralen Ursache erforderlich (zumeist infratentorieller Schlaganfall).

Schlaganfall (Hirnstamm, Kleinhirn) als Ursache eines AVS
(Der frühere Begriff „Pseudoneuritis vestibularis" ist obsolet; Schlaganfälle, die klinisch wie eine Vestibulopathie wirken.)

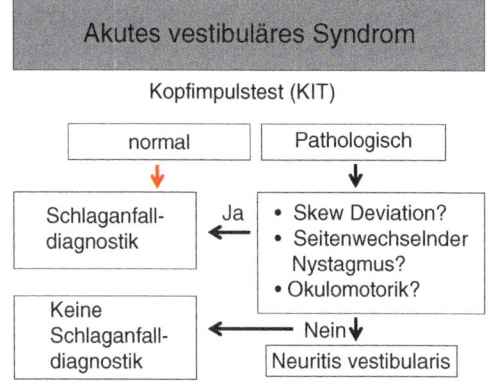

Abb. 2.4 Akutes vestibuläres System: Bewertung des klinischen Kopfimpulstests und begleitender Okulomotorikstörungen zur Differenzierung der zentralen vs. peripheren Zuordnung beim ersten akuten vestibulären Syndrom

Plötzlich (binnen Sekunden) einsetzender, akuter Drehschwindel ohne, vor allem aber mit Hörstörung bei älteren Patienten über 50 Jahren mit mehreren vaskulären Risikofaktoren sind hinweisend für labyrinthäre Infarkte im Versorgungsgebiet der A. cerebellaris anterior inferior (AICA), aus der die A. labyrinthii entspringt (Lee und Yoon 2014; Lee 2008; Lee et al. 2002). Den Infarkten gehen häufig vertebrobasiläre transitorisch ischämische Attacken (TIA) voraus, selten auch isoliert als rein vestibuläre Attacken. Häufig finden sich begleitende Hirnstammsymptome durch die assoziierte Hirnstamm-/Kleinhirninfarzierung (V. und VII. Hirnnervenkern, Flocculus, mittlerer zerebellärer Pedunkel). Die Eintrittszone des VIII. Hirnnervs wird häufig von der AICA versorgt, enthält aber auch zahlreiche Gefäßanastomosen. Infarkte im Versorgungsgebiet der A. cerebellaris posterior inferior (PICA) führen zumeist weder zu peripher-vestibulären Läsionsmustern noch zu cochleären Defiziten. Isolierte kaudale Vermisinfarkte (Uvula, Flocculus) können mit der peripheren Vestibulopathie verwechselt werden, da sie sich auch mit horizontalem Spontannystagmus präsentieren können (Lee et al. 2015), aber einen normalen horizontalen und vertikalen Kopfimpulstest und zusätzlich eine beidseits gestörte langsame Blickfolge sowie ein Blickrichtungsnystagmus haben können (Lee et al. 2014c; Park et al. 2013). Vaskuläre Risikofaktoren, vorherige Schlaganfälle, HINTS sowie weitere Okulomotorikstörungen erlauben eine Risikoabschätzung bezüglich der zentralen Genese eines akuten vestibulären Syndroms (Kerber et al. 2015).

Basilaristhombose
Die Basilaristhrombose manifestiert sich oftmals sehr früh mit Augenbewegungsstörungen, deren Art abhängt vom Ort der Hirnstamm-/Kleinhirnschädigung. Die rostralen mesodienzephalen Infarkte („top of the basilar syndrome") führen früh zur vertikalen Blickparese, Ocular Tilt Reaction (kontraläsionale Kopfverkippung, vertikale Divergenzstellung der Bulbi und Augenhintergrundsverrollung), Konvergenzretraktionsnystagmus und sukzessiver fluktuierender Vigilanzminderung. Die pontinen Infarkte erzeugen Defizite der horizontalen Blickmotorik: verlangsamte oder fehlende konjugierte Sakkaden zur Seite der Schädigung oder dissoziierte Blickparesen in Form einer internukleären Ophthalmoplegie (INO) (Kombination einer Adduktionsparese mit dissoziiertem Nystagmus auf der kontraläsionalen Seite, 1½-Syndrom mit der Kombination aus horizontaler Blickparese mit ipsiläsionaler Adduktionsparese, INO, die das Auge auf der Läsionsseite horizontal einmauert).

Bildgebung bei akutem Schwindel?
Tritt ein akutes vestibuläres Syndrom (AVS) ohne weitere neurologische Symptome/Zeichen (Doppelbilder, Artikulationsstörungen, Halbseitensymptome) das erste Mal auf, sollte bei scheinbar normalem Kopfimpulstest eine CCT oder MRT durchgeführt werden (positive HINTS-Zeichen)(Machner et al. 2020). Obwohl gerade die CCT eine geringe Sensitivität bei akuten vestibulären Schlaganfällen hat, erhalten 30–80 % der Patienten mit dem Leitsymptom Schwindel eine CCT, die zudem eine trügerische Sicherheit vermittelt, dass es sich nicht um eine Hirnerkrankung handelt (Edlow et al. 2023). Selbst die rasche MRT (< 48 h) verpasst beim akuten vestibulären Syndrom 20 % der Schlaganfälle, sodass der diagnostische Wert der kranialen Bildgebung in der Akutphase überschätzt wird (Shah et al. 2023).

Bei flüchtigen, spontan rückläufigen AVS sollte eine CCT nur dann erwogen werden, wenn es erstmals auftritt und eine frühere TIA und/oder ein vaskuläres Risikoprofil mit einem ABCD^2-Score > 3 vorliegen. Dies trifft nicht bei den episodischen Schwindelformen (Morbus Menière, vestibuläre Migräne) zu, insbesondere, wenn sie auslösbar sind (Beispiele: Lagerungsschwindel, Perilymphfistel). Bei semiologisch ähnlich verlaufenden episodischen Schwindelformen ist eine rasches Notfall-CCT nicht indiziert und es sollte stattdessen – wenn überhaupt und zuvor nicht durchgeführt – eine elektive kraniale MRT (atypischer Lagerungsschwindel) oder eine Felsenbein-CT (Perilymphfistel) erfolgen (Abb. 2.5) (Machner et al. 2020).

Akutes Dysbalancesyndrom
Bis zu 30 % der Patienten mit akuter Stand und Gangunsicherheit zeigen keine vestibulären Zeichen (kein Spontannystagmus, kein Kopfschüttelnystagmus), auch nicht in Studien mit *Eyetracker-Videorecordern* in der Notaufnahme (Nham et al. 2022), d. h. die Standunsicherheit reflektiert nichtvestibuläre zentralnervöse Strukturen. Zentrale okulomotorische Störungen und ein ABCD^2-Score > 4 sind bei Patienten mit akuter Standunsicherheit auch ohne vestibuläre Zeichen ein hoher Prädiktor für nachweisbare Schlaganfälle in der Bildgebung (CCT, MRT) (Machner et al. 2020). Patienten mit einer akuten erstmaligen posturalen Dysbalance ohne Nystagmus sollten daher in der Regel eine zerebrale Bildgebung erhalten, insbesondere wenn vorher genannte Risikofaktoren vorliegen.

Die Abb. 2.6 zeigt die praktische klinische Vorgehensweise bei einen AVS bzw. einem akuten Dysbalancesyndrom (Machner und Heide 2022).

Lyse bei zentralem akuten vestibulären Schwindel?
Neben der Untersuchungssicherheit der HINTS in der Notaufnahme scheint die bildgebende Perfusionsstörung in der akuten CCT für klinische Entscheider ein bestimmender Faktor für den Einsatz der intravenösen Lyse bei Patienten

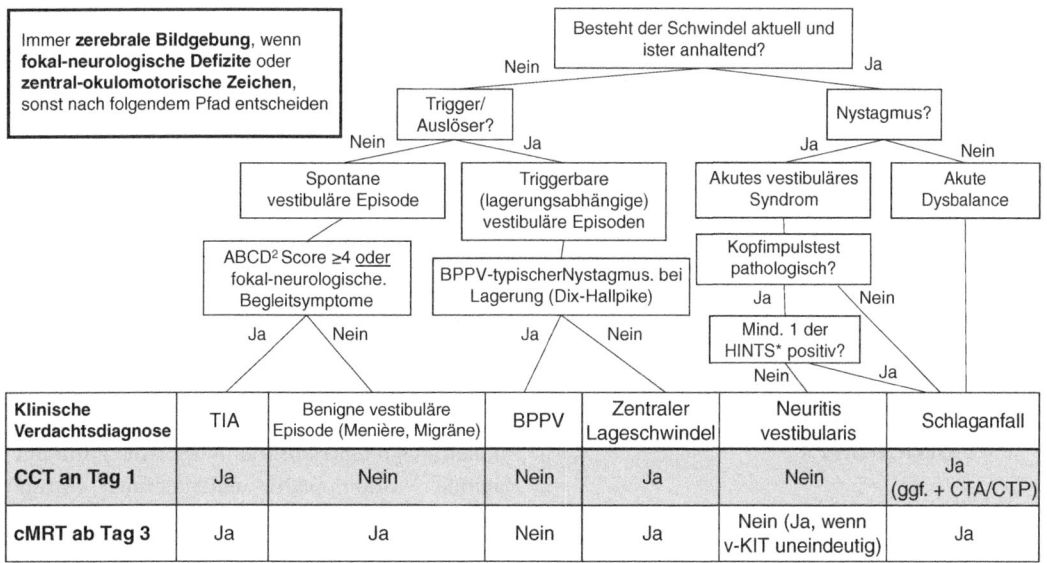

Abb. 2.5 Klinische Entscheidungswege für die bildgebende Diagnostik vom Gehirn, die kraniale Magnetresonanztomografie (cMRT) und die kraniale Computertomografie (CCT) bei verschiedenen Schwindelsyndromen. (Mod. nach Machner et al. 2020); *BPPV* benigner peripherer paroxysmaler Lagerungsschwindel, *HINTS* Head-Impulse-Test, Nystagmus und Test of Skew, *TIA* transitorische ischämische Attacke, *v-KIT* Video-Kopfimpulstest…, *CTA* Computertomographische Angiographie…

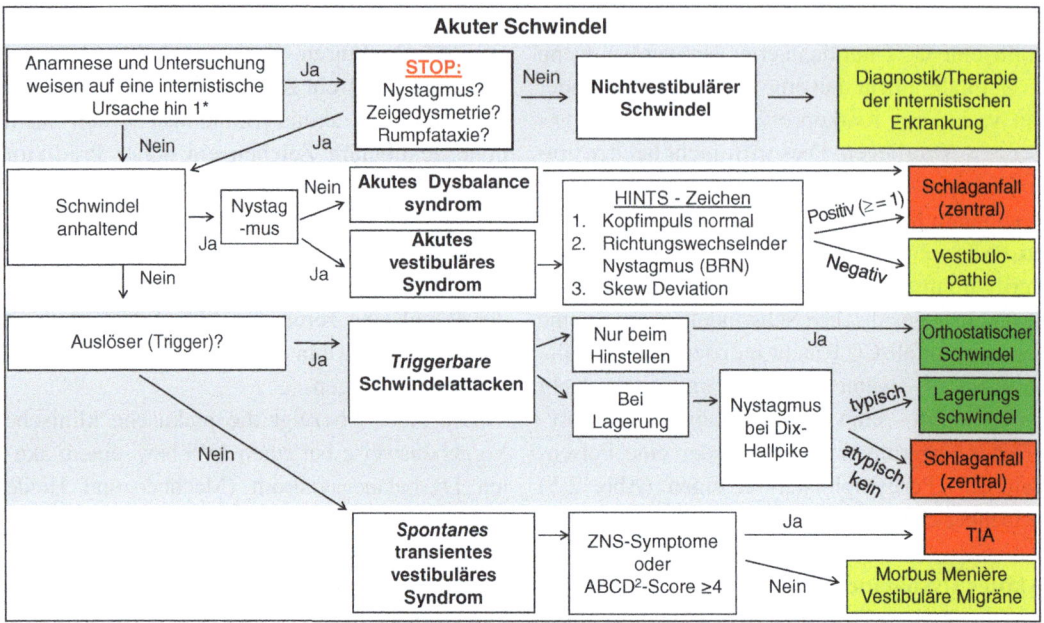

Abb. 2.6 Diagnostischer Entscheidungspfad beim akuten Schwindel. (Mod. nach Machner und Heide 2022). [1] ..., *ZNS* Zentralnervensystem, *TIA* transitorische ischämische Attacke

mit einem mutmaßlich zentralen AVS bzw. Dysbalancesyndrom zu sein (Machner et al. 2021a). Es kam in dieser Pilotstudie mit kleiner Fallzahl zu keinen erhöhten Blutungsraten, allerdings auch nicht zu einem klaren positiven Effekt der Lyse hinsichtlich des klinischen (Gangfähigkeit) bzw. bildmorphologischen (Infarktgröße) Outcomes. Die Frage, ob eine Thrombolyse bei akutem zentralen vestibulären Syndrom ohne sichere fokale Defizite (Hemiparese, Hemiataxie) erfolgen soll oder nicht, bleibt bislang aktuell unbeantwortet.

2.3 Differenzialdiagnosen des akuten vestibulären Syndroms

– Akute unilaterale Vestibulopathie (Neuritis vestibularis)
– Schlaganfall (Hirnstamm, Kleinhirn)
– Erstmanifestation episodischer Schwindelformen (monosymptomatische Menière-Attacke u. a.)

Akute unilaterale Vestibulopathie (Neuritis vestibularis)

Klinische Symptomatik: Sie ist gekennzeichnet durch subakut einsetzenden, dann über Stunden bis wenige Tage anhaltenden Drehschwindel (zur gesunden Seite) mit erheblicher Gang- und Standunsicherheit, Übelkeit und Erbrechen. Selten kommen Prodromi mit geringen, aber reversiblen, Stunden anhaltenden Schwindelepisoden über 2–3 Tage vor, bevor es zur heftigen, anhaltenden Gang- und Standunsicherheit mit Drehschwindel kommt (Lee et al. 2014c). Hörstörungen gehören nicht zum typischen Krankheitsbild. Die Barany-Gesellschaft hat 2022 die nosologische Entität der Neuritis vestibularis in einer revidierten Klassifikation des akuten Vestibularisausfalls in die Kategorie unilaterale Vestibulopathie untergeordnet (Strupp et al. 2022) (s. https://www.thebaranysociety.org/icvd-consensus-documents).

Im klinischen Untersuchungsbefund imponieren die Zeichen einer akuten vestibulären Imbalance: (a) ein rotierender horizontaler Spontannystagmus zur gesunden Seite, der im Dunkeln oder Fixationssuppression (Frenzel-Brille) sowie bei Blick in die Richtung der schnellen Phase des Nystagmus zunimmt; (b) ein pathologischer Kopfimpuls(Halmagyi-Curthoys)-Test (sichtbare Korrektureinstellsakkaden bei raschen Kopfbeschleunigungen zur betroffenen Seite; (c) eine Fallneigung zur erkrankten Seite (Kompensation des Drehschwindels zur gesunden Seite).

Therapie: Die Therapie mit Steroiden ist umstritten (1 mg/kg KG) und es gibt aufgrund der widersprüchlichen Datenbasis keine einheitliche Empfehlung (Fishman et al. 2011). In einer prospektiven, placebokontrollierten Studie an 141 Patienten konnte die Wirksamkeit von Methylprednisolon (100 mg/Tag, alle 4 Tage um 20 mg) gegenüber Placebo innerhalb von einem Jahr gezeigt werden (Strupp et al. 2004). Primäres Endziel war die Rückbildung der kalorischen Untererregbarkeit (Parese der Bogengangsafferenz), während Schwindelskalen zur Beurteilung der subjektiven Besserung nicht verwendet wurden. Unklar ist, ob Kortison auch zu einer Besserung im täglichen Alter führt (schwindelbezogene Skalen der alltäglichen Beeinträchtigung)(Oliveira et al. 2023). Dieser günstige Effekt auf die partielle Erholung der kalorisch-vestibulären Erregbarkeit hat sich auch in einer Metaanalyse bestätigt, ohne dass allerdings ein Nutzen von Steroiden auf die krankheitsbedingte subjektive Beeinträchtigung im Alltag gefunden wurde (Kim et al. 2022).

Wichtig zu Beginn ist die symptomatische (Antivertiginosa in den ersten 2 Tagen) und krankengymnastische Therapie zur Verbesserung der zentralen Kompensation, vor allem der vestibulospinalen Kompensation (Strupp et al. 1998), die einen positiven Effekt auf den klinischen Verlauf hat.

Differenzialdiagnostisch ist an die Neurolabyrinthitis (mit Hörstörungen), an zentrale Läsionen im Bereich der Eintrittszone des N. vestibulocochlearis in den Hirnstamm (z. B. bei multipler Sklerose) oder an eine Kleinhirnläsion zu denken. Bei akutem Beginn ist vor allem an eine Ischämie im Versorgungsgebiet der A. labyrinthi zu denken, die häufig, aber keinesweg obligat Hörstörungen hervorruft.

Neurolabyrinthitis
Die Neurolabyrinthitis ist durch einen subakuten Beginn (binnen Stunden) von vestibulären *und* cochleären (einseitige Hörminderung, Tinnitus) Symptomen gekennzeichnet. Klinisch imponiert eine einseitige Hörminderung mit Spontannystagmus. Pathoätiologisch kann sie Komplikation einer systemischen viralen Infektion sein (z. B. Mumps, Masern, Varizellen, Herpes simplex, Epstein Barr) oder isoliert das Labyrinth oder den VIII. Hirnnerven betreffen. Die Diagnose stützt sich auf den subakuten Beginn (über Stunden), Tage bis Wochen anhaltende vestibulocochleäre Symptome (Abgrenzung zum Morbus Menière), Hochfrequenzdefizite im Tonaudiogramm und eine kalorische Untererregbarkeit. Die hochauflösende MRT ist meistens negativ, sie hilft aber beim Ausschluss von bakteriellen oder autoimmunentzündlichen Labyrintherkrankungen (z. B. Cogan-Syndrom). Kontrollierte evidenzbasierte Therapiestudien fehlen, sodass das Vorgehen sehr unterschiedlich ist (Kortison vs. Aciclovir vs. Kombination vs. keine Therapie). Wie bei der Neuritis vestibularis ist eine frühe vestibuläre Stimulation (Gleichgewichtsübungen) zur Förderung der zentralnervösen Kompensation wichtig.

2.3.1 Erstmanifestation episodischer Schwindelformen (monosymptomatische Mobus-Menière-Attacke u. a.)

Akute peripher vestibuläre Schwindelsyndrome können, insbesondere wenn sie monosymptomatisch ohne Begleitsymptomatik (z. B. Menière-Attacke ohne Hörstörungen) auftreten und vorherige Attacken nicht zu erfragen sind – mit einem Schlaganfall verwechselt werden. Daher sind die Anamnesekriterien für wiederkehrende Schwindelsyndrome (Edlow 2019; Edlow et al. 2018; Gurley und Edlow 2021) und die Differenzierungskriterien zwischen peripherem und zentralen Schwindel (s. oben) zu beachten.

2.4 Wiederkehrende Schwindelattacken

Akuter Schwindel im Rahmen von dem Patienten bekannten, weil wiederkehrenden Attacken lässt sich leicht anhand folgender Kriterien differenzieren (Sander et al. 2009): Schwank- vs. Drehschwindel (Abb. 2.7), Beginn (Geschwindigkeit, mit der der Schwindel einsetzt), Attackendauer (Sekunden beim gutartigen Lagerungsschwindel bis zu Wochen bei der Neuritis vestibularis, Abb. 2.8), Auslösefaktoren (z. B. Lagerungsabhängigkeit, Abb. 2.9) und Begleitsymptome (Hörstörungen, Kopfdruck, etc.).

Abb. 2.7 Beispiele für Erkrankungen mit Dreh- und Schwankschwindel

Drehschwindel	**Schwankschwindel**
• Benigner peripherer paroxysmaler Lagerungsschwindel	• Kleinhirnläsionen (bilateral)
• Neuritis vestibularis	• Akustikusneurinom
• Zentraler Schwindel (z. B. Wallenberg-Syndrom)	• Bilaterale periphere Vestibulopathie
• Morbus Menière	• Bilaterale zentralvestibuläre Läsionen
• Labyrinthfistel	• Polyneuropathie
• Vestibularisparoxysmie	• Visusminderung
• Vestibuläre Epilepsie	• Orthostatische Dysregulation

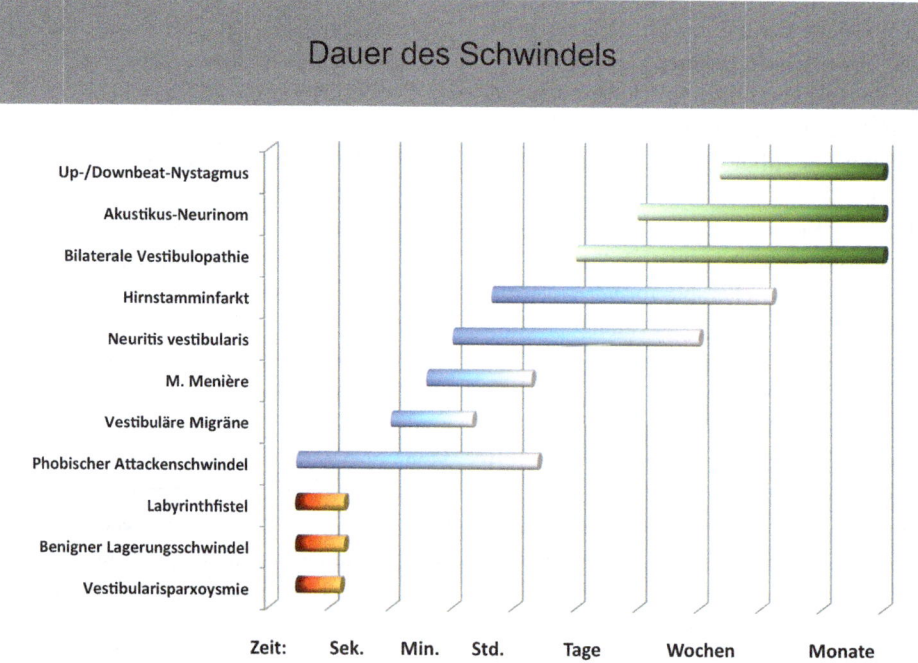

Abb. 2.8 Differenzierung von Schwindelsyndromen anhand der Schwindeldauer

Auslösefaktoren

Kopfbewegung (schräg)	- Benigner peripherer paroxysmaler Lagerungsschwindel - Perilymphfistel
Kopfbewegung (horizontal)	- Vestibuläres Ungleichgewicht (Vestibulopathie) - A.-vertebralis-Okklusion - (tonische Kopfposition) - Vestibularisparoxysmie
Blickbewegung	- Okulomotorikstörungen - Spontannystagmus - Downbeat-/Upbeat-Nystagmus - Fixationspendelnystagmus - Ocular flutter, Opsoklonus
Husten, Geräusche	- Perilymphfistel
Situation	- Phobischer Attackenschwindel
Aufstehen	- Vasovagal, orthostatisch, ggf. Lagerungsschwindel

Abb. 2.9 Auslösefaktoren bei rezidivierenden Schwindelattacken

2.5 Anamnese bei rezidivierenden Schwindelattacken

- Art (Dreh-, Schwank-)
- Dynamik (Dauer, Häufigkeit, Zeitpunkt)
- Auslösefaktoren/situationen
- Begleitsymptome
- Medikamente

2.5.1 Drehschwindel vs. Schwankschwindel

Schwindel ist als **Drehschwindel** zu werten, wenn er mit Umweltoszillopsien einhergeht: Dabei beschreibt der Patient Scheinbewegungen der Umwelt, so z. B. sie drehe sich wie ein Karussell. Dem Drehschwindel liegt zumeist eine vestibuläre Läsion zugrunde. Die Angabe von Drehschwindel oder seine Intensität allein erlaubt keine Differenzierung zwischen einer peripher oder zentral-vestibulären Ursache. Häufig ist der Drehschwindel mit einer gerichteten Fallneigung (Lateropulsion) assoziiert, die sich aus der pathologischen Wahrnehmung des Raumes ergibt. Beim akuten peripheren Vestibularisausfall (Neuritis vestibularis) bemerkt der Patient z. B. einen Drehschwindel zur gesunden Seite, der über vestibulospinale Haltungsreflexe zur Fallneigung zur erkrankten Seite führt. Beim Wallenberg-Syndrom richtet der Patient seinen Körper gemäß der krankhaft verkippten Schwerkraftswahrnehmung (durch ein zentral-vestibuläres Innervationsungleichgewicht, messbar mit der subjektiven visuellen Vertikalen, SVV) zur Läsionsseite aus. Eine gerichtete Fallneigung ist aber nicht immer Folge einer vestibulären Störung (wie z. B. bei zerebellären Läsionen oder kaudalen medullären Infarkten ohne Zeichen des Wallenberg-Syndroms) (Nakazato et al. 2017). Vestibuläre Erkrankungen gehen wiederum keineswegs immer mit Drehschwindel einher, insbesondere wenn sie langsam progredient (z. B. Akustikusneurinom) oder bilateral vorkommen (bilaterale Vestibulopathie). Häufige Erkrankungen mit Drehschwindel sind in Abb. 2.7 aufgelistet.

Schwankschwindel hingegen ist unspezifischer. Der Patient beschreibt ein Gefühl der Stand- und Gangunsicherheit ohne Umweltoszillopsien und gerichteter Fallneigung. Visuelle (z. B. Katarakt), propriozeptive (z. B. Polyneuropathie) und zerebelläre Erkrankungen sind auszuschließen, jedoch werden auch bilaterale vestibuläre Erkrankungen mit Schwankschwindel symptomatisch, insbesondere wenn sie sich langsam entwickeln. Erst nach Ausschluss verschiedener sensorischer Defizite muss bei Schwankschwindel mit typischer Situationsabhängigkeit und normalem neurologischen Befund auch an funktionelle Störungen (phobischer Attackenschwankschwindel, funktioneller Schwindel) bzw. Erkrankungen gedacht werden.

2.5.2 Zeitliche Dynamik (Dauer, Häufigkeit, Tageszeitpunkt)

Bei rezidivierenden Schwindelsyndromen ist die Schwindeldauer ein wichtiges Unterscheidungskriterium. Abb. 2.8 zeigt Erkrankungen mit dem Leitsymptom „Schwindel" in Abhängigkeit von ihrer Dauer (Sekunden beim gutartigen Lagerungsschwindel bis zu Wochen bei der Neuritis vestibularis). Entgegengesetzt verhält sich die Attackenhäufigkeit: Krankheitsentitäten mit Schwindelattacken kurzer Dauer (Lagerungsschwindel, Vestibularisparoxysmie) zeigen eine hohe Attackenfrequenz (mehrfach täglich), während die Häufigkeit bei den gelisteten Erkrankungen mit länger dauernden Attacken deutlich abnimmt (Morbus Menière, Migräne; alle paar Wochen).

2.5.3 Auslösefaktoren

Auslösefaktoren sind vor allem bei episodischen Schwindelformen von diagnostischer Relevanz (Abb. 2.9). Der benigne paroxysmale Lagerungsschwindel ist typischerweise durch seine Abhängigkeit von raschen *Lageänderungen des Kopfes* gekennzeichnet. Da der hintere Bogengang am häufigsten betroffen ist, tritt der Drehschwindel bei schrägen Kopfbewegungen auf, zumeist aus dem Liegen heraus (morgens beim Aufrichten an die Bettkante) oder bei Drehungen im Bett (aber auch beim Bücken und schrägen Kopfreklinationen).

Demgegenüber spricht ein kurzfristiger Schwankschwindel, der mit dem Aufstehen in die senkrechte Körperposition auftritt, eher für eine orthostatische oder eine vasovagale Dysregulation. Schwindel *bei horizontalen raschen Kopfbewegungen* im Stehen oder beim Gehen sind eher Ausdruck eines defekten vestibulookulären Reflexes (VOR) als eines gutartigen Lagerungsschwindels. Dadurch kommt es zu einer ungewollten retinalen Bildverschiebung, sodass kompensatorisch Korrektursakkaden durchgeführt werden müssen, um das Blickziel auf der Retina zu stabilisieren. Schwindel bei bestimmten einseitigen anhaltenden seitlichen *Kopfpositionen* (z. B. Unter-Tisch-Arbeiten) können auf funktionelle Vertebralisstenosen hinweisen (Vertebralisokklusionssyndrom, Bow-Hunter-Syndrom). Lokomotionsabhängige Sehstörungen (Verschwommensehen/ Oszillopsien), die in Ruhe verschwinden, kommen oft durch eine bilaterale Vestibulopathie zustande (rasch einsetzende vestibulotoxische Nebenwirkung von Aminoglykosiden, z. B. Gentamicin). Schwindel beim Umherschauen, d. h. bei Augenbewegungen *ohne* Kopfbewegungen, sind bei peripheren Augenmuskelparesen, vor allem aber bei zentralvestibulären Nystagmusformen (häufig mit Oszillopsien) und bei zentralen Okulomotorikstörungen, wie z. B. Störungen der Fixation, der Sakkaden (zerebelläre Sakkadendysmetrie, Opsoklonus) oder der Blickfolge.

Schwindel durch *physikalische Einflussgrößen* (Druck, Lärm) spricht zumeist für eine peripher-vestibuläre Läsion. Schwindel bei Anwendung von periaurikulärem mechanischen Druck oder am Tragus spricht für eine Bogengangs(Perilymph)-Fistel. Ein Sekunden anhaltender Attackenschwindel wird auch durch Druckschwankungen mit dem Politzer-Ballon, dem Vasalva-Manöver, Husten, Schlucken, Niesen oder Pressen ausgelöst. Auch laute Geräusche können zu einer indirekten Bogengangs(Perilymphfistel)- oder Otolithenreizung (Tullio-Phänomen) führen, wenn eine knöcherne Dehiszenz eines Bogengangs vorliegt. In Abhängigkeit von der Lage der Dehiszenz kann sowohl eine Reizung des Bogengangs, der Otolithen als auch der Cochlea (dann mit Hörstörungen) auftreten. In Kombination mit einer deutlichen Hörminderung/Hörsturz muss beim erstmaligen Auftreten rasch eine Ruptur des runden Fensters ausgeschlossen werden, die eine Notfalloperation erfordert!

Schwindel in Abhängigkeit von charakteristischen Umgebungen (Menschenansammlungen in Kaufhäusern, in Gegenwart von Familienmitgliedern oder Arbeitskollegen, auf großen Plätzen etc.) ist oftmals hinweisend für einen funktionellen/phobischen Schwindel.

2.5.4 Klassifikationskriterien

Über die Anamnese lassen sich mehr als 50 %, in Kombination mit dem neurootologischen Untersuchungsbefund mehr als 75 % der Schwindelerkrankungen auch ohne apparative Zusatzuntersuchungen diagnostizieren. Abb. 2.10 zeigt ein Stufenschema zur Vorgehensweise bei akuten und vor allem chronischen-rezidivierenden Schwindelformen, die das Thema dieses Buchkapitels aber überschreiten.

2.5.5 Begleitsymptome

Begleitsymptome helfen sowohl bei der Differenzierung zentral vs. peripherer Schwindel als auch bei der ätiologischen Zuordnung. Hörstörungen als Begleitsymptom bei episodischem Schwindel sind hinweisend für den Morbus Menière, kommen aber seltener auch – vor allem in Kombination mit *Kopfdruck* – bei der basilären oder auch der vestibulären Migräne vor. Die Dissektion der A.vertebralis führt zum lateralen Halsschmerz und Symptomen des akuten Vestibularisausfalls (s. oben). Begleitende Augenentzündungen lassen z. B. an Autoimmunerkrankungen denken (z. B. Cogan-Syndrom, Behçet-Syndrom). Brennende Schmerzen, Bläschen, Hörstörungen und eine begleitende Fazialisparese lassen an den Zoster oticus (Ramsay-Hunt-Syndrom) denken.

Die medikamentöse Therapie der meisten episodischen Schwindelformen (Ausnahme: Lagerungsschwindel) ist eine prophylaktische Behandlung (z. B. Betahistin bei Morbus Menière, β-Blocker bei vestibulärer Migräne) (Strupp et al. 2021b; Strupp et al. 2021c).

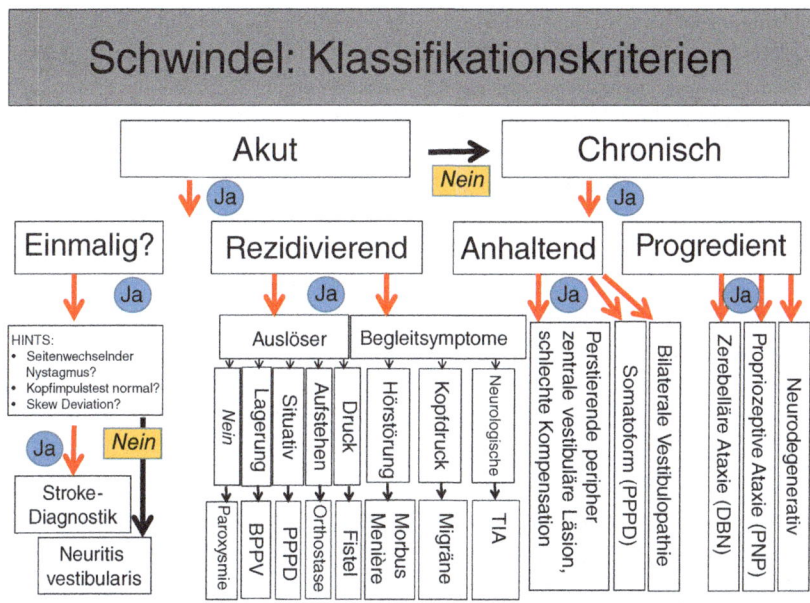

Abb. 2.10 Stufendiagnostik zur Vorgehensweise bei akuten und chronischen Schwindelformen

2.6 Lagerungsabhängiger Schwindel

Der benigne paroxysmale Lagerungsschwindel (BPPV; etwa 20–25 % aller Schwindelformen) ist die häufigste Schwindelform. Fast jeder Notfallpatient, der über nächtliche wiederkehrende Drehschwindelattacken klagt, mit semiologisch ähnlicher Abfolge von Symptomen, hat wahrscheinlich einen BPPV. Klinisch charakteristisch sind kopfbewegungsabhängige, kurzanhaltende (Sekunden, selten Minuten) Drehschwindelattacken mit Oszillopsien mit oder ohne Übelkeit, jedoch ohne weitere neurologische Begleitsymptome. Typische Auslösemechanismen sind z. B. Hinlegen und Aufstehen aus dem Bett vor allem morgens nach längerer Bettruhe bzw. nach längeren Operationen (intraoperative Positionierung), Drehen im Bett zumeist in eine bestimmte Richtung, Bücken oder Aufwärtsblicken.

Der klinische Untersuchungsbefund im Sitzen ist regelrecht. Bei rascher Lagerung auf die anamnestisch betroffene Seite (Stimulation des posterioren Bogengangs, Dix-Hallpike-Manöver) findet sich zeitgleich mit der Angabe von Drehschwindel ein vertikal (stirnwärts) schlagender Nystagmus mit einer rotatorischen Komponente zum unten liegenden Ohr, dessen Amplitude eine Crescendo-/Decrescendo-Dynamik aufweist und etwa 5–30 s, maximal 60 s anhält. Typischerweise tritt der Nystagmus mit einigen Sekunden (1–5 s) Latenz nach Beginn des Lagerungsmanövers auf. Bei wiederholten Lagerungsmanövern nehmen der Nystagmus und der Drehschwindel ab (Ermüdbarkeit, Habituation), sodass der Patient bei ambulanter Vorstellung oftmals durch Provokationsmanöver nicht symptomatisch wird. Dies ist häufig so und schließt eine Canalolithiasis (Lagerungsschwindel) keineswegs aus! Beim Aufrichten aus der provozierenden Lagerungsposition kommt es zu einer Nystagmusumkehr (nach unten, zum Kinn schlagender Nystagmus mit geringer rotatorischer Komponente). Durch das Wiederaufrichten kommt es zu einer umgekehrten Bewegung des Konglomerats und folglich zu einer ampullopetalen Auslenkung der Cupula, die die Umkehr des Nystagmus erklärt. Die Latenz lässt sich mit der Entwicklung der Sogwirkung auf die Cupula, die Ermüdbarkeit des Nystagmus mit der Aufspaltung des Konglomerates in mehrere Einzelteile erklären. Therapeutisch sind in fast allen Fällen bogengangsspezifische Befreiungsmanöver wirksam. Therapeutisches Ziel ist es, durch Kopfbewegungen, die „Steinchen" aus dem betroffenen Bogengang in den Utrikulus herauszubewegen. Es gibt 2 evidenzbasierte Befreiungsmanöver zur Behandlung der Canalolithiasis im *hinteren Bogengang* (Semont, Epley), die sich als wirksam erwiesen haben. Das *Semont-Manöver* sieht eine rasche 180-Grad-Bewegung des gesamten Körpers von der betroffenen zur nichtbetroffenen Seite vor. Man beginnt aus dem Sitzen heraus mit der diagnostischen raschen Lagerung des Kopfes (Kopfwendung zur nicht erkrankten Seite um 45 °), um nach Abklingen des Nystagmus (Konglomerat liegt dann am tiefsten Punkt des hinteren Bogenganges) die „Steinchen" aus dem Kanal herauszuschleudern. Dafür muss die rasche Kopfbewegung aber stets in der Ebene des betroffenen Bogenganges erfolgen. Der Kopf kommt auf der gegenüberliegenden gesunden Seite somit so zu liegen, dass er um 45 ° nach unten geneigt ist. Schlägt der Lagerungsnystagmus jeweils zur betroffenen Labyrinthseite, war das Manöver erfolgreich (d. h. apogeotrop auf der gesunden Seite). Etwas schneller ist das Semont-Manöver wirksam, wenn der Kopf bei der ersten diagnostischen Lagerung (Dix-Hallpike) statt 90 ° etwas tiefer unterhalb der Bettkante (150 °, ggf. Abstützung mit dem ausgestreckten Arm am Boden) gelagert wird, um anschließend mit einer größeren Amplitude zur Gegenseite die klassische Bewegung des Semont-Manövers durchzuführen (Semont-Plus-Manöver) (Strupp et al. 2021a).

Alternativ bietet sich das ebenso wirksame *Epley-Manöver* an (Abb. 2.11) (Khoujah et al. 2023). Hierbei werden kleinere Drehbewegungen des liegenden Körpers und des Kopfes durchgeführt, die sich bei der Selbstbehandlung als Vorteil herausgestellt haben. Im Gegensatz zum Semont-Manöver wird der Kopf im Sitzen um 45 ° zur erkrankten Seite gedreht. Anschließend erfolgt eine rasche Körperbewegung nach hinten in die Liegeposition mit leichter Kopfhängelage, die zur Canalolithiasis und dem charakteris-

Befreiungsmanöver (Epley) für den rechten posterioren Bogengang

Übungen zur Selbstbehandlung des gutartigen Lagerungsschwindels bei Betroffenheit der **rechten Seite**

RECHTE SEITE

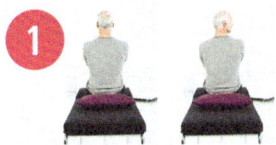

1 Setzen Sie sich auf ein Bett. Sie müssen auf der linken Seite aus dem Bett aussteigen und sich an etwas festhalten können.

Legen Sie mit etwas Abstand ein Kissen hinter sich, sodass die Schultern darauf ruhen, wenn Sie sich hinlegen.

Drehen Sie den Kopf um 45 Grad halb nach rechts.

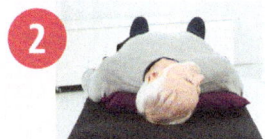

2 Legen Sie sich rasch auf den Rücken mit den Schultern auf dem Kissen, sodass der Kopf etwa 30 Grad nach hinten unten geneigt ist. Dabei ist wichtig, dass der Kopf weiterhin um 45 Grad halb nach rechts gedreht bleibt.

Diese Bewegung löst wahrscheinlich Drehschwindel bei Ihnen aus. Dies ist am Anfang normal und zeigt, dass Sie die Übung richtig durchgeführt haben. Der Drehschwindel lässt rasch nach. Je öfter Sie die Übung machen, desto weniger Drehschwindel wird dadurch ausgelöst.

Warten Sie nun 1 Minute

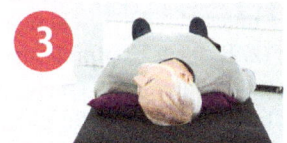

3 Drehen Sie den Kopf um 90 Grad nach halb links. Es ist ganz wichtig, dass der Kopf während der Drehung und danach nach hinten geneigt bleibt.

Diese Drehung kann nochmals Drehschwindel auslösen, der rasch nachlässt.

Warten Sie nun 1 Minute

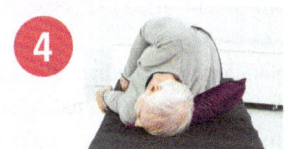

4 Rollen Sie sich nun mit dem Körper und dem Kopf auf die linke Seite. Der Kopf liegt nun auf der linken Wange, die Nase zeigt nach schräg unten und der Kopf ist zur linken Schulter geneigt.

Warten Sie nun 1 Minute

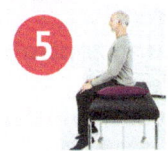

5 Rollen Sie auf keinen Fall zurück in die Rückenlage, sondern setzen sich aus der vorherigen Position seitlich auf. Warten Sie, bis Ihnen nicht mehr schwindlig ist. Stehen Sie nun langsam auf und halten sich dabei fest.

In den nächsten Stunden sollten Sie sich nicht hinlegen, sondern gehen, stehen oder sitzen. Es ist möglich, dass Sie sich nach dieser Übung etwas unsicher auf den Beinen fühlen, als ob Sie „auf Eiern laufen" oder auf einem Schiff sind. Das ist normal und verschwindet in den nächsten Stunden bis Tagen. Je öfter Sie die Übung machen, desto weniger Gangunsicherheit wird dadurch ausgelöst.

Hinweis: Zur Behandlung des beidseitigen Lagerungsschwindels die beiden Seiten nicht gleichzeitig, sondern nacheinander behandeln.

Abb. 2.11 Befreiungsmanöver nach *Epley* zur Behandlung des benignen peripheren Lagerungsschwindel (*BPPV*) des rechten posterioren Bogenganges

tischen Drehschwindel führt (Lee et al. 2014b). Nach Abklingen der Symptomatik (mindestens 1 min) wird der Kopf im Liegen um 90 ° langsam zur gesunden Seite gedreht, dann folgt eine weitere 90-Grad-Kopf- und Körperdrehung, die ebenso ca. 1 min einbehalten wird. Zum Ende richtet sich der Patient wieder in die Sitzposition an der Bettkante auf.

Der seltenere (in ca. 15 %) *horizontale BPPV* wird mit der Kopfseitwärtsdrehung in Rückenlage exploriert. Nach raschen horizontalen Kopfdrehungen in der 30-Grad-Rückenlage findet

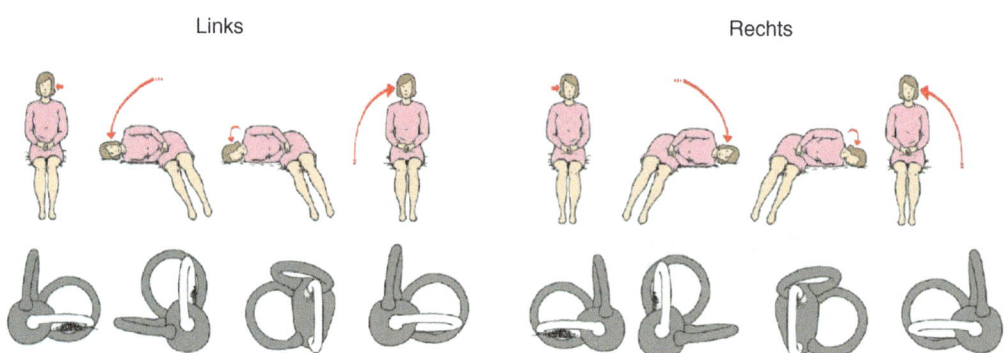

Abb. 2.12 Befreiungsmanöver nach Gufoni zur Behandlung des benignen paroxysmalen Lagerungsschwindels (BPPV) des horizontalen Bogenganges

man einen geotropen horizontalen (ohne Rotation) Nystagmus ohne Latenz auf beiden Seiten. Auf der erkrankten Seite ist der Nystagmus intensiver. Der Lagerungsnystagmus hält beim horizontalen BPPV länger an (1 min) und ist kaum erschöpfbar bei mehreren Lagerungsmanövern. Schlägt der Lagerungsnystagmus schon mit der 1. seitlichen Lagerung apogeotrop, dann handelt es sich wahrscheinlich um eine Cupulolithiasis („Steinchen" auf der Cupula; statt der üblichen Canalolithiasis). Beim Befreiungsmanöver des horizontalen BPPV (HC-BPPV) wird der Kopf in Rückenlage auf das nicht betroffene Ohr gelegt und in jeweils 90-Grad-Schritten in 30- bis 60-Sekunden-Intervallen mit dem Körper weitergedreht, bis eine 270-Grad-Drehung um die eigene Körperachse erfolgt ist (*Barbeque-Manöver*). Das Manöver ist gleich wirksam wie das Zuma-Befreiungsmanöver (Bhandari et al. 2022; Bhandari et al. 2021). Einfacher handhabbar ist das *Gufoni-Manöver*, bei dem der Körper aus der Sitzposition in die Seitenlage auf der gesunden Seite gebracht wird, nach 30 s erfolgt dann eine 70- bis 90-Grad-Drehung des Kopfes nach unten, nach weiteren 30–60 s dann die Aufrichtung in die Sitzposition (Abb. 2.12).

Man unterscheidet sekundäre, symptomatische (z. B. nach Kopfprellungen, nach einer Neuritis vestibularis oder einem Hörsturz) von den viel häufigeren idiopathischen Formen, die ältere Menschen (> 60 Jahre) bevorzugt betrifft, gleichwohl sie in allen Altersgruppen auftreten kann.

Komplikationen: Rezidive (bis zu 50 % im 1. Jahr), Dislokation der Canalolithen beim Repositionsmanöver in den horizontalen Bogengang.

2.7 Abgrenzung zentraler von peripherem Lagerungsschwindel

Der zentrale Lagenystagmus ist sehr selten, muss aber vermutet werden, wenn

- der Lagerungsnystagmus *nicht* in der Ebene des stimulierten Bogengangs liegt (z. B. vertikaler Nystagmus bei Testung für eine horizontale Canalolithiasis) (Buttner et al. 1999),
- der Lagerungsnystagmus rein vertikal oder rein torsionell schlägt,

- eine starke Diskrepanz zwischen wenig Lagerungsnystagmus und viel Übelkeit/ Schwindel vorliegt,
- der Nystagmus in einer Position nicht erschöpflich ist,
- begleitende Okulumotorikstörungen (omnidirektionale Blickfolgestörung, Sakkadenstörung) auftreten.

Zentraler Lagerungsschwindel wird durch zumeist ischämische, tumoröse oder entzündliche Läsionen am Boden des IV. Ventrikels, dorsal im medullären Hirnstamm (Lee et al. 2015) und im unteren Kleinhirn (Vermis: Nodulus, Uvula) ausgelöst **(Lee et al. 2014a)**.

• Hypertone Form	Blutdruck ↑ > 15 mmHg mit Herzfrequenz ↑ > 20/min
• Asympathikotone Form	Blutdruck ∅/↓ ohne Herzfrequenz ↑ z. B. neurogene Hypotonien;
	Therapie: α-Agonist Midorin; Fludrocortison
• Sympathikotone Form	Blutdruck ↓ > 15 mmHg bei Herzfrequenz ↑ > 20/min;
	häufigste Form der orthostatischen Dysregulation; Therapie mit Dihydroergotamin. Vegetative Symptome bei der sympathikotonen Form: Herzrasen, Übelkeit, Schwitzen, Blässe, kalte Extremitäten
• Vasovagale Form	Blutdruck ↓ > 15 mmHg ohne Herzfrequenz ↑

2.8 Schwindel beim Aufstehen

Schwindel beim Aufrichten bzw. Aufstehen sind meistens auf 2 Syndrome zurückzuführen:

1) Benigne paroxysmale Lagerungsschwindel (s. Abschn. 2.6 Lagerungschwindel)
2) Orthostatische Schwindel

Sie lassen sich anamnestisch leicht differenzieren, da der Lagerungsschwindel (Canalolithiasis) bereits symptomatisch wird beim Drehen im Bett und Aufrichten an die Bettkante, während der orthostatische Schwindel bevorzugt beim Aufstehen vom Stuhl oder von der Bettkante auftritt.

Orthostatischer Schwindel
Symptome der *orthostatischen Dysregulation* (siehe auch Kap. 3: Unklare Bewusstseinstrübung) sind Leeregefühl im Kopf, drohende Ohnmacht („Präsynkope"), Benommenheit, Ohrensausen, Verschwommensehen (bis „schwarz vor den Augen"), Kopfschmerzen. Orthostatische Dysregulation führt in ca. 20 % zu Synkopen, Stürzen und in 5 % zu Verletzungen (Radtke et al. 2011). Man unterscheidet je nach Blutdruck und Herzfrequenzverhalten beim Aufstehen folgende Formen:

Orthostatischer Schwindel kann zur Bewusstlosigkeit führen (*Synkope*), vestibuläre Erkrankungen in der Regel nicht (wenn sie nicht Teil einer Basilaristhrombose sind). Revidierte Klassifikationskriterien (zuletzt 2019) für den orthostatischen Schwindel finden sich bei der Barany-Gesellschaft (Kim et al. 2019). Die häufigsten Ursachen der Synkopen mit schneller Reorientierung sind Herzrhythmusstörungen. Seltener kommt es zu neurogenen Synkopen durch hirneigene Erkrankungen jenseits von epileptischen Anfällen durch Abnahme der Sympathikusfunktion und Überaktivität parasympathischer Funktion durch rechtsinsuläre Hirnläsionen. Die QTc-Zeit im EKG scheint ein Biomarker zu sein, um Veränderungen der sympathikovagalen Balance zu identifizieren (DD: Synkope vs. posturales orthostatisches Tachykardiesyndrom, POTS vs. orthostatische Hypotension). Im Unterschied zum epileptischen Anfall steigt die neuronenspezifischen Enolase (NSE) und Prolaktin im Serum bei der othostatischen Synkope nicht an.

Diagnostik
Blutdruck, mit Belastungstest (Schellong-Test, der aber schlecht mit den klinischen Symptomen korreliert (Wu et al. 2008), orthostatische Prüfung (Wechsel vom Liegen in stehende Posi-

tion). Duplexsonografie der hinzuführenden Gefäße. EKG unter posturalen Bedingungen, Langzeit-EKG, ggf Eventrecorder.

Posturales orthostatisches Tachykardiesyndrom (siehe auch Kap. 3: Unklare Bewusstseinstrübung)
Das POTS (Frauen zu Männer: 5:1) beschreibt eine orthostatische Dysregulation mit Störung des autonomen Nervensystems, gekennzeichnet durch ausgeprägtes Herzrasen im Stehen (akut > 130/min, > 30/min nach bis zu 30 min nach dem Aufstehen), ohne Blutdruckabfall nach dem Aufstehen, mit begleitender Übelkeit, Kopfdruck, allgemeiner Schwäche und Ängstlichkeit, und Bewusstseinstrübung (Benarroch 2012; Garland et al. 2007). Pathophysiologisch führt die unzureichende venöse sympathische Vasokonstriktion in den Beinen zum venösen Pooling und sukzessiver Hypovolämie (Raj und Robertson 2007), sodass es zu einer relativen Minderperfusion des Herzens und vor allem des Gehirns kommen kann. Abnormalitäten im Renin-Angiotensin-Aldosteron-System begünstigen über eine gestörte Salzretention die Hypovolämie (Garland et al. 2007).

Über Baroreflexe kommt es zu einer abnormen (unverhältnismäßigen) Ausschüttung von Noradrenalin, was zu einem starken Herzfrequenzanstieg führt. Grundlage ist ein gestörte Wechselwirkung der Barorezeptoren mit Hirnstammzentren (Nucleus des Tractus solitarius), die zu einer Aktivierung des Sympathikusneurone in der ventrolateralen Medulla oblongata führen (Benarroch 2012). Daher ist das POTS auch bei entzündlichen (multipler Sklerose) oder degenerativen Hirnstammerkrankungen (Multisystematrophie) anzufinden. Die erhebliche Tachykardie kann zu Angst und Bewusstseinstrübung führen. Therapeutisch ist neben physikalischem Training vermehrte Salzeinnahme und Volumenzufuhr hilfreich, Alkoholabstinenz, kleine Mahlzeiten, Stützstrümpfe, akut auch intravenöse Volumenzufuhr mit (NaCl-Lösungen oder Humanalbumin). Optional kann auch eine Pharmakotherapie (Fludrocortison, α-Agonist Midorin, β-Blocker, Pyridostigmin, Serotoninwiederaufnahmehemmer) (Hoeldtke et al. 2007) versucht werden. Es fehlen kontrollierte Studien zur Wirksamkeit dieser Maßnahmen.

Diagnostisch sind Schellong-Test und Kipptischuntersuchungen wegweisend. Differenzialdiagnostisch ist das POTS abzugrenzen von der *hypoadrenergen* (Aufstehen: sofort einsetzender Blutdruckabfall, zu geringer Frequenzanstieg) und der *neurogenen* orthostatischen Hypotension (reflexartig verursachter Blutdruckabfall, Bradykardie, ggf. mit Bewusstseinstrübung → neurokardiogene Synkope).

Duplexsonografische Untersuchungen der hirnzuführenden Arterien sind sinnvoll bei belastungsabhängigen (Arm heben, Aufstehen; Subclavian-Steal-Syndrom, beidseitigen Karotisstenosen), kopfbewegungsabhängigen (Vertebralisokklusionssyndrom – selten – oder beidseitigen A.-vertebralis-Stenosen) Schwindelattacken oder in Verbindung mit begleitenden Nacken-/Gesichts-schmerzen (Dissektion?).

Therapie der orthostatischen Dysregulation:

- Mineralkortikoide
- Fludrocortison (Astonin H®; 0,1–0,5 mg/Tag) – Flüssigkeitsrestriktion, Sensibilisierung adrenerger Rezeptoren
- Sympathomimetika
- Midodrin (Gutron®; 2,5–5 mg alle 3–4 h) – direkt α-sympathomimetisch
- Etilefrin (Effortil®; Depot) – direkt und indirekt α- und β-sympathomimetisch
- Pyridostigmin (Mestinon® 2-mal täglich 30 mg, off-label) – cholinerg
- Dihydroergotamin (2. Wahl, Vasokonstriktion, schlechte eigene Bioverfügbarkeit, jedoch Verdopplung derer eines Sympathomimetikums)
- Speziell POTS: Serotoninwiederaufnahmehemmer (SSRI), β-Blocker

Schwindel als Nebenwirkung von Medikamenten (siehe auch Kap. 3: Unklare Bewusstseinstrübung)
Zu den *Schwindel auslösenden Medikamenten* gehören u. a. Antihypertensiva (Antiadrenergika: verlangsamen die vestibuläre Kompensation), Antidepressiva (z. B. Amitryptilin), Antikonvulsiva (z. B. Carbamazepin), Dopaminer-

gika, Diuretika, Insulin, Nitrate und Antibiotika (vor allem Aminoglykoside, z. B. Gentamicin). Typischerweise kommt es bei einer Gentamicintagesdosis von 1,5–5,6 mg/kg (im Mittel 3,5 mg/kg), aber auch bei normalen Serumspiegeln, und einer mittleren Behandlungsdauer von 17 Tagen mit einer intravenösen Behandlung zu einer zunehmenden Gangunsicherheit mit Schwank-(kein Dreh-!)Schwindel, gefolgt von heftiger Gangataxie und Oszillopsien bei Kopfbewegungen (Störungen des vestibulookulären Reflexes) und während des Gehens. Typischerweise tritt häufig kein Nystagmus auf, da die selektive Vestibulotoxizität (keine Hörstörungen!) beidseits einsetzt. Bei ruhiger Kopfposition verschwindet der Schwindel. Ursache ist eine irreversible Toxizität eines (Ahmed et al. 2011) oder beider Gleichgewichtsorgane (Ahmed et al. 2012), die typischerweise das Gehör intakt lässt. Auch Einzeldosen können zur bilateralen Vestibulopathie führen. Sie lässt sich leicht mit dem Kopfdreh- oder Kopfimpulstest (Halmagyi-Curthoys-Test; Halmagyi und Curthoys 1988b) und dem Matratzentest erkennen (Petersen et al. 2013). Allein das rechtzeitige Absetzen des Antibiotikums hilft oder verhindert zumindest eine Verschlechterung.

2.9 Therapie von akuten Schwindelsyndromen

Sie umfasst physikalische (Lagerungsschwindel) und medikamentöse Therapien. In der Akutphase (erste 3 Tage) sind Antivertiginosa hilfreich, auch um Befreiungsmanöver beim Lagerungsschwindel leichter durchführen zu können (Dimenhydrinat 50 mg alle 4–6 h). Danach verzögert die weitere Gabe die zentrale Kompensation bei einem anhaltenden akuten vestibulären Syndrom (unilaterale Vestibulopathie).

Kausale Therapien gibt es nur beim Lagerungsschwindel (Befreiungsmanöver).

2 *Symptomatische* Therapien bei verschiedenen Schwindelsyndromen sind in Tab. 2.1 gelistet, sie spielen für die Akutbehandlung des Schwindels eine geringere Rolle, da sie meistens prophylaktisch eingesetzt werden.

Tab. 2.1 Schwindel: medikamentöse Therapie

Schwindelsyndrom	Therapie
Zentral	
Vegetative Entgleisung	Kurzfristig: Dimenhydrinat (50 mg alle 4–6 h), Diazepam (5–10 mg alle 4–6 h), Scopolamin (Scopoderm®)
Reiseschwindel (Kinetosen)	Kurzfristig: Dimenhydrinat (50 mg alle 4–6 h), Diazepam (5–10 mg alle 4–6 h), Scopolamin (Scopoderm®), prophylaktisch: Flunarizin 10 mg (Sibelium®)
Übelkeit	Als Dopamin und 5HT-Antagonist: Metoclopramid 2 ml = 10 mg (Paspertin®, *Cave*: extrapyramidale Nebenwirkung); Phenothiazine (Promethazin, 25 mg alle 8 h, z. B. Atosil®), sedierend und antihistaminerg; Ondansetron als 5HT-Antagonist: 4–8 mg (Zofran®) nicht sedierend!
Funktioneller Schwindel	Serotoninwiederaufnahmehemmer: z. B. Citalopram (10–20 mg/Tag), Sertralin oder Paroxetin (10–20 mg/Tag)
Vestibuläre/Basiläre Migräne	Metoprolol (50–200 mg/Tag, z. B. Beloc zok®), Topiramat (50–150 mg/Tag), Valproinsäure (600–900 mg/Tag), Flunarizin (10 mg z. B. Sibelium®
Orthostatische Dysregulation	Physikalische Maßnahmen (Wechselduschen etc.), Antihypertensiva und Dopaminergika reduzieren, medikamentös: sympathikotone Form: Dihydroergotamin; asympathikotone Form: Fludrocortison, α-Blocker: Midorin; posturales Tachykardiesyndrom: α-Blocker, ß-Blocker, SSRI
Downbeat-Nystagmus (Kleinhirnsyndrom)	3,4-Diaminopyridin (3-mal 10 mg/Tag), 4-Aminopyridin (3-mal 5–10 mg/Tag) bzw. als unretardiertes 4-AP (Fampyra®), Baclofen (bis 3-mal 10 mg/Tag), Clonazepam (3-mal 0,5 mg/Tag), Gabapentin (3-mal 300 mg/Tag)

(fortsetzung)

Tab. 2.1 Fortsetzung

Schwindelsyndrom	Therapie
Fixationspendelnystagmus	Gabapentin 3-mal 300–600/Tag (1. Wahl), Memantin (15–60 mg/Tag) allein oder in Kombination mit Clonazepam (3-mal 0,5–1,0 mg/Tag)
Okulopalatiner Myoklonus	Gabapentin (3-mal 300–600/Tag, 1. Wahl), Memantine (15–60 mg/Tag) allein oder in Kombination mit Clonazepam (3-mal 0,5–1,0 mg/Tag)
Upbeat-Nystagmus	4-Aminopyridin (3-mal 5–10 mg/Tag), Baclofen (3-mal 5–10 mg/Tag)
Opsoklonus, Ocular flutter	Steroide, ACTH, Clonazepam (3-mal 0,5–2 mg/Tag), Nitrazepam (3-mal 5–10 mg/Tag), Propanolol (3-mal 40–80 mg/Tag)
Periodisch alternierender Nystagmus	Baclofen (3-mal 5–10 mg/Tag), Clonazepam (3-mal 0,5–2 mg/Tag; 2. Wahl)
Episodische Ataxie Typ II	Acetazolamid (125–1000 mg/Tag), 4-Aminopyridin (3-mal 5 mg/Tag), oder retardiert (1- bis 2-mal 10 mg Fampyra®)
Peripher	
Neuritis vestibularis	Methylprednisolon (Beginn mit 100 mg und nachfolgender Reduktion um 20 mg alle 3 Tage), initial symptomatisch Antivertiginosa (Dimenhydrinat), Vestibularistraining
Morbus Menière	Betahistin (3-mal 6–48 mg/Tag); ggf. mit 5 mg Selegilin (off-label)
Vestibularisparoxysmie	Natriumkanalblocker: Lacosamid 2-mal 200 mg; Carbamazepin retard (2-mal 200–800 mg/Tag) oder Oxcarbazepin (300–900 mg/Tag), 2.Wahl: Lamotrigin (2-mal 75–225 mg/Tag)

SSRI Serotoninwiederaufnahmehemmer, *ACTH* adrenokortikotropes Hormon

Literatur

Ahmed RM, MacDougall HG, Halmagyi GM. Unilateral vestibular loss due to systemically administered gentamicin. Otology & neurotology: official publication of the American Otological Society, American Neurotology Society [and] European Academy of. Otol Neurotol. 2011;32:1158–62.

Ahmed RM, Hannigan IP, MacDougall HG, Chan RC, Halmagyi GM. Gentamicin ototoxicity: a 23-year selected case series of 103 patients. Med J Aust. 2012;196:701–4.

Benarroch EE. Postural tachycardia syndrome: a heterogeneous and multifactorial disorder. Mayo Clin Proc. 2012;87:1214–25.

Bhandari A, Bhandari R, Kingma H, Zuma EMF, Strupp M. Three-dimensional simulations of six treatment maneuvers for horizontal canal benign paroxysmal positional vertigo canalithiasis. Eur J Neurol. 2021;28:4178–83.

Bhandari A, Bhandari R, Kingma H, Strupp M. Modified interpretations of the supine roll test in horizontal canal BPPV based on simulations: how the initial position of the debris in the canal and the sequence of testing affects the direction of the nystagmus and the diagnosis. Front Neurol. 2022;13:881156.

Brandt T, Dieterich M. Vestibular syndromes in the roll plane: topographic diagnosis from brainstem to cortex. Ann Neurol. 1994;36:337–47.

Buttner U, Helmchen C, Brandt T. Diagnostic criteria for central versus peripheral positioning nystagmus and vertigo: a review. Acta Otolaryngol. 1999;119:1–5.

Cnyrim CD, Newman-Toker D, Karch C, Brandt T, Strupp M. Bedside differentiation of vestibular neuritis from central "vestibular pseudoneuritis". J Neurol Neurosurg Psychiatry. 2008;79:458–60.

Dmitriew C, Regis A, Bodunde O, Lepage R, Turgeon Z, McIsaac S, Ohle R. Diagnostic accuracy of the HINTS exam in an emergency department: a retrospective chart review. Acad Emerg Med. 2021;28:387–93.

Edlow JA. The timing-and-triggers approach to the patient with acute dizziness. Emerg Med Pract. 2019;21:1–24.

Edlow JA, Gurley KL, Newman-Toker DE. A new diagnostic approach to the adult patient with acute dizziness. J Emerg Med. 2018;54:469–83.

Edlow JA, Carpenter C, Akhter M, Khouja D, Marcolini E, Meurer WJ, Morrill D, Naples JG, Ohle R, Omron R, Sharif S, Siket M, Upadhye S, LOJ ES, Sundberg E, Tartt K, Vanni S, Newman-Toker DE, Bellolio F. Guidelines for reasonable and appropriate care in the emergency department 3 (GRACE-3): acute dizziness and vertigo in the emergency department. Acad Emerg Med. 2023;30:442–486.

Fishman JM, Burgess C, Waddell A. Corticosteroids for the treatment of idiopathic acute vestibular dysfunction (vestibular neuritis). Cochrane Database Syst Rev. 2011;CD008607.

Garland EM, Raj SR, Black BK, Harris PA, Robertson D. The hemodynamic and neurohumoral phenotype of postural tachycardia syndrome. Neurology. 2007;69:790–8.

Gurley KL, Edlow JA. Diagnosis of patients with acute dizziness. Emerg Med Clin North Am. 2021;39:181–201.

Halmagyi GM, Curthoys IS. A clinical sign of canal paresis. Arch Neurol. 1988a;45:737–9.

Halmagyi GM, Curthoys IS. A clinical sign of canal paresis. Arch neurol. 1988b;45:737–9.

Halmagyi GM, Curthoys IS, Brandt T, Dieterich M. Ocular tilt reaction: clinical sign of vestibular lesion. Acta Otolaryngol Suppl. 1991;481:47–50.

Helmchen C, Machner B, Lehnen N, Jahn K, Schneider E, Sprenger A. Current state of diagnostic management of acute vertigo: a survey of neurologists in Germany. J Neurol. 2014;261:1638–40.

Helmchen C, Knauss J, Trillenberg P, Frendl A, Sprenger A. Role of the patient's history of vestibular symptoms in the clinical evaluation of the bedside head-impulse test. Front Neurol. 2017;8:51.

Hoeldtke RD, Bryner KD, Hoeldtke ME, Hobbs G. Treatment of autonomic neuropathy, postural tachycardia and orthostatic syncope with octreotide LAR. Clin Auto Res. 2007;17:334–40.

Kattah JC. Update on HINTS plus, with discussion of pitfalls and pearls. J Neurol Phys Ther. 2019;43(Suppl 2):S42–5.

Kattah JC, Talkad AV, Wang DZ, Hsieh YH, Newman-Toker DE. HINTS to diagnose stroke in the acute vestibular syndrome. Three-step bedside oculomotor examination more sensitive than early MRI diffusion-weighted imaging. Stroke. 2009;40(11):3504–10.

Kattah JC, Badihian S, Pula JH, Tarnutzer AA, Newman-Toker DE, Zee DS. Ocular lateral deviation with brief removal of visual fixation differentiates central from peripheral vestibular syndrome. J Neurol. 2020;267:3763–72.

Kerber KA, Morgenstern LB, Meurer WJ, McLaughlin T, Hall PA, Forman J, Fendrick AM, Newman-Toker DE. Nystagmus assessments documented by emergency physicians in acute dizziness presentations: a target for decision support? Acad Emer Med. 2011;18:619–26.

Kerber KA, Meurer WJ, Brown DL, Burke JF, Hofer TP, Tsodikov A, Hoeffner EG, Fendrick AM, Adelman EE, Morgenstern LB. Stroke risk stratification in acute dizziness presentations: a prospective imaging-based study. Neurology. 2015;85(21):1869–78.

Khoujah D, Naples JG, Silva L, Edlow JA, Gerberi DJ, Carpenter CR, Bellolio F. Epley maneuver for benign paroxysmal positional vertigo: evidence synthesis for guidelines for reasonable and appropriate care in the emergency department. Acad Emerg Med 2023;26. https://doi.org/10.1111/acem.14739.

Kim G, Seo JH, Lee SJ, Lee DH. Therapeutic effect of steroids on vestibular neuritis: Systematic review and meta-analysis. Clin Otolaryngol. 2022;47:34–43.

Kim HA, Bisdorff A, Bronstein AM, Lempert T, Rossi-Izquierdo M, Staab JP, Strupp M, Kim JS. Hemodynamic orthostatic dizziness/vertigo: diagnostic criteria. J Vestib Res. 2019;29:45–56.

Korda A, Wimmer W, Zamaro E, Wagner F, Sauter TC, Caversaccio MD, Mantokoudis G. Videooculography "HINTS" in acute vestibular syndrome: a prospective study. Front Neurol. 2022a;13:920357.

Korda A, Zamaro E, Wagner F, Morrison M, Caversaccio MD, Sauter TC, Schneider E, Mantokoudis G. Acute vestibular syndrome: is skew deviation a central sign? J Neurol. 2022b;269:1396–403.

Lee EJ, Yoon YJ. Sudden deafness as an initial presenting symptom of posterior inferior cerebellar artery infarction: two case reports. J Laryngol Otol. 2014;128:1011–4.

Lee H. Sudden deafness related to posterior circulation infarction in the territory of the nonanterior inferior cerebellar artery: frequency, origin, and vascular topographical pattern. Eur Neurol. 2008;59:302–6.

Lee H, Sohn SI, Jung DK, Cho YW, Lim JG, Yi SD, Lee SR, Sohn CH, Baloh RW. Sudden deafness and anterior inferior cerebellar artery infarction. Stroke. 2002;33:2807–12.

Lee HJ, Kim ES, Kim M, Chu H, Ma HI, Lee JS, Koo JW, Kim HJ, Hong SK. Isolated horizontal positional nystagmus from a posterior fossa lesion. Ann Neurol. 2014a;76:905–10.

Lee JD, Shim DB, Park HJ, Song CI, Kim MB, Kim CH, Byun JY, Hong SK, Kim TS, Park KH, Seo JH, Shim BS, Lee JH, Lim HW, Jeon EJ. A multicenter randomized double-blind study: comparison of the Epley, Semont, and sham maneuvers for the treatment of posterior canal benign paroxysmal positional vertigo. Audiol Neurootol. 2014b;19:336–41.

Lee SH, Park SH, Kim JS, Kim HJ, Yunusov F, Zee DS. Isolated unilateral infarction of the cerebellar tonsil: ocular motor findings. Ann Neurol. 2014c;75:429–34.

Lee SU, Park SH, Park JJ, Kim HJ, Han MK, Bae HJ, Kim JS. Dorsal medullary infarction: distinct syndrome of isolated central vestibulopathy. Stroke. 2015;46:3081–7.

Lee SU, Kim HJ, Choi JY, Choi JH, Zee DS, Kim JS. Nystagmus only with fixation in the light: a rare central sign due to cerebellar malfunction. J Neurol. 2022;269:3879–90.

Machner B, Heide W. Akuter Schwindel: Ersteinschätzung in Notarztdienst und Notaufnahme. Notfallmedizinup2date. 2022;17:291–305.

Machner B, Choi JH, Trillenberg P, Heide W, Helmchen C. Risk of acute brain lesions in dizzy patients presenting to the emergency room: who needs imaging and who does not? J Neurol. 2020;267:126–35.

Machner B, Choi JH, Neumann A, Trillenberg P, Helmchen C. What guides decision-making on intravenous thrombolysis in acute vestibular syndrome and suspected ischemic stroke in the posterior circulation? J Neurol. 2021a;268:249–64.

Machner B, Erber K, Choi JH, Sprenger A, Helmchen C, Trillenberg P. A simple gain-based evaluation of the video head impulse test reliably detects normal vestibulo-ocular reflex indicative of stroke in patients with acute vestibular syndrome. Front Neurol. 2021b;12:741859.

Machner B, Erber K, Choi JH, Trillenberg P, Sprenger A, Helmchen C. Usability of the head impulse test in routine clinical practice in the emergency department to differentiate vestibular neuritis from stroke. Eur J Neurol. 2021c;28:1737–44.

Nakazato Y, Tamura N, Ikeda K, Yamamoto T. Isolated body lateropulsion caused by lower lateral medullary infarction. eNeurologicalSci. 2017;7:25–6.

Neuhauser HK. Epidemiology of vertigo. Curr Opin Neurol. 2007;20:40–6.

Neuhauser HK, Radtke A, von Brevern M, Lezius F, Feldmann M, Lempert T. Burden of dizziness and vertigo in the community. Archiv Int Med. 2008;168:2118–24.

Newman-Toker DE, Kattah JC, Alvernia JE, Wang DZ. Normal head impulse test differentiates acute cerebellar strokes from vestibular neuritis. Neurology. 2008;70:2378–85.

Newman-Toker DE, Camargo CA Jr, Hsieh YH, Pelletier AJ, Edlow JA. Disconnect between charted vestibular diagnoses and emergency department management decisions: a cross-sectional analysis from a nationally representative sample. Acad Emerg Med. 2009;16:970–7.

Newman-Toker DE, Kerber KA, Hsieh YH, Pula JH, Omron R, Saber Tehrani AS, Mantokoudis G, Hanley DF, Zee DS, Kattah JC. HINTS outperforms ABCD2 to screen for stroke in acute continuous vertigo and dizziness. Acad Emerg Med. 2013a;20:986–96.

Newman-Toker DE, Saber Tehrani AS, Mantokoudis G, Pula JH, Guede CI, Kerber KA, Blitz A, Ying SH, Hsieh YH, Rothman RE, Hanley DF, Zee DS, Kattah JC. Quantitative video-oculography to help diagnose stroke in acute vertigo and dizziness: toward an ECG for the eyes. Stroke. 2013b;44:1158–61.

Nham B, Reid N, Bein K, Bradshaw AP, McGarvie LA, Argaet EC, Young AS, Watson SR, Halmagyi GM, Black DA, Welgampola MS. Capturing vertigo in the emergency room: three tools to double the rate of diagnosis. J Neurol. 2022;269:294–306.

Nham B, Akdal G, Young AS, Ozcelik P, Tanriverdizade T, Ala RT, Bradshaw AP, Wang C, Men S, Giarola BF, Black DA, Thompson EO, Halmagyi GM, Welgampola MS. Capturing nystagmus in the emergency room: posterior circulation stroke versus acute vestibular neuritis. J Neurol. 2023;270:632–41.

Ohle R, Montpellier RA, Marchadier V, Wharton A, McIsaac S, Anderson M, Savage D. Can emergency physicians accurately rule out a central cause of vertigo using the HINTS examination? A systematic review and meta-analysis. Acad Emerg Med. 2020;27:887–96.

Oliveira JESL, Khoujah D, Naples JG, Edlow JA, Gerberi DJ, Carpenter CR, Bellolio F. Corticosteroids for patients with vestibular neuritis: an evidence synthesis for guidelines for reasonable and appropriate care in the emergency department. Acad Emerg Med. 2023;30:531–40.

Park HK, Kim JS, Strupp M, Zee DS. Isolated floccular infarction: impaired vestibular responses to horizontal head impulse. J Neurol. 2013;260:1576–82.

Petersen JA, Straumann D, Weber KP. Clinical diagnosis of bilateral vestibular loss: three simple bedside tests. Ther Adv Neurol Disord. 2013;6:41–5.

Radtke A, Lempert T, von Brevern M, Feldmann M, Lezius F, Neuhauser H. Prevalence and complications of orthostatic dizziness in the general population. Clin Auto Res. 2011;21:161–8.

Raj SR, Robertson D. Blood volume perturbations in the postural tachycardia syndrome. Am J Med Sci. 2007;334:57–60.

Saber Tehrani AS, Coughlan D, Hsieh YH, Mantokoudis G, Korley FK, Kerber KA, Frick KD, Newman-Toker DE. Rising annual costs of dizziness presentations to U.S. emergency departments. Acad Emerg Med. 2013;20:689–96.

Sander T, Machner B, Rambold H, Neumann G, Fritzmanova M, Trillenberg P, Helmchen C. Vertigo: case history and findings on clinical examination. Klin Neurophysiol. 2009;40:1–6.

Schubert MC, Tusa RJ, Grine LE, Herdman SJ. Optimizing the sensitivity of the head thrust test for identifying vestibular hypofunction. Phys Ther. 2004;84:151–8.

Shah VP, Oliveira JESL, Farah W, Seisa M, Kara Balla A, Christensen A, Farah M, Hasan B, Bellolio F, Murad MH. Diagnostic accuracy of neuroimaging in emergency department patients with acute vertigo or dizziness: a systematic review and meta-analysis for the guidelines for reasonable and appropriate care in the emergency department. Acad Emerg Med. 2023;30:517–30.

Strupp M, Arbusow V, Maag KP, Gall C, Brandt T. Vestibular exercises improve central vestibulospinal compensation after vestibular neuritis. Neurology. 1998;51:838–44.

Strupp M, Zingler VC, Arbusow V, Niklas D, Maag KP, Dieterich M, Bense S, Theil D, Jahn K, Brandt T. Methylprednisolone, valacyclovir, or the combination for vestibular neuritis. N Engl J Med. 2004;351:354–61.

Strupp M, Goldschagg N, Vinck AS, Bayer O, Vandenbroeck S, Salerni L, Hennig A, Obrist D, Mandala M. BPPV: comparison of the SemontPLUS with the semont maneuver: a prospective randomized trial. Front Neurol. 2021a;12:652573.

Strupp M, Bisdorff A, Furman J, Hornibrook J, Jahn K, Maire R, Newman-Toker D, Magnusson M. Acute unilateral vestibulopathy/vestibular neuritis: diagnostic criteria. J Vestib Res. 2022;32:389–406.

Strupp ML, Straumann D, Helmchen C. Central ocular motor disorders: clinical and topographic anatomical diagnosis, syndromes and underlying diseases. Klin Monbl Augenheilkd. 2021b;238:1197–211.

Strupp ML, Straumann D, Helmchen C. Nystagmus: Diagnosis, Topographic Anatomical Localization and Therapy. Klin Monbl Augenheilkd. 2021c;238:1186–95.

Tarnutzer AA, Gold D, Wang Z, Robinson KA, Kattah JC, Mantokoudis G, Saber Tehrani AS, Zee DS, Edlow JA, Newman-Toker DE. Impact of clinician training background and stroke location on bedside diagnostic accuracy in the acute vestibular syndrome – a meta-analysis. Ann Neurol 2023;94(2):295–308. https://doi.org/10.1002/ana.26661.

Vital D, Hegemann SC, Straumann D, Bergamin O, Bockisch CJ, Angehrn D, Schmitt KU, Probst R. A new dynamic visual acuity test to assess peripheral vestibular function. Arch Otolaryngol Head Neck Surg. 2010;136:686–91.

Wu JS, Yang YC, Lu FH, Wu CH, Chang CJ. Population-based study on the prevalence and correlates of orthostatic hypotension/hypertension and orthostatic dizziness. Hypertens Res. 2008;31:897–904.

Young AS, Lechner C, Bradshaw AP, MacDougall HG, Black DA, Halmagyi GM, Welgampola MS. Capturing acute vertigo: a vestibular event monitor. Neurology. 2019;92:e2743–53.

Zwergal A, Rettinger N, Frenzel C, Dieterich M, Brandt T, Strupp M. A bucket of static vestibular function. Neurology. 2009;72:1689–92.

Unklare Bewusstseinstrübungen

Jens Litmathe

Inhaltsverzeichnis

3.1 **Synkope** 48
    3.1.1 Orthostatische Dysregulation 49
    3.1.2 Autonom nervalvermittelte, vasovagale Synkopen 50
    3.1.3 Zerebrovaskuläre Synkopen (Abb. 3.1 und Abb. 3.2) 52
    3.1.4 Kardiogene Synkopen 53
    3.1.5 Synkopen beim posturalen Tachykardiesyndrom (POTS) 60

3.2 **Intoxikationen** 60
    3.2.1 Alkohol 60
    3.2.2 Trizyklische Antidrepessiva 60
    3.2.3 Neuroleptika 61
    3.2.4 Serotonerge Medikamente 61
    3.2.5 Benzodiazepine, Barbiturate 61

3.3 **Postiktualer Dämmerzustand** 62

3.4 **Psychogene Ursachen** 62

3.5 **Äußere Einwirkungen** 63

3.6 **Weitere Differenzialdiagnosen mit Schnittstellen zur Inneren Medizin** ... 63
    3.6.1 Hypertensive Krise/Hypertensiver Notfall 63
    3.6.2 Entgleister Diabetes mellitus 64
    3.6.3 Urämische und hepatische Enzephalopathie, Störungen der endokrinen Funktion 65
    3.6.4 Infektionen 66

3.7 **Zusammenfassung – Differenzialdiagnose des akuten Bewusstseinsverlustes** 71

Literatur 71

Der Text in Abschn. 3.1 wurde vom Autor Jens Litmathe bereits in Neuro-Kardiologie, Springer-Verlag veröffentlicht.

J. Litmathe (✉)
Klinik für Akut- und Notfallmedizin,
Rettungszentrum, Evangelisches Krankenhaus Wesel
GmbH, Wesel, Deutschland
e-mail: Jens.Litmathe@evkwesel.de

© Der/die Autor(en), exklusiv lizenziert an Springer-Verlag GmbH, DE, ein Teil von Springer Nature 2024
J. Litmathe (Hrsg.), *Neurologische Notfälle*, https://doi.org/10.1007/978-3-662-68824-3_3

3.1 Synkope

Die von der *Deutschen Gesellschaft für Kardiologie (DGK)* zum klinischen Formenkreis der Synkopen als einem der häufigsten notfallmäßigen Konsultationsgründe bei stattgehabter Bewusstseinstrübung sieht folgende Einteilung zur Entität vor (Leitlinien der Deutschen Gesellschaf für Kardiologie: Diagnostik und Management von Synkopen o. J.):

- Reflexsynkope, z. B. vasovagal (etwa bei langem Stehen oder bei Erschrecken), Karotissinussynkope (z. B. bei Wendung des Kopfes, Ankleiden von Hemden). Häufigste Synkopenform, bei jüngeren Menschen dominiert eher die vasovagale Form
- Synkopen bei orthostatischer Hypotonie, meist nach dem raschen Aufstehen, oft medikamentös induziert, bei Volumenmangel, bei sekundärer autonomer Dysfunktion
- Kardiovaskuläre Synkopen, z. B. bei struktureller Herzerkrankung oder bradykarden Rhythmusstörungen. Insgesamt zweithäufigste Form. Meist bei älteren Patienten

Die *Inzidenz* einer erstmalig diagnostizierten Synkope beträgt nach Daten der *Framingham Heart Study*, die über einen 18-jährigen Zeitraum 7814 Patienten evaluiert hat, 6,2 pro 1000 Patientenjahre. Hierbei dominiert die Ätiologie „unbekannt" mit 2,26; kardiale Ursachen treten zu 0,59 pro 1000 Patientenjahre und ischämisch zerebrale Ereignisse mit einer Inzidenz von 0,26 pro 1000 Patientenjahre auf. Die weiteren Inzidenzen in dieser Studie waren: Bewusstseinstrübung durch Krampf 0,3 pro 1000 Patientenjahre, vasovagale Synkope 1,31 pro 1000 Patientenjahre, orthostatische Intoleranz 0,58 pro 1000 Patientenjahre, medikamenteninduziert 0,42 pro 1000 Patientenjahre, sonstige Ursache 0,47 pro 1000 Patientenjahre. Patienten mit einer kardial relevanten Vorerkrankung zeigten hierbei ein deutlich höheres Risiko, eine Synkope zu erleiden (10,6 pro 1000 Patientenjahre) (Softeriades et al. 2002).

Die besondere *Risikoklassifizierung*, die eine Klinikeinweisung unbedingt erforderlich macht, besteht aus:

- Herzinsuffizienz
- Ejektionsfraktion des linken Ventrikels (LV) unter 40 %
- Z. n. Myokardinfarkt
- Hinweise für eine arrhythmogen getriggerte Synkope

Die Häufigkeit eines Synkopeneintritts steigt mit zunehmendem Alter, 2 Gipfel der Erstmanifestation ergeben sich im jungen Erwachsenenalter sowie bei Patienten über 70 Jahren.

Gemäß der Leitlinien der *Deutschen Gesellschaft für Neurologie (DGN)* sind folgende Begriffsdefinitionen von Bedeutung (https://www.dgn.org/leitlinien/2304-ll-3-2012-synkopen#definitionundklassifikation):

Die klassische *Symptomatik der Synkope* besteht zumeist in einer sehr kurzen Ohnmacht und einer zügigen Reorientierung nach dem Aufwachen. Häufig kommt es während der Ohnmacht zu mehr oder weniger komplexen motorischen Phänomenen, die leicht mit ähnlichen epileptischen Phänomenen verwechselt werden können.

- *TLOC* („transient loss of conciousness"): Zeitlich begrenztes Aussetzen des Bewusstseins ohne Hinweise auf den Pathomechanismus.
- *Eigentliche Synkope*: TLOC durch globale Hirnperfusionsminderung, mit Erholung in der Regel nach wenigen Minuten. Abzugrenzen sind: Traumatische Ursachen, Hirnstammischämien, epileptische Anfälle, metabolische Ursachen, dissoziative/psychogene Ursachen; ebenso wenig zählen Sturzattacken („drop attacks") zu den Synkopen.
- *Präsynkope:* Prodromalstadium einer Synkope mit Schwinden der Sinne („Schwarzsehen, Leisehören"), ggf. Schwitzen, Hyperventilation.
- *Orthostatische Intoleranz*: Zunehmende Unverträglichkeit des Stehens durch Benommenheits- und Schwächegefühl, ggf. mit Auftreten von Schulter- und Nackenschmerzen, Atembeschwerden oder Palpitationen oder Übelkeit. Kann in eine Synkope oder Präsynkope einmünden.

Konvulsive Synkope: Häufige Verlaufsform mit motorischen Entäußerungen einiger Muskeln oder nicht synchronisierten krampfartigen Bewegungen der Extremitäten.

3.1.1 Orthostatische Dysregulation

Grundsätzliche Mechanismen der physiologischen Kreislaufregulation sind neben dem Rückstrom aus den venösen Poolgefäßen eine ausreichend zirkulierende Menge an Blutvolumen, eine intakte Funktion der Reflexbögen (Barorezeptoren, Hirnstamm, parasympathische Afferenzen, sympathische Efferenzen, α- und β-Adrenorezeptoren an Herz- und Gefäßen sowie eine intakte kardiale Funktion). Definitionsgemäß sinkt bei der orthostatischen Hypotonie der systolische Blutdruck im Stehen um mindestens 20 mmHg, der diastolische um mindestens 10 mmHg (Moya et al. 2009). Insbesondere ein Herzfrequenzanstieg ist der sympathikotonen Form der orthostatischen Hypotonie zu eigen (Sonderform posturales Tachykardiesyndrom, POTS Abschn. 3.1.5). Die orthostatische Hypotonie ist ähnlich wie das POTS in vielen Fällen nicht mit einem Bewusstseinsverlust verbunden, jedoch oftmals Vorläufer der vasovagalen Synkope.

Folgende Formen der orthostatischen Hypotonie werden unterschieden (Freeman und Miywaki 1993):

Nichtautonom neurogen vermittelte orthostatische Hypotonie
- Sympathikotone orthostatische Hypotonie durch unzureichende arterielle und venöse Vasokonstriktion sowie durch relative Hypovolämie
- Medikamenteninduzierte Formen (z. B. neu medizierte Antihypertensiva)
- Vermindertes Blutvolumen (z. B. nach Blutverlust, starkem Schwitzen, überstarkes venöses Pooling, Varikosis, Diabetes insipidus, Nebennierenrinden(NNR)-Insuffizienz, Barter-Syndrom)
- Vasodilatierende Mediatoren bei Karzinoid, Mastozytose
- Kardiogene orthostatische Hypotonie, z. B. bei VH(Vorhof)-Tumor, diastolische Dysfunktion

Autonom neurogen vermittelte orthostatische Hypotonie (asympathikotone oder autonome Dysfunktion)
- Bradbruy-Egglestone-Syndrom mit Degeneration efferenter postganglionärer autonomer Neurone
- Shy-Drager-Syndrom mit Degeneration autonomer und nichtautonomer Strukturen des Zentralnervensystems (ZNS)
- Baroreflexversagen mit extremen, aber gleichsinnigen Frequenz- und Blutdruckschwankungen
- Postprandiale Hypotonie

Die zentrale *diagnostische Maßnahme* bei V. a. orthostatische Hypotonie ist der Stehtest nach Schellong:

- Liegeperiode von 5–10 min mit jeweils 3-maliger Puls und Blutdruckmessung
- Stehperiode von 7–10 min mit jeweils minütlicher Puls- und Blutdruckmessung

Je nach Frequenzverhalten wird eine sympathikotone Form (mit pathologischem Frequenzanstieg, d. h. mehr als 16 beats/min, bpm) der orthostatischen Hypotonie bzw. eine asympathikotone Form attestiert.

Die weiteren invasiven und nichtinvasiven Testverfahren zielen unter bestimmten Sondersituationen, wie z. B. Valsalva-Pressversuch, ebenso auf pathologische Veränderungen von Blutdruck und Herzfrequenz. Laborchemisch können Plasmanoradrenalin (efferente autonome Neurone) sowie Plasmavasopressin (parasympathische Afferenzen und zentrale Neurone) bestimmt werden, insbesondere deren Anstieg im Stehen.

Heute nicht mehr routinemäßig durchgeführt, aber in Einzelfällen hilfreich kann ein Steh-EKG sein, das nach einer 10-minütigen Ruheperiode im Stehen, ggf. nach einigen Minuten wiederholt, durchgeführt wird. Die Grenzen zwischen physiologischen Veränderungen und eindeutigen Pathologien sind fließend: Hinweisgebend im Vergleich zum Liegendbefund könnten aber sein: ST-Senkungen um 1 mm, T-Abflachung oder -Negativierung, betonte P-Wellen.

Nichtmedikamentöse therapeutische Ansätze sind vor allem durch Ausdauertraining, langsames Aufstehen, insbesondere nach längeren Ruheperioden, Schlafen mit erhöhtem Oberkörper, Tragen von Kompressionsstrümpfen, Betätigung der Wadenpumpe beim Stehen, ausreichend Flüssigkeitsaufnahme, salzreiche Kost und Vermeidung zu großer, üppiger Mahlzeiten repräsentiert.

Medikamentöse Therapiemöglichkeiten bestehen in der Gabe von α-Rezeptoragonisten (z. B. Midodrin als selektiver α-Rezeptorantagonist kann in einer Tagesdosis von 2-mal 1,25 mg/Tag gegeben werden. Substanzen mit zusätzlicher β-wirksamer Komponente, z. B. Etilefrin (3-mal 15–45 mg/Tag) haben sich bei der sympathikotonen Ausprägung aufgrund der Tachykardie als ungünstig erwiesen. Schließlich kann 9-Fludrocortison (0,1–0,2 mg/Tag) als Mineralokortikoid durch die Rückresorption von Natrium und Wasser sowie durch eine Begünstigung der Noradrenalinfreisetzung von Nutzen sein (https://www.dgn.org/leitlinien/2304-ll-3-2012-synkopen#definitionundklassifikation). Octeotrid kann bei postprandialen Beschwerden vor der Nahrungsaufnahme s.c. injiziert werden. Als Somatostatinanalogon bewirkt es eine Vasokonstriktion im Splanchnikusgebiet. Pyridostigmin aktiviert die cholinerge Neurotransmission insbesondere im Stehen. Droxidopa ist seit 2014 in den USA zur Behandlung der orthostatischen Hypotonie zugelassen. Die künstliche Aminosäure wird durch Decarboxylierung zu Noradrenalin umgewandelt. Desmopressin kann eine morgendliche orthostatische Hypotonie mit ausgeprägter vorangehender Nykturie verbessern. Erythropoetin wirkt sich positiv auf Hämatokrit, Blutdruck und zerebrale Oxygenierung aus.

Im Gegensatz dazu kann schließlich auch die *hypertensive Krise* zu Bewusstseinstrübungen führen. Diese ist, nachdem sie mit Sehstörungen, Schwindel und Kopfschmerzen einhergeht, gelegentlich und allein aufgrund der Klinik schwierig von einer transitorischen ischämischen Attacke (TIA) des Hirnstamms abzugrenzen, sodass sich diese Unterscheidung erst nach Beendigung eines Stroke-workout (siehe Kap. 1) ergibt.

3.1.2 Autonom nervalvermittelte, vasovagale Synkopen

Diese Form ist die häufigste Variante von Synkopen bei strukturell nichtherzkranken Patienten und als eigentliche Form der nervalvermittelten und kardiovaskulär umgesetzten Ursachen für einen Bewusstseinsverlust – sog. neurokardiogene Synkope- zu betrachten. Zu vagalen Überreaktionen neigen bis zu 20 % einer Normalpopulation. In allen Fällen kommt es entweder zu einer Aktivierung einer vasodepressorischen oder einer kardioinhibitorischen Efferenz oder zu einem Mischbild aus beiden. Die Afferenzen des Reflexbogens stammen aus den Urogenital-, Gastrointestinal- oder Kardiopulmonalsystem. Klassische Prodromi sind Benommenheit, Blässe, Übelkeit, Schwäche, „kalter Schweiß", Sehstörungen und langsames, vertieftes Atmen. Da diese Prodromi oft mehr als nur einige Sekunden anhalten, können bereits erfahrene Patienten einen Bewusstseinsverlust z. B. durch Hinlegen vermeiden. Rhythmogene Synkopen verlaufen meist ohne diese typischen Prodromi und können daher anamnetisch in der Regel gut abgegrenzt werden. Allerdings verspüren einige, wenige, zumeist ältere Patienten mit vasovagaler Synkope keine Prodromi, was die Abgrenzung wiederum erschwert. Die typischen Symptome einer bereits eingetretenen Synkope sind:

- Bewusstseins- und Tonusverlust
- Kurze asymmetrische Myoklonien, die die zerebrale Hypoxie widerspiegeln
- Einnässen

Die postsynkopale Phase ist meist durch ein rasches Wiedererlangen des Bewusstseins gekennzeichnet mit oft noch fortbestehender Schwäche,

Übelkeit und Benommenheit. Nur selten besteht eine retrograde Amnesie. Die Dauer einer vasovagalen Synkope ist meist nicht länger als 20–30 s.

Emotionssynkopen treten bei Angst oder Schreck auf. Sie werden durch kortikohypothalamische Steuerung mit Aktivierung vagaler und Inhibierung sympathischer Hirnstammzentren gesteuert. *Situative Synkopen* sind als autonom nervalvermittelte Synkopen mit einer viszeralen Afferenz definiert. Wichtige Kennzeichen sind die geringe Prävalenz und das Auftreten gekoppelt an einen eindeutigen Auslöser, meist handelt es sich zusätzlich zur viszeralen Afferenz um Valsalva-Situationen:

- Miktionssynkopen bei Männern im Stehen
- Defäkationssynkopen
- Hustensynkopen
- Postprandiale Synkopen
- Koitale Synkopen

Zentrales *diagnostisches Element* ist die *Kipptischuntersuchung*. Diese ist zwar aufwendig, aber ambulant durchführbar und gibt oft die entscheidenden Hinweise, gerade wenn anamnestische Eingrenzungen nicht möglich sind, insbesondere bei wiederholten Synkopen, die mit einer hohen – auch beruflichen – Verletzungsgefahr einhergehen, bei Fehlen der organischen Herzerkrankung oder zur Abgrenzung zwischen orthostatischer Hypotonie und einer Reflexsynkope. Schließlich kann sie auch zur Unterscheidung zwischen Synkopen mit motorischen Entäußerungen und der Epilepsie beitragen. Es werden 3 Protokolle unterschieden:

- Westminster-Protokoll: Patient liegt 20 min. Danach passives Stehen für 45 min bei einem Stehwinkel von 60–70 °.
- Isoprenalinprotokoll: Patient liegt 20 min. Danach passives Stehen für 20 min bei einem Stehwinkel von 60–70 °. Dann im Stehen Gabe von 1–3 µg Isoprenalin/min i.v., danach weiteres Stehen für 20 min. Ziel ist ein Frequenzanstieg um 20–25 %.
- Italienisches Protokoll: Patient liegt 20 min. Danach passives Stehen für 20 min bei einem Stehwinkel von 60–70 °. Dann im Stehen Gabe von 0,4 mg Nitroglycerin sublingual zur Provokation, danach weiteres Stehen für 20 min.

Interpretation der Ergebnisse
- Typ I: Bradykardie, allerdings nicht unter 40 bpm . Zudem Blutdruckabfall vor der Bradykardie
- Typ IIa: Kardioinhibitorische Antwort, d. h. Puls für mehr als 10 s unter 40 bpm
- Typ IIb: Kardioinhibitorische Antwort mit Asystolie, d. h. Pause von mehr als 3 s
- Typ III: Vasodepressorische Antwort, d. h. Blutdruck sinkt, Frequenz sinkt nicht mehr als 10 %
- Chronotrope Inkompetenz: Kein Pulsanstieg oder exzessiver Pulsanstieg auf über 130 bpm beim Kippen des Tisches

Eine medikamentöse Therapie ist nach Empfehlungen der DGK in den meisten Fällen entbehrlich. Das entscheidende Hilfsmittel ist meist die Vermeidung der auslösenden Situation, wie sie auf dem Kipptisch simuliert wird. Selbst bei ausgeprägter kardioinhibitorischer Antwort sollte eine Schrittmacherindikation äußerst zurückhaltend gestellt werden. Hier ist besonders die Synkopenhäufigkeit mit in Betracht zu ziehen.

Hypersensitiver Karotissinus

Der hypersensitive Karotissinus stellt eine seltene Sonderform der autonom nervalvermittelten Synkopen dar, ist klinisch mit ca. 1 % Anteil an allen Synkopen eher selten, klinisch jedoch recht eindrucksvoll. Zugrunde liegend ist eine mechanische Reizung der Barorezeptoren des Karotissinus, z. B. beim Kragenknöpfen, Rasieren oder Kopf wenden. Die Vermittlung erfolgt über eine glossopharyngeal induzierte Stimulation der kardioinhibitorischen Neurone der Medulla oblongata. Es kommt letztlich zu einer überschießenden Antwort des Baroreflexes und somit zur Bewusstseinstrübung. Beim Karotissinusdruckversuch als Provokationstest (zuvor Ausschluss Karotisstenose!) sind ein RR-Abfall von mehr als 50 mmHg oder Pausen von mehr als 3 s als pathologisch zu werten. Atropin und Notfallmedikamente sind bereit zu halten. Schrittmacherindikationen bei reflexvermittelter ausgeprägter Bradykardie ergeben sich nur bei häufigen Synkopen. Insgesamt ist aber auch hier eine Vermeidung von auslösenden Situationen angezeigt, was nicht immer einfach für den Patienten ist, da es sich ja um Alltagssituationen handelt. Therapeutisch kann die Karotissinusmassage durch Ausnutzung des Baroreflexes in seiner Gesamtheit auch zur Terminierung paroxysmaler supraventrikulärer Tachykardien (SVT) genutzt werden.

Autonome Fehlfunktionen werden auch im Rahmen anderer neurologischer Erkrankungen beobachtet: So ist insbesondere beim *Morbus Parkinson* mit einer Zunahme der dopaminergen Medikation sowie bei fortschreitendem Schweregrad der Erkrankung mit einer Aggravierung der autonomen Dysfunktion zu rechnen. Diese äußert sich meist durch motorische Einschränkungen, Schlaflosigkeit, Tagesmüdigkeit und durch kognitive Einschränkungen (Verbaan et al. 2007). Besonders ungünstig erscheint hierbei das zusätzliche Vorhandensein einer linksventrikulären Dysfunktion zu sein.

Auf die Funktion und pathophysiologische Bedeutung des autonomen Nervensystems mit Blick auf das Erfolgsorgan Herz wird im Zusammenhang mit der Erkrankung Guillain-Barré-Syndrom in Kap. 5 gesondert eingegangen.

3.1.3 Zerebrovaskuläre Synkopen (Abb. 3.1 und Abb. 3.2)

Synkopen bei *vertebrobasiliärer Insuffizienz* sind gekennzeichnet durch zusätzliche, oft vorangehende Symptome wie Schwindel, Ataxie, Doppelbilder und Dysarthrie. Die Hirnstamm-TIA geht oftmals mit einem kurzen Bewusstseinsverlust einher.

Drop Attacks wurden früher ebenfalls diesem Formenkreis zugeschrieben, haben aber meist andere Ursachen (Subclavian-Steal-Syndrom, psychogen, Morbus Menière, Begleiterscheinung bei Rhythmusstörungen, medikamentös induziert, extrapyramidal motorische Störungen). Kennzeichen in Abgrenzung zu einer echten Synkope ist stets das erhaltene Bewusstsein.

Atherosklerotische Prozesse der hirnversorgenden Gefäße schränken die Autoregulation

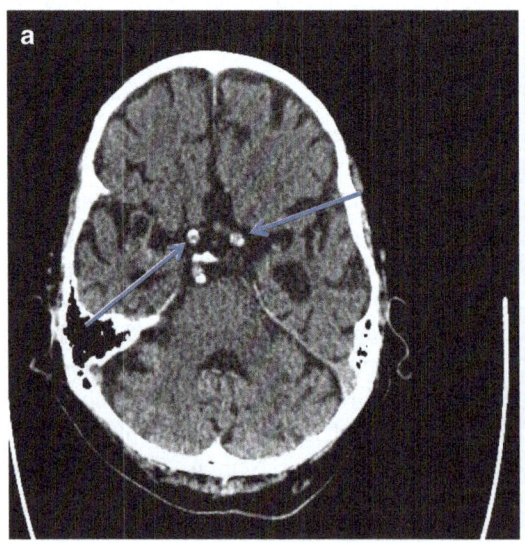
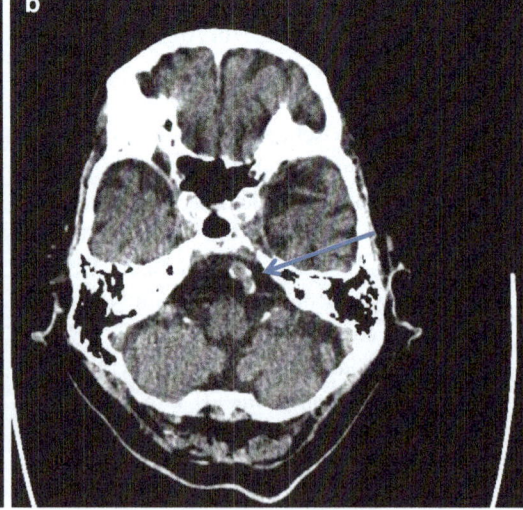

Abb. 3.1 a, b Disseminierte Makroangiopathie (CT-Angiografie) im vorderen wie im hinteren Stromgebiet als Ausdruck einer zusätzlich eingeschränkten Gefäßautoregulation, die autonom nervalvermittelte Synkopen zusätzlich begünstigt

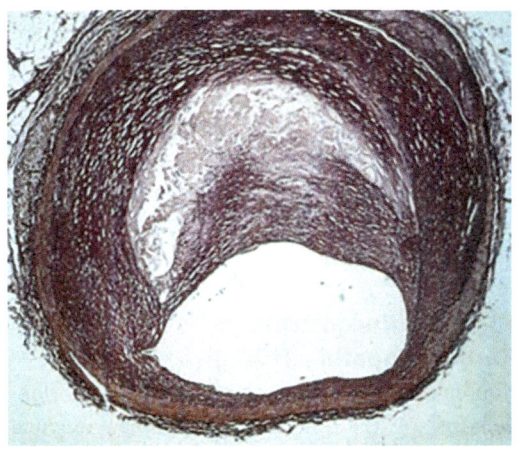

Abb. 3.2 Kongruentes histologisches Präparat der zerebralen Makroangiopathie (HE-Färbung)

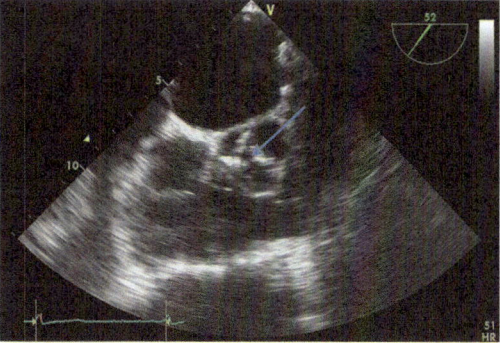

Abb. 3.3 Transösophageale Echokardiografie (TEE) bei hochgradiger Aortenklappenstenose, planimetrische Öffnung der Klappe

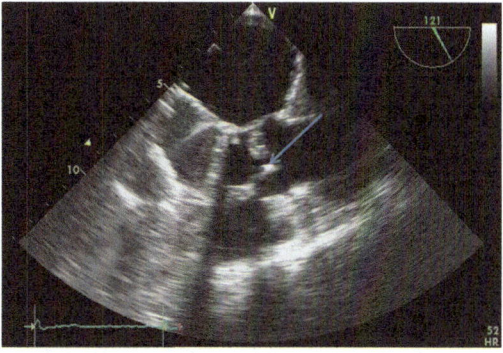

Abb. 3.4 Lange Achse der Aortenklappe (AK) beim gleichen Patienten wie Abb. 3.3, transösophageale Echokardiografie (TEE)

der Gefäße, die bei den autonom nervalvermittelten Synkopen ohnehin gestört ist, weiter ein.

Beim *Subclavian-Steal-Sydrom* kann eine zerebrale Minderperfusion durch den Umkehrfluss in der A. vertebralis entstehen und in einer Synkope münden. Synkopen sind ebenfalls bei der *Takayasu-Arteriitis* und bei der Basilarismigräne, die typischerweise Zeichen einer Hirnstammischämie aufweist, als ausgeprägte vasovagale Antwort auf den starken Schmerzreiz beschrieben.

3.1.4 Kardiogene Synkopen

Aortenklappenstenose (Abb. 3.3 und 3.4)

Typischerweise ist hier die senile, kalzifizierende valvuläre Stenose der Aortenklappe gemeint. In einigen Fällen kommt es durch Verschmelzung der Aortenklappe(AK)-Taschen zu einer Bikuspidalisierung der Klappe. Klinische Symptome sind neben Zeichen der Herzinsuffizienz, Angina pectoris bei oftmals begleitender Linksherzhypertrophie und als Leitsymptom die Synkope, die in vielen Fällen nach Belastung auftritt. Schon der typische Auskultationsbefund ist vielfach richtungsweisend: Deutliches Systolikum im 2. ICR rechts parasternal, das in die Karotiden fortgeleitet werden kann. Goldstandard in der Diagnostik ist die Echokardiografie. Entscheidend für die Indikationsstellung zur operativen Therapie ist in Zusammenschau mit der Klinik die Klappenöffnungsfläche (KÖF). Hierbei ist das Symptom Schwindel für die Indikationsfindung zur operativen Behandlung weit weniger aussagekräftig als die Synkope. Beim Leitsymptom Schwindel sollten in jedem Fall konkurrierende Ursachen ausgeschlossen werden. *Park et al.* untersuchten 498 Patienten mit einer hochgradigen Aortenklappenstenose (KÖF 0,74 + 0,19 cm^2) und fand eine Prävalenz für Synkopen von ca. 3 % (Park et al. 2013).

Echokardiografisch gilt zur Quantifizierung einer Aortenklappenstenose (AKS) folgende Graduierung:

- Über 1,5 cm^2: Leichte AKS
- 1,0–1,5 cm^2 Mittelgradige AKS

- Unter 1,0 cm²: Hochgradige AKS
- Unter 0,7 cm²: Kritische, „chirurgische" AKS

Die Klappenöffnungsfläche kann entweder planimetrisch wie in den obigen Bildbeispielen ermittelt werden, hierzu ist meist eine transösophageale Echokardiografie (TEE) erforderlich. Bei guter Bildqualität kann diese auch in einer transthorakalen Untersuchung gelingen. Hier kann die Klappenöffnungsfläche auch indirekt über die Kontinuitätsgleichung unter Verwendung des maximalen Druckgradienten in der Aorta (Dp max. über AK, d. h. in der proximalen Aorta), dem maximalen Druckgradienten im linksventrikulären Ausflusstrakt (LVOT) und dem Diameter des LVOT berechnet werden. Nach der modifizierten Bernoulli-Gleichung ist hierbei $V^2 \cdot 4 = \Delta P$. Auf dieser Grundlage gilt für die Kontinuitätsgleichung (KG) nach Bestimmung der maximalen Flussgeschwindigkeiten in der proximalen Aorta, dem LVOT sowie nach Bestimmung des LVOT Diameters folgende Beziehung:

KÖF nach KG (cm2) = *LVOT Diameter x VTI (time velocity integral) des LVOT [pw-Doppler]*

VTI in der proximalen Aorta [cw-Doppler]

Die operative Versorgung ist bei Klappenöffnungsflächen von unter 1 cm² oder bei weniger als 0,6 cm²/m² Körperoberfläche (KOF) in Betracht zu ziehen. Neben dem operativen Klappenersatz ist heutzutage auch bei Patienten mit einem mittlerem operativen Risiko ein interventioneller Klappenersatz (TAVI) möglich. Meist wird man, da es sich in der Regel um Patienten höheren Lebensalters handelt, einen biologischen Prothesentyp wählen. Bei eindeutiger Indikation zu einem mechanischen Klappenersatz beispielsweise bei jüngeren Patienten muss der Eingriff offen chirurgisch erfolgen.

Subvalvuläre Aortenstenose
Diese wird v. a. im Jugendalter manifest und ist gekennzeichnet durch kongenitale subvalvuläre fibromuskuläre Ringstrukturen („fibromuskuläres Diaphragma oder Tunnel"), die den LVOT einengen. Diese fibröse Leiste darf nicht mit der hypertrophen obstruktiven Kardiomyopathie (HOCM, s. unten) verwechselt werden. Nachdem zwischen 2 und 6 % der jugendlichen Patienten, die synkopal werden, kardiale Ursachen aufweisen, ist diese Malformation insgesamt in der Ätiologie sicher nur sehr selten vertreten (Scheller et al. 2017).

Hypertrophe obstruktive Kardiomyopathie (HOCM)
Synonym: hypertrophe idiopathische Subaortenstenose, sog. typische HOCM mit Einengung und Flussbeschleunigung im LVOT. In ca. der Hälfte der Fälle besteht ein autosomal-dominanter Erbgang. Im Gegensatz hierzu ist morphologisch die nicht typische Form mit mesoventrikulärer Obstruktion abzugrenzen. Ferner sind nonobstruktive Formern der hypertrophen Kardiomyopathie und Mischformen bekannt. Die Inzidenz für Synkopen ist mit 20–30 % bei der typischen HOCM sehr hoch. Diese treten insbesondere unter Belastung auf, da hier eine kritische Obstruktion im Vergleich zu Ruhebedingungen unterschritten wird. Im EKG zeigt sich oft eine linksventrikuläre Hypertrophie mit positivem Sokolow-Index (S in V1 + R in V5 >3,5 mV). Meist liegt ein Linkstyp vor, zudem T-Negativierungen. Eine Angina pectoris ist hierdurch möglich, ohne dass eine KHK vorliegt. Der *diagnostische Goldstandard* ist einmal mehr die *Echokardiograie*: Hier kann schon bildmorphologisch (Abb. 3.5) wie in der M-Mode-Echokardiografie die -insbesondere septale Hypertrophie dargestellt werden. Insgesamt gilt ein enddiastolischer Durchmesser des interventrikulären Septums von über 11 mm als beginnend pathologisch. Wichtig in diesem Zusammenhang ist die Differenzierung zwischen einer konzentrischen LV-Hypertrophie wie bei arterieller Hypertonie oder sog. Sportlerherz und einer isolierten Septumhypertrophie. Entscheidend ist aber die Bestimmung der maximalen Flussgeschwindigkeit (V_{max}) und erneut über die modifizierte Bernoulli-Gleichung des maximalen Druckgradienten unter Ruhe und bei Belastung. Hier kann ein Handgrip zur körperlichen Anstrengung betätigt werden. Ein weiterer echokardio-

grafischer Marker für die HOCM ist das SAM-Phänomen (Abb. 3.6), die systolische Vorwärtsbewegung des anterioren Mitralsegels – begünstigt durch den turbulenten Strom im LVOT, sog. Venturi-Effekt), das in der M-Mode-Darstellung sichtbar wird. Dies führt zu einer Verstärkung der LVOT-Obstruktion. Gradienten von über 50 mmHg mit klinischen Zeichen der (diastolischen) Herzinsuffizienz stellen an sich eine Indikation zur *subvalvulären Myektomie* dar.

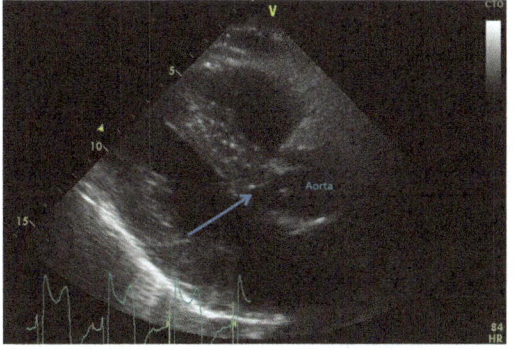

Abb. 3.5 Parasternale Längsachse, transthorakale Echokardiografie (TTE), massive Hypertrophie des linken Ventrikels (LV), hier konzentrisch, jedoch mit Einengung des linksventrikulären Ausflusstrakts (LVOT) durch das interventrikuläre Septum

Insbesondere gilt dies in Zusammenhang mit einer stattgehabten Synkope. Die Myektomie kann chirurgisch oder auch interventionell mithilfe von Alkoholinstillation zur ischämischen „Verödung" des betroffenen Abschnittes durchgeführt werden. Auch angiografisch können durch invasive Messung Druckgradienten bestimmt werden. Hierbei ist das Brockenbrough-Phänomen auslösbar: Der invasiv gemessene Druckgradient zwischen LV und Aorta steigt nach Provokation einer Extrasystole signifikant an. Pathophysiologisch kommt es nach einer kompensatorischen Pause nach einer Extrasystole zu einer verlängerten diastolischen Füllung des LV. Das nun vermehrt gepoolte Blut aus dem LV-Cavum muss die Stenose im LVOT zusätzlich überwinden, was zu einer Zunahme des Druckgradienten führt. Eine solche Drucksteigerung bliebe bei den nonobstruktiven Formen der Kardiomyopathie aus. Eine solche invasive Druckmessung kann ebenfalls intraoperativ herzchirurgisch, beispielsweise vor der Korrektur von Aortenklappenstenosen durchgeführt werden, um LVOT-Obstruktionen bei systemisch hypertrophierten Ventrikeln zu detektieren.

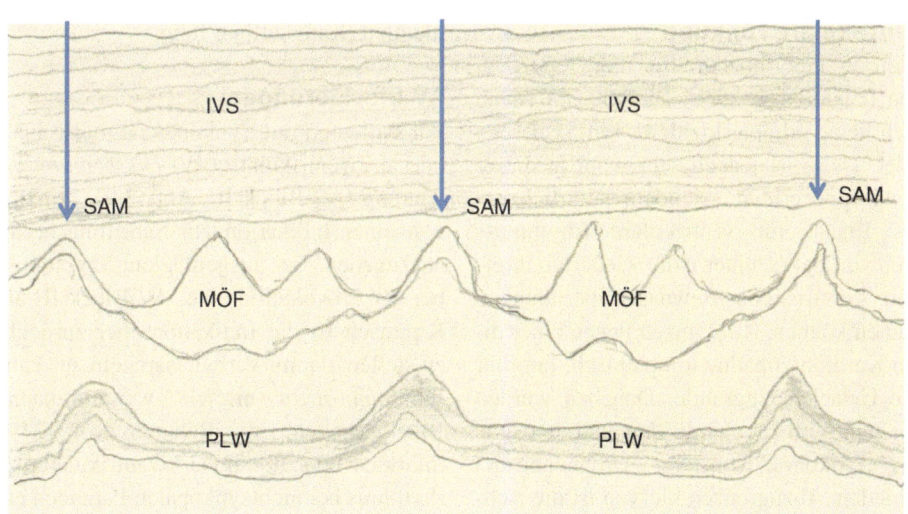

Abb. 3.6 *SAM*-Phänomen („systolic anterior movement"), schematische M-Mode echokardiografische Darstellung der Mitralklappenöffnung (*MÖF*) und des Mitralklappenschlusses mit der typischen systolischen Vorwärtsbewegung des anterioren Segels und Annäherung an das *IVS* (interventrikuläres Septum). *PLW* Posterolateralwand

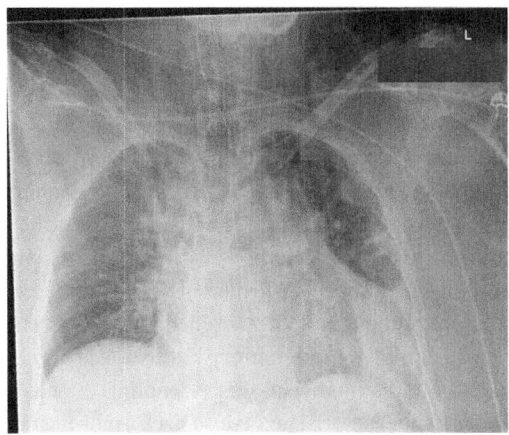

Abb. 3.7 Dilatative Kardiomyopathie mit erheblich pathologischem Herz-Thorax-Quotienten in der Röntgenübersicht

In der *medikamentösen Therapie* sollten alle positiv inotropen Substanzen vermieden werden (Digitalis, Kalziumpräparate, Dobutamin). Zur Blutdrucksenkung sind Kalziumantagonisten Mittel der Wahl. Auch sollten Nitrate vermieden werden, um die Vorlast vor der Obstruktion nicht zu beeinträchtigen. Dies gilt für die valvuläre Aortenstenose mit Hypertrophie analog.

Hochgradig reduzierte linksventrikuläre Funktion

Allein durch eine hochgradig reduzierte LV-Funktion (Ejektionsfraktion, EF <30 %) ist an sich noch keine erhöhte Inzidenz von Synkopen begründet. Diese ist jedoch sehr wohl in dieser Patientengruppe erhöht, nachdem natürlich ein erhöhtes Risiko für ventrikuläre Rhythmusstörungen vorliegt (s. unten), die wiederum ihrerseits mit kurzfristigen Bewusstseinstrübungen einhergehen können. Ätiologisch liegen einer dilatativen Kardiomyopathie idiopathisch, familiär gehäufte Ursachen zugrunde. Daneben werden stattgehabten Virusmyokarditiden und toxische Einflüsse (Alkohol, sonstiger Drogenabusus) unterschieden. Abzugrenzen hiervon ist die ischämische Kardiomyopathie, deren morphologisches Erscheinungsbild aber durchaus ähnlich ist (Abb. 3.7).

Bewusstseinstrübungen, die aufgrund von Herzrhythmusstörungen auftreten, werden als *Morgagni-Adam-Stokes-Anfälle* bezeichnet:

SA-Blockierungen

Sinuatriale (SA) Blockierungen lassen sich in 3 Schweregrade unterteilen: Grad I ist im Oberflächen-EKG nicht erkennbar. Bei Grad II verlängert sich der RR-Abstand periodisch, bis ein QRS-Komplex ausfällt und der 3.-gradige SA-Block kommt einem Sinuskontenstillstand gleich. Patienten mit Pausen, die mehr als 3 s andauern und mit einer Synkope einhergehen, sollten mit einem Schrittmacher versorgt werden (Abb. 3.8). Wichtig ist, vorher reversible Ursachen eines Sinusarrest zu eliminieren (z. B. medikamentöse Therapie mit ß-Blockern, Kalziumantagonisten, Digitalis, Amiodaron).

Das *Sick-Sinus-Syndrom* (SSS) geht zudem mit ausgeprägten Sinusbradykardien einher, oftmals fehlt ein adäquater Frequenzanstieg unter Belastung. Schrittmacherindikationen bestehen bei positiver Klinik bei Frequenzabsenkungen unter 30 bpm, die mindestens 30 s vorliegen.

Das *Sinusknotensyndrom* zeigt wechselnd bradykarde und tachykarde sowie normofrequente Verhältnisse, kann aber auch zu signifikanten Bradykardien führen.

AV-Blockierungen

Für Patienten mit Synkopen ist meist nur die totale atrioventrikuläre (*AV*) *Dissoziation* von Bedeutung (AV-Block III, Abb. 3.9). Prinzipiell ist von einer Indikation zur Schrittmachertherapie auszugehen. Bei ausgeprägtem Vagotonus, z. B. bei der Provokation eines AV-Block III auf dem Kipptisch ist die Indikation eher zurückhaltend zu stellen, da mit Verhaltensregeln zur Patientenschulung mehr erreicht werden kann. AV-Blockierungen im Rahmen von Myokardinfarkten oder mit hohem ventrikulären Ersatzrhythmus bei nichtsynkopalen Patienten erfahren auch zunächst eine abwartende Haltung im Hinblick auf eine mögliche Schrittmacherimplantation.

3 Unklare Bewusstseinstrübungen

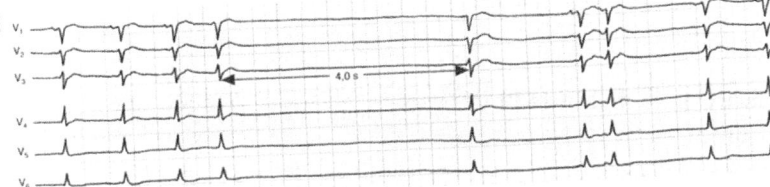

Abb. 3.8 Sinusarrest von 4 s. Schrittmacherindikation bei einem synkopalen Patienten

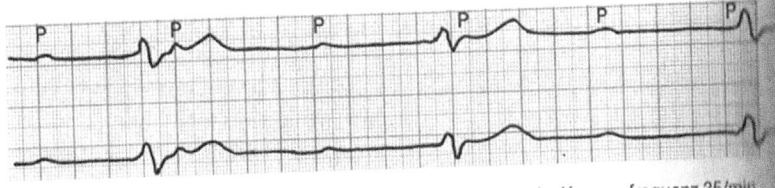

Abb. 3.9 Totale AV-Dissoziation bei AV-Block III mit tiefem und langsamen Kammerersatzrhythmus. Monitorausdruck

Seit einiger Zeit kann ein kabelloser Einkammerschrittmacher verwendet werden. Dieser ist besonders bei Patienten mit nur intermittierend und selten auftretendem totalen AV-Block, der zu Synkopen führt, aufgrund des geringen Energieverbrauchs im Sinne einer Bedarfsfunktion eine sinnvolle Alternative zu den klassischen pektoral subfaszial zu implantierenden Systemen (Abb. 3.10 und Abb. 3.11).

Zweitgradige AV-Blockierungen (Mobitz-I-Block mit Wenckebach-Periodik oder Mobitz-II-Block mit einem festen Überleitungsverhältnis) (Abb. 3.12 und Abb. 3.13) führen meist nicht zu einer Bewusstseinstrübung, müssen aber mit Blick auf die Prognose regelmäßig mithilfe des Holter-Monitorings kontrolliert werden.

Bradyarrhythmia absoluta

Die absolute Arrhythmie, die auch bei der bradykarden Form des Vorhofflimmern (VHF) dominiert, führt dazu, dass von Haus aus längere RR-Intervalle als im Sinusrhythmus vorliegen. Daher sind insbesondere unter medikamentöser Einstellung des VHF Pausen von 3 s hierbei eher möglich. Die Schrittmacherindikation ist auch hier nur in Zusammenschau mit der Klinik zu stellen und zwar stets nach Optimierung einer etwaigen bradykadisierenden Medikation.

Maligne ventrikuläre Rhythmusstörungen

Diese treten oft in Zusammenhang mit den oben genannten dilatativen bzw. ischämischen Kardio-

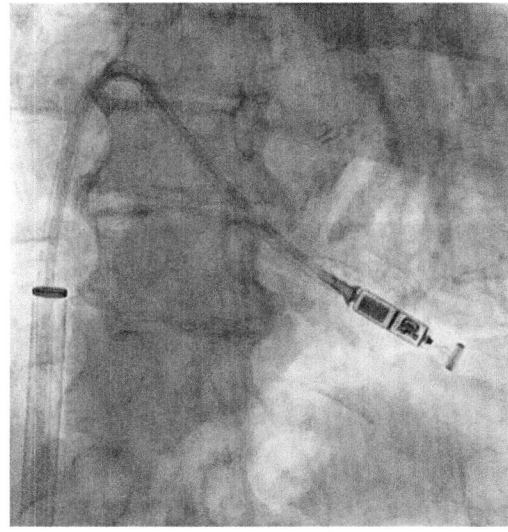

Abb. 3.10 Implantation eines kabellosen Einkammerschrittmachers. Durchleuchtung. (Mit freundlicher Genehmigung der Fa. Medtronic)

myopathien auf. Bei primär rhythmogenen Erkrankungen ist vor allem das *Long-QT-Syndrom* (Frequenzkorrigierte QT-Zeit (QTc) nach Bazett (bei Männern unter 450 ms, bei Frauen unter 470 ms) und das *Brugada-Syndrom* – rechtsschenkelblock(RSB)-artiges Bild im Ruhe-EKG). Auf die QTc-verlängernden Medikamente, die neurologisch relevant sind, wird in Abschn. 7.6 eingegangen.

In der Prophylaxe ventrikulärer Automatismen bei dilatativer oder ischämischer Kardiomyopathie sind medikamentöse Ansätze mithilfe von Amiodaron oder eine ICD-Implantation in Betracht zu ziehen.

Sonstige tachykarde Rhythmusstörungen

Hier sind vor allem die paroxysmal auftretenden supraventrikulären Tachykardien (SVT) und die Präexzitationssyndrome zu nennen. Gerade im jungen Erwachsenenalter manifestiert sich in einigen Fällen eine *AV-Knoten-Re-entry-Tachykardie (AVNRT)* (Abb. 3.14); diese führt – ausgelöst durch eine SVES – durch 2 Leitungsbahnen im AV-Knoten zu einer SVT, die mit teils hohen Ventrikelfrequenzen einhergeht (z. B. bis 180 bpm). Sie ist vagalen Manövern in der Regel gut zugänglich bzw. wird durch Adenosin prompt beendet (Abschn. 1.2). Synkopen sind hier – wie beim paroxysmalen VHF – zwar selten, aber je nach linksventrikulärer Funktion möglich, insbesondere wenn diese eingeschränkt ist und Kompensationsmechanismen in der Tachykardie fehlen. Bei rezidivieren Anfällen, die klinisch relevant sind, z. B. durch Auftreten synkopaler Ereignisse, ist eine elektrophysiologische Untersuchung (EPU) indiziert.

Leitbefunde bei den *Präexzitationssyndromen* sind: Kurzes PQ-Intervall (<120 ms), QRS-Verbreiterung durch Deltawelle, im Anfall Ttachykardie mit schmalen QRS-Komplexen, hohe Frequenzbereiche mit Maximalwerten bis zu 250 bpm. Daher ist die Inzidenz von Synkopen auch bei Patienten mit guter Ventrikelleistung hier ungleich höher. Bei symptomatischen Patienten besteht in jedem Fall die Indikation zur EPU. In der medikamentösen Therapie sind Adenosin, β-Blocker, Kalziumantagonisten und Digitalis kontraindiziert, da sie die effektive Refraktärzeit des akzessorischen Leitungsbündel (Kent-Bündel, Mahaim-Faser, James-Bündel) verkürzen und somit die Gefahr von Kammerflimmern erhöhen.

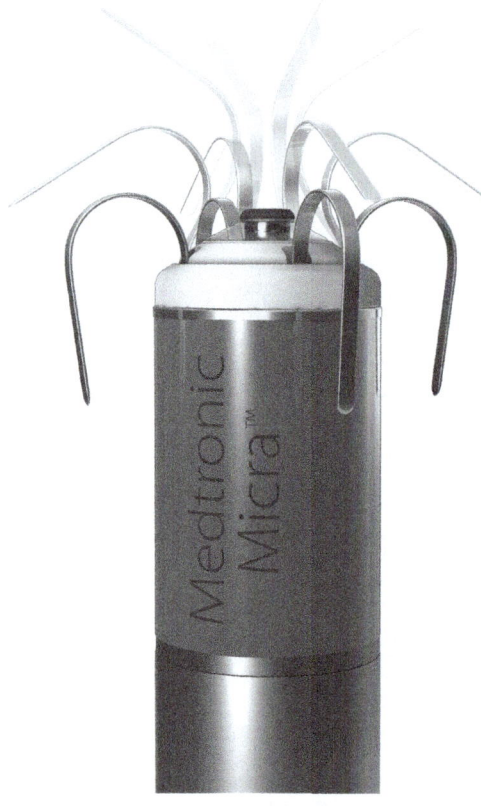

Abb. 3.11 Kabelloser Einkammerschrittmacher. (Mit freundlicher Genehmigung der Fa. Medtronic)

Abb. 3.12 Mobitz-I-Block mit typischer 2:1-Überleitung

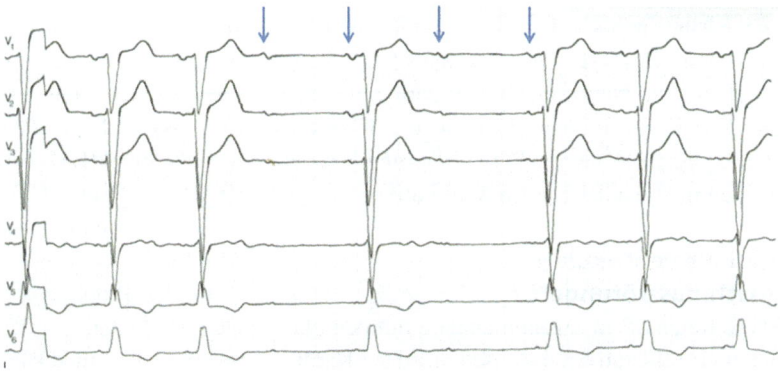

3 Unklare Bewusstseinstrübungen

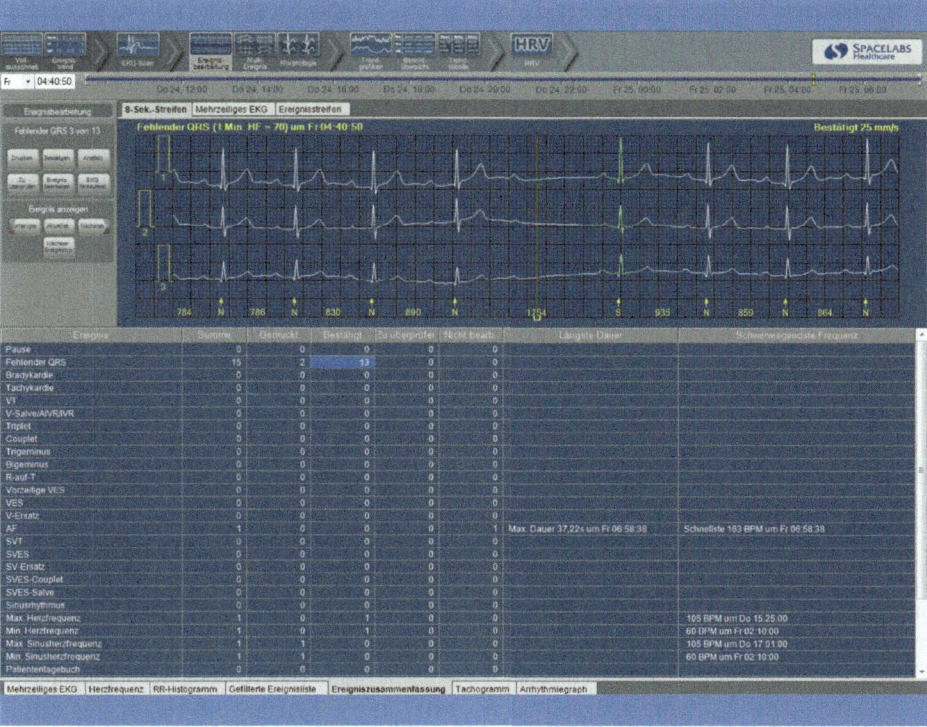

Abb. 3.13 Holter-Monitoring eines Patienten mit einem Mobitz-I-Block mit Wenckebach-Periodik

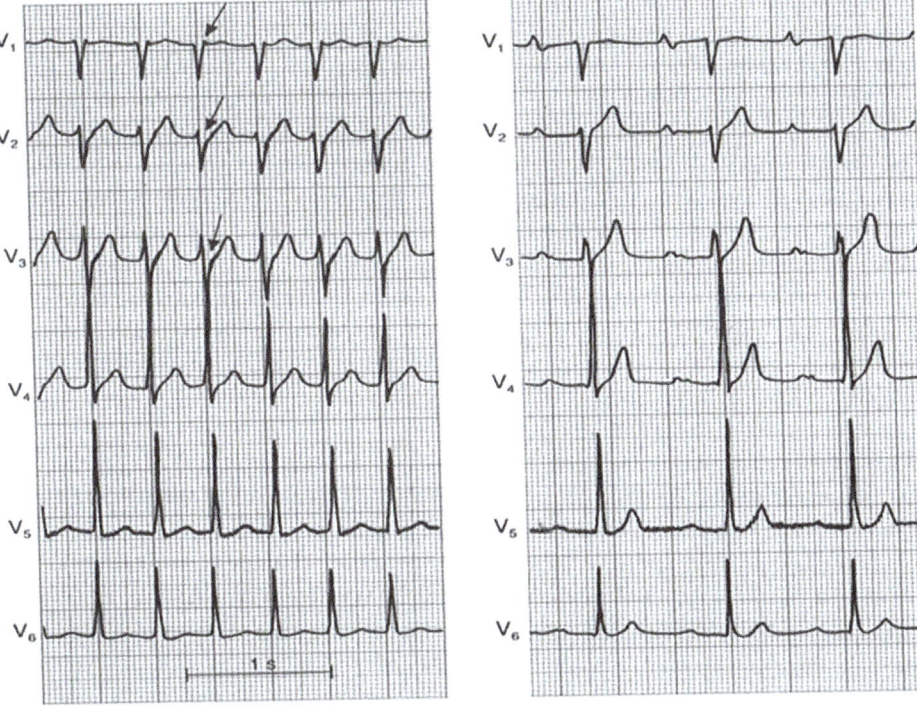

Abb. 3.14 AVNRT vor (*links*) und nach Valsalva-Manöver (*rechts*). Nach Valsalva besteht zunächst ein AV-Block I. Im Anfall sind keine P-Wellen darstellbar. Diese befinden sich hier „im QRS-Komplex versteckt"

3.1.5 Synkopen beim posturalen Tachykardiesyndrom (POTS)

Streng genommen handelt es sich beim POTS nicht um eine Nebenform der orthostatischen Hypotonie, denn ihr ausschlaggebendes Kennzeichen ist neben der Tachykardie der stabile oder sogar ansteigende Blutdruck. 170 von 100.000 Patienten mit orthostatischer Intoleranz zeigen auch ein POTS (Verbaan et al. 2007). Eine Diagnosesicherung erfolgt durch einen einfachen Test, nämlich durch einfaches 10-minütiges Stehen, was zu einem Frequenzanstieg von 30 bpm, aber nicht zu einem Blutdruckabfall führt. Virale Infekte, Stress, Unfälle, das Ehlers-Danlos-Syndrom (hier Typ III) begünstigen ein POTS. Störungen des Noradrenalintransporters, im Renin-Angiotensin-Aldosteron(RAAS)-System oder ein vermehrtes venöses Pooling vorzugsweise im Splanchnikusgebiet, werden ätiologisch diskutiert. In über 80 % der Fälle sind Frauen betroffen. Die Zeichen der zerebralen Hypoperfusion, die im Rahmen des POTS auftreten, gelten als *Vorläufer der klassischen Synkope*. Akrozyanosen werden häufig beobachtet. Die therapeutischen Optionen sind vergleichbar denen der orthostatischen Hypotonie. Bei ausreichender LV-Funktion können Versuche mit β-Blockern unternommen werden.

> **Zusammenfassung – Synkope**
>
> Neurokardiogene Synkopen sind insgesamt recht verbreitet und betreffen auch jüngere Patienten. Die autonom nervalvermittelten Formen nehmen hierbei einen breiten Raum ein und stellen nach strenger Definition die eigentliche Form des neurokardiogenen Bewusstseinsverlustes dar. Ein besonderes Risikopotenzial bieten die rein kardial getriggerten Minderperfusionen einer kurzzeitigen zerebralen Minderperfusion. Mithilfe einer gezielten Anamnese können die korrekten diagnostischen Pfade und ggf. spezielle therapeutische Maßnahmen eingeleitet werden. Ein wesentliches Kennzeichen der Synkope ist im Gegensatz zu den anderen Entitäten der Bewusstseinstrübung die meist rasche Reorientierung.

3.2 Intoxikationen

Die meisten Intoxikationen gehen auf einen der 3 folgenden Mechanismen zurück:

- Überdosierung von Medikamenten
- Einnahme von Rauschmitteln/Drogen/Alkohol
- Inhalation gefährlicher Gase

Je nach Dosis können alle Agenzien zu Bewusstseinseinschränkungen bis zum Koma führen. Im Folgenden sollen die im Kontext einer Bewusstseinstrübung relevanten Intoxikationen jeweils kurz beleuchtet werden:

3.2.1 Alkohol

Symptome: Abhängig von der Blutalkoholkonzentration (BAK). Von der leichten Trunkenheit (bis ca. 1 Promille BAK) bis hin zum Koma (ab ca. 3 Promille). Die Klinik variiert sehr stark und ist vor allem abhängig von der bisherigen Adaptation an den Verzehr von Ethanol.
Diagnostik: Über die Ausatemluft per Alkomat oder als BAK im Serum. Anamnese, typische Symptome der Trunkenheit und der Alkoholgehalt der Atemluft bzw. der Geruch nach Alkohol sind wegweisend.
Therapie: Monitorüberwachung, Notwendigkeit der Atemwegsicherung bei fehlenden Schutzreflexen. Blutzucker(BZ)-Monitoring (Alkohol hemmt die Gluconeogenese), Volumensubstitution vor allem bei Polyurie. Behandlung von Entzugssymptomen nach Ausnüchterung, Vorstellung zur qualifizierten Entzugsbehandlung.

3.2.2 Trizyklische Antidrepessiva

Symptome: Zentrales anticholinerges Syndrom (ZAS) mit Verwirrtheit, Halluzinationen, Koordinationsstörungen, Stupor, Koma, Krämpfe, Atemdepression, Schock, Pyramidenbahnzeichen, periphere Symptome: Miosis, Tachykardie, trockene Schleimhäute, Harnretention, Hautrötung -> „heiß und trocken". Weitere auslösende Medikamente eines ZAS: Atropin, Opioide, H1- und H2-Rezeptorenblocker

Diagnostik: Substanzscreening im Urin, Anamnese (leere Blister), typische Klinik

Therapie: Monitorüberwachung (Memo: QTc-Zeit beachten!), Volumeninfusion, Alkalisierung nach Serum pH, Diazepam (z. B. 5 mg i.v.), als Antidot: Physostigmin (2 mg langsam i.v.). Bei Opiaten als führendem Agens: Naloxon, z. B. 0,2 mg langsam i.v. *Cave*: Überschießende Wirkung insbesondere bei lang anhaltender Kumulation und dadurch eingetretene Adaptation (z. B. bei langer Expositionszeit, etwa nach Applikation eines Fentanylpflasters).

3.2.3 Neuroleptika

- Symptome: Abnormes Bewegungsmuster mit verkrampften langsamen, steifen Drehbewegungen teils mit eingeschränktem Bewusstsein. Ferner: Hypertonie, Herzrhythmusstörungen, Rigor, Kreatinkinase(CK)-Ausschüttung. Atemdepression und Krampfanfälle sind außerdem möglich (malignes neuroleptisches Syndrom). Typisch ist eine Entwicklung über Tage bis Wochen. Weitere auslösende Medikamente: Prokinetika – Metoclopramid (MCP), Domperidon, Lithium, möglicherweise auch Carbamazepin.
- Diagnostik: Substanzscreening im Urin, Anamnese (leere Blister), typische Klinik
- Therapie: Monitorüberwachung (Memo: QTc-Zeit beachten!), Bei Bewegungskrämpfen: Biperiden – 0,04 mg/kg Körpergewicht (KG), langsam i.v. (ggf. mehrfach wiederholen). Bei Krampfanfällen: Diazepam (5–10 mg i.v.), Clonazepam 1 mg i.v. Antidot bei tiefem Koma (ZAS): Physostigmin 2 mg langsam i.v. Volumeninfusion.

3.2.4 Serotonerge Medikamente

- Symptome: Schwitzen, starke Peristaltik, Myokloni, Diarrhö, Ruhetremor. Weiterhin Bewusstseinstrübung, Tachykardie, Fieber.

Auslösende Medikamente: Antidepressiva, Linezolid, Methylenblau, Antiemetika (Ondansetron, Granisetron), Pethidin.
- Diagnostik: Substanzscreening im Urin, Anamnese (leere Blister), typische Klinik
- Therapie: 12 mg Cyproheptadin p.o. Danach 2 mg/2 h.

3.2.5 Benzodiazepine, Barbiturate

- Symptome: Schläfrigkeit bis zum Koma, Hypotonie, Bradykardie, Atemdepression, häufig Mischintoxikationen mit Alkohol
- Diagnostik: Substanzscreening im Urin, Anamnese (leere Blister), typische Klinik
- Therapie: Flumazenil, bei Diagnosesicherung im Falle von Benzodiazepinüberdosierung: Flumazenil 0,5 mg i.v.

Zusammenfassung

Gemeinsame Symptome des serotonergen, zentral anticholinergen und neuroleptischen Syndroms: Bewusstseinsstörungen, Tachykardie, Hypertonie, Fieber.

Unterscheidene Merkmale:

ZAS: Trockene Haut, abgeschwächte Darmgeräusche, geringe Speichelsekretion, Harnentleerungsstörung, normale Reflexe

Serotoninsyndrom: Transpiration verstärkt, Myokloni, Hyperreflexie, übermäßige Darmgeräusche, Diarrhö, Tremor

Malignes neuroleptisches Syndrom: Schwitzen, Rigor, CK-Ausschüttung, abgeschwächte Reflexe, keine muskuläre Übererregbarkeit

Amphetamine, Kokain, sympathomimetische Substanzen

Symptome: Euphorie, Antriebssteigerung, Aggression, im Verlauf Tachykardie, Hypertonie, Mydriasis, Bewusstseinstrübung, Herzrhythmusstörungen bis zum Kammerflimmern, ST-Streckenveränderungen wie bei Myokardischämie

Diagnostik: Anamnese, Substanzscreening im Urin

Therapie: Strenge Monitorüberwachung, Volumeninfusion, Benzodiazepine i.v.

Kohlenmonoxid (CO)

Kohlenmonoxid besitzt eine 300-mal höhere Affinität zum Hämoglobin als Sauerstoff. Es entsteht bei der unvollständigen Verbrennung organischer Materialien. Starke Raucher können durchaus CO-Konzentrationen von 10 % im Serum aufweisen. Insbesondere in der Präklinik ist stets der Eigenschutz, etwa durch den CO-Melder des Rettungsdienstes/der Feuerwehr zu beachten.

Symptome: Diese sind klar dosisabhängig (% CO-Hb) und zeigen das folgende Spektrum:

10–20 %: Leichte Kopfschmerzen, Ermüdung, Übelkeit, Kurzatmigkeit bei Belastung, Palpitationen
20–30 %: Schwindel, beginnende Bewusstseinstrübung, schlaffe Extremitätenmuskulatur
30–40 %: Bewusstlosigkeit, Atemdepression, Schock
40–60 %: Paralyse, Koma, Cheyne-Stokes-Atmung
60–70 %: Tödlich innerhalb von einer Stunde ohne Therapie
Diagnose: CO-Hb in Prozent in der arteriellen Blutgasanalyse (BGA), Umstände der Patientenauffindung (Brand, Shishabar etc.)
Therapie: Hochdosierte Gabe von Sauerstoff – in der Regel inspiratorische Sauerstoffkonzentration (FiO_2) 100 % – ggf. Druckkammerbehandlung. Indikationen hierfür sind therapierefraktäre Azidose, anhaltende Bewusstseinstrübungen sowie der niederschwellige Einsatz in der Schwangerschaft.

3.3 Postiktualer Dämmerzustand

Zum notfallmedizinischen Leitthema hirnorganische Anfallsleiden wird in Kap. 9 dieses Werkes ausführlich berichtet. Daher ist es hier zunächst von Bedeutung, die wesentlichen diskriminatorischen Parameter zu den anderen Formen der Bewusstseinstrübung, insbesondere der Synkope herauszustellen:

- Eine signifikante Laktatausschüttung im Serum binnen 2 h nach einem Ereignis spricht meist für einen stattgehabten generalisierten Krampfanfall.
- Provozierende Faktoren wie Alkohol- oder Schlafentzug, evtl. auch Stresszunahme sprechen anamnestisch eher für ein Anfallsereignis.
- Die Reorientierungsphase ist nach einem Anfallsereignis wesentlich länger als nach einer klassischen Synkope. Nach einem Krampfereignis ist ein zögerliches Wiedererwachen, manchmal über Stunden, typisch.
- Typische Begleitphänomene wie Einnässen und/oder Zungenbiss sprechen für ein Krampfgeschehen.
- Halbseitensymptome (sog. Todd-Parese) nach einem (beobachteten) Krampfanfall unterstützen die Diagnose.

Eine erneute Schnittbilddiagnostik bei bekannter Epilepsie im Sinne eines erneuten Anfalls ist in der Notaufnahme meist nicht erforderlich. Im Gegensatz dazu sollte eine vollständige Aufarbeitung bei unklarer Ursache und bei jedwedem Ersterereignis erfolgen. Steht bei einer unklaren Bewusstseinstrübung ein stattgehabter Krampfanfall im Raum, ist bei zusätzlich vorhandenem Medikamentenüberhang durch Benzodiazepine oder Opiate in jedem Fall aufgrund der Absenkung der Krampfschwelle von Antagonsierungsversuchen etwa mit Naloxon bzw. Flumazenil Abstand zu nehmen.

3.4 Psychogene Ursachen

Der Stupor ist von der Bewusstseinstrübung klar abzugrenzen. Er tritt im Rahmen von Depressionen, bei Psychosen oder im Rahmen von Demenzerkrankungen auf. Wesentliches Kennzeichen ist eher die „Körperstarre" und eine höchstens vordergründige Reduktion des Bewusstseins.

Psychogene Ursachen, die ein Koma vortäuschen, haben häufig psychische Belastungssituationen als Auslöser. In diesem Zusammenhang kann es hilfreich sein, den Patienten aus dem auslösenden Umfeld, wie z. B. dem Haushalt, zu lösen und in der Notaufnahme zu versuchen, Zugang zu ihm zu finden. Gelingt dies nicht prompt und besteht weiterhin der Verdacht auf eine psychogene Ursache, kann durch Schmerzreize oder Provokation des Blinzelreflexes oder auch die Provokation sonstiger Abwehrmechanismen ein „Erwachen" provoziert werden. Diese Beweisführung ist insofern nicht unwichtig, da ansonsten weiterführende Maßnahmen, die von großem Nachteil für den Patienten sein können u. U. unnötig eingeleitet werden (Memo: Strahlenhygiene und kraniale Computertomografie, CCT!).

3.5 Äußere Einwirkungen

Äußere Einwirkungen sind meist nach Trauma präsent. Sie können als Blickdiagnose sichtbar sein, aber sich auch erst nach intensiver klinischer Untersuchung darstellen. Folgende Symptome sind in jedem Fall in Zusammenhang mit Bewusstseinstrübungen als Red Flags zu werten:

- Periorbitale Hämatome: Monokel- oder Brillenhämatom
- Liquorrhö
- Mastoidhämatom
- Blutung aus dem Gehörgang
- Epistaxis, Septumhämatom
- Sichtbare Verletzungen des Schädels
- Tastbare Verletzungen, z. B. Krepitationen im Bereich des Schädelknochens
- Dysgnathie nach Trauma

In diesen Fällen ist in jedem Fall eine Schnittbildgebung, u. U. mit Darstellung der Schädelbasis und des Mittelgesichtes erforderlich. Ist nach einem Schädel-Hirn-Trauma (SHT) die Glasgow Coma Scale (GCS) unter 15, so ist ohnehin eine Bildgebung indiziert. Im Anschluss erfolgt die Entscheidung zu einer möglichen operativen Therapie; diese kann als neurochirurgische, Hals-Nasen-Ohren(HNO)- oder auch Mund-Kiefer-Gesichts(MKG)- Chirurgie-Konsultation erfolgen. Besteht der Verdacht auf Penetration der Liquorräume, ist die Gabe eines Breitbandantibiotikums (z. B. Cefuroxim 3-mal 1,5 g i.v.) erforderlich. Die Details zu traumatischen Hirnblutungen werden in Kap. 8 besprochen.

3.6 Weitere Differenzialdiagnosen mit Schnittstellen zur Inneren Medizin

3.6.1 Hypertensive Krise/ Hypertensiver Notfall

Der Begriff des hypertensiven Notfalls wird gemäß der Leitlinien der Deutschen Gesellschaft für Kardiologie (Leitlinien 2018) wie folgt definiert: Hypertensive Notfälle sind Situationen bei denen eine schwere Hypertonie (meist Grad 3) mit akuter Endorganschädigung verbunden ist, die meist lebensbedrohlich sind und eine sofortige, adäquate Blutdrucksenkung im Krankenhaus erfordern, üblicherweise mittels intravenöser (i.v.) Therapie (Leitlinien der DGK zur Hypertonie o. J.). Ein Grad-3-Hypertonus ist mit Blutdruckwerten von über 180 mmHg (systolisch) oder 110 mmHg (diastolisch) vergesellschaftet. Bei dem hypertensiven Notfall kann, etwa im Rahmen einer beginnenden Enzephalopathie eine Bewusstseinseinschränkung vorhanden sein. Weitere Symptome sind Kopfschmerzen, Brustschmerzen (z. B. durch Kompression der Koronarienverzweigungen), Sehstörungen, Verwirrtheitszustände. Abzugrenzen davon und somit von der hypertensiven Krise ist der Begriff der hypertensiven Entgleisung, bei der eine schwere Hypertonie vorliegt, jedoch ohne Zeichen der Endorganschädigung. Hier ist eine akute Blutdrucksenkung erforderlich, die kurz- bis mittelfristige Einstellung der Hypertonie kann jedoch meist im ambulanten Kontext erfolgen. Die Deutsche Gesellschaft für Kardiologie schlägt beim hypertensiven Notfall folgenden therapeutischen Pfad vor (Leitlinien der DGK zur Hypertonie o. J.):

- Maligne Hypertonie: RR-Senkung über mehrere Stunden um 20–25 % mit Nicardipin oder Labetolol, alternativ Urapidil oder Nitroprussid
- Bei hypertensiver Enzephalopathie: RR-Senkung sofort um 20–25 % mit Nicardipin oder Labetolol, alternativ Nitroprussid
- Akutes Koronarereignis: Sofortige RR-Senkung auf unter 140 mmHg systolisch

durch Nitroglycerin (NTG) oder Labetolol, alternativ Urapidil
- Akutes Lungenödem: Sofortige RR-Senkung auf unter 140 mmHg systolisch durch NTG oder Nitroprussid, alternativ Urapidil mit einem Schleifendiuretikum
- Akute Aortendissektion: Sofortige RR-Senkung auf unter 140 mmHg systolisch und Herzfrequenz (HF) unter 60 bpm durch Esmolol und Nicardipin oder Nitroprussid oder NTG, alternativ Labetolol oder Metropolol
- *Eklampsie/HELLP („haemolysis, elevated liver enzyme levels, low platelet count"): Sofortige Senkung auf* unter 165/105 mmHg durch Labetolol oder Nicardipin und Magnesium, alternativ Geburtseinleitung erwägen.

3.6.2 Entgleister Diabetes mellitus

Hier ist grundsätzlich zwischen Bewusstseinsstörungen auf dem Boden von Hypo- und Hyperglykämien zu unterscheiden. Gerade aufgrund der lebensbedrohlichen Unterzuckerung ist bei einem jeden nicht ansprechbaren Patienten in Rettungsdienst und Notaufnahme die sofortige BZ-Bestimmung verpflichtend. Hypoglykämien werden fast immer durch Zufuhr blutzuckersenkender Medikamente (sowohl subkutane Insuline als auch orale Antidiabetika) in Verbindung mit nicht ausreichender Nahrungsaufnahme provoziert. Dieses Missverhältnis kann beispielsweise im Rahmen von Infektionen begünstigt werden. Auch im Rahmen von Neueinstellungen eines Diabetes kann, etwa durch zusätzliches Bewegungstraining eines Patienten, eine Unterzuckerung ausgelöst werden. Gleichzeitige Änderungen des Lebensstils mit neu angesetzten Medikamenten lassen die „Übersicht" schnell verlieren. Kritische BZ-Werte im Rahmen einer Unterzuckerung sind Werte, die sich unter halb des Normbereichs (<70 mg/dl) bewegen, hochkritisch unter 50 mg/dl. Die Substitution erfolgt mit 20 ml Glukose (G) 20 % i.v., ggf. wiederholen. Zusätzlich sollte eine zunächst kontinuierliche G5-Infusion erfolgen, um schleichende, erneute Unterzuckerungen zu vermeiden. Dies gilt vor allem vor dem Hintergrund der Medikation von Langzeitinsulinen und bei oralen Antidiabetika. In der Initialphase sind nach dem Wiedererwachen des Patienten 2-stündliche Kontrollen notwendig. Hier ist ebenfalls zu beachten, eine überschießende Hyperglykämie zu vermeiden. In aller Regel ist auch eine stationäre Aufnahme erforderlich, um eine verlässliche Neueinstellung zu gewährleisten.

Bei den Hyperglykämien, die mit einer Bewusstseinsstörung einhergehen sollen vor allem das hyperosmolare und das ketoazidotische Koma betrachtet werden:

Hyperosmolares Koma

Auch hier sind häufig Infektionen, die die gewohnte Einstellung eines meist Typ-II-Diabetes durcheinander bringen. Auch die Eindosierung blutzuckersteigender Medikamente wie etwa Glukokortikoide können von Bedeutung sein. Das Koma bzw. die Bewusstseinstrübung entwickelt sich meist schleichend. Kennzeichen ist die oft stark ausgeprägte Hyperglykämie (BZ-Werte von über 800 mg/dl). Eine Ketoazidose ist in der Regel nicht vorhanden, da die Insulinrestwirkung die Bildung von Ketonkörpern noch verhindert. Eine Azidose im Serum ist dann meist durch Laktat bedingt. Auch die Osmolarität im Plasma ist meist höher als bei der Ketoazidose (Werte in der Regel deutlich über 320 mosm/l). Die massive Diurese ist osmotischer Genese und kann zur Hypokaliämie führen. Dann ist eine Substitution nötig (z. B. 40 mval in die Infusionslösung). Auch Natriumverschiebungen sind durch den osmotischen Gradienten, durch die hohe Glukosekonzentration bedingt, möglich. Elementar ist die Volumensubstitution; sie beträgt ca. 8–10 l kristalloide Lösung binnen 24 h. Der Blutzucker sinkt bereits dadurch. Erst nach begonnener Substitution soll mit Insulin i.v. gegengesteuert werden (z. B. 2 IE Altinsulin/h i.v., *cave* bei Hypokaliämie unter 3,3 mmol/l). Eine zu rasche Absenkung muss zur Vermeidung eines Hirnödems in jedem Fall vermieden werden. Der BZ-Zielwert innerhalb der ersten 24 h beträgt 300 mg/dl. Bauchschmerzen im Sinne eines Pseudoperitonismus sind möglich, allerdings im Rahmen einer ketoazidotischen Hyperglykämie häufiger. Die Ursache hierfür nicht vollständig geklärt. Eine intensivmedizinische Überwachung im Anschluss an die Behandlung in der Notaufnahme ist bei dem hohen Volumenbedarf und der lückenlosen Patientenüberwachung (Elektrolyte, Diurese, BZ-Werte) notwendig.

Ketoazidotisches Koma
Die Ketoazidose ist meist im Rahmen eines Typ-I-Diabetes auftretend und kann ebenfalls bis zum komatösen Zustand führen. Das Auftreten ist meist relativ unvermittelt und nicht selten im Rahmen einer Erstmanifestation. Durch den absoluten Insulinmangel sind die Bildung von Ketonkörpern und die damit verbundene Azidose mit erhöhter Aninonenlücke charakteristisch. Typisch sind der Acetongeruch der Atemluft und die tiefe (Kussmaul-) Atmung mit dem Ziel des Azidoseausgleichs. Die Blutzuckerwerte sind in der Regel nicht so stark erhöht wie beim hyperosmolaren Koma. Die Volumensubstitution sollte 1000 ml in der 1. Stunde bei Erwachsenen betragen. Der Blutzuckerzielwert beträgt 200 mg/dl. Meist ist der Volumenmangel nicht so stark ausgeprägt wie beim hyperosmolaren Koma. Die Elektrolytsubstitution erfolgt analog. Die Prognose ist besser als beim hyperosmolaren Koma.

3.6.3 Urämische und hepatische Enzephalopathie, Störungen der endokrinen Funktion

Zunächst ist ein *akutes Nierenversagen*, das mit einer deutlichen Erhöhung der Retentionswerte einhergeht, gelegentlich Ursache von Bewusstseinstrübungen in der Notaufnahme. Bis urämische Symptome eintreten, ist der Prozess des Nierenversagens meist weit vorangeschritten. In der Regel liegen Harnstoffwerte von über 200 mg/dl vor. Neben der Bewusstseinstrübung können zunächst Symptome wie allgemeine Schwäche, Müdigkeit, Tremor, innere Unruhe sowie Schlaf- und Konzentrationsstörungen vorangehen. Ebenfalls können im Rahmen der Elektrolytstörung Hyperkaliämie Myoklonien und Faszikulationen auftreten. Zu beachten ist der Säure-Base-Metabolismus: Eine Übersäuerung befördert eher die fortschreitende Nierenfunktionsstörung und muss konsequent ausgeglichen werden. Durch Natriumbicarbonat wird ein Serum-pH-Wert im hochnormalen bis leicht alkalischen Bereich angestrebt (z. B. Nabic 8,4 % 200 ml bei pH unter 7,3). Das Nierenversagen kann durch (in der Regel) kaliumarme Elektrolytlösungen im Sinne eines erhöhten Volumenumsatzes günstig beeinflusst werden. Die kardiale Funktion ist zu berücksichtigen. Schleifendiuretika können Hyperkaliämien beseitigen, sind aber für die Funktion der Nephrone nicht hilfreich. Ist der Patient bereits anur, kann eine Mischung aus G5 und 10 IE Alt-Insulin durch den Kaliumshift in die Zellen kurzfristig potenziell lebendbedrohliche Arrhythmien verhindern.

Liegen neben einer deutlichen Erhöhung der harnpflichtigen Substanzen urämische Symptome und eine therapierefraktäre Azidose mit schwerwiegender Hyperkaliämie vor, so ist die Indikation zum Nierenersatzverfahren zu stellen. Patienten mit chronisch eingeschränkter Nierenfunktion, bei denen die Clearance „acute on chronic" weiter zurückgeht, zeigen klinisch meist gute Kompensationsmechanismen und werden durch eine Urämie erst spät neurologisch auffällig.

Bei der *hepatischen Enzephalopathie* ist der Befundprogress meist auf dem Boden chronischer Erkrankungen wie der Leberzirrhose ebenfalls meist schleichend. Bei Kindern im Alter von bis zu 12 Jahren ist bei gleichzeitiger Acetylsalicylsäure(ASS)-Einnahme an das Reye-Syndrom zu denken, bei dem es zum Leberausfall kommen kann. Neben erhöhten Transaminasen ist Ammoniak der Parameter (Grenzwert 94 µg/dl bei Männern und 82 µg/dl bei Frauen), der das Ausmaß der Funktionseinschränkung mit Blick auf die Neurotoxizität ausweist. Die Syntheseleistung der Leber kann durch die Cholinesterase erfasst werden. In der Übersichtgerinnung geben der Quick- und der INR(„international normalized ratio")-Wert in der Notaufnahme eine erste Orientierung über die Syntheseleistung, wenn keine Antikoagulanzien eingenommen werden.

Schließlich sei noch auf den *Schilddrüsenstoffwechsel* verweisen. Auch hier kann es bei einer ausgeprägten Unterfunktion zu Bewusstseinstrübungen kommen (Myxödemkoma). Die Letalität ist hoch und daher sollte nach Diagnosesicherung baldmöglichst oder bei klinisch stark suggestiver Konstellation ohne Abwarten der Laborwerte sofort Hormon substituiert werden (4 μg/kg L-Thyroxin i. v.). Frauen sind häufiger betroffen, etwa im Rahmen von Autoimmunerkrankungen der Schilddrüse. Auch sind eine stattgehabte Radiojodtherapie oder eine durchgeführte Thyreoidektomie hinweisgebend. Neben der Bewusstseinstrübung sind folgende Symptome charakteristisch: Hypothermie, Hyperkapnie, Hypotonie, vorangehende Verwirrtheit, Bradykardie, evtl. Hyponatriämie. Die Ödembildung ist generalisiert, kann aber an den Händen, periorbital und prätibial besonders gut dargestellt werden.

Bei den *Elektrolytverschiebungen*, die mit einer Bewusstseinstrübung einhergehen, ist als wichtigste Veränderung die Hyponatriämie zu nennen. Diese kann eine Vielzahl von Ursachen haben und die klinischen Zeichen entwickeln sich eher schleichend. Wichtige Ursachen, bzw. Erkrankungen, in deren Rahmen eine Hyponatriämie auftreten kann sind:

- Addison-Krise
- Aufnahme von hypotonem Wasser (z. B. Trinken großer Mengen Leitungswasser)
- Hypothyreose (s. oben)
- Störungen der Exkretionsfunktion bei Glomerulonephritis
- Syndrom der inadäquaten Sekretion von antidiuretischem Hormon (SIADH) mit übermäßiger ADH-Sekretion
- Medikamente wie z. B. Barbiturate, Carbamazepin, Diuretika (häufig, hier vor allem Thiaziddiuretika), Opioide, Tolbutamid und Vincristin

Wesentlich ist der langsame Ausgleich einer bedrohlichen Hyponatriämie. Diese liegt in der Regel bei Werten von unter 125 mmol/l vor. 3–10 %ige Natriumchlorid(NaCl)-Infusionslösung kann verabreicht werden (*cave*: Venenreizung). Der Natriumanstieg muss unbedingt laborchemisch überwacht werden, um einen zu raschen Anstieg mit der Gefahr einer zentralen pontinen Myelinolyse zu vermeiden. Die Ursachenklärung (Memo: häufigste Ursache: Diuretika) soll die dauerhafte Normalisierung des Serumnatriums ermöglichen.

3.6.4 Infektionen

Grundsätzlich kann im Rahmen einer jedweden Infektion je nach Schweregrad eine Bewusstseinstrübung eintreten. Dieses Phänomen wird gerade in einer Notaufnahme oft nicht ausreichend beachtet und führt nicht selten zu einer Überdiagnostik mit Blick auf eigentlich unnötige Schnittbildgebung (z. B. CCT). Der Schweregrad des Krankheitsbildes Sepsis wird nicht zuletzt durch die Parameter qSOFA(Quick Sequential Organ Failure Assesssment)- und SOFA-Score ausgedrückt, in denen jeweils auch der GCS einfließt (Vincent et al. 1996; Schmoch et al. 2018). Werden 2 oder mehr Punkte erreicht bzw. wird im SOFA-Score ein Progress von mehr als 2 Punkten über 24 h erzielt, zeigt dies einer Sepsis die erhöhte Morbidität und Mortalität an. Der qSOFA wird wie folgt ermittelt:

- GCS <15:1 Punkt
- Hypotension unter 100 mmHg systolisch: 1 Punkt
- Atemfrequenz über 22/min: 1 Punkt

Der SOFA-Score (Tab. 3.1) legt einige weitere Organfunktionen zugrunde und wird nach nachstehendem Muster ermittelt (siehe auch Abschn. Meningitis, Kap. 10).

Die kausale Therapie mit einer frühzeitigen antimikrobiellen Therapie, wo immer möglich chirurgischen Fokussanierung und die adäquate Volumensubstitution sind Grundpfeiler der Therapie und kehren am ehesten eine begleitende Bewusstseinstrübung um. Auf die spezifischen neurologischen Infektionen und die jeweiligen Therapiebesonderheiten wird noch in Kap. 10 eingegangen. Die ansonsten häufigsten in einer Notaufnahme relevanten Infektionserkrankungen in diesem Kontext sind Pneumonie, Harnwegsinfekt (gerade im geriatrischen Krankengut) neben Wundinfektionen und dem abdominellen Fokus.

3 Unklare Bewusstseinstrübungen

Tab. 3.1 SOFA(Sequential Organ Failure Assesssment)-Score. (Siehe auch Kap. 10)

Organsystem	Parameter	0 Punkte	1 Punkt	2 Punkte	3 Punkte	4 Punkte
Atmung	PaO_2/FiO_2 [mmHg]	>400	≤400	≤300	≤200 und Atemunterstützung	≤100 und Atemunterstützung
Gerinnung	Thrombozyten 1000/µl	>150	≤150	≤100	≤50	≤20
Leber	Bilirubin [mg/dl]	<1,2	1,2–1,9	2,0–5,9	6,0–11,9	≥12
Herz/Kreislauf	Hypotension MAP [mmHg]	Keine	<70	Dopamin oder Dobutamin	Dopamin oder Noradrenalin in mittlerer Dosis	Dopamin oder Noradrenalin in hoher Dosis
ZNS	GCS [Punkte]	15	13–14	10–12	6–9	5 und weniger
Niere	Kreatinin [mg/dl]	<1,2	1,2–1,9	2,0–3,4	3,5–4,9	Über 5

PaO_2/FiO_2 Sauerstoffpartialdruck im arteriellen Blut/inspiratorische Sauerstoffkonzentration, *MAP* mittlerer arterieller Druck, *GCS* Glasgow Coma Scale

Auch die *zerebrale Ischämie* kann mit Bewusstseinstrübungen vergesellschaftet sein, vor allem Ischämien im vertebrobasiliären Kreislauf (z. B. Basilaristhrombose). Hierzu wird im Kap. 7 dieses Buches ausführlich berichtet.

Wichtig: Synopsis: Diagnostischer Algorithmus bei Synkope/unklarem Bewusstseinsverlust

Behandlungspfad in der Notaufnahme
Die Ausführungen sind beispielhaft als klinikeigener Behandlungspfad für das Verdachtsbild Synkope/unklarer Bewusstseinstrübung dargestellt.

Alle Patienten mit der Aufnahmediagnose Synkope/unklare Bewusstseinstrübung erhalten somit:

Eine ausführliche Anamnese mit Fokus auf
- Klinischer Hergang: Auslösende Faktoren, Auslösung durch körperliche Belastung, Prodromi, Körperhaltung bei Auftreten der Synkope (v. a. im Sitzen oder Liegen), vegetative Begleitsymptome wie Thoraxschmerz (wichtig!!), Dauer der Reorientierungsphase, Hinweise für vertebrobasiläre Ischämie: Starker begleitender Schwindel, Downbeat-Nystagmus, Skew Deviation
- Verletzungsfolgen
- Vorerkrankungen (insbesondere kardial, hier zuvorderst eingeschränkte LV-Funktion)
- Frühere Synkopen, Krampfanfälle, Suchterkrankungen
- Familienanamnese für plötzlichen Herztod
- Hypertonie oder Diabetes in der Anamnese, weiterhin Nieren-, Leber-, Schildddrüsenerkrankungen

Eine gründliche körperliche Untersuchung mit Fokus auf
- das kardiorespiratorische System (inklusive Auskultation des Herzens und der Lunge),
- Verletzungsfolgen, Zungenbiss, Einnässen,
- rektal-digitale Untersuchung mit Frage nach einer Gastrointestinal(GI)-Blutung,
- Prüfung möglicher psychogener Ursachen.

Eine Messung von RR, HF, sO₂
- Kritische Werte: HF <50 bpm oder >100 bpm, Sauerstoffsättigung (sO_2) <94 %

Ein 12-Kanal-EKG
- Arrhythmien, Bradykardie, Tachykardien, höhergradige Blockbilder, Präexzitationssyndrom, Hinweise auf (abgelaufen) kardiale Ischämien, Hypertrophiezeichen

Ein Aufnahmelabor
- Elektrolyte, Blutbild (BB) mit Hämoglobin (Hb), Kreatinin/Harnstoff, C-reaktives Protein

(CRP; Infektionszeichen?), Laktat (DD stattgehabter Krampfanfall) ggf. Substanzscreening im Urin, Blutgasanalyse (BGA) mit Carboxyhämoglobin (CO-Hb), Bethämoglobin (Met-HB) (etwa bei Rauchgasintoxikation), Leberwerte, nach Anamnese auch Schilddrüsen(SD)-Werte

CCT, ggf. CT-Angiografie bei Ischämieverdacht, z. B. Basilaristhrombose bzw. bei Verdacht einer intrazerebralen Blutung (ICB)

▶ **Red Flags** Finden sich in der Basisdiagnostik Hinweise auf eine kardiale oder pulmonale Genese (z. B. Lungenembolie), so erfolgt die kardiologische Vorstellung in der Notaufnahme und es besteht eine dringende Indikation zur stationären Abklärung. Eine laborchemische Abklärung auf Myokardinfarkt/Lungenembolie/Aortendissekat erfolgt nur bei entsprechenden Hinweisen und nicht als Teil der Basisdiagnostik.

Sind die Ergebnisse der Basisdiagnostik unauffällig, so wird bei unklarer Ätiologie (d. h. keine typische Reflexsynkope), bei atypischer Präsentation (wie prolongierter Erholungsphase, Erholung nur unter kreislaufstützenden Maßnahmen) sowie bei ungesicherter Betreuung die stationäre Aufnahme zur Diagnostik angeboten.

Behandlungspfad einer Normalstation

Alle Maßnahmen des Notaufnahmebehandlungspfades, die bislang nicht vorliegen, werden unverzüglich nachgeholt. Die Anamnese wird wiederholt, ebenso die körperliche Untersuchung.

Ergeben sich weiterhin keine Hinweise auf eine kardiale Genese, wird an apparativer Zusatzdiagnostik durchgeführt:

- Insbesondere bei Synkope in Orthostase:
  - Schellong-Test über 3 und 10 min (orthostatische Dysregulation, POTS)
- Insbesondere bei Prodromi wie Gähnen, Schwäche, Übelkeit:
  - Karotissinusmassage am Monitor nach vorheriger extra- und transkranieller Dopplersonografie
  - Oder Kipptischuntersuchung (vasovagale Synkope)
    Diese Untersuchung kann ambulant erfolgen und sollte den stationären Aufenthalt nicht verlängern!
- Zur Abgrenzung gegen ein iktales Ereignis:
  - Elektroenzephalografie (EEG) mit Provokation

Soll bei entsprechenden (auch anamnestischen!) Hinweisen eine kardiale Genese ausgeschlossen werden, werden folgende Untersuchungen durchgeführt:

- Transthorakale Echokardiografie (mit entsprechender Fragestellung)
- 24 h-EKG
- 24 h-RR

Alle diese Modalitäten sind nach klinischer Aufnahme in der Regel kurzfristig verfügbar. Ergeben sich hier Auffälligkeiten, so schließt sich in Rücksprache mit der Klinik für Kardiologie eine spezifische Diagnostik an – Belastungsergometrie, Kardio-Magnetresonanztomografie(MRT), Koronarangiografie, elektrophysiologische Untersuchung (EPU).

Folgende Untersuchungen sind *nicht* regelhafter Bestandteil der Synkopenabklärung und erfolgen nur bei begründetem Verdacht auf eine zerebrovaskuläre Synkope (positive TIA(transitorische ischämische Attacke)-Anamnese, fokales neurologisches Defizit, Strömungsgeräusch der Karotiden, V. a. Basilaristhrombose [häufig fluktuierende Vigilanzstörungen bzw. anhaltendes Koma, etwa bei subtotaler Thrombose) oder zu erwartendem Benefit bei anderen Formen der Bewusstseinstrübung:

- Kraniale Bildgebung (CCT/cMRT)
- Dopplersonografie der Karotiden

Bleiben alle Untersuchungen ohne Ergebnis, und handelt es sich schließlich um eine Bewusstseinstrübung, die eine relevante Synkope darstellt (berufliche Einschränkungen, Verletzungsfolgen), so kann die Implantation eines Event Recorders erwogen werden. Die hohe Prävalenz auch abschließend ungeklärter Ursachen sollte hierbei bedacht werden. Abb. 3.15 fasst alle wesentlichen primären und nach Anamnese gesteuerten Untersuchungsverfahren zusammen.

Tab. 3.2 zeigt synoptisch gezielte Fragen zur Anamnese und wegweisende klinische Zeichen, die zur bestmöglichen Ursachendifferenzierung einer Synkope abgearbeitet werden müssen (Tab. 3.3).

Beim *GCS* sind also maximal 15, minimal 3 Punkte möglich. Bei weniger als 14 Punkten liegt definitionsgemäß eine Bewusstseinstrübung vor. Bei 8 und weniger Punkten ist von fehlenden Schutzreflexen auszugehen, sodass eine Atemwegsicherung erfolgen muss. Als leichte Merkhilfe gilt die fortschreitend zu vergebende Höchstpunktzahl: Sie ist „ganz oben" (Augen) am geringsten (max. 4 Punkte) und nimmt „nach unten" (verbale Antwort, „Mund", max. 5 Punkte) bis zu den Extremitäten (max. 6 Punkte) zu: „Der Christbaum wird nach unten breiter".

Fahreignung

Nach einer Synkope („kreislaufabhängige Störung der Hirntätigkeit") besteht in der Regel zunächst keine Fahreignung. Eine Wiedererlangung der Fahreignung kann nur bei klarem Auslöser, der suffizient therapiert wurde, erfolgen, dies gilt insbesondere für kardiogene Synkopen, da diese auch ohne äußeren Auslöser und im Sitzen auftreten können. Auf die Problematik der „Hustensynkope" und COPD/Asthma etc. wird hier nur hingewiesen. Patienten mit Synkopen können in der Regel keine Fahrerlaubnisklasse 2 erhalten (Berufskraftfahrer Begutachtungsleitlinien zur Kraftfahreignung 2014). Die erfolgte Aufklärung ist schriftlich zu fixieren.

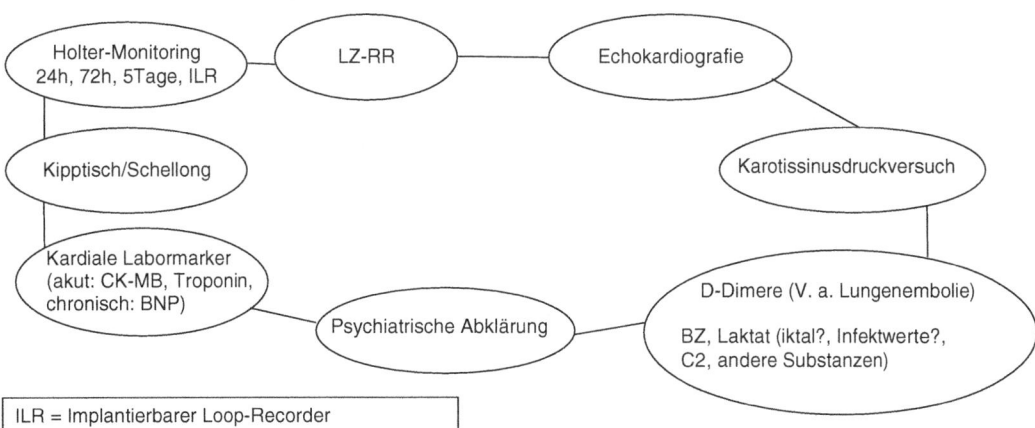

Abb. 3.15 Anamnesegesteuerte Differenzialdiagnostik bei Synkope/unklarer Bewusstseinstrübung; *ILR* Implantierbarer Loop Recorder, *CK-MB* Creatinkinase, die überwiegende aus dem Herzmuskel stammt, *BZ* Blutzucker, *BNP* B-type natriuretic peptide, *LZ RR* Langzeit Blutdruck, *C2* Alkohol

Tab. 3.2 Gezielte anamnestische Fragen und wegweisende klinische Zeichen als Hilfestellung zur Ursachendifferenzierung bei einer Synkope/sonstigen Bewusstseinstrübung

Reflexsynkope	Synkope bei orthostatischer Hypotonie	Kardiovaskuläre Synkope
• Kein Nachweis einer strukturellen Herzerkrankung • Auftreten nach Anstrengung • Auftreten bei Kopfdrehung oder Kragenknöpfen (Karotissinus) • Nach üppigen Mahlzeiten • Langes Stehen in überwärmten und/oder überfüllten Räumen • Übelkeit und Erbrechen in Zusammenhang mit der Synkope • Bei Erschrecken, Schmerzen, unangenehmen Gerüchen • Wiederholte Ereignisse mit einer langen Krankengeschichte	• Nach raschem Aufstehen • Stehen nach körperlicher Anstrengung • Neurezeption oder Wechsel antihypertensiver Medikamente • Morbus Parkinson • Nachweis einer autonomen Neuropathie • Langes Stehen in überwärmten und/oder überfüllten Räumen	• Bekannte strukturelle Herzerkrankung • Positive familiäre Anamnese für plötzlichen Herztod • Auftreten während körperlicher Anstrengung • Auftreten im Liegen • Palpitationen • EKG-Veränderungen, wie Blockbilder, v. a. aus prognostischer Sicht der AV-Block II, Präexzitationen (Deltawelle), langes oder sehr kurzes QT-Intervall, gehäufte ventrikuläre Automatien (zahlreiche VES, Couplets, Triplets, Salven, VT), Hinweise für einen alten Myokardinfarkt, z. B. signifikante Q-Zacken
Posiktualer Dämmerzustand	**Entgleister Diabetes**	**Intoxikationen**
• Bekanntes Krampfleiden • Einnässen, Zungenbiss • Begleitverletzungen durch Krampf • Spezielle antikonvulsive Medikation	• Bekannter Diabetes • Aktuell erfolgte Neueinstellung • Änderung des Lebensstils • Aktuelle Infektion • Änderung der Medikation • Acetongeruch • Kussmaul-Atmung • Pseudoperitonismus	• Bekannte Suchterkrankung • Foetor ex ore (z. B. Alkohol) • Typisches Hautkolorit • Pupillenstellung (z. B. Engstellung bei Opiatintoxikation)
Sonstige		
• Bekannter Hypertonus (RR-Werte bei Aufnahme über 220/110 mmHg) • Bekannte Niereninsuffizienz, Hyperkaliämie, erhöhte Retentionsparameter • Erhöhte Infektwerte • Fieber • Positive Sepsiskriterien, qSOFA, SOFA		

AV Aortenvitium, *VES* Ventrikuläre Extrasystolen, *VT* Ventrikuläre Tachykardie, *qSOFA* quick sequential organ failure assessment

Tab. 3.3 Glasgow Coma Scale (GCS) zum schnellen Nachsehen

Punktzahl	Augenöffnung	Beste verbale Antwort	Beste motorische Reaktion
6	–	–	Auf Aufforderung
5	–	Konversation möglich, orientiert	Gezielt bei Schmerzreiz
4	Spontan	Konversation möglich, nicht orientiert	Ungezielt bei Schmerzreiz
3	Bei Ansprache	Einzelne Worte	Beugesynergismen
2	Bei Schmerzreiz	Nur Lautbildung	Strecksynergismen
1	Keine Augenöffnung	Keine Antwort	Keine Reaktion

3.7 Zusammenfassung – Differenzialdiagnose des akuten Bewusstseinsverlustes

Insbesondere im Notarztdienst ist jede Bewusstseinstrübung einer Hypoglykämie verdächtig. Ausgelöst durch mangelnde Nahrungszufuhr bei antidiabetischer Medikation und Anstrengung ist die Klinik durch Prodromi wie Schwitzen, Unruhe, Tachykardie, Delir, orale Automatismen, extrapyramidale Symptome und epileptische Anfälle äußerst vielschichtig. Auch hyperglykäme Zustände wie beim hyperosmolaren Koma gehen mit Bewusstseinstrübungen einher. Rasche Klärung bringt natürlich die sofortige patientenseitige BZ-Bestimmung.

6 % der Synkopen sind Pseudosynkopen, bei denen der Patient nicht das Bewusstsein verliert (Hacke 2016). Die Ursachen sind meist psychogen. Zur Abgrenzung echter Synkopen dienen der Muskeltonus (passiv gehobener Arm fällt nicht schlaff herab, Augen werden nach passiver Öffnung wieder geschlossen usw.), die Dauer (Pseudosynkopen dauern meist länger als 30 s) und eine reflexartige Blickwendung weg vom Untersucher. Pseudosynkopen wiederholen sich oft viele Male binnen kürzester Zeit. Blutdruck und Herzfrequenz zeigen in der Regel keine Auffälligkeiten. Differenzialdiagnostisch muss auch an *dissoziative Anfälle* gedacht werden.

Synkopen können mit motorischen Entäußerungen einzelner Muskeln oder in der Regel asynchronen krampfartigen Bewegungen der Extremitäten einhergehen (*konvulsive Synkope*). Dies tritt unabhängig von den Synkopenursachen auf. Entscheidend bei der Differenzierung zwischen epileptischen und synkopalen Ereignissen ist vor allem die Phase der Reorientierung: Bei einer Synkope erholt sich der Patient innerhalb kürzester Zeit (meist unter 1 min), während nach einem epileptischen Anfall der Patient deutlich länger dazu benötigt. Fokale Defizite wie z. B. eine transiente Armparese, Todd-Parese oder Sprachstörungen nach dem Geschehen weisen deutlich auf ein epileptisches Ereignis hin (s. oben). Vegetative Begleiterscheinungen während des Anfalls mit Urin- oder Kotabgang, Zungenbiss oder geöffneten Augen mit Blickdeviation sind sowohl beim epileptischen Anfall als auch bei konvulsiven Synkopen bekannt.

Eigene, prospektive Daten konnten in der jüngsten Vergangenheit den Stellenwert früher Serumlaktatbestimmungen belegen: Wird diese bis zu 2 h nach dem Ereignis bestimmt und weist pathologisch erhöhte Werte auf, liegt der Bewusstseinstrübung meist ein iktales Ereignis und keine typische Synkope zugrunde (s. oben). Frühzeitige Serumlaktatbestimmungen haben sich in genau dieser Differenzierung zudem als sensitiver im Vergleich zur Messung der Kreatinkinase im Serum erwiesen (Matz et al. 2018).

Weitere Ursachen des Bewusstseinsverlustes im Rahmen von Intoxikationen, Gewalteinwirkung, bei Hypertonus oder Diabetes mellitus sind meist aus der Klinik, Anamnese bzw. laborchemisch aufzuklären.

Literatur

Begutachtungsleitlinien zur Kraftfahreignung. Bundesamt für Straßenverkehr, 2014

Freeman R, Miywaki K. The treatment of autonomic dysfunction. J Clin Neurophysiol. 1993;10:61–82.

Hacke W, Herausgeber. Neurologie. 14. Aufl. Berlin/Heidelberg: Springer; 2016.

https://www.dgn.org/leitlinien/2304-ll-3-2012-synkopen#definitionundklassifikation. Zugegriffen am 06.11.2017.

Leitlinien der Deutschen Gesellschaft für Kardiologie: Diagnostik und Management von Synkopen. (o.J.). https://leitlinien.dgk.org/files/11_2018_pocket_leitlinien_synkope.pdf. Zugegriffen am 03.05.2023.

Leitlinien der DGK zur Hypertonie. (o.J.). 28_2018_pocket_leitlinien_arterielle_hypertonie_aktualisiert.pdf (dgk.org). Zugegriffen am 06.05.2023.

Matz O, Heckelmann J, Zechbauer S, et al. Early postictal serum lactate concentrations are superior to serum creatine kinase concentrations in distinguishing generalized tonic-clonic seizures from syncopes. Intern Emerg Med. 2018;13:749–55.

Moya A, Sutton R, Ammirati F, et al. Guidelines for the diagnosis and management of syncopes. Eur Heart J. 2009;30:2631–71.

Park SJ, Enriquez-Sarano M, Chang SA, et al. Hemodynamic patterns for symptomatic presentations of severe aortic stenosis. JACC Cardiovasc Imaging. 2013;6:137–46.

Scheller RL, Johnson LH, Caruso MC, et al. Sudden collapse of a preschool-aged child on the playground. Pediatr Emerg Care. 2017;33:116–9.

Schmoch T et al. Neue Definition der Sepsis. Intensivmed up2date. 2018;14:371–89.

Softeriades ES, Evans JC, Larson MG, et al. Incidence and prognosis of syncope. New Engl J Med. 2002;347:878–85.

Verbaan D, Marinus J, Visser M, et al. Patient-reported autonomic symptoms in Parkinson disease. Neruology. 2007;69:333–41.

Vincent JL et al. The SOFA Score to describe organ dysfunction/failure. Intensive Care Med. 1996;22:707–10.

Akute Rückenschmerzen ohne Trauma

4

Patrick Francis Wilbertz

Inhaltsverzeichnis

4.1   **Einleitung** 73

4.2   **Häufigste Diagnosen und Prävalenzen** 74
    4.2.1   Nichtspezifischer Rückenschmerz 74
    4.2.2   Lumbale Bandscheibenvorwölbung/-prolaps 74
    4.2.3   Facettensyndrom 76
    4.2.4   Spinalkanalstenose 77
    4.2.5   Entzündliche Wirbelsäulenerkrankungen wie z. B. die ankylosierende Spondylitis 77
    4.2.6   Infektionen (z. B. Spondylodiszitis) 78
    4.2.7   Tumoren 80
    4.2.8   Aortendissektion/Aortenaneurysma 82
    4.2.9   Zielgerichtete Diagnostik 83

4.3   **Leber- und Nierenfunktionstests** 86

4.4   **Fazit** 87

Literatur 88

4.1 Einleitung

Akute Rückenschmerzen sind ein häufiger Grund zum Aufsuchen der Notfallambulanz. Sie sind eine Herausforderung für das medizinische Personal, da sie oft ohne erkennbares Trauma eine Vielzahl von Ursachen haben können.

Nach einer Studie von Deyo et al. (2002) sind Rückenschmerzen in etwa 2,5 % aller Fälle Grund des Aufsuchens der Notaufnahme in den USA (Deyo et al. 2002). In Deutschland betrugen sie 2019 3,6 % (Mangiapane und von Stillfried 2021). Die Ursachen für akute Rückenschmerzen ohne Trauma sind mannigfaltig und reichen von muskulären Verspannungen über degenerative Erkrankungen bis hin zu ernsthaften Erkrankungen wie Infektionen oder Tumoren, ebenso wie internistische und gastroenterologische Pathologien.

Insbesondere Alarmzeichen, die auf eine akute und lebensbedrohliche Erkrankung hinweisen, sollten dabei nicht verpasst werden. Meist ist bei fehlendem Vorliegen von entsprechenden Alarmzeichen, Risikofaktoren oder klinischen

P. F. Wilbertz (✉)
Praxis für Orthopädie, MVZ am Gesundheitscampus Wesel, Wesel,, Deutschland
e-mail: Patrick.Wilbertz@mvzevkwesel.de

Hinweisen keine systematische Suche von internistischen Grunderkrankungen nötig.

Die Beurteilung akuter Rückenschmerzen ohne Trauma kann schwierig sein, da die Symptome oft unspezifisch erscheinen und keine offensichtliche Ursache erkennbar ist.

Neben den degenerativen und rheumatologischen Ursachen gibt es auch viele internistische Krankheiten, die sich mit dem Symptom Rückenschmerzen präsentieren können.

Daher ist es wichtig, die Differenzialdiagnosen, klinische Hinweise und Red Flags zu kennen und zu suchen.

Eine fundierte Anamnese und körperliche Untersuchung sind daher essenziell. Ergänzend sind bildgebende Verfahren wie Röntgen, Computertomografie (CT) oder Magnetresonanztomografie (MRT) ebenso wie laborchemische Parameter hilfreich zur Identifizierung der Ursache der Schmerzen.

4.2 Häufigste Diagnosen und Prävalenzen

4.2.1 Nichtspezifischer Rückenschmerz

Prävalenz
70–85 % (Deyo et al. 2001)

Ursachen sind mannigfaltig und selten genau identifizierbar.

Aus der Patientenleitlinie zur nationalen Versorgungsleitlinie Kreuzschmerz (https://www.leitlinien.de/themen/kreuzschmerz)
Die Bezeichnung „nichtspezifischer Kreuzschmerz" bedeutet nicht, dass die Mechanismen, die in den meisten Fällen hinter den Beschwerden stecken, unbekannt sind. Mit dem Begriff nichtspezifischer Kreuzschmerz" ist vielmehr gemeint, dass den Schmerzen nicht eindeutig körperliche Veränderungen, zum Beispiel an den Bandscheiben oder den Wirbelkörpern, oder ernst zu nehmende Erkrankungen wie Infektionen oder Tumoren, zuzuordnen sind. In vielen Fällen ist es zwar – dank aufwendiger Diagnostik – grundsätzlich möglich, die genauen Ursachen für die Kreuzschmerzen zu finden, allerdings ist eine erfolgreiche Behandlung davon nur in seltenen Fällen abhängig.

Die Bezeichnung „nichtspezifischer Kreuzschmerz" wird aber von einigen Ärztinnen und Therapeutinnen nicht anerkannt. Sie gehen davon aus, dass bei Kreuzschmerzen immer eine genaue Ursache identifiziert werden kann.

4.2.2 Lumbale Bandscheibenvorwölbung/-prolaps

Prävalenz
4–10 % (Jensen et al. 1994; Mayer und Heider o. J.)

Pathologie
Die lumbale Bandscheibe ist das größte bindegewebige Organ, das ab dem Erreichen des 2-Füßler-Gangs über keine eigene Blutversorgung mehr verfügt. Diese Tatsache und das Zusammenwirken weiterer Faktoren wie Alter, Gewicht, (sportliche oder berufliche) biomechanische Belastung sowie anatomische (Lendenlordose) und konstitutionelle Faktoren (genetische Prädisposition) beeinflussen den bereits im frühen Kindesalter einsetzenden Degenerationsprozess der Bandscheibe. An dessen Beginn stehen Rissbildungen im Anulus fibrosus (Abb. 4.2), begünstigt durch

- Umstrukturierung kollagener Fasern,
- mechanische Belastungen,
- Abnahme der Proteoglykankonzentration mit einhergehenden qualitativen Proteoglykanveränderungen und einer konsekutiven Abnahme des Flüssigkeitsgehalts des Nucleus pulposus.

Eine alterierte Verteilung von axialen, rotatorischen und translatorischen Kräften begünstigt den weiteren Degenerationsvorgang. Translatorische und vertikale Instabilitäten, die aus einem Höhenverlust der Bandscheibe und damit einem Verlust der ligamentären Grundspannung resultieren, verstärken die biomechanische Fehlbelastung und damit den degenerativen Selbstzerstörungsprozess der Bandscheibe.

4 Akute Rückenschmerzen ohne Trauma

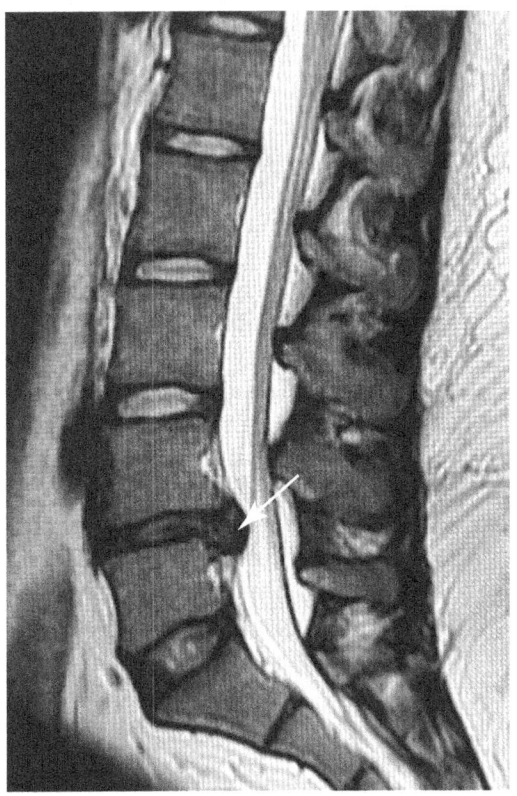

Abb. 4.1 Raumfordernder Bandscheibenprolaps zwischen Lendenwirbelkörper (LWK) 4 und 5 und Myelonkompression. Magnetresonanztomografie (MRT), Sagittalschnitt. (Schuh et al. 2022)

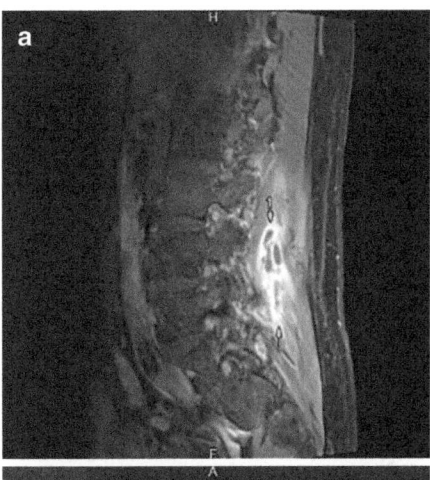

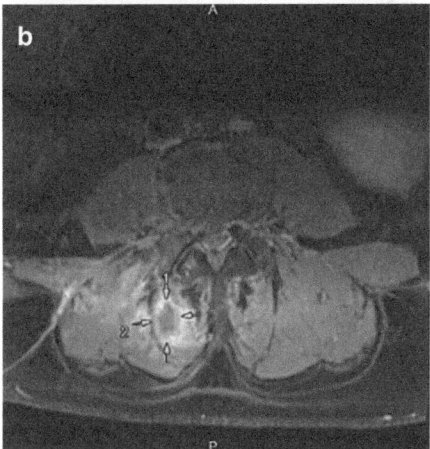

Abb. 4.2 a, b Magnetresonanztomografie(MRT)-Beispiel einer Lendenwirbelsäulen(LWS)-nahen Abszedierung als paraspinale Abszessformation in der autochthonen Rückenmuskulatur. Die entzündliche Infiltration reicht bis zu den Facettengelenken Lendenwirbelkörper (LWK) 3/4 und vor allem LWK 4/5 auf der *rechten Seite*, ein begleitender Infekt des rechten Facettengelenks LWK 4/5 liegt aufgrund der deutlichen Flüssigkeitsansammlung ebenfalls vor. Sagittale und axiale Aufnahme. (Mit freundlicher Genehmigung des Radiologiecenters Niederrhein, Wesel)

Dieser stadienhafte Ablauf einer Bandscheibendegeneration hat zu unterschiedlichen Klassifizierungen geführt, wobei die kernspintomografische Klassifizierung nach Pfirrmann die größte internationale Akzeptanz besitzt.

Vor allem das Zusammentreffen von noch ausreichend hydriertem Nucleus pulposus mit bereits fortschreitender Degeneration im Anulus fibrosus (z. B. Pfirrmann-Stadien II, III und IV) begünstigen die Entstehung eines Bandscheibenvorfalls.

Das Leitsymptom des Bandscheibenvorfalls ist der allgemein als Ischialgie bezeichnete, ins Bein ausstrahlende Schmerz, der mit oder ohne begleitende neurologische Ausfälle auftreten kann.

Kasuistik

Ein 46-jähriger Mann wird liegend vom Rettungsdienst in die Notaufnahme gebracht. Seine Frau hatte den Notruf betätigt, weil ihr Mann plötzlich heftigste Schmerzen im Bereich der Lendenwirbelsäule verspürt hatte. Der Mann ist von Beruf Büroangestellter und verrichtet überwiegend Computerarbeit am Schreibtisch. Bei Renovierungsarbeiten daheim hat er in den vergangenen Tagen allerdings schwer tragen müssen. Heute Morgen hat er bei bekannter Obstipation beim Stuhlgang zudem heftig pressen müssen. Nach dem Aufstehen von der Toilette seien plötzlich heftigste Schmerzen im Bereich der unteren Lendenwirbelsäule (LWS) aufgetreten, die nun in das rechte Bein ausstrahlen (Intensität 10/10 nach der numerischen Rating-Skala, NRS). Er habe ein taubes Gefühl auf der Vorderseite des rechten Unterschenkels. In der klinischen Prüfung der groben Kraft fällt ein Defizit im Bereich der Fußhebermuskulutatur auf. Die notfallmäßige MRT-Diagnostik zeigt einen Massenprolaps der Bandscheibe zwischen L4 und L5. Nach zuvor erfolgter Schmerztherapie mit 2,5 g Novamin und 7,5 mg Piritramid i.v. wird der Patient einer dringlichen Dekompressionsoperation unterzogen.

4.2.3 Facettensyndrom

Prävalenz
55–15 % (Manchikanti et al. 2004)

Pathologie
Grund- und Deckplatten der Wirbelkörper werden durch die höhengeminderte Bandscheibe mehr belastet. Der Körper reagiert darauf mit einer Knochenverdichtung im Bereich dieser Strukturen (Sklerosierung), was radiologisch in einer Verschattung zu erkennen ist.

Der Körper reagiert auf die sich entwickelnde Instabilität der Wirbelsäule durch Produktion knöcherner Anbauten an den Wirbelkörpern (Osteophyten/Exophyten), die nach Halt in der Umgebung suchen.

Im fortgeschrittenen Stadium der Instabilität kann sich eine verschleißbedingte Verkrümmung der Wirbelsäule ausbilden, wodurch die Statik der Wirbelsäule geändert und geschwächt wird (degenerative Skoliose).

Durch die veränderte Wirbelsäulenstatik ändern sich auch die Ursprungs- und Ansatzpunkte der Muskulatur und des Bandapparates der Wirbelsäule, wobei sich einige Muskeln und Bänder annähern und verkürzen und andere wiederum gestreckt werden. Beides führt über den Funktionsverlust zur Schwächung dieser Strukturen. Schmerzhafte Muskelhärten (Muskelhartspann/Myogelosen) können sich ausbilden.

Durch eine pathologische bzw. unphysiologische Lage der Wirbelkörpergelenke zueinander kommt es zu einem vorzeitigen Knorpelabrieb der Gelenkflächen. Es spielen sich dann die gleichen Vorgänge ab, die für die Knie- oder Hüftgelenksarthrose hinlänglich bekannt sind. Es kommt zur Gelenkentzündung, Kapselschwellung und -verdickung sowie, schneller noch als bei den großen Gelenken, zur Gelenkdeformität. Das Gesamtbild einer Wirbelgelenkarthrose (Spondylarthrose) ist entstanden.

Im Gegensatz zu einem Bandscheibenvorfall, der auf der gleichen Höhe auftretend, bei verschiedenen Menschen meist gleiche, reproduzierbare Beschwerden auslöst (z. B. Reflexausfall, Lähmung, Gefühlsstörungen), kann ein Facettensyndrom, auch wenn es sich um den gleichen Wirbelsäulenabschnitt handelt, bei unterschiedlichen Menschen verschiedene Krankheitszeichen/Symptome hervorrufen.

Es gibt einige Charakteristika, die bereits in der Notaufnahme an die Diagnose: Facettensyndrom denken lassen sollten, wie z. B.

- Schlecht zu beschreibender, dumpfer bis stechender Schmerz
- Bewegungseinschränkung der Lendenwirbelsäule (morgendliches Steifheitsgefühl)
- Rückenschmerzen mit Ausstrahlung in das Gesäß, die Leiste und/oder die Beine, wobei der Schmerz nur selten bis über die Kniegelenksregion ausstrahlt (pseudoradikuläre Ausstrahlung) und keiner Nervenwurzel zuzuordnen ist (Wurzelsyndrom; radikuläre Ausstrahlung).
- Rückenschmerzen stärker als Beinschmerzen (im Gegensatz zum Bandscheibenvorfall).
- Schmerzverstärkung bei Reklination (Rückbeugen) des Rumpfes.
- Federungsschmerz über den Wirbelgelenken.
- Muskelverspannungen

Die zuvor genannten Symptome sind mehr oder weniger typisch und können bei einem Facettensyndrom vorkommen, müssen es aber nicht. Einzelne dieser Symptome können ganz im Vordergrund stehen.

Leitsymptom beim Facettensyndrom ist der tief sitzende Rückenschmerz (Lumbago), der bei Belastung zunimmt, in Ruhe sich aber bessert (Abb. 4.1).

4.2.4 Spinalkanalstenose

Prävalenz
3–5 % (Kalichman et al. 2009)

Pathologie
Multifaktorielle Pathogenese der degenerativen Spinalkanalstenose

- Vorwölbung des Ligamentum flavum
- Bandscheibenprotrusion
- Gefäßfaktor
- Wirbelverschiebungen
- Arthrose der aszendierenden Facette

Die Einengung des Spinalkanals führt nicht selten zu neurogenen Claudicatio-Symptomen.

- Als Claudicatio spinalis bezeichnet man das schmerzbedingte Hinken im Rahmen einer Spinalkanalstenose der Lendenwirbelsäule. Ursächlich ist eine kompressionsbedingte Nervenreizung im Bereich der Cauda equina.
- Die Claudicatio spinalis äußert sich durch belastungsabhängige intermittierende Schmerzen während des Gehens, die bei entlordosierter Haltung der Wirbelsäule (Bergaufgehen, gebücktes Gehen) sistieren. In der Regel sind neurologische Beschwerden wie Kribbelparästhesien der unteren Extremitäten bis hin zu schweren Gangstörungen bei sensomotorischen Defiziten assoziiert.
- Differenzialdiagnostisch gilt die Abgrenzung gegenüber der durch die periphere arterielle Verschlusskrankheit (pAVK) bedingten Claudicatio intermittens und den Ursachen der Lumboischialgie (Diskusprolaps, Tumor, u. a.).

Das Leitsymptom bei Claudicatio spinalis ist eine Lumboischialgie mit dementsprechender Verkürzung der Gehstrecke.

4.2.5 Entzündliche Wirbelsäulenerkrankungen wie z. B. die ankylosierende Spondylitis

Prävalenz
1–2 % (Ewald et al. 2009)

Pathologie
Hauptvorgang bei Spondylarthropathien wie der Spondylitis ankylosans ist die Entzündung der Sehnenansätze, besonders an Becken und Wirbelsäule. Begleitet wird diese durch Ödeme und Schäden am Knochenmark, das dann verknöchert. Die Entzündung des Kreuzbein-Darmbein-Gelenks (Sakroiliitis) ist eine der ersten Erscheinungen.

Betroffen sind dabei sowohl Sehnenansatz als auch Gelenkkapsel. Unterhalb des Gelenkknorpels bildet sich Granulationsgewebe, mit Infiltration durch Lymphozyten und Makrophagen. Die beschädigten Ränder der Gelenke werden zuerst durch Faserknorpel ersetzt, verknöchern dann aber, wodurch das Gelenk versteift wird.

In der Wirbelsäule kommt es durch diesen Prozess zur Bildung von Knochenspangen (Syndesmophyten), die benachbarte Wirbel überbrücken. Dies führt zur Bildung der sog. Bambuswirbelsäule.

Weitere Schäden an der Wirbelsäule sind Osteoporose, Abnutzung der Wirbelkörper an den Rändern und Entzündung mit anschließender Zerstörung der Übergänge zwischen Bandscheibe und Knochen.

Eine Besonderheit ist die enge Assoziation der Erkrankung mit der Präsenz von HLA-B27, einem Histokompatibilitätsantigensubtyp von dem auf fast allen Körperzellen vorhandenen membrangebundenen Protein HLA-B (Human-Leukocyte-Antigen). Das HLA-B27-Genprodukt gehört zur Klasse der MHC-Klasse-I-Proteine, welche Bruchstücke von intrazellulären Erregern (sog. Antigene) binden und an der Zelloberfläche präsentieren. Dessen je nach Ethnie verschieden häufiges Vorkommen steht in Beziehung zur Häufigkeit der Erkrankung.

Es wird heute davon ausgegangen, dass die ankylosierende Spondylitis größtenteils genetisch bedingt ist, wobei das *HLA-B27-Gen* der mit Abstand am besten bekannte Marker, jedoch nicht die einzige auslösende genetische Ursache ist (Bowness 2002). Das Risiko, am Morbus Bechterew zu erkranken, ist bei HLA-B27-Trägern gegenüber der Allgemeinbevölkerung um das 90-Fache erhöht (Abbas 2005).

Es gibt keinen eindeutigen Labortest für eine Spondylitis ankylosans. 90 % der Betroffenen haben das *HLA-B27-Gen*, allerdings kommt dieses Gen bei etwa 9 % der deutschen Bevölkerung vor. Das Vorkommen dieses Gens ist also lediglich ein Risikofaktor, der die Wahrscheinlichkeit zu erkranken erhöht, die große Mehrheit der Genträger bleibt jedoch gesund.

In den Laboruntersuchungen zeigen sich Zeichen einer Entzündung, d. h. die Erythrozytensedimentationsrate (Blutkörperchensenkungsgeschwindigkeit), die Konzentration des C-reaktiven Proteins und von Immunglobulin A sind erhöht, in schweren Fällen gelegentlich auch die Aktivität der alkalischen Phosphatase. Der Rheumafaktor ist negativ. Eine leichte Anämie kann vorhanden sein.

Die modifizierten New-York-Kriterien 1984 waren lange Zeit der Goldstandard für die Diagnose von ankylosierenden Spondylarthropathien. Hier gelten folgende Kriterien:

- Tiefsitzender Rückenschmerz und Steifheit für mehr als 3 Monate, verbessert durch Bewegung
- Eingeschränkte Beweglichkeit der LWS in sagittaler und frontaler Ebene
- Limitierte Thoraxexkursion
- Bilaterale Sakroiliitis Grad 2–4 (Morbus Bechterew)
- Unilaterale Sakroiliitis Grad 3–4 (Morbus Bechterew)

4.2.6 Infektionen (z. B. Spondylodiszitis)

Prävalenz
<1 % (Berbari et al. 2015)

Pathologie
Die häufigste Ursache für eine unspezifische Infektion an der Wirbelsäule sind Bakterien. Mykobakterien, Brucellen und Pilze werden als Ursache der spezifischen Infektion angesehen.

Eine parasitäre Infektion tritt selten auf. Im Wesentlichen können mikrobielle Erreger die Strukturen der Wirbelsäule über 3 Infektionsrouten erreichen:

- Hämatogen (arteriell oder venös):
  – Etablierung einer Infektion in Strukturen der Wirbelsäule als Folge einer Bakteriämie. Die Infektion des Wirbelkörpers tritt dann im Kontext eines anderen Infektfokus auf wie beispielsweise einer Harnwegsinfektion, Pneumonie, Endokarditis oder auch bei Haut und Weichteilinfektionen. Es lassen sich dann die in diesen Entitäten charakteristischen Pathogene nachweisen. Hierzu zählen grampositive Erreger (Staphylococcus aureus, Streptococcus spp.) und gramnegative Erreger (Escherichia coli, andere Enterobacterales, Pseudomonas aeruginosa).
  – Meistens handelt es sich bei der hämatogenen Spondylodiszitis um monobakterielle Infektionen. Eine septische Absiedlung ist auch als Folge von subklinisch verlaufenden Bakteriämien möglich, wie z. B. im Kontext katheterassoziierter Infektionen durch koagulasenegative Staphylokokken (MSD Manual o.J.).
- Per continuitatem (direkt oder lymphogen von benachbarten Infektionsherden)
- Iatrogen durch direkte Inokulation (postoperativ, durch Trauma, Injektionen, Punktionen etc.):
  – -Als weitere Ursache werden häufig vorausgegangene Operationen angegeben. Hierbei spielen insbesondere operative Eingriffe an der Wirbelsäule eine zunehmende Rolle, aber auch wirbelsäulenferne Eingriffe müssen als mögliche Ursache bedacht werden.
  – Als Sonderfall müssen implantatassoziierte Infektionen gesehen werden.

- Revisionsoperationen, verlängerte Operationszeit, exzessive operative Zugangswege und hoher perioperativer Volumenwechsel (Blutverlust) können das Risiko für die Entstehung einer Infektion erhöhen.
- Als Pathomechanismus werden die Devitalisierung durch Druck, das großflächige Ablösen der Muskulatur und zugangsbedingte Hohlräume vermutet.
- Interventionen an der Wirbelsäule wie z. B. wirbelsäulennahe Injektionen oder Punktionen kommen ebenfalls ursächlich in Frage (Tab. 4.1).

Erreger einer unspezifischen Spondylodiszitis
- Eine große Vielzahl von bakteriellen Erregern kann Ursache einer unspezifischen Spondylodiszitis sein. Das Spektrum entspricht, der regelhaften hämatogenen Pathogenese folgend, vor allem den typischen Erregern septisch verlaufender Infektionserkrankungen
- Ungefähr 85 % der Spondylodiszitiden sind monobakteriell, jedoch werden in ca. 9 % mehr als ein Erreger nachgewiesen (Mylona et al. 2009). In fast allen Fallserien ist S. aureus das vorherrschende Pathogen.
- Bedeutsam ist die Tatsache, dass Enterobactereales. Insbesondere bei Patienten im höheren Lebensalter gefunden werden können. Ihr Nachweis ist typischerweise mit dem Vorliegen einer Harnwegsinfektion vergesellschaftet (Belzunegui et al. 2000).
- Pseudomonas aeruginosa, welcher aufgrund häufig nachzuweisender, multipler Antibiotikaresistenzen eine besondere therapeutische Herausforderung darstellt, ist nur selten Ursache einer Spondylodiszitis. Der Nachweis dieser Spezies gelingt insbesondere bei Patienten mit i.v.-Drogenabusus (Patzakis et al. 1991).

Erreger einer spezifischen Spondylodiszitis
- Die Tuberkulose als eine der ältesten bekannten Infektionskrankheiten der Welt ist durch das Mykobakterium tuberculosis bedingt. Als Ursache wird ein primärer Befall der Lunge angesehen, seltener ein extrapulmonaler Befall. Auch hier erfolgt die Erregerausbreitung hämatogen (Garg und Somvanshi 2011; Trecarichi et al. 2012; Skaf et al. 2010; Rajasekaran et al. 2018).
- Brucella Spezies (spp.) sind seltene Erreger einer Spondylodiszitis, die aber häufig im mittleren Osten und mediterranen Ländern ursächlich sind (Eren Gok et al. 2014). Pathogene Erreger für den menschlichen Organismus sind Brucella melitensis, Brucella suis, Brucella abortis und Brucella canis. Im Gegensatz zur pyogenen Spondylodiszitis sind spezifische Risikofaktoren bei der Brucellose zu beachten: enger beruflicher Tier-

Tab. 4.1 Übersicht über typische Erreger und deren Infektionsroute. (Saeed et al. 2019)

Pathogen	Infektionsroute
Staphylococcus aureus	Hämatogen; 1,7–6 % aller Blutstrominfektionen werden durch eine Spondylodiszitis kompliziert.
Koagulasenegative Staphylokokken	Hämatogen im Rahmen einer intravasalen, fremdmaterialassoziierten Infektion; Inokulation im Rahmen interventioneller Eingriffe/Fremdmaterialimplantationen
Streptokokken der Viridansgruppe/ambulant Erworbene Enterokokken	Hämatogen, vor allem im Rahmen einer infektiösen Endokarditis
Enterobactereales	Hämatogen; vor allem im Rahmen von Harnwegsinfektionen; typische Spezies: Eschericia coli, Proteus Spezies (spp.), Klebsiella spp., Enterobacter spp.
Anaerobier	Per continuitatem im Rahmen abdomineller Infektionen; Cutibacterium acnes: direkte Inokulation im Rahmen operativer Eingriffe
Polymikrobielle Infektionen	Per continuitatem im Rahmen abdomineller Infektionen (z. B. Gefäßprotheseninfektionen)

kontakt, Verzehr von unpasteurisierten Milchprodukten, langer Aufenthalt in Endemiegebieten (Eren Gok et al. 2014; Kumar 2016)
- Pilze sind eine ausgesprochen seltene Ursache einer Spondylodiszitisinfektion durch Hefepilze/Candida (C.) spp. sind hierbei am häufigsten, die Spezies C. albicans besitzt hierbei die klinisch größte Bedeutung (Stolberg-Stolberg et al. 2017). Candida spp. verursachen Infektionen der Wirbelsäule vor allem im Kontext von fremdmaterialassoziierten Blutstrominfektionen, i.v.-Drogenabusus oder schwerer Immunsuppression. Auch eine direkte Inokulation durch invasive medizinische Maßnahmen kann insbesondere durch Candida spp. zu einer Pilzinfektion führen.

Cave: Die Mortalität der Infektion ist hoch (bis zu 15 %) (Miller und Mejicano 2001).
Lokalisationen
- Die Lendenwirbelsäule ist mit ca. 59 % am häufigsten betroffen, gefolgt von der Brustwirbel- (30 %) und der Halswirbelsäule (11 %) (Taylor et al. 2018; Fantoni et al. 2012).
- Da in bis zu 10 % der Erkrankten eine multilokuläre Infektion nachzuweisen ist, empfiehlt sich die bildgebende Untersuchung der gesamten Wirbelsäule mittels radiologischer und/oder nuklearmedizinischer Verfahren zu erweitern.
- Die spezifische durch Mykobakterien verursachte Spondylodiszitis ist am häufigsten am thorakolumbalen Übergang lokalisiert, gefolgt von der zervikalen und lumbosakralen Wirbelsäule. Memo: Tuberkulose in der Anamnese (Skaf et al. 2010).

Bei klinischem Verdacht ist die Entnahme von Blutkulturen vor Beginn der Antibiose obligat. Aus der dringlich durchzuführenden MRT kann sich, etwa im Rahmen von abszessverdächtigen Strikturen eine Notfall-OP-Indikation ergeben. Die Antibiose richtet sich nach den Grundprinzipien der Tarragona-Strategie („hit hard, hit early; get tot he point; focus, focus, focus; listen to your patient/to your hospital"). Als Erstgabe bei unspezifischer Anamnese kann z. B. Clindamycin (3-mal 600 mg i.v. in Kombination mit Cefuroxim 3-mal 1,5 g i.v.) gegeben werden.

Kasuistik
Ein 74-jähriger Patient kommt in Begleitung seiner Ehefrau in die Notaufnahme. Er hat seit einigen Tagen zunehmende Rückenschmerzen im Bereich der Lendenwirbelsäule. Die seien lokal begrenzt und strahlten nicht nach peripher aus. Rückenschmerzen habe er grundsätzlich schon seit Jahren, und es seien bereits mehrfach „lokale Spritzen gesetzt worden", zuletzt vor 2 Wochen. Jetzt seien die Schmerzen pochend, anders als sonst. Er fühle sich unwohl und „gefalle seiner Frau überhaupt nicht".

Das Hautkolorit ist blass. Die klinische Untersuchung zeigt einen deutlichen lokalen Klopfschmerz über der Mitte der LWS. Der Patient hat Fieber (38,5 °C). Herzfrequenz (HF) 104 bpm, SR (Sinusrhythmus), Atemfrequenz (AF) 22/min, RR 110/70 mmHg bei ansonsten bestehendem arteriellem Hypertonus. Glasgow Coma Scale (GCS) 15. Laborchemisch zeigt sich eine Leukozytose mit 14.500/µl und ein C-reaktives Protein (CRP) von 24,2 mg/dl. Der qSOFA (Quick Sequential Organ Failure Assesssment) beträgt somit 2.

Diagnostisches Vorgehen: Entnahme von Blutkulturen, danach Beginn der systemischen Antibiose mit 3-mal 600 mg Clindamycin + 3-mal 1,5 g Cefuroxim i.v. Durchführung einer dringlichen MRT bei dringendem V. a. LWS-nahem Abszess. Weitere Suche möglicherweise konkurrierender Infektionen per Röntgen-Thorax und Urinstatus sowie Urinkultur, ferner Abdomensonografie und transthorakale Echokardiografie (TTE). Es bestätigt sich jedoch in der MRT der Verdacht einer knöchernen Abszedierung am Korpus von LWK 3. Der Patient wird einer notfallmäßigen Operation noch aus der Notaufnahme heraus zugeführt (Abb. 4.2).

4.2.7 Tumoren

Prävalenz
< Ca. 1 %

Spinale Tumoren sind gut- oder bösartige Geschwulste, die im Rückenmark, an seinen Anhangsgebilden oder an der Wirbelsäule auftreten.

Je nach ihrer anatomischen Lagebeziehung unterteilt man spinale Tumore in

- außerhalb der harten Rückenmarkshaut (extradural), ca. 65 %
- innerhalb der harten Rückenmarkshaut (intradural/intramedullär), ca. 25 %
- außerhalb des Rückenmarks (extramedullär), ca. 25 %
- innerhalb des Rückenmarks (intramedullär), ca. 5–10 %

Die meisten intraduralen Tumoren sind gutartig und in der Regel handelt es sich um Meningeome und Neurofibrome, die häufigsten primären Spinaltumoren.

Die meisten extraduralen Tumoren sind metastatisch. Sie entstehen in der Regel als Karzinome der Lunge, der Brust, der Prostata, der Nieren oder der Schilddrüse oder als Lymphome, am häufigsten Non-Hodgkin-Lymphome, aber auch Hodgkin-Lymphome und Sarkome.

Sowohl intradurale als auch extradurale Tumoren üben ihre Wirkung aus, indem sie das Rückenmark und seine Wurzeln zusammenpressen und nicht in das Parenchym eindringen. Die meisten extraduralen Tumoren infiltrieren und zerstören Knochen, bevor sie das Rückenmark komprimieren.

Schmerz ist ein frühes Symptom, insbesondere bei extraduralen Tumoren. Er ist progredient, unabhängig von der Aktivität, und verschlechtert sich im Liegen. Der Schmerz kann im Rücken auftreten und/oder entlang dem sensiblen Innervationsgebiet eines bestimmten Dermatoms ausstrahlen (radikulärer Schmerz).

Neurologische Defizite, die sich auf das betroffene Niveau des Rückenmarks beziehen, entstehen schließlich. Häufige Beispiele sind spastische Paresen, Inkontinenz und Funktionsstörungen einiger oder aller sensibler Bahnen in einem bestimmten Bereich des Rückenmarks und unterhalb davon. Die Defizite sind meist bilateral ausgebildet.

Intradurale extramedulläre Tumoren können schmerzhaft sein, wenn die Nervenwurzeln zusammengedrückt werden, sie können sich jedoch auch schmerzlos entwickeln, wenn das Rückenmark ohne Einbeziehung der Wurzel direkt zusammengedrückt wird.

Einige Patienten mit intraduralen Tumoren – meist Meningiome und Neurofibrome – weisen sensorische Defizite der distalen unteren Extremitäten, segmentale neurologische Defizite, Symptome einer Rückenmarkkompression oder eine Kombination auf.

Symptome einer Nervenwurzelkompression sind ebenfalls häufig; sie umfassen Schmerzen und Parästhesien mit anschließenden sensiblen Ausfällen, muskulärer Schwäche und, bei chronischer Kompression, zunehmendem Muskelschwund entlang dem Innervationsgebiet der betroffenen Wurzeln.(MSD Manual o.J.)

▶ Aufgrund der engen topografischen Beziehung zu möglichen ernsthaften internistischen Erkrankungen, ist auch das In-Betracht-Ziehen nicht nur degenerativer Prozesse als Ursache von akuten Rückenschmerzen essenziell!

Thorakale Differenzialdiagnosen
Bei Schmerzen im thorakalen Bereich oder ausstrahlend vom Thorax sind die wichtigsten Differenzialdiagnosen das akute koronare Syndrom (ACS), vaskuläre Ursachen wie Aortendissektion und Aortenaneurysma sowie eine akute Lungenembolie.

ACS
- Schmerzen insbesondere zwischen den Schulterblättern sind eine mögliche Präsentation bei einem akuten Koronarsyndrom. Frauen mit ACS berichten häufiger über Schmerzen zwischen den Schulterblättern (van Oosterhout et al. 2020).
- Typische Symptome des ACS sind insbesondere Thoraxschmerzen (bei Männern in 89 %, Frauen in 82 %), Dyspnoe (Männer 48 %, Frauen 51 %), Schweißausbrüche (Männer 38 %; Frauen 29 %) und Schmerzen im linken Arm (Männer 30 %, Frauen 25 %) (Arslanian-Engoren et al. 2006).

4.2.8 Aortendissektion/ Aortenaneurysma

Prävalenz
0,9 % (Lederle et al. 2000)

- Eine Aortendissektion präsentiert sich in 85 % der Fälle mit plötzlich einsetzenden Brust- und/oder Rückenschmerzen
- Bei einer Aortendissektion sind plötzlich einsetzende Brust- und/oder Rückenschmerzen sehr häufig (in 85 % der Fälle) (Mussa et al. 2016). Die Schmerzqualität wird oft (in 64 %) als stechend und zerreißend beschrieben.
- Weitere Symptome sind neurologische Ausfälle (Paraparesen, Horner-Syndrom, Spinalisanterior-Syndrom) oder Synkopen (Lech und Swaminathan 2017).
- Ein Blutdruck- und Pulsdefizit ist in < 20 % der Fälle beschrieben. Bei einem Verlegen des Lumens der A. spinalis anterior kann es zu einer spinalen Ischämie kommen (in ca. 3 % der Fälle) (Gaul et al. 2007). Dies äußert sich mit gürtelförmigen Parästhesien, Paraparesen, Störung der Blasen- und Mastdarmfunktion oder dissoziierter Sensibilitätsstörung kaudal der Läsion (d. h. Störung des Schmerz- und Temperaturempfindens bei normalem Lage-, Vibrations- und Berührungsempfinden).

Ein thorakales Aortenaneurysma ist gewöhnlich lange asymptomatisch und kann sich bei einer Ruptur mit Rückenschmerzen präsentieren. Die Prävalenz eines asymptomatischen, thorakalen Aortenaneurysmas mit einer Größe von ≥ 5 cm lag bei 0,3 (Kalsch et al. 2013) und die Wahrscheinlichkeit einer Ruptur betrug über 5 Jahre 20 % (Clouse et al. 1998).

Pulmonale Ursachen
- Die wichtigsten Differenzialdiagnosen sind akute Lungenembolien (LE) sowie ein Spontanpneumothorax. Die LE präsentiert sich häufig mit pleuritischen Schmerzen (in 66 % vorliegend), die sich auch in Form von Rückenschmerzen manifestieren können. Typisch sind die inspiratorisch verstärkten Schmerzen bei einer Pleuritis. Weitere häufige Symptome sind Dyspnoe (in 73 % der Fälle), Tachypnoe (Atemfrequenz ≥ 20/min in 70 %), Tachykardie (30 %) und Husten (37 %) (Stein et al. 1991). Pleuritische Schmerzen treten auch bei anderen Erkrankungen (z. B. Pneumonien, bei rheumatologischen Erkrankungen mit Polyserositis) auf.

Abdominelle Differenzialdiagnosen
Die wichtigsten Differenzialdiagnosen im Abdomen sind bei akuten Rückenschmerzen ein rupturiertes Aortenaneurysma, eine Pyelonephritis oder Nephrolithiasis, eine Pankreatitis oder eine akute Cholezystitis.

Abdominale Aortenaneurysma
- In etwa 75 % der Fälle verlaufen abdominale Aortenaneurysmen asymptomatisch (Lech und Swaminathan 2017).
- Die Schmerzen strahlen oft in Rücken, Leiste oder Skrotum aus. Klinisch kann eine palpable Masse im mittleren Abdomen palpiert werden (Sensitivität stark variabel mit 29–76 %) (Rinckenbach et al. 2010)
- Bei einer Ruptur des Aneurysmas treten meist starke Schmerzen in Bauch, Flanken oder Rücken auf. Bei 66 Patienten mit einem rupturierten Aortenaneurysma klagten 17 % über isolierte lumbale Schmerzen und 14 % über Schmerzen abdominell und lumbal (Rinckenbach et al. 2010).
- Bei starkem Blutverlust sind eine Hypotonie oder Synkopen bis zur Schocksymptomatik möglich (Lech und Swaminathan 2017; Rinckenbach et al. 2010).

Renale Ursachen
- Die klassischen Symptome einer Pyelonephritis beinhalten Flankenschmerzen (in 48 % der Fälle), Fieber (in 44 %) und Übelkeit und Erbrechen (in 24 %) (Fairley et al. 1971). Stärkste, akute Flanken- (57 %) oder Rückenschmerzen (43 %) sind zudem Leit-

symptome einer Nephrolithiasis (Moore et al. 2014). Weitere Begleitsymptome sind Übelkeit mit Erbrechen in 74 % und Hämaturie in 68 %.
- Nierensteine (*Prävalenz:* 1–2 % (Romero et al. 2010)] sind jedoch viel häufiger asymptomatisch und ein Zufallsbefund bei einer Sonografie (Prävalenz bei Ultraschalluntersuchungen zwischen 30 und 46 %) (Bansal et al. 2009).Ein Niereninfarkt kann sich mit akuten Flankenschmerzen (in 49 %) und Bauchschmerzen (51 %) manifestieren (Bourgault et al. 2013). Weitere häufig genannte Symptome sind Übelkeit (28 %), Erbrechen (20 %) oder Fieber (20 %).

Gastrointestinale und urogenitale Ursachen
- Eine akute Pankreatitis präsentiert sich am häufigsten mit Abdominalschmerzen, die gürtelförmig in den Rücken ausstrahlen (90 %) (Huber und Schmid 2011).

Weitere Symptome sind Erbrechen (in 80 %), Fieber (60 %) sowie ein paralytischer (Sub-)Ileus (70 %). Differenzialdiagnostisch ebenfalls mit Rückenschmerzen können sich Pankreastumoren manifestieren. Bei Patienten mit exokrinen Pankreastumoren gaben 49 % der Patienten Rückenschmerzen an (Porta et al. 2005).

Weitere häufige Symptome waren Schwächegefühl und Kraftlosigkeit (86 %), Gewichtsverlust (85 %), Appetitlosigkeit (83 %) und Bauchschmerzen (79 %).

- Eine akute Cholezystitis kann sich mit Schmerzausstrahlung in die rechte Schulter oder im Rücken präsentieren. Typischerweise bestehen Abdominalschmerzen im oberen rechten Quadranten (Sensitivität 81 %) und eine lokale Druckdolenz (Sensitivität 77 %). Die höchste Spezifität zeigte sich bei einem positiven Murphy-Zeichen mit 87 % (Trowbridge et al. 2003).

Seltene Ursachen
- Peptisches Ulkus
- Pathologien im M. psoas
- Ovartorsion
- Einblutungen (bei Antikoagulation) oder eine retroperitoneale Fibrose (Morbus Ormond)

Andere Ursachen
Andere Ursachen können Osteoporose, Fibromyalgie und andere Zustände sein.

Die Ursache von Rückenschmerzen ist komplex und oft multifaktoriell. Klinische Entitäten (s. oben) sind nicht immer klar abgrenzbar. Die Prävalenz kann, abhängig von der untersuchten Population, der Definition der Krankheit und der Diagnosemethode, stark variieren.

4.2.9 Zielgerichtete Diagnostik

Die Anamnese stellt einen wesentlichen Bestandteil der Diagnostik dar. Es empfiehlt sich den Schmerz genau zu charakterisieren, einschließlich Ort, Dauer, Intensität und auslösender oder lindernder Faktoren.

Anamnese
Folgende Fragen sind wichtig

- Familienanamnese
  - Rückenschmerz
  - Bandscheibenvorfall
  - Kardiovaskuläre Erkrankungen
  - Maligne Erkrankungen
  - Stoffwechselstörungen
- Beginn der Symptome
  - Akut/schleichend
  - Auslösendes Ereignis
- Lokalisation der Schmerzen
  - Rechts/links
  - Rücken, Bein, Brust, Hals
  - Dermatom
- Art der Schmerzen
  - Schmerzverstärkung

- Lageabhängig
- Bewegungsabhängig
- Husten, Niesen, Pressen
- Entlastungspositionen
- Begleitschmerzen (Rücken, Gesäß, Muskulatur)
    Intensität der Schmerzen nach der numerischen Rating-Skala (NRS 0–10)
- Neurologische Symptome
    - Sensibilitätsstörungen
    - Schwächegefühl (Wo? Wobei?)
    - Probleme beim Wasserlassen/Stuhlgang (Harnverhalt, Urgeinkontinenz, Stuhlinkontinenz)
- Atmung
- Harn-/Stuhlverhalten
- Einfluss der Symptome auf die individuelle Lebensqualität
- Sozioökonomische Aspekte
    - Beruf, z. B. rückenbelastendes Arbeiten wie schweres Heben, sitzende Tätigkeit
    - Familienstand
    - Sport
    - Berentung, Arbeitsfähigkeit, Dauer der Arbeitsunfähigkeit/Berufsunfähigkeit (AU/BU)
    - Laufendes Rentenbegehren, Minderung der Erwerbsfähigkeit (MdE), Schwerbehinderung etc.)
- Bisherige Therapiemaßnahmen

Klinische Untersuchung

1. *Allgemeine Untersuchung*: Umfasst die Beurteilung von Haltung, Gang, und Zonen mit Schwellungen, Rötungen, Resistenzen und Myalgien, sowie der Bauch- und Thoraxregion
2. *Klinische Inspektion*
   - Haltung der Wirbelsäule (WS)
   - Schonhaltung
   - Tilt
   - Kyphose
   - Skoliose
   - Spondylolisthese
   - Becken- und Beinposition
   - Bewegungseinschränkung
   - Muskulärer Hartspann, Myogelosen
   - Schmerzprojektion
   - Dermatom(e),
   - „Pseudoradikuläre" Schmerzen
   - Druck-/Kopfschmerz der Wirbelsäule
3. *Neurologische Untersuchung*: Gibt Aufschluss über mögliche neurologische Defizite, wie z. B. Reflexverlust oder Schwäche
   - Neurologische Untersuchung der unteren Extremität
       Segmentale neurologisch-motorische Zugehörigkeit bei Schädigung der lumbalen Nervenwurzeln (die Muskelgruppen sind nach Wurzel und Funktion zusammengefasst).
   - Kraftgradprüfung an Hüft-, Knie und Sprunggelenk auf einer Skala von 1–5 nach Janda (Kraftgrad 5 als Maximum)

Segment:	Motorik
L2/L3	Hüftbeuger (Oberschenkel heben im Sitzen)
L4	Kniestrecker (Kniebeuge aus dem Stand)
L5	Fuß- und Zehenhebemuskeln (Hackengang)
S1	Plantarflektoren (Zehengang)

Sensibilitätsausfälle nach Dermatomen (Abb. 6.2 in Kap. 6, „Leitbefunde bei Affektionen peripherer Nerven")
Wichtige Kennreflexe (Tab. 6.2 in Kap. 6, „Leitbefunde bei Affektionen peripherer Nerven")

- Weitere wichtige klinische Zeichen:
    - Lasègue-Test: radikuläre Symptome (ins Bein einschießend ab ca. 70 Grad passiver Hüftbeugung, d. h. bei Anheben des gestreckten Beines in Rückenlage. Pseudopositiv ist der Test bei nicht einschießenden, sondern lokalen Schmerzen, z. B. im lumbosakralen Übergang)
    - Mennell-Test: zum Ausschluss einer Iliosakralgelenkirritation: Überstrecken des Beins in Seitenlage und bei durch Druck

auf das Kreuzbein fixiertem Becken löst Schmerzen in der ipsilateralen Hüfte aus (Mennell-Test positiv).
- Viererzeichen: Facettenschmerz, ausgelöst durch Rotation bei Abduktion der gebeugten Hüfte mit fixiertem Becken
- Internistische Untersuchung
  - Abdominelle Auskultation und Palpation (Druckschmerz/Resistenzen)
  - Pulmonale Auskultation
  - Hautfalten bei Exsikkose
  - Blässe bei Anämie, z. B. Infektanämie bei Spondylodiszitis (chronisch)
  - Wassereinlagerung/Ödeme
  - Rötungen oder Schwellungen der Haut
  - Sonografie der Bauchorgane
  - Pulsstatus der Extremitäten

Bildgebende Verfahren
Bildgebende Verfahren sind nur vereinzelt notwendig, sollten jedoch bei Verdacht auf spezifische Pathologien oder anhaltenden Schmerzen erfolgen.

1. *Konventionelles Röntgen*: zur Beurteilung von strukturellen Anomalien wie Frakturen oder Spondylolisthesen. In der Akutsituation ohne Trauma in der Notaufnahme meist nur indiziert bei V. a. pathologische Fraktur (hohes Alter, Frailty, Tumoranamnese)
2. *MRT*: bei Verdacht auf Bandscheibenvorfälle, Tumoren oder Infektionen. Mit hoher Dringlichkeit geboten bei neu aufgetretenen sensiblen oder motorischen Ausfällen. Hier kann sich die Indikation zur Notfall-OP ergeben (z. B. Dekompressions-OP bei Massenprolaps)
3. *CT-Scan*: zur detaillierten Darstellung von Knochenstrukturen. Bei nicht sicher zu detektierenden Frakturen im konventionellen Röntgen.
4. Sonografie der großen Gelenke
5. Sonografie des Abdomens und transthorakale Echokardiografie (TTE); Differenzialdiagnose Ruptur der abdominalen bzw. thorakalen Aorta

Laboruntersuchungen bei akutem Rückenschmerz ohne Trauma in der Notfallambulanz
Laboruntersuchungen dienen bei unklarer Symptomatik bei akutem Rückenschmerz ohne Trauma der Diagnosefindung. Nicht selten können sie bestimmte zugrunde liegende Erkrankungen identifizieren oder ausschließen.

Essenzielle Laboruntersuchungen
1. **Blutbild**
   Ein komplettes Blutbild (CBC) kann Hinweise auf Infektionen, Anämie oder systemische Entzündungen liefern.
2. **Entzündungsmarker**
   C-reaktives Protein (CRP) und *Blutkörperchensenkungsgeschwindigkeit (BSG)* können erhöht sein, wenn eine Infektion oder entzündliche Erkrankungen, wie rheumatoide Arthritis oder ankylosierende Spondylitis, vorliegen.
3. **Blutkulturen**
   Bei V. a. bakterielle Infektionen, wie z. B. eine Wirbelsäulenosteomyelitis, sind Blutkulturen indiziert, zur Identifizierung von Erregern (Berbari et al. 2015).
4. **Urinuntersuchung**
   Eine Urinanalyse ist differenzialdiagnostisch bei Verdacht auf Nierensteine oder einer Harnwegsinfektion indiziert.
5. **Klinische Serumchemie**
   Parameter wie Kalzium, Phosphat und alkalische Phosphatase dienen der Feststellung metabolischer Knochenerkrankungen wie Osteoporose oder der Paget-Krankheit.

4.3 Leber- und Nierenfunktionstests

Weiterführend bei V. a. Erkrankung dieser Organe.

Laboruntersuchungen bei akutem Rückenschmerz ohne Trauma in der Notfallambulanz sind ein unerlässliches Tool in der Diagnostik. Zusammen mit der Anamnese, der körperlichen Untersuchung und bildgebender Verfahren, helfen sie ein vollständiges Bild der zugrunde liegenden Ursachen zu erstellen und somit eine angemessene Behandlung zu ermöglichen.

Therapie
Neben den spezifischen Therapieoptionen wie operative Beseitigung eines Massenprolaps einer Bandscheide oder Stabilisierung einer pathologischen Fraktur oder einer einer Abszessausräumung steht in der Notaufnahme zumeist die Akutschmerztherapie im Vordergrund. Hier ist grundsätzlich und in Anlehnung an das WHO-Stufenschema folgendes Schema hilfreich:

1.) *Infusion von 1 bis zu 2,5 g Novamin oder Paracetamol als Kurzinfusion*
2.) *Bei nicht ausreichender Wirkung Gabe eines schwach wirksamen Opiates (z. B. 100 mg Tramadol)*
3.) *Bei weiterhin bestehenden starken Schmerzen Gabe eines stark wirksamen Opiats (z B. 7,5 mg Piritramid als Kurzinfusion)*
4.) *Einleitung einer peroralen Erhaltungstherapie, z. B. mit Ibuprofen 600 mg 3-mal täglich unter Magenschutz in Kombination mit schwach wirksamen Opiaten und stark wirksamen Opiaten als zusätzliche Bedarfsmedikation. Wird der Patient nach Opiatgabe aus der Notaufnahme entlassen (z. B. gegen ärztlichen Rat), ist unbedingt über eine mindestens 24-stündige Fahruntüchtigkeit aufzuklären.*

Bei immobilisierenden Schmerzen auch ohne zunächst spezifische Ursachen sollte eine stationäre Aufnahme zur Schmerztherapie und Durchführung einer MRT im Verlauf erfolgen.

Red Flags als Hinweise für eine möglicherweise ernsthafte organische Schmerzursache
- Ausgeprägte Entzündungszeichen
- Unklares Fieber
- Berichte über starken Gewichtsverlust
- Neu aufgetretene neurologische Ausfälle (siehe auch Myotome und Dermatome (Abb. 6.2 und Tab. 6.2 im Kap. 6: Leitbefunde bei Affektion peripherer Nerven)
- Blasen-Mastdarm-Paresen (z. B. Konus-Kauda-Syndrom durch akute Kompression, wie z. B. durch Tumor (absolute Notfallindikation) sowie Reithosenanästhesie
- Nicht beherrschbare Schmerzen (Abb. 4.3)

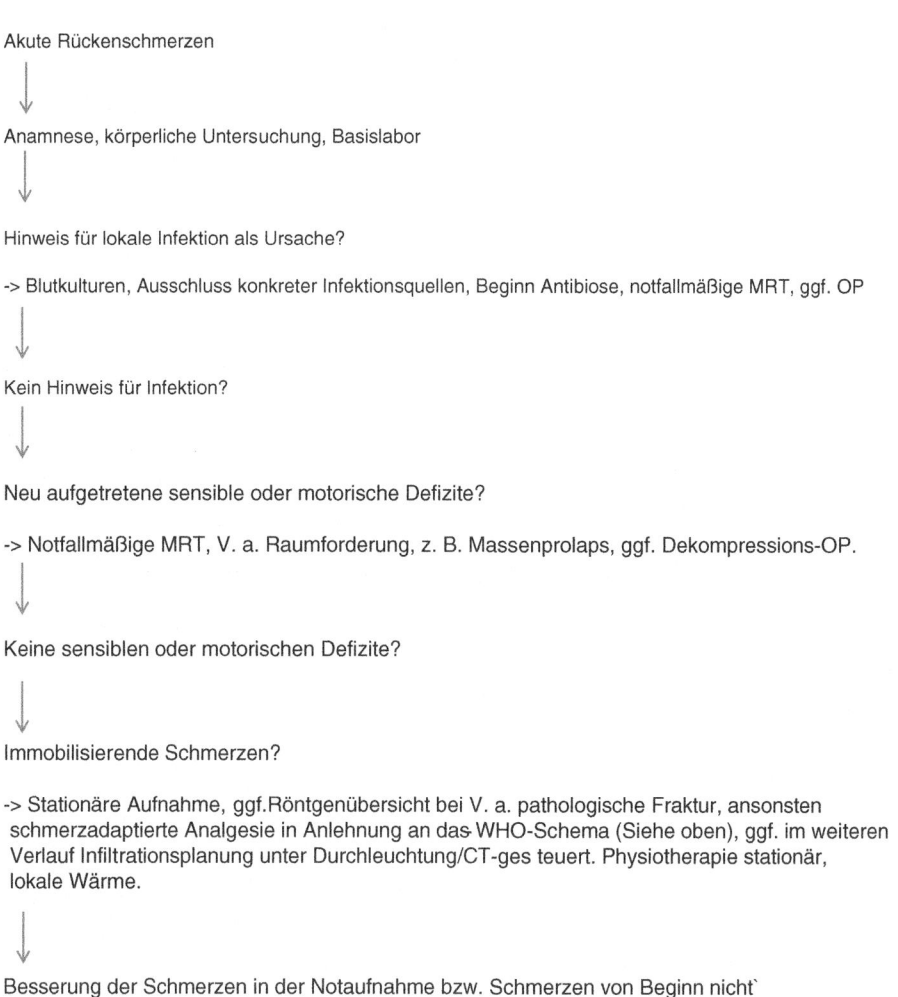

Abb. 4.3 Mögliche Behandlungspfade bei akuten Rückenschmerzen in der Notaufnahme

4.4 Fazit

Der akute Rückenschmerz kann ein komplexes klinisches Problem darstellen, das eine gründliche Anamnese und körperliche Untersuchung erfordert. Nichtspezifische Rückenschmerzen sind die häufigste Diagnose, aber es ist entscheidend, potenziell ernste Pathologien auszuschließen. Auch sollten nicht nur degenerative Pathologien des Bewegungsapparates, sondern auch internistische Ursachen ausgeschlossen werden.

Präsentieren sich Patienten mit akuten Rückenschmerzen, sollen in einer detaillierten Anamnese und sorgfältigen klinischen Untersuchung Hinweise auf Alarmsymptome und Hinweise auf das Vorliegen von zugrunde liegenden Erkrankungen gesucht werden.

Aufgrund der hohen Spontanheilungsrate ist in den meisten Fällen, wenn Alarmzeichen fehlen, keine weiterführende Abklärung notwendig. Hier steht die Akutschmerzbehandlung im Sinne einer symptomatischen Therapie im Vordergrund.

Wichtig ist jedoch, dass bei Persistenz der Beschwerden eine sorgfältige Reevaluation erfolgt, z. B. durch Unterstützung eines niedergelassenen Orthopäden.

Die ständige Aktualisierung von Wissen über diesen Zustand, einschließlich der Einhaltung der neuesten klinischen Richtlinien, ist für eine spätere optimale Patientenversorgung unerlässlich.

Als klare Aufnahmeindikation auch bei unspezifischen Rückenschmerzen und ohne Hinweise auf sensible oder motorische Defizite gilt der immobilisierende Schmerz, d. h. die akuten Beschwerden des Patienten führen zur Unmöglichkeit, Alltagstätigkeiten zu verrichten.

Literatur

Abbas AK (2005). Diseases of immunity. In: Kumar V, Abbas AK, Fausto N (Hrsg) Robbins and Cotran – pathologic basis of disease, 7. Aufl. Elsevier Saunders, Philadelphia;. S 205

Arslanian-Engoren C, Patel A, Fang J, Armstrong D, Kline-Rogers E, Duvernoy CS, et al. Symptoms of men and women presenting with acute coronary syndromes. Am J Cardiol. 2006;98(9):1177–81. https://doi.org/10.1016/j.amjcard.2006.05.049.

Bansal AD, Hui J, Goldfarb DS. Asymptomatic nephrolithiasis detected by ultrasound. Clin J Am Soc Nephrol. 2009;4(3):680–4. https://doi.org/10.2215/CJN.05181008.

Belzunegui J, Intxausti JJ, De Dios JR, Del Val N, Rodriguez Valverde V, Gonzalez C, Queiro R, Figueroa M. Haematogenous vertebral osteomyelitis in the elderly. Clin Rheumatol. 2000;19(5):344–7.

Berbari EF et al. Infectious Diseases Society of America (IDSA) clinical practice guidelines for the diagnosis and treatment of native vertebral osteomyelitis in adults. Clin Infect Dis. 2015. 15;61(6):e26–46. https://doi.org/10.1093/cid/civ482. Epub 2015 Jul 29.

Bourgault M, Grimbert P, Verret C, Pourrat J, Herody M, Halimi JM, et al. Acute renal infarction: a case series. Clin J Am Soc Nephrol. 2013;8(3):392–8. https://doi.org/10.2215/CJN.05570612.

Bowness P. HLA B27 in health and disease: a double-edged sword? Rheumatology. 2002;41(8):857–68. PMID 12154202 (Review).

Clouse WD, Hallett JW Jr, Schaff HV, Gayari MM, Ilstrup DM, Melton LJ 3rd. Improved prognosis of thoracic aortic aneurysms: a population-based study. JAMA. 1998;280(22):1926–9. https://doi.org/10.1001/jama.280.22.1926.

Deyo RA et al. Low back pain. N Engl J Med. 2001.

Deyo RA, Mirza SK, Martin BI. Back pain prevalence and visit rates: estimates from U.S. national surveys. Spine. 2002;31(23):2724–7.

Eren Gok S, Kaptanoglu E, Celikbas A, Ergonul O, Baykam N, Eroglu M, Dokuzoguz B. Vertebral osteomyelitis: clinical features and diagnosis. Clinical microbiology and infection: the official publication of the European Society of Clinical Microbiology and Infectious Diseases. 2014;20(9):1055–60.

Ewald C, Gartemann J, Kuhn SA, et al. Operative therapy of bacterial spondylodiscitis: a retrospective study. Orthopade. 2009;38:248–2557.

Fairley KF, Carson NE, Gutch RC, Leighton P, Grounds AD, Laird EC, et al. Site of infection in acute urinary-tract infection in general practice. Lancet. 1971;2(7725):615–8. https://doi.org/10.1016/S0140-6736(71)80066-1.

Fantoni M, Trecarichi EM, Rossi B, Mazzotta V, Di Giacomo G, Nasto LA, Di Meco E, Pola E. Epidemiological and clinical features of pyogenic spondylodiscitis. Eur Rev Med Pharmacol Sci. 2012;16(Suppl 2):2–7.

Garg RK, Somvanshi DS. Spinal tuberculosis: a review. J Spinal Cord Med. 2011;34(5):440–54.

Gaul C, Dietrich W, Friedrich I, Sirch J, Erbguth FJ. Neurological symptoms in type A aortic dissections. Stroke. 2007;38(2):292–7. https://doi.org/10.1161/01.STR.0000254594.33408.b1.

Huber W, Schmid RM. Diagnosis and treatment of acute pancreatitis. Current recommendations. Internist. 2011;52(7):823–30, 832. https://doi.org/10.1007/s00108-010-2796-x.

Jensen MC et al. MRI imaging of the lumbar spine in people without back pain. N Engl J Med. 1994.

Kalichman L et al. Spinal stenosis prevalence and association with symptoms: The Framingham Study. Spine J. 2009.

Kalsch H, Lehmann N, Mohlenkamp S, Becker A, Moebus S, Schmermund A, et al. Body-surface adjusted aortic reference diameters for improved identification of patients with thoracic aortic aneurysms: results from the population-based Heinz Nixdorf Recall study. Int J Cardiol. 2013;163(1):72–8. https://doi.org/10.1016/j.ijcard.2011.05.039.

Kumar K. Spinal tuberculosis, natural history of disease, classifications and principles of management with historical perspective. Eur J Orthop Surg Traumatol. 2016;26(6):551–8.

Lech C, Swaminathan A. Abdominal aortic emergencies. Emerg Med Clin North Am. 2017;35(4):847–67. https://doi.org/10.1016/j.emc.2017.07.003.

Lederle FA et al. The aneurysm detection and management study screening program: validation cohort and final results. Aneurysm Detection and Management Veterans Affairs Cooperative Study Investigators. Arch Intern Med. 2000.

Manchikanti L et al. Prevalence of facet joint pain in chronic spinal pain of cervical, thoracic, and lumbar regions. BMC Musculoskelet Disord. 2004.

Mangiapane SC, von Stillfried T (2021) Entwicklung der ambulanten Notfallversorgung in Deutschland von 2009 bis 2020: Zentralinstitut für die kassenärztliche Versorgung in der Bundesrepublik Deutschland. https://www.zi.de/fileadmin/images/content/Publikationen/Zi-Paper-16-2021-Notfallversorgung.pdf

Mayer HM, Heider FC. Schön Klinik München-Harlaching, Akademisches Lehrkrankenhaus der Paracelsus University. Salzburg: FIFA Medical Centre of Excellence, Wirbelsäulenzentrum; o.J. S. 427–47

Miller DJ, Mejicano GC. Vertebral osteomyelitis due to Candida species: case report and literature review. Clin Infect Dis. 2001;33(4):523–30.

Moore CL, Bomann S, Daniels B, Luty S, Molinaro A, Singh D, et al. Derivation and validation of a clinical prediction rule for uncomplicated ureteral stone – the STONE score: retrospective and prospective observational cohort studies. BMJ. 2014;348:g2191. https://doi.org/10.1136/bmj.g2191.

MSD Manual. Merck & Co., Inc., Rahway and its affiliates. o. J.

Mussa FF, Horton JD, Moridzadeh R, Nicholson J, Trimarchi S, Eagle KA. Acute aortic dissection and intramural hematoma: a systematic review. JAMA. 2016;316(7):754–63. https://doi.org/10.1001/jama.2016.10026.

Mylona E, Samarkos M, Kakalou E, Fanourgiakis P, Skoutelis A. Pyogenic vertebral osteomyelitis: a systematic review of clinical characteristics. Semin Arthritis Rheum. 2009;39(1):10–7.

van Oosterhout REM, de Boer AR, Maas A, Rutten FH, Bots ML, Peters SAE. Sex differences in symptom presentation in acute coronary syndromes: a systematic review and meta-analysis. J Am Heart Assoc. 2020;9(9):e014733. https://doi.org/10.1161/JAHA.119.014733.

Patzakis MJ, Rao S, Wilkins J, Moore TM, Harvey PJ. Analysis of 61 cases of vertebral osteomyelitis. Clin Orthop Relat Res. 1991;264:178–83.

Porta M, Fabregat X, Malats N, Guarner L, Carrato A, de Miguel A, et al. Exocrine pancreatic cancer: symptoms at presentation and their relation to tumour site and stage. Clin Transl Oncol. 2005;7(5):189–97. https://doi.org/10.1007/BF02712816.

Rajasekaran S, Soundararajan DCR, Shetty AP, Kanna RM. Spinal tuberculosis: current concepts. Global spine journal. 2018;8(4 Suppl):96S–108S.

Rinckenbach S, Albertini JN, Thaveau F, Steinmetz E, Camin A, Ohanessian L, et al. Prehospital treatment of infrarenal ruptured abdominal aortic aneurysms: a multicentric analysis. Ann Vasc Surg. 2010;24(3):308–14. https://doi.org/10.1016/j.avsg.2009.08.011.

Romero V et al. Kidney stones: a global picture of prevalence, incidence, and associated risk factors. Reviews in Urology. 2010.

Saeed K, Esposito S, Ascione T, Bassetti M, Bonnet E, Carnelutti A, Chan M, Lye DC, Cortes N, Dryden M, et al. Hot topics on vertebral osteomyelitis from the International Society of Antimicrobial Chemotherapy. Int J Antimicrob Agents. 2019;54(2):125–33.

Schuh A, Benditz A, Koehl P, et al. Bandscheibenvorfall. CME. 2022;19:51–66. https://doi.org/10.1007/s11298-022-2413-z.

Skaf GS, Kanafani ZA, Araj GF, Kanj SS. Non-pyogenic infections of the spine. Int J Antimicrob Agents. 2010;36(2):99–105.

Stein PD, Terrin ML, Hales CA, Palevsky HI, Saltzman HA, Thompson BT, et al. Clinical, laboratory, roentgenographic, and electrocardiographic findings in patients with acute pulmonary embolism and no pre-existing cardiac or pulmonary disease. Chest. 1991;100(3):598–603. https://doi.org/10.1378/chest.100.3.598.

Stolberg-Stolberg J, Horn D, Rosslenbroich S, Riesenbeck O, Kampmeier S, Mohr M, Raschke MJ, Hartensuer R. Management of destructive Candida albicans spondylodiscitis of the cervical spine: a systematic analysis of literature illustrated by an unusual case. Eur Spine J. 2017;26(4):1009–18.

Taylor DG, Buchholz AL, Sure DR, Buell TJ, Nguyen JH, Chen CJ, Diamond JM, Washburn PA, Harrop J, Shaffrey CI, et al. Presentation and outcomes after medical and surgical treatment versus medical treatment alone of spontaneous infectious spondylodiscitis: a systematic literature review and meta-analysis. Global spine journal. 2018;8(4 Suppl):49s–58s.

Trecarichi EM, Di Meco E, Mazzotta V, Fantoni M. Tuberculous spondylodiscitis: epidemiology, clinical features, treatment, and outcome. Eur Rev Med Pharmacol Sci. 2012;16(Suppl 2):58–72.

Trowbridge RL, Rutkowski NK, Shojania KG. Does this patient have acute cholecystitis? JAMA. 2003;289(1):80–6. https://doi.org/10.1001/jama.289.1.80.

Neu aufgetretene Gangstörung und nichttraumatischer Querschnitt

5

Peter Albrecht

Inhaltsverzeichnis

5.1	**Definition**	92
5.2	**Epidemiologie**	92
5.3	**Pathophysiologie**	92
5.4	**Diagnose**	93
5.4.1	Klinik	94
5.4.2	Anamnese	94
5.4.3	Neurologische Untersuchung	96
5.4.4	Apparative Diagnostik	97
5.4.5	Differenzialdiagnosen	100
5.5	**Therapie**	101
5.5.1	Therapie allgemein	101
5.5.2	Spezifische Therapie	102
5.5.3	Vaskulär bedingte akute Querschnittssyndrome	103
5.5.4	Entzündliche Ursachen eines akuten Querschnittsyndroms	105
5.5.5	Akute Querschnittssyndrome bei Tumorerkrankungen	109
5.6	**Fallstricke und Stolpersteine beim nichttraumatischen akuten Querschnittsyndrom**	111
5.6.1	Fallstricke für den Arzt in Notaufnahme bei Anamnese und klinischer Untersuchung	111
5.6.2	Fallstricke bei der apparativen Diagnostik eines Querschnittsyndroms	112
5.6.3	Fallstricke im Notfallmanagement und allgemeiner Therapie eines akuten Querschnittsyndroms	113
	Literatur	115

P. Albrecht (✉)
Neurologische Klinik, Evangelisches Krankenhaus
Wesel, Wesel, Deutschland
e-mail: peter.albrecht@evkwesel.de

© Der/die Autor(en), exklusiv lizenziert an Springer-Verlag GmbH, DE, ein Teil von Springer Nature 2024
J. Litmathe (Hrsg.), *Neurologische Notfälle*, https://doi.org/10.1007/978-3-662-68824-3_5

Vorbemerkung
Das akute Querschnittssyndrom (aQS) ist ein „klassischer" neurologischer Notfall. Die sofortige Abklärung muss erzwungen werden. Eine unzureichende oder verspätete Diagnostik kann eine lebenslange Behinderung zur Folge haben oder, bei hohem Querschnitt, zu einer vitalen Gefährdung des Patienten führen. Nach einer Metaanalyse von 2022 werden 56 % aller Rückenmarksschädigungen in Notaufnahmen nicht erkannt, was die Relevanz dieses Krankheitsbildes für die neurologische Notfallmedizin verdeutlicht (Newman-Toker 2022). Gegenstand des folgenden Kapitels sind die Diagnose, Behandlung und Fallstricke bei akuten Querschnittssyndromen, die nicht traumatisch verursacht sind.

Die unklare, neu aufgetretene Gangstörung ohne Querschnittsymptomatik kann ebenfalls vielseitige Ursachen haben und soll am Schluss differenzialdiagnostisch beleuchtet werden.

5.1 Definition

Einem akuten, nichttraumatisch bedingten Querschnittssyndrom liegt eine Schädigung des Rückenmarks zugrunde, die nicht durch eine Gewalteinwirkung von außen verursacht wurde. Dabei können unterschiedliche Ätiologien in ein aQS münden.

5.2 Epidemiologie

Für traumatische Rückenmarksschädigungen besteht eine solide epidemiologische Datenlage. Abhängig von Region und Erfassungszeitraum liegt die Inzidenz in westlichen Ländern zwischen 26,5 und 59 Fällen auf 1 Mio. Menschen, wobei Männer signifikant häufiger betroffen sind, (Barbiellini Amidei 2022) (DeVivo 2012).

Aufgrund der Heterogenität der Ursachen sind epidemiologische Erhebungen bei nichttraumatischen Querschnittssyndromen wesentlich schwieriger. Es besteht eine starke Abhängigkeit der Ergebnisse von der Region, in der die Studien durchgeführt wurden. In einer indischen Untersuchung stellt beispielsweise die Tuberkulose die mit Abstand häufigste Ursache dar (Chaurasia 2006). Eine jüngere Studie aus Berlin untersuchte die Ursachen nichttraumatischer Rückenmarksläsionen sowie die klinische Präsentation im Notfallsetting. Dabei zeigte sich, dass von 93 eingeschlossenen Fällen, 36 Patientinnen (39 %) eine nichttraumatische Rückenmarksläsion aufwiesen. 52 Patienten (56 %) wurden als Myelopathie-Mimics klassifiziert (Müller-Jensen 2021). Die häufigsten Ursachen einer nichttraumatischen Rückenmarksschädigung waren: Spinale Metastasen (33 %), entzündliche Erkrankungen (22 %) und degenerative Pathologien (19 %). Bei 58 % der Patienten mit nichttraumatischer Querschnittsschädigung war eine Notfallbehandlung indiziert.

5.3 Pathophysiologie

Die möglichen Gründe für ein nichttraumatisches aQS sind vielfältig. Beispiele hierfür sind vaskuläre oder entzündliche Ätiologien, denen wiederum ganz unterschiedliche Erkrankungen zugrunde liegen können. Eine in klinischer Hinsicht pragmatische Einteilung ist die Unterscheidung zwischen primär raumfordernden und nichtraumfordernden Prozessen. Dabei ist zu beachten, dass initial nichtraumfordernde Prozesse, wie z. B. Entzündungen, über Ödem- oder Abzessbildung eine kompressible Wirkung auf das Rückenmark und angrenzende Strukturen verursachen können. Ebenso können auch primär extramedulläre Prozesse im Verlauf über eine raumfordernde Wirkung ein Querschnittssyndrom verursachen. Im Folgenden sind Beispiele für verschiedene Ätiologien aufgeführt, wobei die Liste keinesfalls vollständig ist.

Entzündlich
- Myelitis bei Autoimmunerkrankungen wie multipler Sklerose (MS) oder Neuromyelitis-optica-Spektrum-Erkrankung (NMOSD)
- Systemerkrankungen, die das Zentralnervensystem (ZNS) einbeziehen können, z. B. Sarkoidose
- Bakterielle Myelitiden beispielsweise im Rahmen einer Neuroborreliose oder Neurolues. In Entwicklungsländern häufig bei Tuberkulose
- Viralen Myelitiden z. B. durch Varizella-Zoster-Viren (VZV)
- Abszesse außerhalb des Liquorraums, die durch Kompression eine Querschnittssymptomatik verursachen
- Spondylodiszitis
- Myelitis ohne Nachweis der Entzündungsursache (idiopathische Myelitis)

Vaskulär
- Spinale Ischämie , z. B. bei Arteriosklerose
- Aortendissektion
- Spinale Blutung/spinales Hämatom (epidural, subarachnoidal), Z. B: bei Koagulopathien
- Spinale vaskuläre Malformationen, durale oder perimedulläre arteriovenöse(AV)-Fistel, intramedulläres AV-Angiom

Kompression
- Myelopathie durch tumoröse Prozesse, Z. B. primäre ZNS-Tumoren, wie spinale Astrozytome oder spinale Metastasen
- Myelopathie durch degenerative Prozesse, Z. B. zervikale spondylotische Myelopathie

Andere
- Syringomyelie
- Vitamin-B_{12}-Mangel
- psychogen

Für die Entwicklung der klinischen Symptomatik spielt neben der Ätiologie die Topik die entscheidende Rolle.

5.4 Diagnose

Übersicht
Der Schlüssel zur syndromalen Zuordnung und damit zur Diagnosestellung ist, wie stets in der Neurologie, die Orientierung in „Zeit und Raum", d. h. der Kliniker muss folgende 2 Fragen beantworten:

1. *Wie ist der zeitliche Verlauf?*
2. *Wo ist das Problem neuroanatomisch lokalisiert?*

Der zeitliche Verlauf der Erkrankung wird durch die *Anamnese* geliefert, (Beginn und Dauer der Symptome etc.) die räumliche Orientierung erschließt sich aus der *neurologischen Untersuchung*. Soweit möglich, ist aus diesen Informationen eine Arbeitshypothese darüber zu entwickeln, welche möglichen Ursachen für das akute Querschnittsyndrom verantwortlich sein können. Dies ist die Grundlage für die Entscheidung, welche weitere Zusatzdiagnostik – z. B: Magnetresonanztomografie (MRT), Liquorpunktion (LP) – mit welcher Dringlichkeit eingesetzt wird. Diese Überlegungen sind zügig und zielorientiert anzustellen.

Dabei ist das *entscheidende Problem* in der Notfallsituation, insbesondere für den unerfahrenen Arzt, *die Beschwerden des Patienten* überhaupt *als Ausdruck eines Querschnittssyndrom zu erkennen*. Nicht selten ergibt sich erst aus der anschließenden klinisch-neurologischen Untersuchung der Verdacht auf ein Querschnittssyndrom, sodass die Anamnese dann nochmal gezielt ergänzt werden muss, ggf. durch fremdanamnestische Angaben.

5.4.1 Klinik

Die klinische Symptomatik bei einem aQS ist variabel. Entscheidend für das Verständnis ist es, sich klar zu machen, dass es sich nicht um eine einzelne Erkrankung, sondern um eine Kombination von Symptomen handelt. Diese Kombination ist durch eine Schädigung des Myelons und/oder der angrenzenden Strukturen bedingt. Maßgebliche Faktoren für die Ausprägung der klinischen Zeichen sind die Topik, also die Lokalisation der Schädigung, sowie die zeitliche Entwicklung. Hinsichtlich der Lokalisation ist nicht nur die Höhe, sondern auch die Ausdehnung des pathologischen Prozesses von Bedeutung.

Klinische Zeichen, die bei einem aQS auftreten können, sind:

- Abhängig von der Höhe der Rückenmarksschädigung Tetraparese (Höhe C1–C8) oder Paraparese (Höhe Th1–L1). Positive Pyramidenbahnzeichen.
- Sensibilitätsstörung mit abgrenzbarem Niveau. Lokalisationsabhängig können alle Qualitäten betroffen sein oder beispielsweise eine dissoziierte Sensibilitätsstörung vorliegen.
- Bei einer Schädigung des Rückenmarks oberhalb von C6 treten Störung der Atmung auf.
- Gesteigerte Reflexe der Extremitäten unterhalb der Läsion und erhöhter Tonus/Spastik. Allerdings können eine Tonuserhöhung und eine Reflexsteigerung in der Akutphase fehlen. Dies gilt insbesondere im spinalen Schock.
- Stand und Gangataxie, Störungen der Propriozeption. Dies kann bei vorwiegender Beteiligung der Hinterstränge das führende Symptom einer Rückenmarkschädigung sein.
- Störung von Miktion und Defäkation.
- Schmerzen.
- Radikuläre Ausfälle, insbesondere auf Höhe des pathologischen Prozesses.
- Autonome Störungen, wie autonome Dysreflexie.

Basierend auf den neuroanatomischen Gegebenheiten können bei Rückenmarksschädigungen charakteristische Symptomkonstellationen resultieren, dies trifft aufgrund der vaskulären Versorgung häufig zu bei spinalen Ischämien (Novy 2012). Für viele andere Ursachen ergibt sich jedoch nicht immer ein klares Befundmuster, sodass klinisch gewissermaßen inkomplette oder gemischte Querschnittssyndrome resultieren. Beispiele für typische Querschnittsyndrome sind in Tab. 5.1 aufgelistet (Gruener 2008).

Abb. 5.1 zeigt das Beispiel mehrerer breitbasiger Bandscheibenherniationen ab BWK12/L1 mit beginnender Myelonkompression.

5.4.2 Anamnese

Ebenso wie für viele andere Krankheitsbilder in der neurologischen Notfallmedizin hat die Qualität der Anamnese beim aQS eine sehr hohe Bedeutung. Dafür gibt es 2 Gründe: Zum einen besteht aufgrund potenziell irreversibler Schäden bei Diagnoseverzögerung ein *hoher Zeitdruck*, zum anderen sind die die vom Patienten geschilderten *Beschwerden* häufig *unspezifisch* und lassen nicht direkt an eine Querschnittssymptomatik denken. Beispiele für derartige Beschwerden, die von Patienten mit aQS geäußert werden, sind:

- Schwindel
- Allgemeine Kraftlosigkeit
- Bauchschmerzen

Darüber hinaus berichten Patienten aus Schamgefühl nicht immer von Symptomen wie Inkontinenz oder Störungen der Sexualität, die im Rahmen eines aQS auftreten können.

Ein weiterer Faktor, der das Risiko erhöht, einen akuten Querschnitt zu übersehen oder verspätet zu erkennen, ist das *unkritische Übernehmen von Verdachtsdiagnosen*, die beispielsweise außer- und innerklinisch durch Rettungsdienst, Hausarzt oder Pflegepersonal gestellt werden. So werden die Symptome der Patienten nicht selten als Ausdruck häufiger Krankheitsbilder gewertet, wie beispielsweise Schlaganfall.

Die Herausforderung für den Kliniker liegt somit in der Notfallsituation darin, bei der

Tab. 5.1 Übersicht Querschnittssyndrome. (Nach Gruener 2008)

Bezeichnung des Syndroms	Ort der Schädigung	Klinische Kennzeichen		Beispiele für mögliche Ursachen
		Motorik	Sensibilität	
Komplettes Querschnittssyndrom mit spinalem Schock	Variabel	Initial im spinalen Schock schlaffe Tetra- oder Paraplegie. Im Verlauf Spastik, gesteigerte Reflexe, positive Pyramidenbahnzeichen	Kompletter Sensibilitätsverlust ab Höhe der Rückenmarksschädigung	Myelitis, vaskulär, Tumoren
Zentromedulläres Syndrom	Im Bereich des Zentralkanals	Bilaterale schlaffe Paresen auf Läsionshöhe	Dissoziierte Sensibilitätsstörung auf Läsionshöhe	Intramedulläre Raumforderung, Syrinx
A.-spinales-anterior-Syndrom	Vordere 2/3 des Rückenmarks	Segmental schlaffe Lähmung, Unterhalb der Läsion Tetraparese oder Paraparese	Dissoziierte Sensibilitätsstörung	Spinaler Infarkt, MS
Brown-Sequard-Syndrom	Halbseitige Läsion des Rückenmarks	Bilateral schlaffe Paresen auf Läsionshöhe. Bilateral spastische Paresen unterhalb der Läsion	Dissoziierte Sensibilitätsstörung kontralateral unterhalb der Läsion	Extramedulläre Tumoren
Konussyndrom	Läsion des Conus medullaris entsprechend S3–S5	Analsphinkter schlaff, Bulbocavernosusreflex erloschen	Sensibilitätsausfall perianal und an den Oberschenkelinnenseiten „Reithose"	Spinale Tumoren oder Metastasen
Cauda-equina-Syndrom	Läsion unterhalb LWK1 mit Schädigung der Nervenwurzeln	Schlaffe Paraparese mit Areflexie	Radikuläre Sensibilitätsstörungen mit Areflexie der Beine	Bandscheibenvorfall, Tumoren

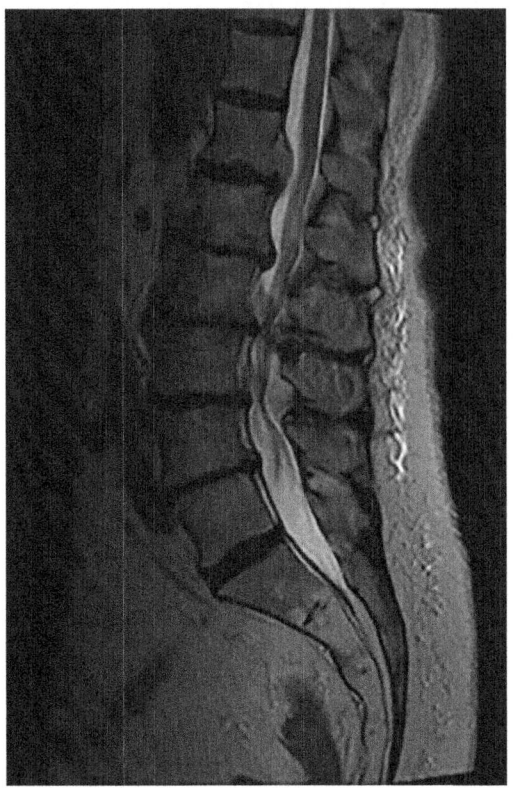

Abb. 5.1 Breitbasiger Bandscheibenherniationen ab BWK12/L1 mit beginnender Myelonkompression

- *Wann* hat die Symptomatik begonnen? Wie war der Verlauf? Plötzlich oder schleichend?
- Bestehen Schmerzen? Luftnot? Schluckstörung?
- Wann konnte der Patient zuletzt gehen/stehen?
- Bestehen Störung der Sexualität, der Miktion, der Defäkation?
- Hinweise für Infekt? Fieber?
- Operationen in letzter Zeit?
- Bestehen Begleiterkrankungen (Tumorerkrankung, rheumatologische Erkrankung, vaskuläre Erkrankung etc.)?
- Stürze in letzter Zeit?
- Medikamentenanamnese, Reiseanamnese?

▶ Die eigenanamnestischen Beschwerden bei einem akuten Querschnittssyndrom in der Notfallsituation können diffus sein. Es ist von enormer Bedeutung im Sinne einer frühzeitigen Weichenstellung aufgrund dieser Angaben ein mögliches Querschnittsyndrom in Betracht zu ziehen.

Anamneseerhebung an ein aQS zu denken, auch wenn typische Angaben, wie z. B. „Lähmung der Beine" oder „aufsteigende Taubheitsgefühle" fehlen. Zu den *Red Flags* in der Eigenanamnese zählen:

- Beidseitige Ausfälle
- Neu aufgetretene Gangstörung
- Neu aufgetretene, (häufig thorakale) Rückenschmerzen

Basierend auf diesen Ausführungen ergibt sich bei differenzialdiagnostischem Verdacht auf das Vorliegen einer Querschnittssymptomatik die Notwendigkeit zur weiteren anamnestischen Eingrenzung. Folgende Punkte müssen gezielt abgefragt werden:

- *Wo* sind die Beschwerden? Sind die Beschwerden *beidseits*? Exakte Beschreibung von Art und Lokalisation?

5.4.3 Neurologische Untersuchung

Verschiedene Faktoren wie Zeitdruck, Umgebungsunruhe in der Notaufnahme, Immobilisierung des Patienten bei fraglichem Trauma etc. können die klinisch-neurologische Untersuchung erheblich erschweren. Dennoch muss der *neurologische Befund* so *sorgfältig* wie möglich erhoben werden, da er die *Grundlage für das weitere diagnostische und therapeutische Vorgehen* darstellt. Darüber hinaus kann nur unter Kenntnis des Ausgangsbefundes der Verlauf beurteilt werden. Das impliziert neben der Untersuchung auch eine entsprechende *Dokumentation*.

Zu den Punkten, die im Rahmen der klinisch-neurologischen Untersuchung beachtet werden müssen, zählen:

- Die Untersuchung ist am *entkleideten Patienten* durchzuführen.
- *Motorik* und *Sensibilität* sind *beidseits* an allen Extremitäten und am Rumpf zu prüfen.
- Die *Sensibilität* muss *ventral und dorsal* an Rumpf und Extremitäten untersucht werden.
- Es müssen *unterschiedliche Qualitäten der Sensibilität* untersucht werden, damit beispielsweise eine *dissoziierte Sensibilitätsstörung* nicht übersehen wird
- Prüfung der *Tiefensensibilität/Propriozeption* falls überwiegend die *Hinterstränge* betroffen sind.
- *Stand* und *Gang* müssen untersucht werden, auch wenn der Patient angibt, dies sei problemlos möglich.
- Die Untersuchung der *Motorik* umfasst neben den *Paresegraden* der Extremitäten auch die Rumpfmuskulatur, sowie *Tonus, Muskeleigenreflexe, Bauchhautreflexe,* und *Pyramienbahnzeichen*.
- *Sphinktertonus* und *Analreflex* sind zu untersuchen.

Bei Verdacht auf ein Querschnittsyndrom sollte darüber hinaus der Restharn bestimmt werden. Zur Interpretation der Ergebnisse, siehe Tab. 5.2.

Finden sich in der klinischen Untersuchung diskrepante Befunde, wie beispielsweise hochgradige Paresen von Armen oder Beinen, bei gleichzeitig normalem Reflexstatus, können diese Hinweise für eine psychogene Querschnittssymptomatik sein. Für eine solche Genese kann auch eine fluktuierende Symptomatik sprechen. Setzt der Patient bei Bewegungssequenzen, wie beispielsweise dem Aufsetzen aus dem Liegen, die Arme ein, die in der Einzelkraftprüfung hochgradig paretisch waren, kann dies ebenfalls ein Anhalt für eine psychogene Ursache sein.

Dokumentation des klinischen Befundes

Der klinisch neurologische Befund ist aus mehreren Gründen sorgfältig zu dokumentieren: Nur auf der Basis eines suffizient dokumentierten Ausgangsbefundes sind der weitere klinische Verlauf und die Wirksamkeit der Therapie beurteilbar. Darüber hinaus ist vor diesem Hintergrund auch in forensischer Hinsicht eine gute Dokumentation des klinischen Befundes unerlässlich. Dem Neurologen kommt deshalb in der Notfallsituation eine Schlüsselfunktion zu. Das gilt auch für jene Fälle, in denen der Neurologe „nur" als Konsiliararzt hinzugezogen wird, beispielsweise bei einem traumatischen Querschnitt im Rahmen eines Polytraumas, und der Patient im Weiteren unfallchirurgisch/neurochirurgisch versorgt wird.

▶ Ohne eine sorgfältige klinisch neurologische Untersuchung kann ein aQS weder diagnostiziert noch in Hinblick auf Ausmaß und Dynamik erfasst werden. Der – gut dokumentierte (!) – klinische Befund ist die Grundlage für die weitere Diagnostik und Therapie.

Tab. 5.2 Blasenstörungen bei Querschnittssyndromen

Blasenstörungen bei Querschnittssyndromen	
Akuter Querschnitt (spinaler Schock)	Schlaffe Überlaufblase, mit Harnretention, fehlendem Harndrang und Harnträufeln
Subakutes Querschnittssyndrom	*Reflexblase* mit reflektorischer Entleerung bei geringer Blasenfüllung, fehlender Harndrang
Konussyndrom, Kaudasyndrom	*Denervierte Blase* mit großer Restharnmenge bei unwillkürlichem Abgang kleiner Harnmengen, fehlender Harndrang

5.4.4 Apparative Diagnostik

> **Übersicht**
>
> Basierend auf Anamnese und Befund resultiert eine Arbeitshypothese, d. h. es wird die Verdachtsdiagnose aQS gestellt. Die Zusatzuntersuchungen dienen nun der weiteren Abklärung, also der Überprüfung dieser Arbeitshypothese. Dabei sind mit Blick auf die Therapie *2 Fragen vordringlich* zu *beantworten*:

1. *Ursache/Ätiologie* des akuten Querschnittsyndroms?
2. *Lokalisation/Höhe* des zugrunde liegenden pathologischen Prozesses?

Die wesentliche Zusatzuntersuchung ist in der überwiegenden Zahl der Fälle die Bildgebung, insbesondere die MRT. Bei Verdacht auf eine entzündliche Genese ist eine Liquordiagnostik indiziert. Die Stärken der elektrophysiologische Untersuchungen liegen in der Funktionsbeurteilung, sie spielen eine wichtige Rolle in der Verlaufskontrolle und der Abklärung von Differenzialdiagnosen.

▶ Dringlichkeit und Wahl des bildgebenden Verfahrens werden durch die klinische Verdachtsdiagnose bestimmt. Entsprechend der Komplexität des Krankheitsbildes in Hinblick auf Diagnose und Therapie ist das aQS als *interdisziplinärer Notfall* aufzufassen. Es versteht sich daher von selbst, dass die radiologischen Kollegen frühzeitig persönlich in das Management mit eingebunden werden sollten. Das bedeutet, dass eine Anmeldung zu einer Untersuchung nicht nur über den Computer erfolgen sollte. Vielmehr sollte in einem direkten Gespräch die Untersuchungsindikation dargestellt und gemeinsam im Sinne des Patienten die optimale Untersuchungsmodalität festgelegt werden. Erfahrungsgemäß führt eine gute interdisziplinäre Kommunikation zu reibungsloseren und somit besseren Abläufen in der Notfalldiagnostik.

MRT

Die entscheidende Bildgebung bei einem nicht traumatischem aQS ist in den meisten Fällen die MRT (Laur 2019). Falls eine vaskuläre Genese, speziell eine Aortendissektion in Betracht zu ziehen ist, muss eine Computertomografie(CT)-Angiografie (CTA) erfolgen.

Bei der Anmeldung der MRT ist ein ausreichender Abstand oberhalb der klinisch vermuteten Läsionshöhe zu berücksichtigen. Ein Beispiel: Liegt eine klinische Querschnittssymptomatik vor, die eine Schädigung des Rückenmarks in Höhe von Th2 vermuten lässt, sollte mit dem Radiologen besprochen werden, dass auch das untere zervikale Myelon miterfasst wird. Anderenfalls besteht die Gefahr, nicht den gesamten pathologischen Prozess darzustellen. Als Faustregel gilt, dass das Myelon mindestens noch 3 Segmente über der klinisch vermuteten Läsionshöhe abgebildet werden sollte. In nicht wenigen Fällen kann, basierend auf der klinischen Symptomatik, nicht auf die exakte Höhe der spinalen Schädigung geschlossen werden. In diesen Fällen kann eine MRT der gesamten Wirbelsäule indiziert sein. Bei Planung und Durchführung einer MRT ist darauf zu achten, dass die Vitalparameter des Patienten stabil sind. Insbesondere muss eine gesicherte respiratorische Situation vorliegen, um zu vermeiden, dass der Patient während der Untersuchung im Gerät intubationspflichtig wird. Wie stets in der Notfallmedizin hat die Sicherung der Vitalparameter höchste Priorität, sodass ggf. zunächst eine Stabilisierung des Patienten vor der bildgebenden Diagnostik erforderlich ist. Die MRT-Untersuchung ist, sofern keine schwerwiegenden Kontraindikationen vorliegen, mit Kontrastmittel durchzuführen.

CT

Die Vorteile der CT liegen in der schnelleren und einfacheren Durchführung. Knöcherne Strukturen sind gut darstellbar, sodass die CT typischerweise bei Verdacht auf eine traumatische Genese eines Querschnittssyndroms zum Einsatz kommt (Hussain 2023). Der Patient ist darüber hinaus im Vergleich zur MRT im Notfall besser zugänglich, die Untersuchung kann auch beim immobilisierten Patienten auf der Vakuummatratze durchgeführt werden. Darüber hinaus ist die CT eine Alternative falls eine MRT aufgrund von Kontraindikationen, z. B. eines Herzschrittmachers, nicht ohne Weiteres durchgeführt werden kann.

▶ Bestehen Hinweise für eine Vigilanzminderung bei einem aQS sollte immer eine zerebrale Bildgebung mit durchgeführt werden. Gewissermaßen sollte umgekehrt bei einem bewusstlosen Patienten mit Verdacht auf Schädel-Hirn-Trauma stets zusätzlich eine spinale Verletzung insbesondere im Bereich der Halswirbelsäule in Betracht gezogen und, soweit möglich, klinisch sowie per Bildgebung ausgeschlossen werden.

> **Zusammenfassung: Bildgebung**
> - Frühzeitige Einbindung der Radiologie in das Procedere. Gute Kommunikation hinsichtlich Dringlichkeit, vermuteter Ätiologie und Läsionshöhe.
> - Untersuchung der Wahl bei nichttraumatischen aQS zumeist MRT, bei Verdacht auf Aortendissektion CTA.
> - Überprüfen der Vitalparameter, insbesondere sicherstellen, dass Patient ausreichend respiratorisch stabil ist vor einer MRT-Untersuchung.
> - Falls Trauma als Ursache nicht auszuschließen ist oder bei Bewusstseinsstörungen: Bildgebung des Kopfes mit durchführen.

Liquor

Ergeben sich aus Anamnese, klinischer Untersuchung oder Bildgebung Hinweise für eine entzündliche Genese eines aQS, Ist eine Liquorpunktion indiziert. Weitere mögliche Indikationen für eine LP bei einem aQS sind eine Meningeosis neoplastica oder eine stattgehabte spinale Subarachnoidalblutung (SAB). Der Liquor ist bereits bei der Entnahme unmittelbar optisch beurteilbar (beispielsweise klar, trübe oder xanthochrom). Die Basisparameter Zellzahl, Laktat, Protein und Glukose liegen bereits nach wenigen Minuten vor. Auf der Basis dieser Informationen kann die Frage nach entzündlichen Prozessen in vielen Fällen frühzeitig eingegrenzt, wenn auch nicht immer abschließend beantwortet werden. Zur weiteren Interpretation der Liquordiagnostik wird auf die Besprechung der einzelnen Erkrankungen verwiesen.

Elektrophysiologische Untersuchungen

Elektrophysiologische Untersuchung, wie sensibel evozierte Potenziale (SEP) und magnetische evozierte Potenziale (MEP), können relevante Informationen zur Funktionsbeurteilung liefern. Dadurch sind diese Methoden insbesondere in der Kontrolle des weiteren Verlaufes eines Querschnittsyndroms wertvoll. Elektroneurografie (ENG) und Elektromyografie (EMG) sind indiziert, falls differenzialdiagnostisch ein rasch progredienter Prozess des peripheren Nervensystems wie beispielsweise ein Guillain-Barré-Syndrom (GBS) vermutet wird. Das EMG kann darüber hinaus bei vermuteter radikulärer Schädigung sehr hilfreich in der Wurzelzuordnung sein.

EKG

- Die Durchführung eines Notfall-EKGs sowie regelmäßige RR-Kontrollen zum Zeitpunkt der Aufnahme sind obligatorisch und stellen den Minimalstandard dar. Bei einem aQS sollte initial eine *Monitorüberwachung* mit Pulsoximetrie durchgeführt werden, dies gilt insbesondere für Fälle in denen die *Genese unklar* ist und eine *aufsteigende Querschnittssymptomatik* nicht ausgeschlossen werden kann.

Labor

Das Notfalllabor umfasst mindestens Elektrolyte, Blutbild, Leber- und Nierenwerte sowie Gerinnungsparameter und Entzündungswerte.

Weitere Untersuchungen

Die Durchführung von zusätzlichen apparativen Untersuchungen hängt von der individuellen Fallkonstellation ab.

> **Zusammenfassung: apparative Diagnostik**
> Ziel der Zusatzuntersuchungen ist es, möglichst rasch die Ursache eines aQS zu identifizieren, damit eine spezifische Therapie eingeleitet werden kann. Die kardiopulmonale Stabilität des Patienten muss dabei gewährleistet sein. Vor diesem Hintergrund sind ggf. frühzeitig Vertreter anderer Fachrichtungen wie Radiologie und Anästhesie einzubeziehen.

5.4.5 Differenzialdiagnosen

> Komplexität und Dynamik bei Verdacht auf ein aQS erlauben in der Notfallsituation nicht immer eine eindeutige klinische diagnostische Zuordnung. Dies gilt insbesondere bei unzureichender Eigen- und Fremdanamnese und/oder multimorbiden Patienten. In der klinischen Realität ist nicht selten nach Durchführung der initialen Notfalldiagnostik, z. B. nach einer unauffälligen spinalen MRT, der Zeitpunkt gekommen, *die Verdachtsdiagnose* eines aQS *kritisch zu hinterfragen* und (erneute) differenzialdiagnostische Überlegungen anzustellen.

Beispiele für Differenzialdiagnosen des aQS:

- **Mantelkantensyndrom.** Dies kann verursacht sein durch bilaterale Hirninfarkte im Versorgungsgebiet der Aa. cerebri anteriores, aber auch beispielsweise durch eine Thrombose des Sinus sagittalis superior. Neben einer Paraparese der Beine können Blasenstörungen auftreten, was die klinische Abgrenzung zum aQS nochmals erschweren kann. Entscheidend für die diagnostische Sicherung ist die Durchführung einer zerebralen Bildgebung.
- **Guillain-Barré-Syndrom (GBS).** Hierbei handelt es sich um eine akute Polyradikuloneuritis. Bei fulminantem Verlauf kommt es zu rasch aufsteigenden sensomotorischen Defiziten. Zusätzlich können – wie beim aQS – erhebliche autonome Störungen auftreten. Ist klinisch in der Notfallsituation keine sichere Unterscheidung zu treffen, kann eine Neurographie zusätzliche Informationen liefern. Diese kann allerdings in der frühen Phase uneindeutig sein. Eine Liquordiagnostik ist zu Beginn eines GBS in vielen Fällen ebenfalls nicht hilfreich, da noch keine eindeutige zytoalbuminäre Dissoziation besteht. Kann tatsächlich initial keine klare Zuordnung getroffen werden, sollte die Abgrenzung des rein peripheren GBS von einem Querschnittsyndrom jedoch spätestens über den zeitnahen Verlauf möglich sein. Bis zu diesem Zeitpunkt muss der Patient in jedem Falle überwacht werden. Grundsätzlich muss sichergestellt sein, dass keine behandelbaren Ursachen übersehen werden.
- **Elektrolytentgleisungen.** Dies betrifft insbesondere hypo-und hyperkaliämische Lähmungen, letztere treten nicht selten bei schweren Niereninsuffizienzen auf. Akute Elektrolytentgleisungen sollten problemlos über das Notfalllabor erkennbar sein. Bei der **zentralen Pontinen Myelinolyse (ZPM)** liegt die Ursache in einer zu schnellen Anhebung eines niedrigen Natriumspiegels, wobei der Natriumspiegel zum Zeitpunkt des Auftretens der neurologischen Defizite bereits normalisiert sein kann. Die ZPM kann aufgrund einer zunehmenden Tetrasymptomatik einem aQS ähneln, allerdings bestehen entsprechend der pontinen Lokalisation zumeist Hirnnervenausfälle, zusätzlich können Vigilanzschwankungen bis hin zum Koma auftreten.
- **Leriche-Syndrom.** Ursache ist ein akuter oder chronischer Verschluss der Aorta oberhalb der Bifurkation und distal der Abgänge der Nierenarterien. Paresen der Beine sowie Parästhesien können differenzialdiagnostisch an ein aQS denken lassen. Die weiteren typischen Symptome eines Gefäßverschlusses wie Schmerzen der Beine, Blässe und Pulslosigkeit sind klinisch wegweisend, im Zweifelsfall erhärtet eine duplexsonografische Untersuchung und eine Angiografie – CTA, MR-Angiografie (MRA), konventionell – die Diagnose.

> **Zusammenfassung**
> Die Differenzialdiagnosen des aQS umfassen neben zerebralen Ätiologien und neuromuskulären Erkrankungen auch Ursachen auf anderen Fachgebieten, insbesondere der Inneren Medizin. Dies unterstreicht nochmals den interdisziplinären Charakter im Management des aQS.

5.5 Therapie

5.5.1 Therapie allgemein

Die kausale Behandlung eines nichttraumatischen Querschnittssyndroms richtet sich nach der zugrunde liegenden Pathologie. Wie stets in der Notfallmedizin hat dabei zunächst die Sicherstellung der Vitalfunktionen höchste Priorität. Unabhängig von der Ätiologie sind daher in der Akutsituation auf verschiedene, potenziell vital bedrohliche Komplikationen zu achten.

Respiratorische Komplikationen
Myelonschädigungen können bereits *oberhalb von Th6* aufgrund von Paresen der Interkostalmuskulatur die Atmung erschweren. Pathologische Prozesse *ab C5 oder höher* führen zu einer *Parese der Zwerchfellmuskulatur* und damit zu *schweren Störungen der Respiration*. Folglich muss bei Patienten mit einer hohen Lokalisation der spinalen Schädigung die Sauerstoffsättigung durchgehend überwacht werden. Da initial die Höhe der Schädigung nicht in jedem Fall exakt festzulegen ist, ist eine durchgehende Monitorüberwachung bereits in der Notaufnahme indiziert. Dabei ist zu berücksichtigen dass es im Verlauf beispielsweise durch Ödembildung zu einem *Aufstieg des Querschnitts* kommen kann. Vor dem Hintergrund der Dynamik einer akuten Querschnittssymptomatik darf der rechtzeitige Zeitpunkt einer Beatmung nicht verpasst werden.

Kardiovaskuläre Komplikationen
Die wesentliche Ursache von kardiovaskulären Komplikationen bei einem aQS stellt der *neurogene Schock* dar. Der neurogene Schock tritt häufig bei schweren Querschnittssyndromen traumatischer Genese auf, kommt jedoch auch beim nichttraumatischen aQS vor. Es kommt zu schweren *Störungen der autonomen Regulation* mit einer Dysbalance zwischen sympathischer und parasympathischer Innervation. Diese führen insbesondere in der frühen Phase eines Querschnittssyndroms zu *Bradykardie* und *Hypotonie*. Dies kann beispielsweise wiederum eine Verschlechterung der spinalen Perfusion bei einer spinalen Ischämie zur Folge haben. Die *Behandlung dieser Patienten* erfolgt auf der *Intensivstation*. Die therapeutischen Maßnahmen umfassen unter anderem bedarfsorientiert:

- Volumengabe
- Atropin
- Katecholamine
- Schrittmacheranlage

Schmerzen
Abhängig von der Ätiologie kann ein aQS mit *starken Schmerzen* assoziiert sein. Beispielsweise führt bei einer Aortendissektion häufig ein *Vernichtungsschmerz* zur notfallmäßigen Vorstellung, während die eigentliche Querschnittsymptomatik vergleichsweise gering ausgeprägt sein kann. Eine *effektive Analgesie* sollte deshalb bereits direkt in der Notaufnahme eingeleitet werden, z. B. intravenös mit Metamizol 1000 mg oder bei sehr starken Schmerzen mit einem Opioid, z. B. mit Piritramid 15 mg. Es ist dabei zu beachten, dass Opioide die Entwicklung eines Ileus beim aQS begünstigen können.

Blasenentleerungsstörungen
Störungen der Blasentleerung sind Teil der Symptome beim aQS. Während beim spinalen Schock eine schlaffe Überlaufblase besteht mit Harnretention, entwickelt sich beim subakuten Querschnittssyndrom eine Reflexblase mit reflektorischer Entleerung bei geringer Blasenfüllung. Beim Konus- und Kaudasyndrom liegt eine denervierte Blase mit großer Restharnmenge vor. Eine Dehnung der Blase kann darüber hinaus *eine dysautonome Krise* auslösen. In *jedem Fall* ist das *Legen* eines *Blasenkatheters indiziert*.

Thrombosen
Das Thromboserisiko bei einem aQS ist hoch. Liegt keine akute Blutung vor, ist eine hoch dosierte Thromboseprophylaxe mit Heparin indiziert.

Gastrointestinale Komplikationen
Eine nicht seltene Komplikation beim aQS ist aufgrund der autonomen Dysregulation ein *Ileus*. Daneben können sich *stressinduzierte gastrointestinale Ulzera* entwickeln. Es ist zu bedenken,

dass der Patient aufgrund der Querschnittssymptomatik unter Umständen die abdominellen Komplikationen selbst nicht bemerkt. Aus diesem Grund sollte bereits in der Notaufnahme auf diesbezügliche Symptome geachtet sowie vorbeugende Maßnahmen eingeleitet werden.

Fieber

Unabhängig von der Ursache sollte bei Fieber eine *konsequente antipyretische Therapie* durchgeführt werden. Ein möglicher Infektionsfokus sollte rasch *identifiziert* und gegebenenfalls *saniert* werden, nach Abnahme von Blutkulturen ist eine frühe kalkulierte Antibiotikatherapie indiziert. Neben einer Infektion der Atemwege besteht insbesondere die *Gefahr* eines aufsteigenden Harnwegsinfektes mit *Urosepsis*.

Lagerungskomplikationen

Bereits nach wenigen Stunden können sich Druckulzera ausbilden. Deshalb sollte bereits *frühzeitig* eine *regelmäßige Lagerung* des Patienten erfolgen.

Psychische Komplikationen

Das bewusste erleben einer Querschnittssymptomatik stellt für die Betroffenen auch in psychischer Hinsicht eine absolute *Extremsituation* dar, die geprägt ist von *Hilflosigkeit* und *Angst*. Mögliche Schmerzen und die von Hektik geprägte Umgebung (Rettungswagen, Notaufnahme, Intensivstation) sind Faktoren, die dies weiter *verstärken* können. Vor diesem Hintergrund sollte stets versucht werden, den Patienten über die einzelnen geplanten diagnostischen und therapeutischen Schritte in Ruhe zu informieren.

> **Checkliste: Allgemeine Therapie:**
> - Monitorüberwachung
> - Thromboseprophylaxe
> - Schmerztherapie
> - Blasenkatheter
> - Ulzeraprophylaxe
> - Regelmäßige Lagerung
> - Infektbehandlung
> - Information des Patienten

> **Zusammenfassung**
> Unabhängig von der Ätiologie birgt das aQS eine Reihe von potenziell schweren Komplikationen. Die Prävention und Behandlung dieser Komplikationen beginnt in der Notaufnahme. Grundlage hierfür ist eine effektive Zusammenarbeit der unterschiedlichen Berufsgruppen, insbesondere die Pflege nimmt in dieser Hinsicht eine zentrale Rolle ein.

5.5.2 Spezifische Therapie

Das Einhalten einer spezifischen Therapie setzt die Kenntnis der jeweiligen Ursache voraus. Drei der häufigsten Ursachen eines nichttraumatischen aQS lassen sich ätiologisch (grob) in die folgenden Kategorien einteilen:

- Vaskulär (spinale Ischämien/Blutungen),
- Entzündlich,
- Querschnittssyndrome bei Tumorerkrankungen.

Diese Aufzählung umfasst keineswegs alle denkbaren Ätiologien. So stellt beispielsweise eine zervikale Myelopathie durch degenerative Veränderungen beim älteren Menschen ein vergleichsweise häufiges Krankheitsbild dar. Die klinische Entwicklung ist zumeist chronisch bis subakut mit einem typischen klinischen Syndrom bestehend aus einer zentralen Symptomatik unterhalb der Myelopathie und radikulären Ausfällen auf Höhe des degenerativen Prozesses. Allerdings können Stürze im Alltag aufgrund der vorbestehenden spinalen Enge zu einer akuten Dekompensation mit Auftreten eines Querschnittssyndroms führen. Daneben bestehen noch eine Vielzahl weiterer möglicher Ursachen eines Querschnittssyndroms, wie z. B. ein Vitamin-B$_{12}$-Mangel, die jedoch im notfallmedizinischen Kontext aufgrund ihres langsameren Verlaufes von untergeordneter Bedeutung sind. Dabei ist zu bedenken, dass sowohl vaskuläre Ursachen, z. B. Blutungen, wie auch entzündliche Ursachen, z. B. Abszesse, sekundär zu einer mechanischen Kompression führen können. Im Folgenden werden die Behandlungsprinzipien häufig vorkommender nichttraumatischer Querschnittssyndrome dargestellt. Für alle hier dargestellten Therapieoptionen gilt, dass diese aufgrund der Komplexität des Krankheitsbildes immer am individuellen Fall überprüft und angepasst werden müssen.

5.5.3 Vaskulär bedingte akute Querschnittssyndrome

Diese Gruppe lässt sich wiederum unterteilen in spinale Ischämien und Blutungen.

Spinale Ischämien
Klinik
Spinale Ischämien sind insgesamt selten, sie machen ca. 6 % aller nichttraumatischen Querschnittssyndrome aus (Sandson 1989). Hauptursache beim Erwachsenen sind arteriosklerotische Veränderungen, thorakoabdominale Aneurysmen, Aortenoperationen, Aortendissektion, systemische Hypotension und spinale arteriovenöse Malformationen. Spinale Ischämien bei Tauchern, ohnehin nicht häufig, sollten aufgrund der Anamnese mit typischem situativem Kontext in der Regel diagnostisch klar zuzuordnen sein (Gempp 2008). Das Spektrum der klinischen Symptomatik ist breit. Ein akuter Verschluss einer Spinalarterie tritt klinisch häufig als A.-spinales-anterior-Syndrom auf, mit bilateralen Paresen und gestörtem Schmerz- und Temperaturempfinden bei erhaltener Tiefensensibilität. Dagegen handelt es sich bei spinalen Ischämien, die als Folge einer protrahierten schweren Hypotension oder im Rahmen von Kreislaufstillständen auftreten, typischerweise um zentromedulläre Syndrome.

Besteht eine spinale Ischämie aufgrund einer spinalen AV-Fistel mit venöser Stauung können sich die Symptome über Stunden, Tage und Wochen entwickeln.

Darüber hinaus können bei spinalen Ischämien starke Rückenschmerzen ein Symptom sein. Dies birgt die Gefahr, dass die die Symptomatik als „gewöhnlicher" Rückenschmerz gewertet und die begleitende neurologische Ausfallssymptomatik nicht ausreichend beachtet wird.

Die Verdachtsdiagnose einer spinalen Ischämie erfordert neben einer sofortigen MRT-Untersuchung mit möglichst exakter Höhenangabe die Bildgebung der vaskulären Versorgung. Ziel ist eine rasche Abklärung der Ätiologie, insbesondere um behandelbare und/oder potenziell vital bedrohliche Pathologien wie beispielsweise eine Aortendissektion, nachzuweisen.

Therapie
Liegt der spinalen Ischämie eine klare, kausal behandelbare Ursache zugrunde, so sind entsprechende unverzügliche therapeutische Maßnahmen einzuleiten. Daneben liegt der Fokus in der Akutbehandlung auf der Sicherstellung möglichst optimaler spinaler Perfusionsverhältnisse, um eine ausreichende Oxygenisierung des Rückenmarkgewebes sicherzustellen. Dabei sollten insbesondere folgende Punkte im Blick behalten werden:

- **Blutdruck:** Hypotone RR-Lagen sollten zunächst mit Volumengabe und ggf. mit Medikamenten behandelt werden, z. B. Atropin in einer Dosis von 1–2 mg i.v. Sind Katecholamine erforderlich, so ist spätestens zu diesem Zeitpunkt die Weiterbehandlung auf der Intensivstation indiziert.
- **Hämoglobin(Hb)-Wert**: Eine Anämie ist ein unabhängiger Risikofaktor für Schlaganfälle (Li 2016). Es liegen keine Daten zu Ischämien des Rückenmarks vor. Unter pathophysiologischen Überlegungen sollte jedoch eine Anämie durch die Gabe von Erythrozytenkonzentraten behandelt werden.

Es ist darauf hinzuweisen, dass die Empfehlungen zur Therapie der spinalen Ischämie im Wesentlichen auf Erkenntnissen aus der Behandlung der zerebralen Ischämie basieren (Hamann 2022; Adams Jr 2007). Ergebnisse aus großen prospektiven, randomisierten Studien fehlen.

Systemische Lysetherapie
Die systemische thrombolytische Therapie ist für die spinale Ischämie nicht zugelassen, Evidenzen aus randomisierten prospektiven Studien liegen nicht vor. Es existieren jedoch mehrere Fallserien, in denen erfolgreich eine systemische

intravenöse Lyse durchgeführt wurde (Müller 2012; Jankovic 2019). Nach bildmorpholgischem Ausschluss möglicher Blutungsquellen sollte daher eine Lysetherapie erwogen werden. Zeitfenster, Dosierung und Ausschlusskriterien entsprechen dabei denen der zerebralen Ischämie. Der Patient ist darüber zu informieren, dass es sich um eine Therapie handelt, die für diese Indikation nicht zugelassen ist.

Sekundärprophylaxe
Thrombozytenfunktionshemmer: Solange keine spezifische Ursache der Ischämie nachgewiesen ist, sollte eine Sekundärprophylaxe mit Acetylsalicylsäure erfolgen.

Antikoagulation: Bei Nachweis einer Emboliequelle, wie z. B. Vorhofflimmern, ist eine Antikoagulation indiziert.

Eine Behandlung mit Kortison ist bei der spinalen Ischämie nicht indiziert.

> **Zusammenfassung**
> Liegt eine eindeutig erkennbare Ursache einer spinalen Ischämie vor, muss diese gezielt ausgeschaltet werden. Eine systemische Lysetherapie stellt bei der spinalen Ischämie eine Off-Label-Use-Behandlung dar, sollte jedoch bei gesicherter Diagnose und fehlenden Kontraindikationen im Einzelfall erwogen werden.

Spinale Blutungen
Klinik
Spontane, nichttraumatische spinale Blutungen sind insgesamt selten.

Beispiele für mögliche Blutungsätiologien beim nichttraumatischen aQS sind:

- Veränderungen der Gerinnung (medikamentös/erworben oder genetisch)
- Gefäßmissbildungen z. B. spinale arteriovenöse Malformationen
- Tumorassoziierte Blutungen, z. B. bei Hämangioblastomen
- Blutungen aus Aneurysmen spinaler Arterien

In einem Teil der Fälle bleibt die Ätiologie unklar. Ebenso wie Ischämien können auch bei spinalen Blutungen heftige, stechende Rückenschmerzen auftreten. Patienten mit einer spinalen subarachnoidalen Blutungen (SAB) können beispielsweise auch Meningismus und Vigilanzminderungen entwickeln. Somit besteht die Gefahr, dass zunächst von einer zerebralen SAB ausgegangen wird, und nach normaler Bildgebung des Zerebrums die Diagnose einer spinalen SAB nicht in Erwägung gezogen wird. In solchen Fällen ist daher eine spinale Bildgebung erforderlich.

▶ **Therapie** Die Entscheidung ob bei einer spinalen Blutung eine konservative, eine operative oder eine endovaskuläre Behandlung indiziert ist, hängt von der Blutungsursache, dem Ausmaß und der Lokalisation der Blutung sowie der klinischen Symptomatik ab. Dabei ist zu berücksichtigen, dass sich die klinische Symptomatik bei einer Zunahme der Blutung irreversibel verschlechtern kann, wenn eine behandelbare Blutungsquelle nicht frühzeitig ausgeschaltet wird. Zusätzlich kann durch eine Operation eine Druckentlastung des Rückenmarks erzielt werden. Somit ist in vielen Fällen eine operative Therapie zur Druckentlastung und ggf. Ausschalten einer Blutungsquelle indiziert. Vor diesem Hintergrund sowie der Komplexität des Krankheitsbildes mit der Gefahr einer raschen Progression sind unbedingt frühzeitig die Kollegen der entsprechenden Fachabteilungen (Neurochirurgie und Neuroradiologie) hinzuzuziehen.

Gerinnungsmanagement
Ist die Gerinnung bei einer spinalen Blutung verändert, muss schnellstmöglich eine Normalisierung erfolgen. Neben der initialen neurologischen Symptomatik stellt eine Koagulopathie den wesentlichen Prädiktor für das Outcome des Patienten dar (Pereira 2016). Dabei steht nicht alleine die Verhinderung einer Blutungsprogression im Vordergrund. Ebenso ist es in vielen Fällen das Ziel, mit der Normalisierung der Hämostase eine Operationsfähigkeit des Patienten herzustellen. Es ist anzu-

merken, dass keine Daten aus randomisierten kontrollierten Studien (RCT) vorliegen. Die folgenden Ausführungen stellen daher pragmatische Empfehlungen dar, die keineswegs auf jeden Einzelfall anwendbar sind.

Spinale Blutungen unter *Vitamin-K-Agonisten (VKA)*, wie z. B. Phenprocoumon.

- Gabe von Prothrombinkomplexkonzentrat (*PPSB*).
- Die *Dosis* beträgt *30 IE/kg Körpergewicht (KG)*.
- Berechnung über den Quickwert: Gewünschter Quick – tatsächlicher Quick x kg KG/2 = IE PPSB.
- Beispiel: Ausgangs-Quick 10 %, Ziel-Quick 80 %, Patient wiegt 90 kg. Das entspricht einer Dosis von (70x90/2) = 3500 IE PPSB.
- Um in der *Notfallsituation* keine Zeit zu verlieren, ist die Gabe von 3000 IE PPSB eine pragmatische Alternative.

Spinale Blutungen unter *direkten oralen Antikoagulanzien* (DOAK)

- Bei Blutung unter Dabigatran Antagonisierung mit Idarucizumab.
- Bei Blutungen unter Apixaban und Rivaroxaban Antagonisierung mit Andexanet alfa. Falls Andexanet alfa nicht zur Verfügung steht, alternativ Gabe von PPSB in einer Dosis von 50 IE pro kg KG.
- Bei Blutungen unter Edoxaban Gabe von PPSB in einer Dosis von 50 IE pro kg KG. Ein spezifisches Antidot liegt derzeit nicht vor.

Spinale Blutungen unter *Heparin*

- Bei *Blutungen unter Heparin* kann *Protamin* die Heparinaktivitä neutralisieren.
- Die Dosis hängt von der Menge an Heparin ab, die innerhalb der letzten 3 h verabreicht wurde.
- 1000 IE Protaminhydrochlorid antagonisieren 1000 IE unfraktioniertes Heparin, die Maximaldosis beträgt 5000 IE.

> **Zusammenfassung: spinale Blutungen**
> Die möglichen Ursachen einer spinalen Blutung sind vielfältig. Entscheidende Schritte in der Notaufnahme sind unter anderem die initiale Stabilisierung des Patienten, die Diagnose und ggf. Behandlung einer alterierten Gerinnung sowie die Initiierung eines interdisziplinären Managements. Insbesondere muss die Möglichkeit zur operativen Intervention mit Ausräumung eines Hämatoms bestehen. Steht die entsprechende Expertise vor Ort nicht zur Verfügung, sollte der Patient frühzeitig in ein Zentrum verlegt werden.

5.5.4 Entzündliche Ursachen eines akuten Querschnittsyndroms

Eine Vielzahl unterschiedlicher Erkrankungsbilder kann über im weitesten Sinne entzündliche Prozesse zu einer Schädigung des Rückenmarks und angrenzender Strukturen führen. Eine mögliche Unterscheidung lässt sich zwischen erregerbedingten und nichterregerbedingten entzündlichen Pathologien treffen. Neben der Ätiologie sind die Lokalisation des Prozesses (Höhe, medullär vs. extramedullär etc.) sowie die zeitliche Dynamik von Bedeutung. Grundlegende Aufgabe des Neurologen in der Notfallsituation ist daher neben dem Erkennen des eigentlichen aQS, anhand der Anamnese sowie dem klinischen Kontext eine entzündliche Genese der Querschnittsymptomatik in Erwägung zu ziehen und das weitere Vorgehen in die richtige Richtung zu lenken. Bei den Zusatzuntersuchungen hat neben der MRT die Liquordiagnostik die entscheidende Bedeutung. Die Ausführungen zu den therapeutischen Prinzipien lehnen sich an die Empfehlungen der Fachgesellschaften an. Stets ist jeder Fall individuell zu betrachten.

Infektionen als Ursache eines aQS (-> s. auch Kap. 4 Akute Rückenschmerzen ohne Tauma)

Klinik
Als *mögliche Erreger* kommen prinzipiell *Viren, Bakterien, Pilze* und *Parasiten* in Betracht.

Anamnestisch sollte insbesondere eine *Reiseanamnese* erhoben werden sowie eine mögliche *Immunsuppression* und weitere *Vorerkrankungen* abgeklärt werden. Zusätzlich zu einer unmittelbaren Entzündung des Rückenmarks kommt es häufig zu einer Beteiligung der angrenzenden Strukturen, wie beispielsweise der Nervenwurzeln. In diesen Fällen resultiert eine Radikulitis, die die nicht selten klinisch im Vordergrund steht, beispielsweise bei einer Neuroborreliose im Stadium II. Darüber hinaus können entzündliche Prozesse, die primär extradural liegen, wie oben bereits dargestellt, über Abszessbildung zu raumfordernden Effekten mit einer Querschnittssymptomatik führen. Die klinische Symptomatik tritt typischerweise nicht apoplektiform auf, sondern entwickelt sich subakut über Stunden und Tage. Trotz der Heterogenität von Ätiologie und Klinik, sind Patienten mit einer infektiösen Genese eines aQS stets initial als Notfall zu werten. Gelangen beispielsweise bakterielle Erreger in den Liquorraum, kann sich innerhalb kürzester Zeit eine fulminante, vital bedrohliche Meningoenzephalitis entwickeln.

Diagnose
Bildgebung
Bildgebung der Wahl ist die *spinale MRT*. Bei der Frage nach einer entzündlichen Genese eines aQS ist die Anfertigung kontrastmittel(KM)-angehobener Sequenzen obligat. Allerdings kann in frühen Phasen einer Infektion die KM-Aufnahme gering ausgeprägt sein. Auch wenn „nur" eine spinale Symptomatik besteht, sollte man bei *Verdacht auf eine Infektion des ZNS* in jedem Fall eine *zerebrale MRT* mit durchführen.

Liquor
Die *Liquordiagnostik* ist die *entscheidende Maßnahme* zur Bestätigung und weiteren Einordnung einer infektiösen Genese eines aQS. Durch eine LP können bereits in der Notfallsituation folgende Parameter bestimmt werden: *Zellzahl* und *Zellbild* (granulozytär, lymphozytär, gemischt), *Liquoreiweiß, Liquorlaktat,* und Liquorglukose bzw. *Liquor-/Serum-Glukose-Index.* Analog zur Diagnose einer Meningitis/Menigoenzephalitis erlauben diese Werte häufig eine Differenzierung zwischen viralen und bakteriellen Infektionen, siehe Tab. 5.3.

Bei Hinweisen für eine bakterielle Genese ist eine *mikroskopische Untersuchung* mittels Gram-Färbung oder Methylenblaufärbung indiziert. Ferner sind auch aus dem Liquor Kulturen anzulegen. Zur weiteren Erregerdiagnostik werden *molekularbiologische Untersuchungen* durchgeführt (Multiplex-PCR). Bestimmung der Immunglobuline und Einordnung im Reiberschema können u. a. zur Beurteilung der Dynamik einer Infektion im zeitlichen Verlauf Informationen liefern. Die *Ergebnisse der Liquordiagnostik* sind sehr *variabel*. Sie hängen unter anderem vom jeweiligen Erreger, Zeitpunkt der Untersuchungsdurchführung und einer möglichen Vorbehandlung ab. In Velen Fällen gelingt es nicht, einen Erreger zu sichern. Darüber hinaus kann bei viralen Infektionen die Zellzahl nur gering oder auch gar nicht erhöht sein. Daher ergibt sich die Notwendigkeit, die Ergebnisse einer Liquoruntersuchung im Kontext der Gesamtkonstellation zu beurteilen.

Tab. 5.3 Typische Liquorkonstellationen bei Meningitis durch unterschiedliche Erreger. (Nach: Pfister et al. 2023)

	Bakteriell	Viral	Tuberkulös
Zellzahl	> 1000/μl	< 1000/μl	< 1000/μl
Zellbild	Granulozytär	Lymphozytär	Gemischt
Liquor-Serum Glukose–Index	Erniedrigt	Leicht erniedrigt bis normal	Erniedrigt
Laktat	> 3,5 mmol/l	< 3,5 mmol/l	> 3,5 mmol/l
Protein	> 100 mg/dl	< 100 mg/dl	> 100 mg/dl

Labor
Das C-reaktive Protein (CRP) und die Leukozytenzahl sind unspezifische systemische Entzündungsmarker. Ein erhöhtes Procalcitonin (PCT) ist ein Hinweis für eine bakterielle Entzündung, und kann somit für die Entscheidung einer kalkulierten initialen Therapie wertvoll sein (Wei 2016). Bei Verdacht auf eine infektiöse Genese eines aQS sollten außerdem Blutkulturen (für aerobe und anaerobe Erreger) im Rahmen des Notfalllabors abgenommen werden.

Weitere instrumentelle Diagnostik
Das Ziel weiterer apparativer Untersuchungen ist zum einen das Identifizieren eines möglichen Fokus, zum anderen das Erkennen von Infektionen anderer Organsysteme. Insbesondere eine transösophageale Echokardiografie (TEE) sollte zum Ausschluss einer Endokarditis erfolgen.

Therapie
Die *Therapieentscheidung* basiert auf der *individuellen klinischen Situation* sowie dem *Erreger*. Letzterer ist in der Notfallsituation normalerweise (noch) nicht klar. *Da eine unnötige Behandlungsverzögerung zu vermeiden ist, handelt es sich bei der initialen Behandlung zumeist um eine empirische Therapie.* Daher sollte zunächst versucht werden, insbesondere eine Unterscheidung zwischen einer bakteriellen und einer nicht bakteriellen Infektion zu treffen, was allerdings in der klinischen Realität in der Notaufnahme nicht immer möglich ist. Anamnese und klinischer Befund bilden die Grundlage gestützt durch Bildgebung, Liquor und Labor, um eine *antimikrobielle*, eine *virostatische* und/oder weitere **Therapien** einzuleiten.

> **Zusammenfassung: Infektionen als Ursache eines aQS**
> - Symptomatik und Verlauf bei erregerbedingten Querschnittssyndromen sind sehr variabel.
> - Anamnese und Klinik sind die Grundlage der Diagnostik, seltenere Erreger können als Folge von Immunsuppression sowie im Rahmen von Migration und Reisen auftreten.
> - Liquor und MRT(spinal und zerebral) engen die Diagnose ein.
> - Eine kalkulierte Behandlung (virostatisch/antibiotisch) sollte fallabhängig bereits in der Notaufnahme initiiert werden.

Inflammatorische Erkrankungen als Ursache eines aQS

Myelitiden, die nicht durch Erreger bedingt werden, begegnen dem Neurologen im klinischen Alltag deutlich häufiger als erregerbedingte aQS. Die multiple Sklerose (MS) und die mittlerweile als eigene Entitäten zu wertenden Neuromyelitis-optica-Spektrum-Erkrankungen (NMOSD) sind chronisch entzündliche Autoimmunerkrankungen des ZNS. Daneben können auch entzündliche/rheumatologische Multisystemerkrankungen wie der systemische Lupus erythematodes oder eine Sarkoidose einer spinalen Symptomatik zugrunde liegen und damit zu einem Querschnittssyndrom führen. Bei einem Teil aller Myelitiden bleibt die Ätiologie unklar, diese werden als idiopathische Myelitiden gewertet.

Multiple Sklerose
Die multiple Sklerose (MS) gehört zu den großen Erkrankungen in der Neurologie, eine ausreichende Kenntnis darf bei jedem klinisch tätigen Neurologen vorausgesetzt werden. Dies sollte auch für jüngere Kollegen nachts und am Wochenende gelten. Schwere Schübe, insbesondere mit (drohendem) Verlust der Gehfähigkeit sind stets als Notfälle zu werten. Bei bekannter MS ist die diagnostische Zuordnung normalerweise problemlos möglich.

In *notfallmedizinischer Hinsicht* ist von Bedeutung, dass eine *Myelitis* als *erstes klinisches Symptom* einer *bisher nicht bekannten MS* auftreten kann. Die Therapie eines akuten Schubes besteht primär in einer Hochdosis Kortisonbolusbehandlung. Üblich sind 1000 mg Methylprednisolon i.v. über 5 Tage.

NMOSD (Neuromyelitis optica sprectrum diseases)

Die Erkrankung ist seltener als die MS, neben der Myelitis ist sie klinisch durch Optikusneuritiden gekennzeichnet. Daneben können Hirnstammsymptome auftreten.

Die Diagnose basiert, neben der klinischen Symptomatik, auf der Labordiagnostik mit Nachweis von Autoantikörpern gegen das Wasserkanalprotein Aquaporin-4 (AQP4) (Wingerchuk 2015). Bei einer *akuten Myelitis* im Rahmen einer *NMOSD* kann es zu *hochgradigen Querschnittslähmungen* bis hin zur *respiratorischen Insuffizienz* kommen. In der MRT sieht man häufig eine langstreckige Ausdehnung der Myelitis über mehrere Segmente. Die akute Liquordiagnostik zeigt zumeist eine überwiegend lymphozytäre Pleozytose. Eine Zellzahl >300/µl sollte Anlass sein, die Diagnose einer NMOSD kritisch zu hinterfragen.

Therapeutisch erfolgt eine hoch dosierte Behandlung mit Methylprednisolon, 1000 mg i.v. über 5 Tage. Handelt es sich um die *Erstdiagnose*, ist eine *umfangreiche Abklärung* zum Ausschluss von Differenzialdiagnosen und Einleitung einer Rezidivprophylaxe zwingend erforderlich.

Multisystemerkrankungen als Ursache eines aQS

Beispiele für Multisystemerkrankungen, die ebenfalls zu einer spinalen Symptomatik führen können sind der *systemische Lupus erythematodes (SLE)* oder die *Neurosarkoidose*. Die spinale Bildgebung mittels der MRT lässt in dieser Situation keineswegs immer einen eindeutigen Rückschluss auf die Ätiologie zu, beispielsweise ähneln die MRT-Befunde bei SLE in einigen Fällen sehr denen einer akuten Myelitis bei NMOSD (Cacciaguerra 2022). Der Schlüssel zur Diagnose liegt zum einen in der präzisen Anamnese, zum anderen kann die körperliche Untersuchung über den rein neurologischen Befund hinaus Auffälligkeiten erkennen lassen, die auf eine Multisystemerkrankung hindeuten. Ist eine Grunderkrankung nicht bekannt, kann die diagnostische Zuordnung eine Herausforderung darstellen.

Das initiale Vorgehen unterscheidet sich prinzipiell nicht von dem oben beschriebenen Procedere bei aQS:

- Initiale Stabilisierung (soweit erforderlich), Notfalllabor und EKG
- Syndromale Zuordnung über Anamnese- und Befunderhebung
- Spinales MRT, ggf. kraniale MRT(cMRT)
- Bei V.a. entzündliche Genese LP

Fallabhängig sollten bei V.a. eine Multisystemerkrankung folgende Maßnahmen ergänzt werden.

- Internistische Mitbeurteilung und -Behandlung
- Durchführung weiterer instrumenteller Diagnostik (beispielsweise Thorax-CT) zur Klärung einer möglichen Beteiligung anderer Organsysteme

▶ In der klinischen Realität sind junge Kolleginnen und Kollegen die notfallmedizinisch in Akutkliniken tätig sind, einem sehr hohen Zeit- und Patientendruck ausgesetzt. Vor diesem Hintergrund entstehen nicht selten Diskussionen, welche Fachabteilung für die Versorgung eines Patienten zuständig ist. Eine solche Konfliktsituation kann beispielsweise resultieren, falls bei einer internistisch-rheumatologischen Grunderkrankung, wie beispielsweise dem systemischen Lupus erythematodes, eine neurologische Komplikationen, wie beispielsweise eine Querschnittssymptomatik, auftritt. Unabhängig davon, dass dies für den Patienten mit einer potenziell gefährdenden Verzögerung von Diagnostik und Therapie einhergeht, stellt diese Situation für das gesamte Team einer Notaufnahme eine erhebliche Belastung dar.

▶ Es ist die Meinung der Autoren dieses Buches, dass grundsätzlich solche Spannungen nicht auf dem Rücken der Patienten ausgetragen werden sollten. Insbesondere sollte bei einer derartig schweren neurologischen Symptomatik wie einem Querschnittsyndrom aufgrund der Komplexität ein solcher Fall zunächst neurologisch geführt werden, mit kollegialer Einbeziehung der weiteren Fachabteilungen.

5.5.5 Akute Querschnittssyndrome bei Tumorerkrankungen

Eine Beteiligung spinaler Strukturen kann bei Tumorerkrankungen auf unterschiedliche Weise entstehen. Eine mögliche Ursache stellt die *mechanische Kompression* durch spinale Tumoren dar. Diese lassen sich nach unterschiedlichen Kriterien einteilen, beispielsweise nach Lage (extradural vs. intradural) oder nach Dignität (benigne vs. maligne). Darüber hinaus kann eine *Meningeosis neoplastica* zu einer spinalen Symptomatik führen. Schließlich ist eine Beteiligung des Myelons im Rahmen eines *paraneoplastischen Syndroms* möglich. Die Heterogenität dieser *komplexen Krankheitsbilder* erfordert eine differenzierte und dem *individuellen Fall angepasste Herangehensweise*. Eine interdisziplinäre Abstimmung ist erforderlich, die neben der Diagnostik insbesondere die Einleitung der optimalen Therapie beinhalten sollte (chirurgische Resektion/Bestrahlung/Chemotherapie). Diese Abstimmung erfolgt normalerweise in einem interdisziplinären Tumorboard.

Die Herausforderung in der Notfallsituation besteht neben darin, bei einem *akuten Querschnittssyndrom* im Rahmen einer Tumorerkrankung eine *akute therapeutische Option nicht zu übersehen*. Häufig handelt es sich dabei um *akut komprimierende Prozesse*, bei denen eine *notfallmäßige operative Dekompression indiziert* ist. Unter bestimmten Bedingungen kann eine *Notfallbestrahlung* bei einem akuten Querschnittssyndrom angezeigt sein. Für einige Patienten mit einem aQS steht bei fortgeschrittener maligner Erkrankung ein *palliativer Behandlungsansatz* im Vordergrund.

Spinale Tumoren

Hierbei handelt es sich um eine Gruppe unterschiedlicher Neoplasien. Spinale Metastasen sind dabei wesentlich häufiger als primär spinale Tumoren (Harel 2010). Zu den Tumorerkrankungen, die am häufigsten mit spinalen Metastasen einhergehen gehören Bronchialkarzinome, Prostatakarzinome und Mammakarzinome. Häufige primär spinale Tumorformen sind spinale Meningeome, Ependymome und Astrozytome. Es bestehen erhebliche Unterschiede hinsichtlich Dignität, Lokalisation und damit letztlich auch dem therapeutischen Vorgehen (Williams 2012).

▶ **Klinik und Diagnose**
Häufig bestehen zunächst starke Schmerzen lokal und mit radikulärer Ausstrahlung. Die Ausprägung einer neurologischen Ausfallssymptomatik ist abhängig von Lokalisation und Wachstumsdynamik des Prozesses. Anamnestisch ist gezielt nach etwaigen Tumorerkrankungen in der Vorgeschichte und der bisherigen Behandlung zu fragen.

Diagnostisches Mittel der Wahl ist die spinale MRT mit Kontrastmittel.

Dabei sollten MR-tomografisch folgende Fragen beantwortet werden:

- KM-Aufnahme. Homogen? (z. B. bei Meningeom)? Variabel (z. B. bei Astrozytomen)
- Lage im Hinblick auf Anatomie. Extradural (z. B. Plasmozytom) oder intradural?
- Falls intradural. Extramedullär (z. B. Neurinom) oder intramedullär (z. B. Hämangioblastom)
- Lage im Hinblick auf Längsausdehnung
- Vorhandensein einer begleitenden Syrinx (z. B. beim Ependymom) oder anderer Auffälligkeiten

Therapie
Die Behandlung richtet sich nach der klinischen Symptomatik, der Lokalisation sowie der Tumorentität. Besonderes Augenmerk liegt dabei auf der Dynamik der klinischen Symptomatik. Aufgabe des neurologischen Notfallmediziners ist neben dem *Erkennen des aQS* das *Einleiten der interdisziplinären Akutbehandlung*. Diese Behandlung umfasst prinzipiell folgende Ziele:

- Aufhalten einer neurologischen Ausfallssymptomatik bzw. Wiederherstellen neurologischer Funktionen,
- Sicherstellung/Wiederherstellung einer spinalen Stabilität,
- Behandlung begleitender Symptome, z. B. Schmerzlinderung.

Bei einem aQS aufgrund eines spinalen Tumors ist, soweit möglich, eine chirurgische Dekompression indiziert. Bei *spinalen Metastasen* als Ursache der Symptomatik ist eine *Bestrahlung* indiziert. Diese sollte bei einer progredienten Querschnittssymptomatik auch *notfallmäßig* erfolgen.

Besteht ein *Ödem* im Bereich des Myelons kann dies mit Kortikosteroiden behandelt werden, z. B. Dexamethason 40 mg i.v. als Bolus, gefolgt von 4-mal 8 mg pro Tag.

▶ Die Komplexität des Krankheitsbildes macht, wie bereits mehrfach erwähnt eine interdisziplinäre Zusammenarbeit erforderlich. Neben den unterschiedlichen Fachdisziplinen, wie Neurochirurgie, Unfallchirurgie, Onkologie und Strahlentherapie, sollte auch eine ausreichende Erfahrung in der Behandlung von spinalen Tumoren vorhanden sein. Aus diesem Grund ist ggf. rechtzeitig eine Verlegung in ein Zentrum in Betracht zu ziehen.

Meningeosis neoplastica

Kennzeichen dieser Erkrankung ist *eine Aussaat von Tumorzellen in den Liquorraum*. Zumeist tritt die Erkrankung bei *fortgeschrittenen malignen Erkrankungen* auf, in einem erheblichen Teil der Fälle bestehen solide Hirnmetastasen oder spinale Metastasen. Klinisch kommen inkomplette Querschnittssyndrome vor, häufig in Kombination mit radikulären Ausfällen. Nicht selten kommt es zu Störungen der Blasen- und Mastdarmfunktion. Weitere Symptome bei einer Meningeosis neoplastica sind Kopfschmerzen bei menigealen Reizzuständen, Nausea, Vomitus, Hirnnervenausfälle bis hin zu Vigilanzminderungen und epileptischen Anfällen bei Hirndrucksteigerung als Folge eines Hydrocephalus malresorptivus.

Gesichert wird die Diagnose durch eine Liquoruntersuchung, Hier findet sich bereits häufig ein erhöhter Eröffnungsdruck, bei den Basisparametern kann bereits eine deutliche Reduktion von Glukose sowie Erhöhung des Laktat auffallen. Meist besteht eine Pleozytose, wobei der zytologische und immunzytochemische Nachweis von malignen Zellen nicht immer gelingt. In der Bildgebung mittels MRT findet sich eine meningeale Anreicherung. Es sollte stets die gesamte Neuroachse untersucht werden.

Als relevante *Differenzialdiagnose* sollte aufgrund der Klinik und dem initialen Liquorbefund eine *Meningitis* in Betracht gezogen werden.

Therapie

Das Vorliegen einer Meninigeosis ist mit einer schlechten Prognose assoziiert (Palmisciano 2022). Sind in der Akutsituation relevante Differenzialdiagnosen nicht auszuschließen, ist zunächst eine zielgerichtet weitere diagnostische Absicherung anzustreben. Unabhängig davon sollte eine Behandlung der Symptome erfolgen. Diese kann beispielsweise umfassen:

- Schmerztherapie beispielsweise mit Metamizol 1 g i.v. oder bei starken Schmerzen Piritramid 10 mg
- Behandlung von Übelkeit und Erbrechen beispielsweise mit Granisetron 3 mg i.v.
- Bei ödematösen Veränderungen Gabe von Dexamethason 40 mg i.v. als Bolus, dann 4-mal 8 mg/Tag

Paraneoplastische Syndrome

Hierunter versteht man *neurologische Syndrome*, als deren Ursache von einer autoimmunvermittelten Pathophysiologie im Rahmen einer *Tumorerkrankung* ausgegangen wird. Bei einem Teil dieser Syndrome kommt klinischen einer Enzephalomyelitis. Der Anteil an Fällen, bei denen eine isolierte Querschnittsymptomatik vorliegt als Ausdruck einer paraneoplastischen Myelitis, ist nochmals erheblich geringer. Die differenzialdiagnostische Abklärung ist umfangreich. Bei Erstkontakt in der Notaufnahme kann die Diagnose daher normalerweise noch nicht definitiv gestellt werden. In dieser Situation steht unter Berücksichtigung des zeitlichen Verlaufes ein *Ausschluss von akut behandelbaren Ursachen* im Vordergrund.

> **Zusammenfassung: akute Querschnittssyndrome bei Tumorerkrankungen**
> Querschnittssyndrome in Zusammenhang mit Tumorerkrankungen können auf pathophysiologisch unterschiedlichen Wegen entstehen. Von herausragender Bedeutung

ist in notfallmedizinischer Hinsicht die rasch progrediente spinale Symptomatik, die durch eine akute Kompression verursacht wird. Eine entlastende Therapie, zumeist chirurgisch, darf nicht verzögert werden. Bei einigen Patienten steht ein rein symptomorientierter Behandlungsansatz im Vordergrund. Den Anforderungen dieser Patientengruppe gerecht zu werden ist ebenso ein Teil der neurologischen Notfallmedizin. Die Komplexität von Querschnittssyndromen bei Tumorerkrankungen erfordert eine gut funktionierende interdisziplinäre Zusammenarbeit.

5.6 Fallstricke und Stolpersteine beim nichttraumatischen akuten Querschnittsyndrom

Wie zu Beginn dieses Kapitels dargestellt, besteht die Gefahr, ein aQS in der Notfallsituation nicht (frühzeitig) als solches zu erkennen. Im Folgenden werden einige Fallstricke und Stolpersteine in Diagnose und Therapie des aQS angesprochen. Diese Punkte beziehen sich vor allem auf das prinzipielle Vorgehen und das Vermeiden häufiger allgemeiner Komplikationen. Es handelt sich um eine pragmatische Liste die weder vollständig ist, noch das Ergebnis kontrollierter Studien.

5.6.1 Fallstricke für den Arzt in Notaufnahme bei Anamnese und klinischer Untersuchung

Problem: Die Schilderungen der Beschwerden des Patienten sind unspezifisch und deuten nicht auf eine Querschnittssymptomatik hin.
- **Folge:** Ein aQS wird als Ursache der Beschwerden nicht in Betracht gezogen.
- **Tipp:** Auf Red Flags in der Anamnese achten wie Beidseitigkeit von Beschwerden.

Problem: Ein Patient berichtet aus Schamgefühl nicht über neu aufgetretene Inkontinenz oder Sensibilitätsstörungen im Genitalbereich.
- **Folge:** Mögliche schwerwiegende Ausfälle wie beispielsweise ein Konussyndrom entgehen der Aufmerksamkeit in der Notfallsituation.
- **Tipp:** Aktiv nach möglichen Einschränkungen von Blasen-und Mastdarmfunktion, Sensibilität im Genitalbereich sowie Störungen der Sexualität fragen.

Problem: Verdachtsdiagnosen, die durch Dritte (Angehörige, Pflegepersonal, Hausärzte, Rettungsdienst etc.) gestellt wurden, werden unkritisch übernommen.
- **Folge:** Ein mögliches aQS wird nicht in die Differenzialdiagnose einbezogen.
- **Tipp:** Bei unplausibler klinischer Symptomatik kritisches Hinterfragen der Anamnese.

Problem: Ein Patient gibt an, dass Stehen und Gehen nicht beeinträchtigt sei und wird deshalb nur im Liegen untersucht.
- **Folge:** Eine neu bestehende Gangstörung bei Querschnittssymptomatik kann so der klinischen Untersuchung entgehen.
- **Tipp:** Bei jedem neurologischen Patienten ist die Angabe einer normalen Geh- und Stehfähigkeit stets klinisch zu überprüfen.

Problem: Bei Leitsymptom Rückenschmerz wird von einem unkritischen Krankheitsbild ausgegangen.
- **Folge:** Die neurologische Ausfallssymptomatik wird möglicherweise nicht erkannt, da nicht sorgfältig untersucht wurde. Rückenschmerzen sind zwar ein sehr häufiges Beschwerdebild, können jedoch auch ein Symptom im Rahmen eines aQS sein.
- **Tipp:** Patienten mit Rückenschmerzen, insbesondere falls neu aufgetreten, ergebnisoffen untersuchen.

Problem: Ein Patient wird in seiner Kleidung untersucht.
- **Folge:** Sensibilitätsstörungen (aber auch äußerliche Auffälligkeiten wie z. B. Häma-

tome) werden nicht erkannt. Relevante Differenzialdiagnosen, beispielsweise ein Leriche Syndrom, werden übersehen.
- **Tipp:** Der Patient muss für die klinische Untersuchung entkleidet sein, ggf. Pflegepersonal um Unterstützung bitten. *„Keine Diagnose durch die Hose!"*

Problem: Es wird nur Oberflächensensibilität mittels Berührung untersucht.
- **Folge:** Eine dissoziierte Sensibilitätsstörung kann übersehen werden, da Schmerz- und Temperaturempfinden nicht geprüft wurden, oder eine Störung der Tiefensensibilität (Vibration und Lagesinn) wird nicht erkannt.
- **Tipp:** Gezielte Untersuchung aller Qualitäten der Sensibilität.

Problem: Anamnese und Untersuchungsbefund werden nicht dokumentiert.
- **Folge:** Eine Verschlechterung des Befundes oder die Wirksamkeit einer Therapie kann nicht beurteilt werden.
- **Tipp:** Auch in der Notfallsituation, sobald wie möglich, (kurze) Dokumentation des Befundes.

5.6.2 Fallstricke bei der apparativen Diagnostik eines Querschnittsyndroms

Problem: Die entscheidende Untersuchung, die spinale MRT, wird nicht oder nicht als Notfall angemeldet.
- **Folge:** Diagnose und Behandlung verzögern sich.
- **Tipp:** Ein aQS ist ein Notfall, also handelt es sich bei einer spinalen MRT zur Klärung dieser Frage auch um eine Notfalluntersuchung, die so angemeldet werden muss. Eine entsprechende direkte konstruktive Kommunikation mit der Radiologie ist zu empfehlen.

Problem: Trotz nicht eindeutiger klinischer topischer Zuordenbarkeit wird bei der Anmeldung einer MRT eine eindeutige Höhenlokalisation des Querschnitts angegeben.
- **Folge:** Der ursächliche Prozess wird nicht (vollständig) abgebildet.
- **Tipp:** Ausreichend „Sicherheitsabstand" bei der Höhenangabe in der Anmeldung der MRT einkalkulieren. Auch diesbezüglich ist eine Rücksprache mit den radiologischen Kollegen sehr sinnvoll.

Problem: Bei plötzlich auftretenden stärksten Schmerzen im Bereich Rücken oder Bauch bei akuter Querschnittssymptomatik wird keine Gefäßdarstellung durchgeführt.
- **Folge:** Eine mögliche Aortendissektion wird verzögert diagnostiziert.
- **Tipp:** Bei Verdacht auf eine vaskuläre Genese entsprechende notfallmäßige Gefäßdarstellung mit durchführen. In der beschriebenen klinischen Konstellation an eine Aortendissektion denken und eine CTA durchführen.

Problem: Bei V. a. eine traumatische Genese wird keine Bildgebung des Kopfes mit durchgeführt
- **Folge:** Relevante intrakranielle Pathologien werden nicht erkannt.
- **Tipp:** Bei der Differenzialdiagnose einer traumatischen Genese eines aQS sollte stets eine zerebrale Bildgebung mit erfolgen. Umgekehrt sollte auch bei unklarem Hergang eines Unfalls mit Schädel-Hirn-Trauma eine Bildgebung der Halswirbelsäule (HWS) erfolgen.

Problem: Ein Patient mit V. a. akutem Querschnitt wird ohne klinische Untersuchung direkt zur Bildgebung gebracht.
- **Folge:** Der Patient wird während der Untersuchung kardiopulmonal/respiratorisch instabil.
- **Tipp:** Immer zuerst Sicherung der Vitalparameter! ABC-Regel! Falls erforderlich zunächst Durchführung intensivmedizinischer Maßnahmen.

5.6.3 Fallstricke im Notfallmanagement und allgemeiner Therapie eines akuten Querschnittsyndroms

Problem: Autonome Störungen wurden im körperlichen Befund nicht ausreichend wahrgenommen.
- **Folge:** Insbesondere beim spinalen Schock kann es zu lebensbedrohlichen autonomen Störungen kommen, die dann verzögert behandelt werden.
- **Tipp:** Monitoring der Vitalparameter, rechtzeitige Verlegung auf die Intensivstation.

Problem: Bei einem aQS mit V. a. Blasentleerungsstörung wird keine Katheterisierung durchgeführt.
- **Folge:** Zum einen wird das Ausmaß und Art einer Blasenentleerungsstörung nicht erkannt, zum anderen kann über den Dehnungsreflex bei voller Blase eine autonome Dysfunktion ausgelöst oder verstärkt werden.
- **Tipp:** Frühzeitiges Legen eines Blasenkatheters. Bestimmung des Restharns.

Problem: Alleinige Fokussierung auf die Diagnostik eines aQS.
- **Folge:** Vernachlässigung allgemeiner therapeutischer und präventiver Maßnahmen.
- **Tipp:** Überwachung, gute berufsgruppenübergreifende Kommunikation im Team. Durchführung von Schmerztherapie, Thromboseprophylaxe, Prävention von Lagerungskomplikationen, Infekten, gastrointestinalen Problemen etc. Dabei ist selbstverständlich die Notfalldiagnostik nicht aus den Augen zu verlieren.

Problem: Der psychische Befund des Patienten wird nicht (ausreichend) beachtet.
- **Folgen:** Dies hat 2 Aspekte:
  - Erstens: Der Patient befindet sich in einer quälenden, von Ängsten geprägten Extremsituation.
  - Zweitens: Die psychogene Ursache einer Querschnittssymptomatik kann möglicherweise übersehen werden.
- **Tipps:**
  - Erstens: Den Patienten in das Vorgehen einbeziehen und ruhig über die weiteren Schritte informieren.
  - Zweitens: den psychopathologischen Befund im Kontext der somatischen Beschwerden beurteilen. Besteht beispielsweise eine Diskrepanz zwischen demonstrierter körperlicher Einschränkung und dem Affekt („Belle indifférence")?

Spezielle Therapie

Naturgemäß können kaum in sinnvoller Weise allgemeine Hinweise zu spezifischen Therapien der einzelnen Ursachen eines aQS formuliert werden. Es sei an dieser Stelle allerdings noch einmal betont, dass ein unklarer akuter Querschnitt ein neurologischer Notfall ist. Gleichzeitig ist Notfallmedizin auch stets ein „Teamsport". Es ist Aufgabe des Neurologen, dafür zu sorgen, dass bei dem Notfallquerschnittssyndrom die einzelnen Mitglieder des Teams, im Sinne des Patienten, effektiv zusammenarbeiten. Dies betrifft sowohl die Vertreter der unterschiedlichen medizinischen Fachrichtungen, als auch anderer Berufsgruppen.

Neu aufgetretene sonstige Gangstörung: Wichtige nichtneurologische Differenzialdiagnosen in der Notaufnahme

Zunächst erscheint die Leitdiagnose Gangstörung, wie sie sich häufig in der initialen Triagedokumentation findet, sehr unspezifisch. Zu bedenken ist, dass eine Vielzahl von neurologischen und nichtneurologischen Ursachen existiert. Ziel in der Notaufnahme ist es daher, den korrekten Behandlungspfad einzuschlagen und dringliche Probleme zu erkennen.

Einige der wichtigsten nichtneurologischen Verdachtsdiagnosen sollen hier kurz mit den wichtigsten Begleitsymptomen aus Anamnese und körperlichem Untersuchungsbefund dargestellt werden (Tab. 5.4).

Tab. 5.4 Übersicht über akute Gangstörungen, die differentialdiagnostisch aus nicht neurologischer Ursache in Betracht zu ziehen sind

Nichtneurologische Ursache	Klinisches Leitsymptom	Wegweisende Anamnese	Wegweisende Begleitbefunde	Wichtige Sofortmaßnahmen
Trauma	Sichtbare Verletzungen an den Extremitäten	Zeitpunkt des Unfalls	Andere Traumafolgen als an den Beinen	Röntgendiagnostik der betroffenen Abschnitte, Analgesie, Ruhigstellung, ggf. OP
Degenerative Gelenkveränderungen/Arthrose	Anlaufschmerz, im fortgeschrittenen Stadium Ruheschmerz/Dauerschmerz, Gelenkschwellung (vor allem Knie, Memo: aktivierte Arthrose)	Dauer der Beschwerden, kein Trauma, Alter	Laborbefunde: CRP, BSG	Analgesie, Röntgendiagnostik, Kühlung, Schonung, ggf. OP-Planung
pAVK	Typische Claudicatio	Vaskuläres Risikoprofil, Dauer und Progredienz der Beschwerden	Pulsstatus der Füße, Hautkolorit, Knöchel-Arm-Index	Doppler/Duplex der peripheren Arterien, ggf. Planung MR-Angio, Eindosierung einer Thrombozytenfunktionshemmung
Diabetischer Fuß	Charcot-Fuß (chronisch), topische Veränderungen, BZ-Werte	HbA_{1c}-Wert, sonstiges Risikoprofil	Pulsstatus	ggf. chirurgische Wundversorgung, BZ-Erst-/Neueinstellung, ENG im Verlauf
TVT	Beinumfangsdifferenz, Wadenschmerzen	Z. n. Immobilisation, OP, bekanntes Tumorleiden	Klinische Inspektion, Errechnung des Wells-Score	Kompressionssonographie, ggf. Einleitung einer Antikoagulation
Intoxikationen	Torkelnder Gang, fehlende Koordination	Konsum von Substanzen, Screening C2 und Substanzen im Urin	Pupillenspiel (sympathikoton?), Foetor ex ore, Kreislauflage (sympathikoton?), psychische Verfassung (agitiert/sediert)	ggf. Gabe von Antidots, intensivmedizinische Überwachung, Kontakt Giftnotruf

CRP C-reaktives Protein, *BSG* Blutkörperchensenkungsgeschwindigkeit, *pAVK* periphere arterielle Verschlusskrankheit, *BZ* Blutzucker, *ENG* Elektroneurografie, *NPP* Nucleus-pulposus-Prolaps, *CCT* kraniale Computertomografie

Literatur

Adams HP Jr. Guidelines for the early management of adults with ischemic stroke. Stroke. 2007;38(5):1655-711.

Barbiellini Amidei CS. Epidemiology of traumatic spinal cord injury: a large population-based study. Spinal Cord. 2022;60(9):812-9.

Cacciaguerra LS. Neuroimaging features in inflammatory myelopathies: a review. Front Neurol. 2022;13:993645.

Chaurasia RN. Etiological spectrum of non-traumatic myelopathies: experience from a tertiary care centre. JAPI. 2006;54(6):445-8.

DeVivo MJ. Epidemiology of traumatic spinal cord injury: trends and future implications. Spinal Cord. 2012;50(5):365-72.

Gempp EB. MRI findings and clinical outcome in 45 divers with spinal cord decompression sickness. Aviat Space Environ Med. 2008;79(12):1112-6.

Gruener G. Spinal cord anatomy, localization, and overview of spinal cord syndromes. Lifelong Learn Neurol. 2008;14(3):11-35.

Hamann GS. S2k-Leitlinie: Sekundärprophylaxe ischämischer Schlaganfall und transitorische ischämische Attacke (TIA) – Teil 1 und Teil 2. DGNeurologie. 2022;5:369-80.

Harel R. Spine metastases: current treatments and future directions. Eur J Cancer. 2010;46(15):2696-707.

Hussain OK. The role of magnetic resonance imaging and computed tomography in spinal cord injury. Life. 2023;13(8):1680.

Jankovic JR. Acute ischemic myelopathy treated with intravenous thrombolysis: four new cases and literature review. Int J Stroke. 2019;14(9):893-7.

Laur ON. Nontraumatic spinal cord compression: MRI primer for emergency department radiologists. Radiographics. 2019;39(6):1862-80.

Li ZZ. Anemia increases the mortality risk in patients with stroke: a meta-analysis of cohort studies. Sci Rep. 2016;6(1):1-8.

Müller KI. Thrombolysis in anterior spinal artery syndrome. Case Reports. 2012; S. 2012006862.

Müller-Jensen LP. Clinical presentation and causes of non-traumatic spinal cord injury: an observational study in emergency patients. Front Neurol. 2021;12:701927.

Newman-Toker DE. Diagnostic errors in the emergency department: a systematic review. Agency for Healthcare Research and Quality (US). 2022.; https://www.ncbi.nlm.nih.gov/books/NBK588118/. Zugriffsdatum 20.10.2023.

Novy J. Spinal cord syndromes. Manifest Stroke. 2012;30:195-8.

Palmisciano PS. Leptomeningeal metastases of the spine: a systematic review. Anticancer Res. 2022;42(2):619-28.

Pereira BJ. Predictors of outcome in nontraumatic spontaneous acute spinal subdural hematoma: case report and literature review. World Neurosurg. 2016;89:574-7.

Pfister H.-W. et al. S2k-Leitlinie Ambulant erworbene bakterielle (eitrige) Meningoenzephalitis im Erwachsenenalter. 2015.

Pfister HW, Klein M. S2k-Leitlinie: Ambulant erworbene bakterielle Meningoenzephalitis im Erwachsenenalter. DGNeurologie. 2023;6:402-420. https://doi.org/10.1007/s42451-023-00588-2.

Sandson TA. Spinal cord infarction: report of 8 cases and review of the literature. Medicine. 1989;68(5):282-92.

Wei TT. Diagnostic accuracy of procalcitonin in bacterial meningitis versus nonbacterial meningitis: a systematic review and meta-analysis. Medicine. 2016;95(11):e3079.

Williams RF. Strategy in the surgical treatment of primary spinal tumors. Global Spine J. 2012;2(4):249-65.

Wingerchuk DM. International consensus diagnostic criteria for neuromyelitis optica spectrum disorders. Neurology. 2015;85(2):177-89.

Leitbefunde bei Affektion peripherer Nerven

Michael Besselmann

Inhaltsverzeichnis

6.1 Einleitung 117
6.2 Leitsymptome 120
6.2.1 Akute Fallhand – N.-radialis-Druckparese 120
6.2.2 Akute Fußheberparese – N.-peronaeus-Druckparese 120
6.3 **Akute Ischialgie mit Lähmungen/Gefühlsstörungen – lumbale Radikulopathie** 122
Literatur 129

6.1 Einleitung

Im Rahmen neurologischer Notfälle sind nicht nur Erkrankungen des Gehirns und Rückenmarks, sondern auch des peripheren Nervensystems bedeutsam. Besonders relevant sind Störungen der Hirnnerven, der Nervenwurzeln und der peripheren Nerven, aber auch akute Erkrankungen der Arm- und Beinplexus kommen in der Notaufnahme vor. Zahlreiche und teilweise aufwendig zu diagnostizierende Erkrankungen können diese Strukturen betreffen, aber nur einige davon spielen in der Notfallmedizin eine wichtige Rolle und nur diese Auswahl soll hier unter rein klinisch praktischen Gesichtspunkten dargestellt werden. Daher erfolgt bewusst eine Reduktion auf das nach unserer Erfahrung in der Notaufnahme Wesentliche und kein enzyklopädischer Ansatz eines neurologischen Lehrbuches.

Grundsätzlich ist bei allen neurologischen Symptomen durch die klinische Untersuchung eine topografische Zuordnung anzustreben, das gilt auch für neurologische Notfälle. Daher kommt der klinisch neurologischen Untersuchung neben der intelligenten Anamnese eine besondere Bedeutung zu und diese bestimmt dann die oft nachfolgende apparative Diagnostik (Radiologie, Neurophysiologie, Labor).

Nervenwurzel	Radikuläre Ausstrahlung, segmentale Störung
Nervenplexus	Nicht einer einzigen Nervenwurzel oder einem peripheren Nerven zuzuordnen
Peripherer Nerv	Funktionsausfall in dem zugehörigen Innervationsgebiet

M. Besselmann (✉)
Ammerland Klinik Westerstede, Klinik für Neurologie und klinische Neurophysiologie, Westerstede, Deutschland
e-mail: michael.besselmann@ammerland-klinik.de

Die neurologische Untersuchung ist im Lehrbuch vielleicht einfach dargestellt, in der Realität aber anspruchsvoll und erfordert viel Erfahrung, gerade unter dem Zeitdruck und den Einschränkungen einer notfallmäßigen Untersuchung: So ist beispielsweise eine zentrale Parese nicht immer leicht von einer peripheren Parese oder einer schmerzbedingten Minderinnervation zu unterscheiden. Manche neurologischen Ausfälle sind nicht so offensichtlich und können bei schwierigen Untersuchungsbedingungen übersehen werden, z. B. leichtgradige Paresen der Beine, wenn nur eine Untersuchung im Liegen und damit keine volle Kraftentfaltung möglich ist. Andere Beispiele sind Schluckstörungen oder dissoziative Sensibilitätsstörungen, also Ausfälle, die einer genaueren Beobachtung und Untersuchung bedürfen, als dies in der Notfallsituation immer möglich ist.

Die *radikuläre* Affektion resultiert in einer segmentalen Schmerzausstrahlung und Hypästhesie und kann zu Paresen führen, die der betroffenen Nervenurzel zuzuordnen sind. Hilfreich ist dabei die Kenntnis der segmentalen Innervation und der Kennmuskeln.

▶ **Klinischer Hinweis:** Die Wurzel C8 versorgt sensibel den ulnaren Ringfinger und den Kleinfinger (segmentale Innervation), motorisch aber die gesamte Fingermuskulatur! Eine isolierte C8-Symptomatik kann somit zu erheblichen Einschränkungen der Handfunktion führen und einer zentralen Parese ähneln.

Die Schädigung eines *peripheren Nervens* entspricht seinem spezifischen Innervationsmuster und kann klinisch von der radikulären Versorgung abgegrenzt werden. Meistens können die sensiblen Ausfälle einer peripheren Nervenläsion in ihrer Ausdehnung von Patienten recht gut beschrieben werden. Die *Plexusläsion* zeigt üblicherweise ein komplexeres Muster von motorischen und sensiblen Ausfällen, die dann weder einer einzelnen Wurzel noch einem einzelnen peripheren Nerven zuzuordnen sind.

▶ **Fallbeispiel:** Ein 69-jähriger Patient wird am Morgen durch den Rettungsdienst in die Klinik gebracht. Während eines nächtlichen Toilettenganges war er zusammengesackt und hat die Nacht am Boden liegend verbracht. Am Morgen fiel ihm auf, dass er seinen rechten Arm nicht bewegen konnte. Der ambulante Pflegedienst alarmierte den Rettungsdienst. Den Rettungssanitätern fiel eine Kälte des rechten Armes auf, die peripheren Pulse waren schlecht tastbar. Aufgrund eines Vorhofflimmerns nahm er Phenprocoumon ein, dieses war allerdings für eine Zahnoperation pausiert worden. In der Notaufnahme zeigte sich eine hochgradige proximal betonte Parese und Hypästhesie des rechten Armes. Die Ausfälle waren nicht radikulär oder einem peripheren Nerven zuzuordnen. Die Muskeleigenreflexe waren beidseits schwach auslösbar, Pyramidenbahnzeichen waren nicht nachweisbar. Die Verdachtsdiagnosen waren zunächst ein Gefäßverschluss des Armes oder eine zerebrale Ischämie. Die gefäßchirurgische Untersuchung ergab keinen Gefäßverschluss, die Pulse waren in der Klinik gut tastbar. Die Magnetresonanztomografie (MRT) wies keinen akuten zerebralen Infarkt nach.

▶ Die weitere Anamnese offenbarte, dass der Patient die gesamte Nacht auf seinem Arm gelegen hatte, sodass nun der Verdacht auf eine Druckläsion des Armplexus naheliegend war. Die Elektroneurographie ergab ausgefallene F-Wellen aller untersuchten Nerven des rechten Armes (N. medianus, N. radialis, N. ulnaris) als Zeichen einer proximalen Nervenschädigung. Aufgrund eines sehr kräftigen Halses war die Nervensonografie erschwert, ergab jedoch den Verdacht auf ein Muskeltrauma im Bereich der Skalenusmuskulatur, der Armplexus selbst war nicht abgrenzbar. Die MRT des Plexus brachialis zeigt in der koronalen STIR-Sequenz eine Signalintensitätszunahme in Höhe der Mm. scaleni als Hinweis auf eine

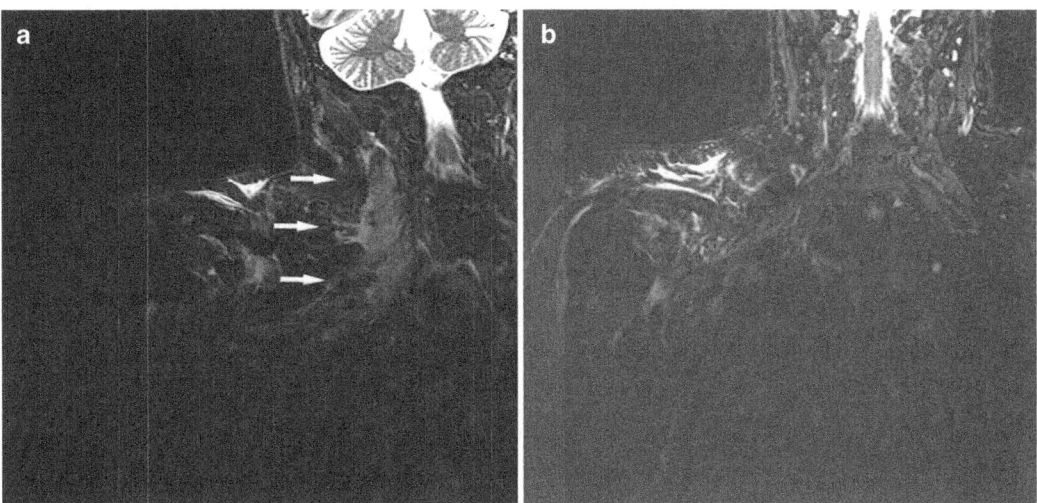

Abb. 6.1 a, b Plexus brachialis, Magnetresonanztomografie (MRT)

mögliche Zerrung des Plexus und der Muskulatur (Abb. 6.1a, Pfeile). Insgesamt ist somit die Diagnose einer druckbedingten Läsion des Armplexus zu stellen. Die 2. MRT (Abb. 6.1b) zeigt eine Druckläsion des Armplexus, die sich innerhalb weniger Tage zurückbildete und keine Signalauffälligkeiten erkennen lässt. (Liegetrauma nach einem generalisierten epileptischen Anfall).

▶ **Fazit:** Die Anamnese ist wegweisend. Die Differenzialdiagnostik nicht einfach. Sehr häufig steht bei der rettungsdienstlichen Vorstellung neurologischer Patienten ein Schlaganfallverdacht im Raum. Das ist aufgrund der Häufigkeit auch berechtigt, sollte aber nicht den Blick auf andere Erkrankungen versperren. Auch wenn es sich nicht bewahrheitet hat, ist ein möglicher Gefäßverschluss aufgrund der kalten Extremität berücksichtigt worden. Die endgültige Diagnose erforderte dann aber eine apparative Diagnostik, die über die Versorgung in der Notaufnahme hinausgeht.

Periphere Schädigungsursachen sind in der Notfallmedizin oft traumatisch, druckbedingt oder entzündlich. Traumatische Läsionen sind bei offenen Traumata meistens offensichtlich, bei geschlossenen Traumata durch Zerrung, Druck oder komprimierende Hämatome verursacht. Die häufigsten Kompressionssyndrome peripherer Nerven sind das Karpaltunnel- und das Sulcus ulnaris-Syndrom. Diese werden allerdings seltener in der Notaufnahme vorgestellt, weil sie sich chronisch entwickeln. Das Karpaltunnelsyndrom führt zu einer „Brachialgia paraesthetica nocturna", somit unter anderem zu Schmerzen und Missempfindungen der ersten 3 Finger, die sich stärker nachts bemerkbar machen und gelegentlich zu einer schmerzbedingten notfallmäßigen Vorstellung führen. Muskelatrophien der Thenarmuskulatur und Paresen treten später auf und werden meistens ambulant diagnostiziert. Bedeutsam in der Notfallmedizin sind aus unserer Erfahrung in erster Linie die akuten Druckläsionen des N. radialis und des N. peronaeus.

▶ **Klinischer Hinweis:** Einige grundsätzliche Anmerkung zur Elektroneuro- und myographie (ENG und EMG): Es handelt sich um wichtige Untersuchungen zur genaueren Differenzierung von Schädigungen des 2. motorischen Neurons und der sensiblen Nerven. Aussagen zum 1. motorischen Neuron (Pyramidenbahn) können nur durch indirekte Zeichen getroffen werden. Nach akuten Schädigungen finden sich myografische Auffälligkeiten in Form von pathologischer Spontanaktivität aber nicht sofort, sondern häufig erst nach etwa 2 Wochen. Relevant sind für den EMG Kundigen aber Einzelentladungsmuster mit hoher Entladungsrate der noch aktiven motorischen Einheiten als ganz früher Hinweis auf eine periphere Schädigung. Eine zentrale Läsion führt bei einer höhergradigen Parese zu einer verminderten Entladungsrate. Auch die Neurografie kann initial nur geringe Auffälligkeiten zeigen. In der Notfallmedizin ist somit die körperliche Untersuchung von größter Bedeutung und neurophysiologische Verfahren sind besonders für Verlaufsbeurteilungen und zur Bestätigung der klinischen Diagnose wichtig.

6.2 Leitsymptome

6.2.1 Akute Fallhand – N.-radialis-Druckparese

Am häufigsten handelt es sich um eine Druckparese des N. radialis im Bereich des mittleren Oberarmes. Sie tritt häufig durch eine längere Druckeinwirkung im vertieften Schlaf auf, besonders unter dem Einfluss von Alkohol oder anderen sedierenden Substanzen („Parkbanklähmung"). Wichtigste Symptome sind die Paresen der Hand- und Fingerstreckung, daraus resultiert die sog. Fallhand („drop hand"), d. h. die Hand kann im Handgelenk nicht gestreckt werden. Eine Hypästhesie findet sich manchmal am radialen Handrücken und an den ersten beiden Fingern (ohne die Endglieder). Seltener ist der Schädigungsort höher lokalisiert (z. B. Druckeinwirkung in der Axilla, „Krückenlähmung"), dann ist zusätzlich die Armstreckung betroffen, da der N. radialis auch den M. triceps brachii versorgt. Das klinische Bild ist leider oft nicht eindeutig wegen der Pseudoparese der ulnaren Fingermuskeln, die bei nicht günstiger Untersuchungstechnik vorgetäuscht sein kann. Aus der eigenen Erfahrung kann die Abgrenzung zu einer zentralen Handparese infolge eines kortikalen Infarktes in Einzelfällen schwierig sein. Wegweisend sind in der klinischen Untersuchungen Ausfälle, die über den N. radialis hinausgehen und eine Reflexsteigerung in Bezug zu Gegenseite. Beschrieben wird bei der „zentralen Fallhand" auch eine Handextension bei einem Faustschluss und die Daumenadduktion und -flexion bei der Prüfung der Fingerbeugung durch Einhaken (im Grunde ein Pyramidenbahnzeichen der Hand).

▶ **1. Untersuchungstipp:** Die Untersuchung der Fingerbeugung und -spreizung sollte bei geradem Handgelenk erfolgen, weil bei ausgeprägter Handbeugung die Kraftentfaltung eingeschränkt ist und eine Parese vorgetäuscht werden kann. Ein kräftiger Faustschluss ist beispielsweise bei stark gebeugter Hand auch ohne eine Parese nicht möglich. Bei höhergradiger Parese der Handextension muss der Untersucher daher das Handgelenk passiv strecken oder die Hand auf eine Unterlage legen. Dabei geht es darum, ob auch andere Nerven der Hand (N. medianus und N. ulnaris) zusätzlich zum N. radialis betroffen sind.

▶ **2. Untersuchungstipp:** Eine fehlende sicht- oder tastbare Kontraktion des M. brachioradialis bei scheinbar gut erhaltener Beugung im Ellenbogen ist verdächtig auf eine Radialisparese. Prüft man in Supination, kompensiert der M. biceps brachii (N. musculocutaneus) gut, daher die Beugung auch in Neutralstellung (Semipronationsstellung) testen!

6.2.2 Akute Fußheberparese – N.-peronaeus-Druckparese

Eine schmerzlose akute Fußheberparese ist am häufigsten durch eine Druckläsion des N. peronaeus am Fibulaköpfchen verursacht. In der klinischen Untersuchung ist der Hackengang beeinträchtigt, die Fuß- und Zehenhebung ist paretisch, betroffen ist auch die Fußeversion (Anhebung der Fußaußenkante). Dieses ist nicht immer einfach zu prüfen. Aus eigener Erfahrung ist es hilfreich, Patienten zunächst die Bewegungsrichtung am nichtbetroffenen Fuß passiv zu demonstrieren und dann zuerst dort „probeweise" die Kraftprüfung durchzuführen, bevor der paretische Fuß untersucht wird. Die Fußinversion (Anhebung der Fußinnenkante) ist überwiegend dem N. tibialis zuzuordnen (M. tibialis posterior), die Fußeversion dem N. peronaeus (Mm. peronaei). Sensible Ausfälle betreffen den Fußrücken. Differenzialdiagnostisch muss die Peronaeusparese gegenüber einem L5-Syndrom abgegrenzt werden. Die häufigste Ursache dafür ist eine L5-Wurzelkompression beispielsweise durch einen Bandscheibenvorfall. Ganz entscheidend ist, ob Schmerzen mit einer Ausstrahlung in das Dermatom L5 vorliegen (Oberschenkel- und Unterschenkelaußenseite bis zur Großzehe). Die Druckläsion des N. peronaeus ist in der Regel nicht schmerzhaft (Ausnahme aus eigener Erfahrung: Kompression durch ein Ganglion). Die Nervenwurzel L5 versorgt den M. tibialis posterior, sodass eine Parese dieses Muskels oder der Nachweis von akut neurogenen Schädigungszeichen im EMG differenzialdiagnostisch hilfreich sein kann. Zudem kann bei einer L5-Läsion ein Trendelenburg-Zeichen auftreten, d. h. ein Abknicken der Hüfte zur Gegenseite des betroffenen Standbeines (Paresen des M. gluteus medius und minimus). Der Oberkörper wird oft kompensatorisch zur (nicht betroffenen) Gegenseite geneigt.

Die Peronaeusparese kann sehr gut über die Neurografie dieses Nerven nachgewiesen werden, der typische Befund ist ein Leitungsblock in Höhe des Fibulaköpfchens. Das EMG zeigt pathologische Spontanaktivität nur in der vom M. peronaeus communis versorgten Muskulatur (somit nicht im M. tibialis posterior), allerdings noch nicht sofort nach einer akuten Schädigung. Auch hier kann das Entladungsverhalten eine Abgrenzung zu einer zentralen Schädigung ermöglichen (siehe klinischer Hinweis zum EMG).

Akute Brachialgie mit Lähmungen/Gefühlsstörungen – zervikale Radikulopathie
Schmerzen der Extremitäten oder in diese ausstrahlend (Zervikobrachialgie, Lumboischialgie) sind ein häufiger Grund für die Vorstellung in der Notaufnahme. Unter neurologischen Gesichtspunkten ist es zunächst wichtig festzustellen, ob es sich um ein reines Schmerzsyndrom handelt oder neurologische Ausfälle in Form von Lähmungen, Gefühlsstörungen und Reflexauffälligkeiten vorliegen. Wegweisend sind eine radikuläre Ausstrahlung der Schmerzen, segmentale Sensibilitätsstörungen und Paresen, die einer bestimmen Nervenwurzel zuzuordnen sind.

Die wichtigste Ursache für eine Zervikobrachialgie oder Brachialgie ist ein Wurzelkompressionssyndrom, verursacht durch einen Bandscheibenvorfall oder andere degenerative Veränderungen, selten traumatisch. Möglich sind aber auch entzündliche Ursachen (Radikulitis durch Borrelien, Varizella-Zoster-Viren und andere) oder eine Raumforderung.

Die nachfolgende Übersicht stellt die wichtigsten Aspekte zu radikulären Schädigungsmustern vereinfacht für die praktische Anwendung in der Notaufnahme dar:

Übersicht
C5: Schmerzen/Sensibilitätsstörungen der lateralen Schulter/lateraler Oberarm, Paresen der Armhebung.
C6: Schmerzen/Sensibilitätsstörungen des lateralen Ober- und Unterarms, Daumen. Paresen vor allem der Armbeugung. Abschwächung des Bizepssehnen- und Brachioradialisreflexes.
C7: Schmerzen/Sensibilitätsstörungen des medialen Ober- und Unterarms, Zeige- und Mittelfinger. Paresen der Arm- und Fingerstreckung. Abschwächung des Trizepssehnenreflexes.
C8: Schmerzen/Sensibilitätsstörungen ähnlich wie C7, aber in Ring- und Kleinfinger ausstrahlend. Paresen der gesamten intrinsischen Handmuskulatur. Eventuell Abschwächung des Trizepssehnenreflexes.

Meistens ist eine konservative Behandlung (Schmerztherapie, Physiotherapie) ausreichend, insbesondere bei reinen Schmerzsyndromen. Progrediente und relevant einschränkende Paresen können aber eine sofortige Operation erfordern, daher ist die neurologische Untersuchung entscheidend.

Eine wichtige, aber nicht immer bekannte Differentialdiagnose ist die neuralgische Schulteramyotrophie. Es handelt sich um eine Plexusneuritis, die mit akut einsetzenden starken Schmerzen im Bereich der Schulter beginnt und nachfolgend zu proximal betonten Paresen führt. Die Schmerzen sind so intensiv, dass die Patienten sich durchaus in der Notaufnahme vorstellen. Nach Ausschluss eines Bandscheibenvorfalles durch eine CT/MRT der Halswirbelsäule und einer erregerbedingten Radikulitis oder Plexusbeteiligung durch eine Liquoranalyse erfolgt eine Behandlung mit Prednisolon und Analgetika.

▶ **Wichtig:** Eine nächtliche Schmerzverstärkung ist verdächtig auf eine entzündliche Ursache (Radikulitis). Dieses gilt auch für die im nächsten Abschnitt behandelten Lumboischialgien.

6.3 Akute Ischialgie mit Lähmungen/ Gefühlsstörungen – lumbale Radikulopathie

Es handelt sich nicht um einen lokalen Rückenschmerz („lower back pain", dabei ist eine orthopädische Ursache wahrscheinlich!), sondern um in das Bein ausstrahlende Beschwerden. Die klinische Untersuchung zielt auf neurologische Ausfälle und eine radikuläre Zuordnung ab. Lumbale Radikulopathien werden am häufigsten durch Bandscheibenvorfälle verursacht. Mit Abstand am häufigsten sind die Segmente L4/5 und L5/S1 betroffen. Ein wichtiger Notfall ist das Cauda-equina-Syndrom, welches durch einen großen Bandscheibenprolaps verursacht sein kann. Dieses wird an anderer Stelle des Buches behandelt.

▶ **Klinischer Hinweis:** Die Befunde der bildgebenden Verfahren (CT, MRT) müssen unbedingt mit den klinischen Beschwerden korreliert werden, da sich häufig augenfällige asymptomatische Bandscheibenvorfälle finden, die gar nicht die aktuellen Beschwerden erklären. Ein radiologisch offensichtlicher Befund muss nicht unbedingt die Beschwerden erklären. Ein kleiner extraforaminaler Vorfall kann hingegen kernspintomografisch schwer zu erkennen, klinisch aber sehr relevant sein („Klinik und Bild müssen zusammen passen").

Es folgt eine Übersicht der wichtigsten Symptome der lumbalen Radikulopathie. Diese ist wiederum für die praktische Anwendung in der Notaufnahme vereinfacht. Wichtig ist, dass ein lumbaler Bandscheibenvorfall auch 2 Wurzeln erreichen kann, z. B. ein großer lumbosakraler mediolateraler Vorfall die Wurzel L5 (über den lateralen Anteil des Vorfalles) und die Wurzel S1 (über den medialen Anteil des Vorfalles). Das ist bei zervikalen Bandscheibenvorfällen eine Ausnahme.

> **Übersicht**
> *L3: Diese Wurzel ist selten betroffen, kann aber diagnostische Probleme bereiten. Schmerzen können in die Leiste und das Knie ausstrahlen, eine segmentale Hypästhesie ist oft nicht gut zu erkennen. Die motorischen Ausfälle ähneln der L4-Wurzel.*
> *L4: Schmerzen/Sensibilitätsstörungen im Hüftbereich, vorderer Oberschenkel und medialer Unterschenkel. Paresen der Hüftbeugung und Kniestreckung. Abschwächung des Patellarsehnen- und Adduktorenreflexes.*
> *L5: Schmerzen/Sensibilitätsstörungen des lateralen Ober- und Unterschenkels, medialer Fußrand, 1. und 2. Zehe. Paresen der Hüftabduktion (Trendelenburg-Zeichen nachweisbar), Fuß- und Zehenhebung (Hackenstand erschwert oder nicht möglich), Fußeversion und -inversion. Ein Leitsymptom ist die Parese der Großzehenhebung! Der Tibialis-posterior-Reflex ist abgeschwächt, diese Untersuchung ist aber oft nicht gut verwertbar, der Reflex auch auf der gesunden Seite nicht gut auslösbar.*
> *S1: Schmerzen/Sensibilitätsstörungen der Ober- und Unterschenkelrückseite und*

des lateralen Fußrandes und der lateralen Zehen. Paresen der Fußsenkung (Zehenstand eingeschränkt oder nicht möglich) und der Hüftstreckung (Überprüfung in Rückenlage durch Herunterdrücken des Beines auf die Unterlage gegen den Widerstand des Untersuchers). Der Achillessehnenreflex ist abgeschwächt oder fehlt.

Liegen keine neurologischen Ausfälle und eine pseudoradikuläre Schmerzausstrahlung vor, ist eine orthopädische Symptomatik naheliegend (z. B. Arthrosen, Arthritis, Iliosakralgelenksyndrom, Piriformissyndrom, Frakturen der Wirbel). Schmerzende Gefäßverschlüsse sollten am Abblassen der Extremitäten und fehlenden Pulsen erkannt werden.

Differentialdiagnostisch bedeutsam sind die Meralgia paraesthetica und diabetische fokale Neuropathien (diabetische Amyotrophie), die in der Regel aber nicht ganz akut auftreten. Dennoch kann dies vom Patienten so empfunden werden („pseudoakut"). Die Meralgia paraesthetica wird durch eine Kompression des N. cutaneus femoris lateralis unter dem Leistenband verursacht. Die Symptomatik kann einem L4-Syndrom ähneln, motorische Ausfälle kommen jedoch nicht vor, der Nerv ist rein sensibel. So ist auch eine Unterscheidung von der N.-femoralis-Läsion möglich, wenn diese Paresen bewirkt.

▶ **Merke:** Red Flag ist eine orale Antikoagulation, es sollte an ein spontanes Psoashämatom gedacht werden. Dieses führt zu lumbalen Rücken- und Leistenschmerzen und einer Plexus- oder N.-femoralis-Schädigung, somit also zu neurologischen Ausfällen.

Abb. 6.2 zeigt zusammenfassend die Verteilung der sensiblen Dermatome.
Tab. 6.1 zeigt zusammenfassend die Zuordnung aller wichtigen Kennmuskeln (Wiesmann und Nikoubashman 2014)
Die Kennreflexe sind in Tab. 6.2 dargestellt:

Akute aufsteigende Lähmungen — Guillain-Barré-Syndrom (immunvermittelte Polyradikulitis)

Das Guillain-Barré-Syndrom ist für die neurologische Notfallmedizin sehr relevant. Es handelt sich um eine immunvermittelte Polyradikulitis, der häufig ein grippaler oder gastrointestinaler Infekt vorausgeht. Typisch ist eine rasch (d. h. innerhalb weniger Tage) aufsteigende, meist symmetrische Lähmung, Hirnnerven können ebenfalls betroffen sein (Polyradikulitis cranialis). Somit kann es unter anderem auch zu Schluck- und Atemstörungen kommen und eine intensivmedizinische Behandlung erforderlich sein.

In der klinischen Untersuchung findet man oft distal betonte beidseitige periphere Lähmungen mit abgeschwächten oder fehlenden motorischen Eigenreflexen. Sensible Ausfälle sind möglich, stehen aber meistens nicht im Vordergrund, allerdings treten häufig schmerzhafte Missempfindungen auf. Die Hirnnerven, Atmung und Schlucken müssen unbedingt untersucht werden. Gefährlich sind zudem autonome Störungen, die zu schwerwiegenden Herzrhythmusstörungen führen können. Eine Monitorüberwachung ist daher wichtig. Der Liquorbefund zeigt eine Eiweißerhöhung ohne wesentliche Zellzahlerhöhung, die zytoalbuminäre Dissoziation, oft aber erst nach Ende der 1. Erkrankungswoche.

▶ **Fallbeispiel:** Eine 76-jährige Patientin wird vom Hausarzt in die Notaufnahme eingewiesen, weil sie plötzlich nicht mehr stehen und laufen konnte, ihre Beine fühlten sich taub an. Vor einer Woche hatte sie eine Varizella-Zoster-Impfung erhalten. Die neurologische Untersuchung zeigte eine hochgradige beinbetonte Tetraparese, die motorischen Eigenreflexe an den Armen waren schwach und seitengleich auslösbar, an den Beinen bestand eine Areflexie, keine Pyramidenbahnzeichen. Es lag zudem eine querschnittförmige Hypästhesie ab Th11 vor. Die Paresen verstärkten sich innerhalb weniger Tage und es trat eine Ruhedyspnoe auf, die Vitalkapazität verringerte sich rasch,

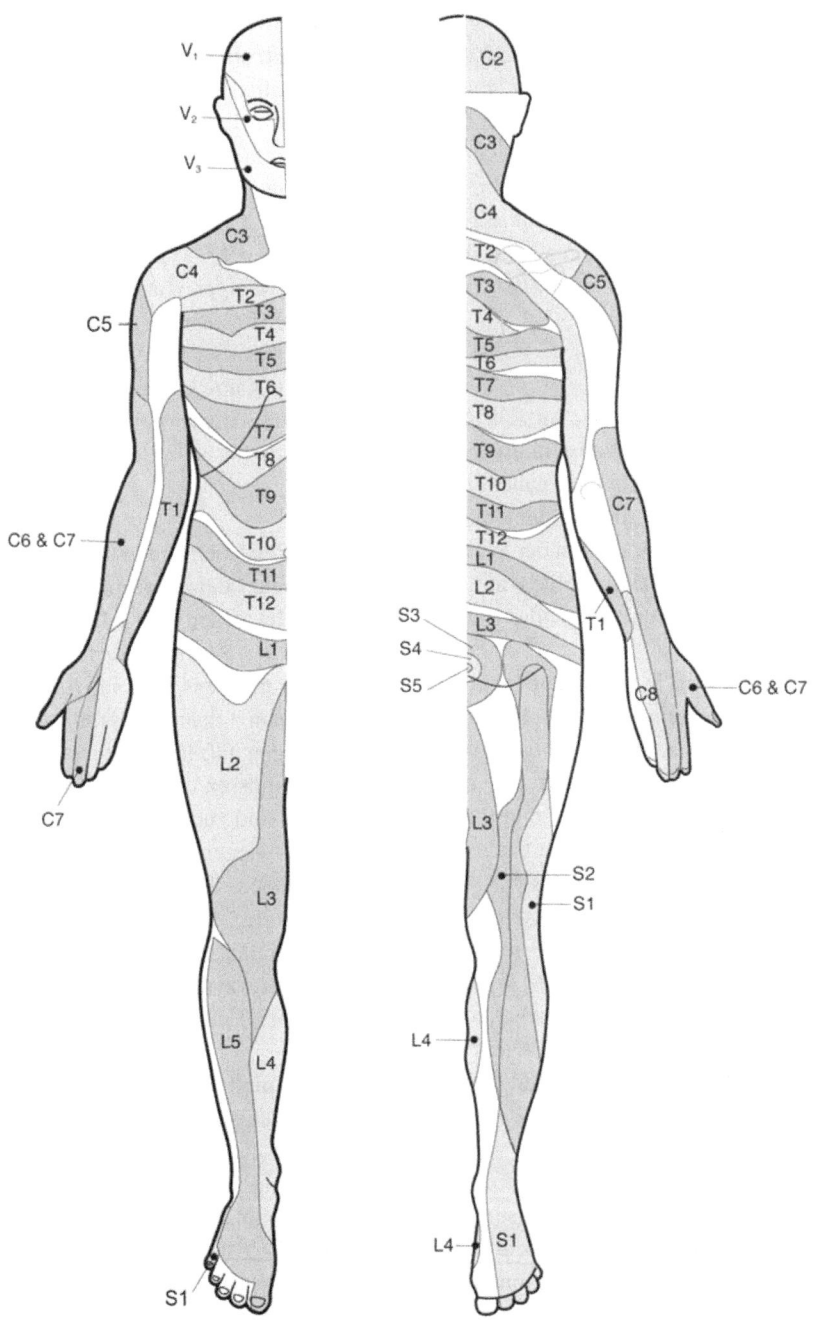

Abb. 6.2 Evidenzbasierte Dermatomkarte nach Lee, McPhee und Stringer (2008). Die dargestellten Dermatomgrenzen stammen aus unterschiedlichen Publikationen mit möglichst hoher Evidenz. *Weiße Areale* entsprechen Hautarealen mit großer Variabilität der Dermatomzugehörigkei. (Wiesmann und Nikoubashman 2014)

6 Leitbefunde bei Affektion peripherer Nerven

Tab. 6.1 Kennmuskeln. Zuordnung einiger klinisch relevanter Muskeln zu ihren zugehörigen spinalen Segmenten

C3	C4	C5	C6	C7	C8	Th1	L1	L2	L3	L4	L5	S1	S2	S3	S4
M. trapezius[a]		M. biceps brachii		M. triceps brachii			M. iliopsoas				M. gluteus maximus			M. sphincter vesicae	
Diaphragma			M. pronator teres		Hypothenarmuskeln		XXX	M. quadriceps femoris			M. biceps femoris			M. sphincter ani externus	
M. levator scapulae			M. extensor carpi radialis		Mm. interossei		XXX	Mm. adductores			M. soleus			M. levator ani	
XXX		M. brachioradialis		M. abductor pollicis longus		XXX				M. tibialis anterior		M. gastrocnemicus	XXX	
	M. deltoideus		Mm. Extensores pollicis			M. gluteus minimus		XXX						
	M. supinator		XXX		M. abductor pollicis brevis		XXX		M. gluteus medius			XXX			
		XXX	M. opponens pollicis		M. adductor pollicis		XXX			M. tibialis posterior		XXX			
				XXX						Kurze Fußmuskeln		XXX			

[a]Mitinnervation durch den N. accessorius (Hirnnerv XI)

Tab. 6.2 Kennreflexe. Zuordnung von Reflexen und spinalen Segmenten. Bei Reflexen, die sich über 3 Segmente erstrecken, ist das mittlere dargestellte Segment das prädominante

C5	C6	C7	C8	Th1	L1	L2	L3	L4	L5	S1	S2
BSR		TSR				CR			TPR	(Zehenbeuger)	
RPR			Trömner					PSR		ASR	
XXX	PTR		XXX								

BSR Bizepssehnenreflex, *TSR* Trizepssehnenreflex, *RPR* Radius-Periost-Reflex, *Trömner* Trömner-Reflex, *PTR* ..., *CR* Cremasterreflex, *PSR* Patellarsehnenreflex, *TPR* Tibialis-posterior-Reflex, *ASR* Achillessehnenreflex, *Zehenbeuge* Zehenbeugerreflex (pathologisch)

es wurde eine Intubation erforderlich. Die MRT des Gehirns und des gesamten Myelons war nicht wegweisend, kein Hinweis auf eine ischämische oder entzündliche Läsion, keine Raumforderung. Die Liquoranalyse zeigt 3/μl mononukleäre Zellen, das Eiweiß im Liquor war mit 64 mg/dl erhöht.

▶ Die Elektroneurographie (ENG) unmittelbar nach der stationären Aufnahme ergab einen Normalbefund, insbesondere auch regelrechte F-Wellen (physiologische motorische Spätantwort). Eine Woche später zeigte die Kontrolle fehlende F-Wellen der Arm- und Beinnerven und proximale Leitungsblöcke des N. tibialis beiderseits. Die Verdachtsdiagnose eines Guillain-Barré-Syndroms wurde schon in der Notaufnahme gestellt. Eine Behandlung mit Immunglobulinen wurde trotz eines normalen ENG-Befundes begonnen, führte aber zu keiner wesentlichen klinischen Verbesserung. Es wurde dann mehrfach eine Immunadsorption durchgeführt. Es folgte eine relativ rasche Verbesserung, Arme und Beine konnten wieder von der Unterlage abgehoben werden. Die Patientin konnte mit Hilfe von CPAP(Continuous Positive Airway Pressure) über eine Trachealkanüle atmen. Der Verlauf und die Zusatzdiagnostik bestätigten die initiale Verdachtsdiagnose.

▶ **Klinischer Hinweis:** Der Liquorbefund kann wenig Auffälligkeiten zeigen und die Elektroneurographie (ENG) initial ebenfalls nicht wegweisend sein. Eine Behandlung muss dennoch rasch und eventuell rein nach dem klinischen Bild erfolgen. Die fehlende Absicherung durch Labor- oder apparative Befunde einer zudem teuren Therapie ist wohl ungewohnt, sollte aber nicht zu ärztlicher Verunsicherung und Therapieverzögerung führen.

▶ **Wichtig:** In der Differentialdiagnostik der aufsteigenden Lähmungen ist unbedingt zu einer spinalen Bildgebung mit Myelondarstellung zu raten (Ausschluss einer Raumforderung, Blutung oder Ischämie des Myelons), da die rein klinische Diagnose einer peripheren Ursache bei der Vorstellung in der Notaufnahme eben oft nicht wie im Lehrbuch eindeutig zu stellen ist. Die spinale Bildgebung hat aber ebenfalls ihre Tücken, weil die topografische Zuordnung keine Begrenzung „nach kranial" erlaubt, d. h. Beinparesen sind nicht durch eine lumbale Bildgebung auszuschließen. Abhängig von der Lage der Läsion im Myelon können diese auch durch eine zervikale Ursache bedingt sein, sehr selten auch zerebral durch ein Mantelkantensyndrom. Ein topografischer Ausschluss gelingt nur „nach kaudal": Armparesen werden nicht durch eine Läsion im mittleren Thorakalmark oder tiefer verursacht. Dies ist bei der Planung der radiologischen Diagnostik zu berücksichtigen, auch wenn dies mehr Aufwand und größeren Ressourceneinsatz erfordert.

Therapie nach den Leitlinien der Deutschen Gesellschaft für Neurologie (Sommer et al. 2018): Behandlung mit intravenösen Immunglobulinen oder Plasmapherese bzw. Immunadsorption. Die Verfahren sollen gleichwertig sein. Glukokortikosteroide sind nicht wirksam. Die Standarddosis für 10 %iges Immunglobulin beträgt 0,4 g/kg, üblicherweise an 5 aufeinanderfolgenden Tagen oder alternativ 1 g/kg an 2 Tagen.

Akute Gesichtslähmung – idiopathische Fazialisparese (Bell's Palsy)

Hirnnervenlähmungen sind typische Gründe für notfallmäßige neurologische Vorstellungen. An dieser Stelle werden die akute idiopathische Fazialisparese und ihre Differentialdiagnosen besprochen. Sie ist die häufigste Hirnnervenläsion.

Bei der Vorstellung eines Patienten mit einer akuten Fazialisparese müssen folgende Fragen in der Notaufnahme geklärt werden:

1. Handelt es sich um eine periphere oder zentrale Parese, d. h. besteht ein Schlaganfallverdacht?
2. Ist die Parese ein- oder beiderseitig?
3. Sind noch weitere Hirnnerven betroffen?
4. Liegt ein Zoster oticus – Durchführung einer Otoskopie, dafür muss man kein Hals-Nasen-Ohren(HNO)-Arzt sein – oder eine andere entzündliche Ursache vor?

Am häufigsten ist die einseitige idiopathische Fazialisparese. Untersucht werden die Innervation der Stirn, der Lidschluss und die Innervation des Mundes. Begleitend zur Lähmung können ipsilaterale Parästhesien der Wange (auch ohne Beteiligung des N. trigeminus!), Schmeckstörungen und eine Hyperakusis angegeben werden. Dies lässt Rückschlüsse auf den Läsionsort zu. Der Stirnast ist bei der zentralen Parese nicht betroffen, da supranukleär eine beidseitige Innervation vorliegt.

▶ **Untersuchungstipp:** Wenn die Überprüfung des Stirnrunzelns nicht gelingt, testet man dies durch Augenfolgebewegungen nach oben. Dabei kommt es automatisch zu einer Faltenbildung der Stirn. Die Augenmotilität muss ohnehin zur Abgrenzung weiterer Hirnnervenausfälle getestet werden. Die Minderbewegung des Mundwinkels kann man bei leichteren Paresen am besten während des Sprechens erkennen, eine höhergradige Parese ist meist ohnehin offensichtlich (Zähne zeigen lassen, Lachen).

Die Einteilung des Schweregrades erfolgt nach dem **House-Brackmann Score** (House und Brackmann 1985, vereinfacht):

1. Normale faziale Funktionen
2. Milde Dysfunktion (geringe Schwäche, vollständiger Lidschluss mit leichter Anstrengung)
3. Moderate Dysfunktion (offensichtliche Schwäche, kompletter Lidschluss mit maximaler Anstrengung)
4. Moderat schwere Dysfunktion (starke Asymmetrie, keine Stirnbewegung, inkompletter Lidschluss)
5. Schwere Dysfunktion (starke Asymmetrie, inkompletter Lidschluss, geringe Mundbewegung)
6. Vollständige Lähmung (keine Bewegung möglich)

Die Leitlinien äußern sich zurückhaltend bezüglich einer Bildgebung bei dem Vorliegen typischer Befunde einer idiopathischen Fazialisparese. In der Notaufnahme wird dies in der Praxis verständlicherweise oft anders gehandhabt und es wird häufig ein CCT durchgeführt, insbesondere auch vor der Durchführung einer Lumbalpunktion (Ausschluss einer intrakraniellen Raumforderung oder einer anderen Ursache einer intrakraniellen Druckerhöhung). Eine weiterführende Diagnostik kann durch die MRT und neurophysiologische Verfahren (Magnetstimulation, ENG, EMG) erfolgen, in der Regel nach der Behandlung auf der Notaufnahme.

Therapie nach den Leitlinien der Deutschen Gesellschaft für Neurologie (Heckmann et al. 2022): Die idiopathische Fazialisparese sollte mit Glukokortikoiden behandelt werden (10 Tage 2-mal 25 mg Prednisolon oder 5 Tage am besten morgendlich 60 mg Prednisolon mit nachfolgender täglicher Reduktion um 10 mg). Wichtig ist bei inkomplettem Lidschluss zum Schutz der Kornea regelmäßige Augensalbe und ein Uhrglasverband.

Differentialdiagnosen: Bis zu 40 % aller Fazialisparesen sind nichtidiopathischer Genese, allerdings ist der Liquor in 80–90 % der Fälle dennoch unauffällig. Nach den Leitlinien der Deutschen Gesellschaft für Neurologie sollte bei einem klinischen Verdacht auf eine nichtidiopathische Fazialisparese eine Lumbalpunktion erfolgen, z. B. bei bilateralen Paresen oder Nachweis von Bläschen im Gehörgang. In anderen Fällen ist die Indikation relativ und es wird von den Kliniken unterschiedlich gehandhabt. Die wichtigsten Differentialdiagnosen sind eine Borreliose und eine Varizella-Zoster-Infektion, somit sollte eine entsprechende Serologie veranlasst werden. Viele andere Ursachen sind möglich, können hier aber nicht im Detail besprochen werden.

▶ **Wichtig:** Fazialisparesen bei Kindern sind häufig Folge einer Neuroborreliose!

Ist die Fazialisparese durch das Varicella-Zoster-Virus bedingt, wird mit einem Virustatikum behandelt, nach den Leitlinien der Deutschen Gesellschaft für Neurologie: Aciclovir (3-mal täglich i.v. 5–10 mg/kg KG oder 5-mal täglich p.o. 800 mg), Valaciclovir (3-mal täglich p.o. 1000 mg), Brivudin (1-mal täglich p.o 125 mg) und Famciclovir (3-mal täglich p.o. 250–500 mg) Die Antibiotikabehandlung der akuten Neuroborreliose erfolgt überwiegend mit Ceftriaxon (2 g i.v. täglich) oder Doxycyclin (200 mg täglich) in der Regel über 2–3 Wochen. Besonders wichtig ist ein früher Beginn.

▶ **Fallbeispiel:** Eine 54-jährige Patientin stellt sich in der Notaufnahme vor. Vor 3 Tagen hat sie eine Gesichtslähmung auf der rechten Seite bemerkt. Sie hatte sich bei Auftreten des Symptoms in einem anderen Krankenhaus vorgestellt. Dort wurde ein CCT mit unauffälligem Befund durchgeführt, eine Lumbalpunktion wurde von der Patientin abgelehnt. Unter dem Verdacht einer idiopathischen Fazialisparese wurde mit 20 mg Prednisolon täglich behandelt. Aktuell hatte sich die Gesichtslähmung rechts verschlechtert und die linke Seite war nun auch betroffen. Ein Zeckenstich war nicht erinnerlich, allerdings vor etwa 4 Wochen Bremsen- oder Mückenstiche. Eine Wanderröte war nicht aufgefallen. Die neurologische Untersuchung ergab eine ausgeprägte periphere Fazialisparese beiderseits. Die Stirn konnte minimal innerviert werden, der Lidschluss war beiderseits inkomplett, die mimische Muskulatur war vollständig gelähmt (House-Brackmann 6). Es wurde eine abgeschwächte Oberflächensensibilität des gesamten Gesichts beschrieben. Die Lumbalpunktion ergab 104 mononukleäre Zellen/µl, Gesamteiweiß 77,3 mg/dl, Glucose und Laktat normal. Das CXCL13 war mit 464 pg/ml stark auffällig (Referenz <20 pg/ml). Dieser Parameter hat eine hohe Aussagekraft bezüglich einer akuten Neuroborreliose und wird im Liquor bestimmt. Borrelien-IgM- und –IgG-Antikörper waren auffällig, der Borrelien-IgM-Antikörperindex war mit >6,0 stark positiv (Referenz <0,9). Die Diagnose einer akuten Neuroborreliose war damit gesichert und es wurde eine Behandlung mit Ceftriaxon 2 g i.v. täglich über 3 Wochen durchgeführt. Schon nach wenigen Tagen kam es zu einer Verbesserung, die Behandlung wirkte folglich schnell. Die MRT des Gehirns zeigte eine Gadoliniumanreicherung des N. facialis beiderseits.

▶ Fazit: Eine beiderseitige periphere Fazialisparese ist immer verdächtig auf eine Neuroborreliose und untypisch für eine idiopathische Fazialisparese. Bei einer beiderseitigen Fazialisparese sollte eine Lumbalpunktion erfolgen, in unserer Notaufnahme führen wir aber auch häufig bei einseitigen Fazialisparesen eine Lumbalpunktion durch, wir halten das für gerechtfertigt. Dies wird allerdings auch anders gesehen und gehandhabt.

Der Lidschluss ist beidseits unvollständig (Abb. 6.3) (unter antibiotischer Behandlung schon gebessert), links ist dies offensichtlich. Beidseits ist das Wimpernzeichen positiv, d. h. bei dem Versuch der maximalen Kontraktion sollten die Wimpern nicht mehr zu sehen sein, was hier nicht der Fall ist. Der Gesichtsausdruck ist typisch für die beiderseitige Fazialisparese. Durch fehlende Innervation wirkt das Gesicht

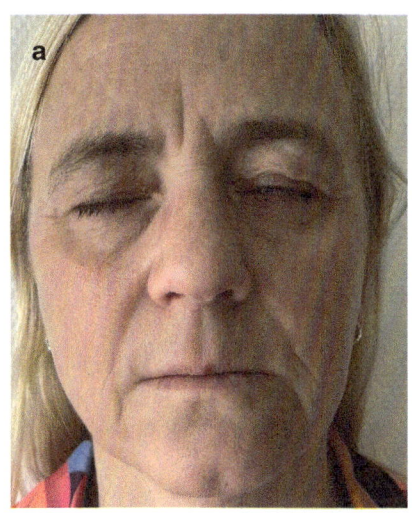 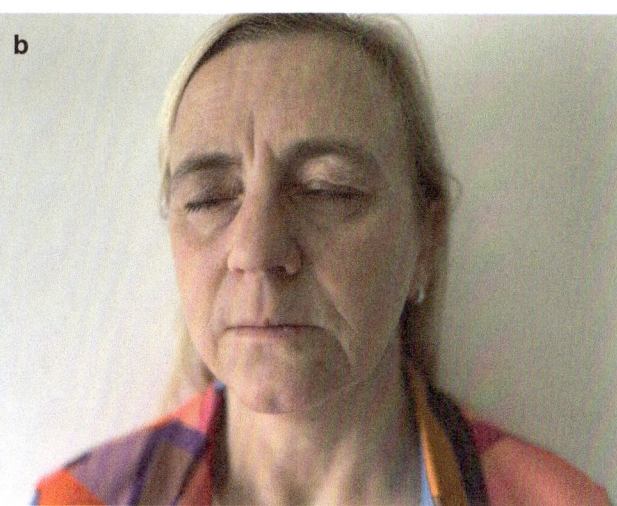

Abb. 6.3 a, b Unvollständiger Lidschluss, positives Wimpernzeichen und „emotionsloser Gesichtsausdruck" bei einer Patientin mit beidseitiger Fazialisparese

ausdruckslos. Wenn der Lidschluss nicht stark beeinträchtigt ist, kann die beiderseitige Parese sogar schlecht zu erkennen sein. Man bemerkt eventuell nur einen „emotionslosen" Gesichtsausdruck.

Literatur

Heckmann JG et al. Therapie der idiopathischen Fazialisparese (Bell's Palsy), S2k-Leitlinie. In: Deutsche Gesellschaft für Neurologie, Herausgeber. Leitlinien für Diagnostik und Therapie in der Neurologie. 2022.

House JW, Brackmann DE. Facial nerve grading system. Otolaryngol Head Neck Surg. 1985;93(2):146–7.

Sommer C et al. Therapie akuter und chronischer immunvermittelter Neuropathien und Neuritiden, S2e-Leitlinie. In: Deutsche Gesellschaft für Neurologie, Herausgeber. Leitlinien für Diagnostik und Therapie in der Neurologie. 2018.

Wiesmann M, Nikoubashman O. Dermatome und Kennmuskeln. In: Wiesmann M, Linn J, Brückmann H, Herausgeber. Atlas Klinische Neuroradiologie. Berlin/Heidelberg: Springer; 2014. https://doi.org/10.1007/978-3-642-38109-6_11

Teil II

Häufige notfallmedizinisch relevante Krankheitsbilder

Ischämischer Schlaganfall

Peter Albrecht, Jens Litmathe und Sezer Selamet

Inhaltsverzeichnis

7.1	**Ischämischer Schlaganfall**	133
7.1.1	Definitionen	134
7.1.2	Epidemiologie	134
7.1.3	Pathophysiologie	134
7.1.4	Diagnose	136
7.1.5	Differenzialdiagnosen des ischämischen Schlaganfalls	144
7.1.6	Therapie	145
7.2	**Kardiogene Quellen des ischämischen Schlaganfalls**	160
7.3	**Mikroangiopathie als Ursache des ischämischen Schlaganfalls**	179
	Literatur	182

7.1 Ischämischer Schlaganfall

P. Albrecht

Aufgrund der Häufigkeit des Krankheitsbildes, der Bedeutung für den einzelnen Patienten sowie der Abhängigkeit des Outcomes vom raschen Beginn der Behandlung ist der ischämische Schlaganfall von überragender Bedeutung in der gesamten Notfallmedizin. Die Erweiterung der diagnostischen und therapeutischen Möglichkeiten sowie die Schaffung von effektiven Versorgungsstrukturen haben dafür gesorgt, dass die Behandlung des ischämischen Schlaganfalls in Deutschland in den letzten 30 Jahren eine Erfolgsgeschichte ist. Meilensteine sind die intravenöse Thrombolysetherapie (IVT), die mechanische Thrombektomie (MT) sowie die flächendeckende Versorgung mit Stroke Units. Eine Zunahme der therapeutischen Optionen bedingt allerdings auch eine Zunahme der Komplexität. So wird ein Patient beispielsweise in der Notfallsituation unter Umständen nicht nur von unterschiedlichen Fachdisziplinen sondern auch innerhalb unterschiedlicher Krankenhäuser versorgt. Daher ist es nicht mehr allein die Verbesserung einzelner

P. Albrecht (✉)
Neurologische Klinik, Evangelisches Krankenhaus Wesel, Wesel, Deutschland
e-mail: peter.albrecht@evkwesel.de

J. Litmathe
Chefarzt, Klinik für Akut- und Notfallmedizin, Rettungszentrum, Evangelisches Krankenhaus Wesel GmbH, Wesel, Deutschland
e-mail: Jens.Litmathe@evkwesel.de

S. Selamet
Klinik für Innere Medizin, Evangelisches Krankenhaus Wesel, Wesel, Deutschland
e-mail: Sezer.Selamet@evkwesel.de

Elemente, sondern die optimale Verzahnung und reibungslose Zusammenarbeit aller beteiligten Systeme und Berufsgruppen (Rettungsdienst, Notarzt, Notaufnahme, Stroke Unit, Neuroradiologie, Neurochirurgie etc.), die eine bestmögliche Versorgung des Schlaganfallpatienten gewährleisten. Im Zentrum dieses dynamischen Prozesses steht der notfallmedizinisch tätige Neurologe. In seiner Verantwortung liegt zunehmend die Orchestrierung dieser Abläufe. Diese Entwicklung ist keineswegs abgeschlossen, sondern entwickelt sich weiter. Die Kernaufgaben des Neurologen, das rasche Stellen der Diagnose und das Einleiten der Therapie unmittelbar am Patienten, bleiben dabei erhalten. Um diesen Anforderungen zu genügen, ist neben der klinischen Erfahrung das Wissen um den aktuellen Stand der Schlaganfallbehandlung unverzichtbar. Im folgenden Kapitel stehen neben grundlegenden Ausführungen zum ischämischen Schlaganfall vor allem praktische Aspekte für das Management in der Notfallsituation im Vordergrund. Dementsprechend handelt es sich nicht allein um Ausführungen, die auf der aktuellen Literatur, insbesondere den Leitlinien der Deutschen Gesellschaft für Neurologie (DGN) (Ringleb et al. 2021) basieren, sondern auch um pragmatische Tipps, die nicht das Ergebnis kontrollierter Studien sind. Folglich sind die Vorschläge zu Diagnostik und Therapie immer am individuellen, konkreten Fall zu überprüfen und anzupassen. Dieses Kapitel fokussiert auf alle notfallmedizinisch relevanten Facetten des ischämischen Schlaganfalls und gibt am Ende nach dem allgemeinen Überblick 2 wichtige Exkurse in die Welt des spezifischen kardioembolischen Strokes sowie auf die Mikroangiopathie als Quelle.

7.1.1 Definitionen

Unter einer zerebralen Ischämie werden sowohl die transitorische ischämische Attacke (TIA) als auch der ischämische Infarkt verstanden. Mit dem Begriff „Schlaganfall" werden gelegentlich auch intrakranielle Blutungen bezeichnet. Die Begriffe „Stroke" und „Apoplex" werden ebenfalls häufig synonym verwendet, im Klinikjargon ist damit zumeist der ischämische Hirninfarkt gemeint. Als TIA werden zentrale fokale neurologische Ausfälle bezeichnet, die durch zerebrale Ischämien bedingt sind. Definitionsgemäß besteht bei einer TIA die klinische Symptomatik für eine Zeitdauer von unter 24 h *und* die Magnetresonanztomografie (MRT) zeigt keine Störung in den diffusionsgewichteten Sequenzen. Im Gegensatz dazu stellt der ischämische Schlaganfall eine zerebrale Ischämie dar, bei der die Ausfälle länger als 24 h bestehen oder frische ischämische Läsionen in der Bildgebung darstellbar sind. Hirninfarkte bei jüngeren Patienten werden auch als juvenile Strokes bezeichnet, je nach Literatur liegt die obere Altersgrenze bei 40–55 Jahren (Schöberl et al. 2017). Ein weiterer relevanter Begriff in der Schlaganfallmedizin sind die sog. „stroke mimics" (Liberman und Prabhakaran 2017). Bei dieser zahlenmäßig nicht unerheblichen Gruppe, handelt es sich um Patienten die – retrospektiv – keinen akuten Hirninfarkt oder eine TIA erlitten haben, jedoch unter der Diagnose ischämischer Hirninfarkt oder TIA aufgenommen und auf einer Stroke Unit behandelt werden.

7.1.2 Epidemiologie

85 % aller Schlaganfälle werden durch eine zerebrale Ischämie verursacht, ca. 15 % durch eine intrazerebrale Blutung. Beim ischämischen Schlaganfall liegt die Inzidenz liegt zwischen 150 und 250 Fällen pro 100.000, die Mortalität liegt zwischen 40 und 50 pro 100.000 Person pro Jahr. Das Risiko, einen Schlaganfall zu erleiden, nimmt mit dem Alter zu.

7.1.3 Pathophysiologie

Grundlagen
Sehr vereinfacht zusammengefasst, liegt einem ischämischen Hirninfarkt eine unzureichende

7 Ischämischer Schlaganfall

Versorgung eines Hirnareals mit Sauerstoff und Glukose zugrunde. Diese Minderversorgung entsteht durch einen unzureichenden Perfusionsdruck in der arteriellen Versorgung dieses Hirnareals. Die Ursachen hierfür stellen die eigentliche Pathologie dar, ein Beispiel wäre ein embolischer Verschluss einer Hirnarterie, beispielsweise durch eine Kardioembolie. Im sog. Infarktkern kommt es innerhalb weniger Minuten zu einem irreversiblen Zelluntergang. Zusätzlich kann in unterschiedlichem Ausmaß umgebendes Hirngewebe zwar durch ischämische Prozesse in der Funktion gestört sein, ist aber bei bestehendem Erhaltungsstoffwechsel für einen gewissen Zeitraum noch nicht unumkehrbar geschädigt. Dieses, den Infarktkern umgebende Hirngewebe, wird auch als Penumbra bezeichnet. Da die Neuronen in der Penumbra gefährdet sind, mit zunehmender Zeitdauer ebenfalls irreversibel unterzugehen, spricht man auch von „tissue at risk". Die Mechanismen, die einer Infarktprogression in der Realität zugrunde liegen sind komplex und multifaktoriell determiniert, wobei insbesondere der Kollateralversorgung eine hohe Bedeutung zukommt (Saber und Liebeskind 2021).

▶ Bei einem ischämischen Hirninfarkt entsteht in unterschiedlichem Ausmaß noch nicht irreversibel geschädigtes Hirngewebe, Tissue at Risk. Mit zunehmender Zeit ist die Schädigung jedoch nicht mehr umkehrbar. Deshalb muss eine Behandlung so schnell wie möglich erfolgen.

Risikofaktoren

Es existieren grundsätzlich 2 Arten von Risikofaktoren für einen Hirninfarkt:

- Nichtbehandelbare Risikofaktoren,
- behandelbare Risikofaktoren.

Die nichtbehandelbaren Risikofaktoren umfassen genetische Prädisposition, das Geschlecht und das Alter.
Die wichtigsten behandelbaren Risikofaktoren sind:

- Vorhofflimmern
- Karotisstenose
- Arterielle Hypertonie
- Hypercholesterinämie
- Rauchen
- Diabetes mellitus

Weitere Risikofaktoren sind

- Übergewicht und körperliche Inaktivität
- Schlafapnoesyndrom
- Hormonelle Kontrazeption
- Migräne
- Ungesunde Ernährung
- Inflammatorische Erkrankungen
- Infektionen
- Umweltverschmutzung
- Herzerkrankungen unabhängig vom Vorhofflimmern

Das Erkennen und Behandeln von Risikofaktoren ist insbesondere zur Prävention von erneuten ischämischen Hirninfarkten von entscheidender Bedeutung (Boehme et al. 2017). Bereits in der Notfallsituation sollten mindestens die wichtigsten behandelbaren Risikofaktoren wie beispielsweise ein Vorhofflimmern oder eine Karotisstenose abgeklärt werden.

Ätiologie und Klassifizierung

Die TOAST(**T**rial of **Or**g 10 172 in **A**cute **S**troke **T**reatment)-Klassifikation wurde 1993 eingeführt, der Zweck bestand in einer Gruppierung von Schlaganfallsubtypen hinsichtlich der Ätiologie (Adams Jr et al. 1993). Die Vorteile dieser Klassifikation liegen in ihrer Einfachheit und sehr verbreiteten klinischen Etablierung (Adams Jr und Biller 2015).Es werden 5 Gruppen unterschieden.

- *Makroangiopathisch bedingte Hirninfarkte.* Hierzu gehören beispielsweise arteriosklerotische Veränderungen der großen hirnversorgenden Arterien. Ein Beispiel wäre eine hochgradige Stenose der A. carotis interna (ACI), die zu einem ischämischen Hirninfarkt führt.

- *Kardioembolische Infarkte.* Ursache ist eine Herzveränderung, die zu einer Thrombusbildung führt. Die häufigsten kardioembolischen Hirninfarkte werden durch Vorhofflimmern mit Bildung eines Thrombus im Vorhofohr verursacht. Weitere mögliche Ursachen sind beispielsweise pathologische Klappenveränderungen oder Hypo-/Akinesien der Herzwand.
- *Lakunäre Infarkte.* Hierbei handelt es sich um Hirninfarkte die kleiner als 1,5 cm sind und durch *mikroangiopathische* Veränderungen der kleinen Hirnarterien verursacht werden.
- *Hirninfarkte durch andere, jedoch nachgewiesene Ursachen.* In diese Kategorie fallen beispielsweise weniger häufige Ursachen wie z. B. eine Dissektion, eine Vaskulitis oder genetisch bedingte Ursachen wie ein CADASIL („cerebral autosomal dominant arteriopathy with subcortical infarcts and leukoencephalopathy").
- *Hirninfarkte unklarer Ätiologie.* Diese Schlaganfälle werden auch als kryptogene Hirninfarkte bezeichnet. Gewissermaßen eine Untergruppe dieser Kategorie sind die Hirninfarkte, die aufgrund ihrer bildmorphologischen Konstellation als vermutlich embolischer Genese einzuordnen sind, für die aber keine Emboliequelle nachgewiesen werden kann. Sie werden auch als **E**mbolic **s**trokes of **u**ndetermined **s**ource (ESUS) bezeichnet.

▶ Die TOAST-Klassifikation ist vergleichsweise alt und nicht ohne Schwächen. Beispielsweise ist nicht in jedem Fall eine eindeutige ätiologische Zuordnung entsprechend der TOAST-Klassifikation möglich. Dies kann beispielsweise der Fall sein, wenn konkurrierende Ursachen vorliegen und die zerebrale Bildgebung keine klare Einordnung erlaubt.

7.1.4 Diagnose

Art und Ausmaß der neurologischen Symptomatik hängen von Lokalisation und Größe des Hirninfarktes ab. Das typische Kennzeichen ischämischer Hirninfarkte ist in zeitlicher Hinsicht das abgesetzte, plötzliche Auftreten, was sich in den historischen Beschreibungen widerspiegelt („Blitz des Zeus", „Vom Schlag getroffen werden") (Pound et al. 1997). Allerdings kann sich eine Symptomatik auch über Stunden oder Tage langsam progredient entwickeln. In einigen Fällen treten wiederholt Verschlechterungen der Symptomatik innerhalb eines kurzen Zeitraums auf, sodass gewissermaßen ein „stotternder" Verlauf resultiert. Nicht selten geht einem Hirninfarkt eine TIA voraus. Kombinationen von Leitsymptomen können in Form von typischen Syndromen auftreten. In jedem Fall ist eine unverzügliche Sicherung der klinischen Diagnose durch eine Bildgebung indiziert. Dies ist in der Regel die Computertomografie (CT), alternativ die MRT. Die Ätiologie eines ischämischen Hirninfarktes ist durch weitere Zusatzdiagnostik zu klären. Übergeordnetes Ziel ist es, jeden Schlaganfallpatienten möglichst schnell der individuell optimalen Therapie zuzuführen.

Anamnese
Folgende Punkte sind anamnestisch zu erfassen:

- Die konkreten Beschwerden, die neu aufgetreten sind bzw. zur notfallmäßigen Vorstellung geführt haben
- Beginn der Symptomatik

- Vorerkrankungen
- Medikation, insbesondere gerinnungsbeeinflussende Medikamente
- Versorgungssituation
- Kontaktpersonen/Telefonnummern von Angehörigen oder betreuenden Personen

▶ In der Akutbehandlung des ischämischen Hirninfarktes besteht hoher Zeitdruck. Ist eine Eigenanamnese nicht suffizient zu erheben, z. B. aufgrund von Sprachstörungen, kognitiven Defiziten, Vigilanzminderung oder Sprachbarriere, kann es sinnvoll sein, das Erheben der Fremdanamnese zu delegieren. So können beispielsweise in der Notaufnahme entscheidende Information durch das Pflegepersonal telefonisch von Angehörigen eingeholt werden.

Klinische Untersuchung

Skalen
Sowohl die initiale Diagnose als auch die Weichenstellung für weitere Maßnahmen basieren auf dem klinisch-neurologischen Befund. Dieser muss daher exakt erhoben und klar dokumentiert werden. Auf der anderen Seite sollte die Untersuchung nicht zu unnötigen Verzögerungen führen, da die Therapie des Schlaganfalls zeitkritisch ist („time is brain"). Zur Vereinbarung dieser Ziele ist neben einer ausreichenden klinischen Erfahrung des Untersuchers der Einsatz von standardisierten Skalen sinnvoll. Durch die Verwendung von Skalen wird die Kommunikation zwischen den Akteuren in der Akutbehandlung erheblich vereinfacht, beispielsweise wenn ein Patient unter der Frage einer akuten Intervention, wie z. B. einer mechanischen Thrombektomie, in einem anderen Krankenhaus vorgestellt wird. Ferner wirkt sich die Verwendung von Skalen positiv auf die Qualität der klinischen Dokumentation im Verlauf aus. Veränderungen des neurologischen Befundes lassen sich klarer erfassen. Es gibt eine Reihe von Skalen in der Schlaganfallmedizin, die folgenden Beispiele gehören dabei zu den am häufigsten verwendeten:

- NIHSS (National Institute of Health Stroke Scale). Hierbei handelt es sich um die wichtigste Skala in der Schlaganfallmedizin. Sie dient der semiquantitativen Erfassung der neurologischen Defizite bei einem Schlaganfall (siehe Tab. 7.1) (Brott et al. 1989). Ein Kritikpunkt an dieser Skala ist, dass nicht die Defizite aller neurologischen Systeme (Schluckstörung, komplexe Störungen der Okulomotorik) abgebildet werden. Unabhängig davon stellt sie ein sehr erprobtes und gebräuchliches Instrument im Akutmanagement von Schlaganfallpatienten dar.
- FAST (Face Arm Speech Test). Dieser Test findet im Wesentlichen seine Anwendung in der Prähospitalphase. Er ist charakterisiert durch eine eher mäßige Spezifität bei vergleichsweise hoher Sensitivität (Dombrowski et al. 2015). Ziel ist es, dass Patienten mit einem Verschluss der großen hirnversorgenden Arterien als Schlaganfallpatienten erkannt und umgehend zur Therapie in die nächste geeignete Klinik gebracht werden. Der Test stellt somit ein praktisches und schnelles Werkzeug in der Ersteinschätzung für den Rettungsdienst dar. Er sollte aber auch beispielsweise durchaus in Veranstaltungen zur Information der Bevölkerung über den Schlaganfall Thema sein.
- mRS (Modified Rankin Scale). Sie stellt ein Maß für die Beeinträchtigung eines Patienten nach einem Schlaganfall dar, die Kategorien reichen von 0 (keine Symptome) bis zu 6 (Tod). Mittlerweile ist die modifizierte Rankin-Skala die entscheidende Methode zur Erfassung des Outcome nach Schlaganfall in großen Schlaganfallstudien (Broderick et al. 2017). In der Notfallsituation kann die Kenntnis der mRS eines Patienten, der bereits früher einen Schlaganfall hatte, hilfreich sein, um die aktuelle klinische Situation bewerten zu können.

Tab. 7.1 NIHSS. (Nach: Brott, T. et al.)

National Institutes of Health Stroke Scale (NIHSS)	
Kategorie	Punkte
1a Bewusstsein	0 – Wach 1 – Somnolent 2 – Soporös 3 – Komatös
1b Orientierung (Alter, aktueller Monat)	0 – Beide Antworten korrekt 1 – Eine Antwort korrekt 2 – Keine Antwort korrekt
1c Befolgen von Aufforderungen (eine nichtparetische Hand öffnen und schließen)	0 – Beide Aufforderung richtig befolgt 1 – Eine Aufforderung richtig befolgt 2 – Keine Aufforderung richtig befolgt
2 Blickbewegungen	0 – Normal 1 – Partielle Blickparese 2 – Forcierte Blickdeviation oder komplette Blickparese
3 Gesichtsfeld	0 – Keine Einschränkung 1 – Partielle Hemianopsie 2 – Komplette Hemianopsie 3 – Bilaterale Hemianopsie (bei fehlender Beurteilbarkeit 0 Punkte)
4 Mimik	0 – Normal 1 – Geringe faziale Parese 2 – Partielle faziale Parese 3 – Komplette faziale Parese
5 Motorik Arme a. Links b. Rechts	0 – Kein Absinken im Vorhalteversuch 1 – Absinken innerhalb von 10 s 2 – Absinken auf Unterlage innerhalb von 10 s 3 – Kein aktives Anheben gegen Schwerkraft 4 – Keine Bewegung
6 Motorik Beine a. Links b. Rechts	0 – Kein Absinken im Vorhalteversuch 1 – Absinken innerhalb von 5 s 2 – Absinken auf Unterlage innerhalb von 5 s 3 – Kein aktives Anheben gegen Schwerkraft 4 – Keine Bewegung
7 Extremitätenataxie	0 – Keine Ataxie 1 – Eine Extremität ataktisch 2 – Zwei Extremitäten ataktisch
8 Sensibilität	0 – Eine Sensibilitätsstörung 1 – Milde Sensibilitätsstörung 2 – Schwere Sensibilitätsstörung
9 Sprache	0 – Normal 1 – Leichte Aphasie 2 – Schwere Aphasie 3 – Stumm oder globale Aphasie
10 Dysarthrie	0 – Normal 1 – Leichte Dysarthrie 2 – Schwere Dysarthrie
11 Neglect	0 – Kein Neglect 1 – Leichter Neglect 2 – schwerer Neglect

Klinische Untersuchung und Schlaganfallsyndrome

Die anatomischen Verhältnisse sowie insbesondere die vaskuläre Versorgung sorgen dafür, dass ischämische Hirninfarkte typische Symptomkonstellationen aufweisen können. Diese Syndrome lassen neben einer Hypothese über Lokalisation und Größe des Hirninfarktes in begrenztem Umfang auch Vermutungen über die Ätiologie zu. Die Sicherheit und Schnelligkeit in der Zuordnung von klinischen Syndromen zur Diagnose korreliert – wie immer in der Medizin –mit der Erfahrung der jeweiligen Untersuchers. Dabei ist zu beachten, dass klassische klinische Syndrome eines Hirninfarktes nicht in jedem Fall voll ausgeprägt bestehen. Darüber hinaus können unterschiedliche Stromgebiete betroffen sein, sodass kombinierte Befundmuster resultieren. Beispiele für häufige Leitsymptome in Abhängigkeit von betroffenen Stromgebieten sind:

Hirninfarkte im Versorgungsgebiet der A. cerebri media:

- Brachiofazialbetonte Hemiparese/Hemiplegie der kontralateralen Seite mit positivem Pyramidenbahnzeichen
- Hemihypästhesie der kontralateralen Seite
- Aphasie (wenn die dominante Hemisphäre betroffen ist)
- Neglect zur Gegenseite (wenn die nichtdominanten Hemisphäre betroffen ist)
- Dysarthrie, Dysphagie

Hirninfarkte im Versorgungsgebiet der A. cerebri anterior:

- Hemiparese auf der Gegenseite mit Betonung des Beines
- Aufmerksamkeitsstörung, Verlangsamung, Vigilanzminderung
- Inkontinenz

Hirninfarkte im Versorgungsgebiet der A. cerebri posterior:

- Homonyme Hemianopsie kontralateral Hirninfarkte im Bereich des Thalamus
- Sensibilitätsstörung auf der kontralateralen Seite
- Vertikale Blickparese

Hirninfarkte im Bereich des Hirnstamms

- Gekreuzte Symptomatik
- Doppelbilder/Nystagmusphänomene
- Schwindelsymptomatik
- Motorische und sensible Hemisymptomatik
- Dysarthrie
- Dysphagie

Kleinhirninfarkte

- Ipsilaterale Hemiataxie
- Dysmetrie ipsilateral mit Intentionstremor und Dysdiadochokinese
- Nystagmusphänomene

Basilarisverschluss:

- Vigilanzminderung/Koma
- Bilaterale Pyramidenbahnzeichen
- Tetraparese/Tetraplegie

Tab. 7.2 fasst die Gefäßsyndromologie der verschiedenen Hirnareale zur schnellen Orientierung in Rettungsdienst und Notaufnahme zusammen.

Bei jedem Patienten mit V. a. akuten Schlaganfall herrscht Zeitdruck, insbesondere solange die Möglichkeit einer rekanalisierenden Therapie mittels intravenöser Lysetherapie oder Thrombektomie besteht. Vor diesem Hintergrund kann eine allzu detaillierte neurologische Untersu-

Tab. 7.2 Akute zerebrale Ischämie – Gefäßsyndromologie. (Mit freundlicher Genehmigung von Prof. Dr. Reich und Prof. Dr. Nikoubahsman, Aachen)

Klassifikation	Territorial			Lakunär
Zirkulation	Vordere	Hintere		
		Infratentoriell	Supratentoriell	
Gefäße	A. carotis interna A. cerebri media	A. vertebralis A. basilaris	A. cerebri posterior	Perforierende, tiefe Marklagerarterien
Motorische Störungen				
Hemiparese	+	+		++
Tetraparese		++++		
Monoparese				
Gesicht	+	++		+
Arm/Hand	+++			+
Bein/Fuß	+	+		+
Gekreuzte[a] Paresen		++++		
Koordinationsstörungen				
Extremitätenataxie		++		++
Gangataxie		+++		+
Sensibilitätsstörungen				
Hemisymptomatik	+		++	++
Monosymptomatik				
– Gesicht	+	++	+	++
– Arm/Hand	++	+	++	+
– Bein/Fuß	+		+	+
Gekreuzte[a] Symptomatik		++++		
Sehstörungen				
Visus/Gesichtsfelder	++++			
Monokulär	+		+++	
Homonym-hemianop			++	
Bilateral/Kortikal		++		
Diplopie		++++		
Sprachstörungen				
Aphasie	++++		+	
Sprechstörungen				
Dysarthrie	+	++		++
Schluckstörungen				
Dysphagie		++		++
Bewusstseinsstörungen (quantitativ)				
Schwindel, Vigilanzstörung	+	+++		

[a]Ipsilaterale Hirnstammsymptomatik und kontralaterale Extremitätensymptomatik

chung zu einer möglicherweise unnötigen Verzögerung der Therapie führen. Auf der anderen Seite darf dieser Zeitdruck nicht dazu führen, dass Patientin mit V. a. Schlaganfall in der Notaufnahme unzureichend oder möglicherweise gar nicht neurologisch untersucht werden, da dies eine Reihe von Risiken birgt, für die die folgenden Punkte Beispiele sind:

7 Ischämischer Schlaganfall

- Stroke Mimics werden unter Umständen lysiert mit den damit verbundenen Risiken, wie z. B. Blutungen
- Es werden personelle und apparative Kapazitäten in der Notfallsituation unnötig gebunden, was wiederum zu einer Verzögerung von Therapien bei anderen Notfallpatienten führen kann
- Bei Veränderung des klinischen Zustandes im Verlauf werden diese nicht bemerkt, da kein (suffizienter) Ausgangsbefund erhoben und dokumentiert wurde.
- Auffälligkeiten im Notfall-CCT(kraniale CT) werden falsch bewertet, da keine sinnvollen Angaben zum klinischen Befund vorliegen.

▶ Trotz zunehmender Verbreitung und ständiger Verbesserung der bildgebenden Verfahren ist die klinisch-neurologische Untersuchung nach wie vor nicht zu ersetzen. Auf der Grundlage des initialen neurologischen Befundes wird über das weitere diagnostische und therapeutische Vorgehen in der Notfallsituation entschieden.

Allgemeine körperliche Untersuchung

Ein Schlaganfall ist ein schwerer zerebrovaskulärer Notfall, folglich ist eine allgemein körperliche Untersuchung unverzichtbar. Insbesondere muss nach Ankunft in der Notaufnahme Klarheit darüber erzielt werden, ob eine akute vitale Bedrohung besteht (ABCD-Schema). Bei Hinweisen für eine Kreislaufinstabilität sind ggf. intensivmedizinische Maßnahmen einzuleiten.

> Zusammenfassung: Klinische Untersuchung:
>
> - Ist der Patient vital stabil?
> - Besteht anamnestisch und nach klinischem Befund der Verdacht auf einen Schlaganfall?
> - Klare Dokumentation des Befundes, Nutzen von standardisierten Skalen (NIHSS)

Apparative Diagnostik

> **Übersicht**
> Die apparative Notfalldiagnostik beim ischämischen Hirninfarkt hat 3 Ziele:
>
> 1. Bestätigung oder ggf. Ausschluss der klinischen Verdachtsdiagnose eines ischämischen Schlaganfalls.
> 2. Schnellstmöglich Identifizierung der Patienten/Patientinnen, die für eine rekanalisierende Therapie (systemische Thrombolyse/mechanische Thrombektomie) infrage kommen.
> 3. Abklärung der definitiven Ätiologie, um auf der Grundlage dieser Informationen individuell eine optimale Sekundärprophylaxe einzuleiten.
>
> Während die obigen beiden Fragen schon innerhalb von Minuten nach Ankunft des Patienten in der Klinik beantwortet werden müssen, erfolgt die ätiologische Klärung in den ersten Stunden/Tagen nach Aufnahme auf der Stroke Unit.

Bildgebung
Computertomografie (CT)

Besteht der Verdacht auf einen ischämischen Hirninfarkt, ist die CT die entscheidende Notfalldiagnostik. Die 2 Fragen, die die CT beantworten muss, sind:

1. Nachweis einer intrakraniellen Blutung? In der Notfallsituation ist dies die entscheidende Differenzialdiagnostik zum Hirninfarkt.
2. Nachweis eines bereits demarkierten Hirninfarktes?

Darüber hinaus sollte in allen Fällen, in denen möglicherweise eine Reperfusionstherapie – Thrombolyse und/oder mechanische Thrombektomie – infrage kommen könnte, direkt eine CT-Angiografie (CTA) angeschlossen werden.

Liegt der Symptombeginn des Schlaganfalls mehr als 4,5 h zurück, und kommt klinisch eine rekanalisierende Therapie infrage, dann sollte entweder zusätzlich eine CT mit Perfusion oder eine MRT durchgeführt werden, um gefährdetes Gewebe („tissue at risk") zu erkennen. Ziel ist es, so rasch wie möglich die Patienten zu erkennen, die auch jenseits des 4,5-h-Zeitfensters von einer Lyse oder einer endovaskulären Therapie profitieren (siehe unten, Abschn. 7.1.6 Therapie). Das gleiche Vorgehen gilt für Patienten, bei denen das Zeitfenster unklar ist, insbesondere bei denen der Schlaganfall im Schlaf aufgetreten ist („wake-up-stroke"). Auch hier muss schnellstmöglich eine multimodale Bildgebung erfolgen (CT mit Perfusion oder MRT als sog. MRT-first-strategy) um die Patienten zu erkennen, die von Lyse oder endovaskulärer Therapie noch profitieren.

Magnetresonanztomografie (MRT)
Aufwand und Dauer einer Bildgebung mittels MRT sind wesentlich höher im Vergleich zur CT. Eine mögliche Indikation für die Durchführung beim akuten Schlaganfall ist – als Alternative zur CT mit Perfusion – die Frage nach tissue at risk bei einem unklaren Zeitfenster. Unter Zugrundelegung des Mismatch-Konzeptes kann Hirngewebe detektiert werden, dass noch nicht irreversibel ischämisch geschädigt ist. Es sind in den ersten Minuten/Stunden Veränderungen in der Diffusionswichtung (DWI) erkennbar, die in der FLAIR-Sequenz nicht bestehen oder weniger stark ausgeprägt sind. Diese Unterschiede stellen das sog. Mismatch dar (Thomalla et al. 2011). Weitere Indikationen für die MRT sind beispielsweise Schwangerschaft oder unklare Situationen, bei denen Klinik und CT in der Akutsituation keine eindeutige diagnostische Zuordnung erlauben. Dies gilt insbesondere für die Fälle, bei denen das Untersuchungsergebnis eine therapeutische Konsequenz nach sich zieht.

Ultraschall
Der Ultraschall trägt in der initialen Notfallsituation zur Entscheidung für oder gegen eine rekanalisierende Therapie nur in Ausnahmefällen bei. Davon abgesehen hat die Methode in der Schlaganfallmedizin eine außerordentlich hohe Bedeutung. Vorteile und Stärken der extra- und transkraniellen Doppler- und Farbduplexsonografie sind beispielsweise:

- Mittels extra- und transkranieller Doppler- und Duplexsonografie ist eine Erfassung von extra- und intrakraniellen Stenosen möglich. Insbesondere Stenosen der A. carotis interna (ACI) können sehr gut graduiert werden
- Es können valide Aussagen zu Strömungsverhältnissen und Kollateralkreisläufen gemacht werden
- Sehr gute Aussagefähigkeit hinsichtlich arteriosklerotischer Veränderungen, speziell in den Karotiden
- Erfassung von Dissektionen
- Erfassung entzündlicher Prozesse der Gefäße, z. B. Riesenzellarteriitis (RZA)
- Schnelle Verfügbarkeit
- Keine Strahlenbelastung
- Überschaubarer apparativer Aufwand und geringe Belastung für den Patienten
- Schnelle Wiederholbarkeit und Verlaufskontrolle

Digitale Subtraktionsangiografie (DSA)
Eine DSA zu rein diagnostischen Zwecken ist eine invasive Untersuchung, deren potenzielles Risiko und Aufwand gegen den Nutzen abzuwägen ist. Trotz verbesserter Qualität in der Schnittbildgebung (Magnetresonanzangiografie, MRA, CT-Angiografie, CTA) ist die DSA der Goldstandard in der Gefäßdarstellung. So bestehen Indikationen für eine DSA beispielsweise bei V. a. eine zerebrale Vaskulitis als Ursache eines Hirninfarktes.

▶ **Wichtig**
- Die erste Bildgebung bei V.a. einen ischämischen Hirninfarkt ist die CT. Frage: Blutung? Nachweis eines (demarkierten) Hirninfarktes?
- Besteht aufgrund der klinischen Symptomatik potenziell die Indikation zu einer rekanalisierenden Therapie, sollte eine CTA parallel mit durchgeführt werden. Frage: Verschluss einer großen hirnversorgenden Arterie?

7 Ischämischer Schlaganfall

- Bei unklarem Zeitfenster multimodale Bildgebung (CT-Perfusion oder MRT. Frage: Mismatch)
- Die Ultraschalluntersuchung der hirnversorgenden Arterien liefert zusätzliche Information und ist als Notfalldiagnostik zu werten, die innerhalb von 24 h durchgeführt werden sollte

Kardiale Diagnostik (siehe auch Exkurs Abschn. 7.2)

Die Kardiale Diagnostik beim akuten Schlaganfall hat zwei Ziele:

1. Das Erkennen einer kardialen Emboliequelle, wie beispielsweise einem Vorhofflimmern (VHF)
2. Diagnose und Therapie akuter kardialer Begleiterkrankungen, die nicht selten bei multimorbiden Schlaganfallpatienten bestehen und den weiteren klinischen Verlauf dominieren können.

Konkret sind daher folgende Untersuchungen durchzuführen.

- EKG: Bei jedem Schlaganfallpatienten wird – wie bei allen Notfallpatienten – ein EKG bei Ankunft in der Notaufnahme durchgeführt.
- Die Behandlung auf der Stroke Unit umfasst ein durchgehendes Monitoring einschließlich Dauerableitung eines EKGs. Der Zeitraum der Monitorüberwachung hängt dabei entscheidend von der individuellen Patientensituation ab. Starre Vorgaben hinsichtlich der Dauer werden den einzelnen Krankheitsverläufen nicht gerecht.
- Echokardiografie: Bei jedem Patient mit ischämischen Hirninfarkt oder TIA ist eine transthorakale Echokardiografie (TTE) indiziert. Sie liefert unter anderem Informationen über Klappenfunktion, Ejektionsfraktion und mögliche pathologische Veränderungen des Myokards. Die Indikation für eine Echokardiografie besteht neben der Frage nach einer kardialen Emboliequelle auch in der Diagnostik einer möglichen Herzinsuffizienz. Für viele Patienten kann eine transthorakale Echokardiografie in diesem Zusammenhang ausreichend sein. Allerdings ist für einen nicht unerheblichen Teil der Patienten eine transösophageale Echokardiografie (TEE) erforderlich. Beispiele für Indikationen zu einer TEE sind: Verdacht auf Endokarditis mit septischen Herdembolien oder die Frage nach einem persistierendem Foramen ovale (PFO). Insbesondere bei juvenilen Strokes mit unklarer Ursache des Schlaganfalls ist eine TEE indiziert. Eine gute Kommunikation mit den kardiologischen Kollegen und klar definierte klinikinterne Behandlungsabläufe sind dabei erfahrungsgemäß hilfreich.
- Langzeit EKG (LZ-EKG) und erweiterter Rhythmusdiagnostik: Ein intermittierendes VHF kann der initialen Diagnostik in der Notaufnahme und auch der Monitorüberwachung auf der Stroke Unit entgehen. Da ein nicht unerheblicher Anteil aller embolischen Hirninfarkte hierdurch verursacht wird, sollte zusätzlich ein LZ-EKG durchgeführt werden. Bei fortbestehendem Verdacht ist ggf. eine erweiterte Rhythmusdiagnostik erforderlich, beispielsweise mittels Eventrecorder. Dies gilt insbesondere für Patienten, bei denen aufgrund der klinischen Symptomatik und der Bildgebung von einer embolischen Ätiologie des Schlaganfall auszugehen ist, die stationäre Diagnostik jedoch keine Emboliequelle nachweisen konnte. Hierbei handelt es sich um die Patienten mit einem sog. ESUS (siehe Abschn. 7.1.3). Speziell für diese Patientengruppe sollten nachstationäre diagnostische Pfade definiert sein, um die vermuteten Herzrhythmusstörungen innerhalb eines längeren Zeitraums zu erfassen.

Liquor

Eine Liquordiagnostik ist indiziert, wenn der Verdacht besteht, dass ein Hirninfarkt im Rahmen eines entzündlichen Prozesses aufgetreten ist. Beispiele hierfür sind die primär isolierte ZNS-Vaskulitis oder eine ZNS Beteiligung bei systemischen Vaskulitiden. Darüber hinaus können Hirninfarkte auch im Rahmen von Infektionen auftreten, beispielsweise bei einer Tuberkulose oder einer Neuroborreliose.

Labor

Bei jedem Patient mit Verdacht auf Schlaganfall erfolgt eine Notfalllabordiagnostik. Diese umfasst mindestens Blutbild, Entzündungsparameter, Elektrolyte, Nierenwerte, Leberfunktion und Gerinnungswerte. Bei Patienten mit Fieber oder anderen Hinweisen für eine Infektion werden zusätzlich Blutkulturen abgenommen. Zur Zeitersparnis sollte eine POCT („Point of care testing") der INR (International Normalized Ratio) verfügbar sein. Dies kann in der Entscheidung hinsichtlich einer intravenösen Thrombolyse (IVT) eine erhebliche Zeitersparnis bedeuten. Im weiteren Verlauf können fallabhängig zusätzliche Laboruntersuchungen indiziert sein. Ein Beispiel hierfür ist eine erweiterte Gerinnungsdiagnostik bei V. a. Thrombophilie, insbesondere bei jungen Schlaganfallpatienten.

▶ **Wichtig** Die apparativen Zusatzuntersuchungen in der Notaufnahme und auf der Stroke Unit bei einem akuten ischämischen Schlaganfall haben folgende Ziele:

- Bestätigung oder Ausschluss der Verdachtsdiagnose ischämischer Hirninfarkt. Damit verbunden:
- Sofortige Klärung, ob der Patient für eine rekanalisierende Therapie infrage kommt
- Abklärung der Ätiologie
- Erfassung von anderen Erkrankungen

Um diese Ziele zu erreichen, sollte eine möglichst reibungslose Verzahnung der Prähospitalphase, Notaufnahme und Stroke Unit sowie der nachgeschalteten Behandlungseinheit gewährleistet sein. Hierfür sind zum einen klare Behandlungspfade und Prozesse sowie zum andern eine gute Kommunikation mit den benachbarten Fachdisziplinen (Neuroradiologie, Innere Medizin, Neurochirurgie, Anästhesie) und den anderen Berufsgruppen (Rettungsdienst, Pflege) hilfreich.

7.1.5 Differenzialdiagnosen des ischämischen Schlaganfalls

Das Spektrum der Differenzialdiagnosen eines ischämischen Schlaganfalls ist breit. Erkrankungen und Zustände, die klinisch einem Schlaganfall ähneln und die mittels initialem Notfall-CCT nicht abgegrenzt werden können, werden als Stroke Mimics bezeichnet. Ihre Kenntnis hat insbesondere für die Akutbehandlung eine hohe klinische Bedeutung. Es besteht die Gefahr, Patienten dem Risiko einer potenziell schädigenden Behandlung wie z. B. der IVT auszusetzen. Darüber hinaus wird die kausale Therapie der tatsächlichen Erkrankung verzögert. Es wird davon ausgegangen, dass es sich bei bis zu einem Viertel aller Patienten, die als akuter Schlaganfall auf die Stroke Unit aufgenommen werden, um Stroke Mimics handelt (Pohl et al. 2021). Auf der anderen Seite darf eine übervorsichtige Herangehensweise, die geprägt ist von der Sorge über eine mögliche Fehldiagnose, nicht zur „Analyse-Paralyse" und damit zu Verzögerungen in der zeitkritischen Behandlung eines Schlaganfalls führen. Anzumerken ist ferner, dass die zur Verfügung stehenden Daten für eine vergleichsweise geringe Rate schwerer Komplikationen nach Lysetherapie eines Stroke Mimics sprechen. So lag der Anteil an symptomatischen intrakraniellen Blutungen nach Lysetherapie in einer Multicenterkohortenstudie bei Stroke Mimics mit 1 % deutlich unterhalb dem Anteil von 7,9 % bei Patienten, die tatsächlich einen Schlaganfall erlitten hatten und lysiert wurden (Zinkstok et al. 2013). Eine häufige Fehlerquelle in der diagnostischen Zuordnung stellt das unkritische Übernehmen von Verdachtsdiagnosen dar, die im Vorfeld, beispielsweise von Angehörigen, gestellt wurde. Dies kann nicht nur dazu führen, dass eine effektive rekanalisierende Therapie im Zeitfenster verzögert oder verpasst wird. Es birgt zusätzlich das Risiko, sich den Blick auf die tatsächliche Diagnose zu verstellen,

7 Ischämischer Schlaganfall

falls kein Schlaganfall vorliegt. Der Ausweg aus diesem Dilemma liegt neben der Erfahrung des Untersuchers in der Sorgfalt bei Anamneseerhebung und klinischer Untersuchung. Nur das ausreichende Wissen um andere Erkrankungen, die einem in der neurologischen Notfallmedizin begegnen können, ermöglicht eine möglichst sichere Diagnose eines Schlaganfalls. Insofern gilt, dass eine gute Schlaganfallversorgung insbesondere von Ärzten erfolgt, die in der gesamten neurologischen Notfallmedizin bewandert sind.

Eine unvollständige Liste häufiger Stroke Mimics umfasst:

- Periphere Vestibulopathie
- Migräne mit Aura
- Epileptische Anfälle, beispielsweise fokale Anfälle oder postiktale Zustände bei unbeobachteten generalisierten tonisch-klonischen Anfällen
- Funktionelle/psychogene Ausfälle
- Enzephalitis
- Schädel-Hirn-Trauma, insbesondere, wenn das eigentliche Trauma nicht beobachtet wurde
- Akutes Delir

Daneben gibt es weitere Differenzialdiagnosen, die klinisch an einen Schlaganfall denken lassen, aber relativ einfach durch Laboruntersuchungen nachweisbar sind. Beispiele hierfür sind:

- Toxisch-metabolische Enzephalopathien, wie z. B. Urämie
- Elektrolytentgleisungen
- Hypoglykämie
- Intoxikationen

> **Übersicht**
> - Das Erkennen von Stroke Mimics unter Zeitdruck stellt eine Herausforderung dar
> - Anamnese, Befund und Bildgebung erlauben nicht in jedem Fall eine eindeutige diagnostische Zuordnung. Dies sollte nicht zur Analyse-Paralyse führen
> - Der Schlüssel zur möglichst schnellen und sicheren Diagnose liegt in der Erfahrung des Notfallneurologen bzw. des gesamten Teams
> - Es gilt: Kompetenz in der Notfallbehandlung des Schlaganfalls setzt Kompetenz in der gesamten Notfallneurologie voraus

7.1.6 Therapie

> **Übersicht**
> Das grundsätzliche Ziel der Behandlung eines ischämischen Schlaganfalls ist es, die Neurone zu retten, die noch nicht durch eine Ischämie irreversibel geschädigt sind, und eine Schädigung weiterer Neurone zu verhindern. Dabei lassen sich 3 Therapieansätze unterscheiden:
>
> - *Allgemeine Maßnahmen*: Diese umfassen eine Stabilisierung des Patienten, Herstellung einer Homöostase, Behandlung von akuten Begleiterkrankungen, Vermeidung von Komplikationen etc.

- *Rekanalisierende Therapien:* Dies sind die IVT und die MT. Beide Therapieverfahren sind evidenzbasiert und werden abhängig von der Situation entweder isoliert oder in Kombination durchgeführt.
- Einleitung einer *Sekundärprävention:* Hierzu gehören medikamentöse und nichtmedikamentöse Maßnahmen zur Verhinderung eines erneuten Schlaganfalls.

Im weiteren Verlauf sind in der Schlaganfallbehandlung eine ganze Reihe weiterer Therapien und Maßnahmen indiziert, wie beispielsweise Physiotherapie, Ergotherapie, Logopädie, sozialmedizinische Beratung.

Allgemeine Maßnahmen

Unabhängig von einer etwaigen spezifischen rekanalisierenden Therapie und der Ätiologie müssen optimale Bedingungen geschaffen werden, um eine ausreichende Oxygenierung des noch vitalen Gewebes zu gewährleisten und ein Fortschreiten der Ischämie zu verhindern.

Diese Maßnahmen umfassen:

- Überprüfung und Sicherung der *Vitalparameter* des Patienten bei Ankunft in der Klinik.
- *Verlegung auf die Stroke Unit.* Die Behandlung auf der Stroke Unit ist als Verfahren selbst evidenzbasiert und mit einer Verbesserung des Outcomes für Schlaganfallpatienten assoziiert. Diese Maßnahme gewährleistet die für Schlaganfallpatienten optimale Überwachung und beinhaltet gleichsam alle folgenden therapeutischen Schritte.
- *Atemmanagement.* Abhängig von klinischer Symptomatik ggf. zunächst Gabe von Sauerstoff über eine Nasensonde. Beginn zunächst mit 2 l Sauerstoff/min, eine Blutgasanalyse (BGA) ist erforderlich, insbesondere zur Vermeidung einer möglichen CO_2-Narkose. Abhängig vom klinischen Bild Liegen mit erhöhtem Oberkörper, sekretlösende Maßnahmen, ggf. Absaugen, rasche weitere Abklärung, z. B. Röntgen-Thorax. Bei Ruhedyspnoe und drohender respiratorischer Insuffizienz rechtzeitige Verlegung auf die Intensivstation und Intubation.
- *Blutdruckmanagement.* Eine *hypotone Blutdrucklage* (kleiner 120 mmHg) sollte zunächst durch *Volumengabe* ausgeglichen werden. Die Behandlung einer *hypertonen Blutdrucklage* hängt von der nachfolgenden Therapie ab. Ist eine rekanalisierende Therapie (Lyse/Thrombektomie) indiziert, sollten die Blutdruckwerte nach den Empfehlungen der Leitlinie DGN auf Werte von ≤ 180/105 mmHg gesenkt werden (Ringleb et al. 2021). Erfolgt keine rekanalisierende Theapie, so sollten Blutdruckwerte von ≥ 220 mmHg systolisch oder ≥ 120 mmHg diastolisch in den ersten 24 h moderat (nicht mehr als 25 %) gesenkt werden. Allerdings ist im Einzelfall abhängig von Begleiterkrankungen eine deutlich schnellere und stärkere Senkung des Blutdrucks indiziert. Dies kann z. B. der Fall sein wenn beispielsweise gleichzeitig ein Myokardinfarkt oder eine dekompensierte Herzinsuffizienz vorliegt.

▶ Nicht nur unter dem Aspekt möglicher hypertensiver Blutdruckwerte, sondern generell sollte man sich als Behandler vor Augen führen, dass die Gesamtsituation für den Patienten eine *erhebliche psychische Belastung* darstellt. Der abrupte Einschnitt mit akut auftretenden neurologischen Ausfällen, Fahrt in die Klinik und Behandlung in der Notaufnahme sowie der Stroke Unit führen zu außerordentlichen *Stress*. Dies zieht eine *Aktivierung des sympathischen Systems* mit einer Blutdruckerhöhung nach sich, die auch bei Patienten ohne bekannten arteriellen Hypotonus erfahrungsgemäß in der Notaufnahme zu systolischen Blutdruckspitzen über 200 mmHg führen kann. Darüber hinaus kann, gerade bei älteren Menschen, beispielsweise ein *Miktions- oder Defäkationsdrang* der nicht artikuliert werden kann, eine hypertensive Entgleisung bedingen. Für diese und für vergleichbare Situationen ist die *Bedeutung* eines *erfahrenen und Ruhe ausstrahlenden interprofessionellen Teams* in der Notaufnahme und der Stroke Unit nicht hoch genug einzuschätzen.

- *Temperaturmanagement.* Bei Fieber sollte eine konsequente antipyretische Therapie erfolgen, beispielsweise mit Paracetamol oder Metamizol. Darüber hinaus ist bei einem Infekt eine Fokussuche indiziert, ggf. Beginn einer kalkulierten Antibiose (nach vorheriger Abnahme von Blutkulturen).
- *Blutzuckermanagement.* Die Aufrechterhaltung eines normalen Blutzuckerspiegels, insbesondere die Vermeidung von Hypoglykämien ist beim Schlaganfall von hoher Bedeutung. Allerdings liegen keine wissenschaftlichen Evidenzen aus Interventionsstudien für einen optimalen Blutzuckerzielkorridor vor. In den Leitlinien der DGN werden Blutzuckerwerte zwischen 70 und 200 mg/dl empfohlen (Ringleb et al. 2021). Bei einer Hypoglykämie sollte mit Glukose 40 % in einer Dosis von 20–40 ml behandelt werden. Bei Hypoglykämien größer 200 mg/dl fraktioniert Gabe von Altinsulin. Eine kontinuierliche Behandlung mittels eines i.v. Insulinperfusors ist zu vermeiden.
- *Elektrolythaushalt.* Elektrolytentgleisungen sind gezielt zu behandeln, wobei insbesondere Hyponatriämien aufgrund der Gefahr einer zentralen pontinen Myolinolyse langsam ausgeglichen werden müssen. Potenziell können alle Elektrolytentgleisung zu vital bedrohlichen Herzrhythmusstörung führen. Essenziell für die Behandlung einer Elektrolytentgleisung ist das Erkennen der Ursache (Medikamente, Nierenerkrankung, Flüssigkeitsverlust etc.).
- *Thromboseprophylaxe.* Die Entscheidung hinsichtlich einer Thromboseprophylaxe hängt zum einen vom individuellen Thromboserisiko des Patienten ab (Grad der Immobilisation, Alter und Begleiterkrankungen) sowie von der aktuellen gerinnungswirksamen Medikation und dem Risiko von Blutungskomplikationen. Grundsätzlich sollte bei Patienten mit erhöhtem Thromboserisiko, bei denen keine Antikoagulation besteht, eine Thromboseprophylaxe erfolgen, beispielsweise mit niedermolekularem Heparin subkutan. Kompressionsstrümpfe sollten bei Patienten mit ischämischem Schlaganfall nicht zum Einsatz kommen.
- *Epileptische Anfälle.* Bei einem erstmaligen epileptischen Anfall im Rahmen eines ischämischen Schlaganfalls sollte antikonvulsiv behandelt werden, allerdings ist diese medikamentöse Behandlung im Verlauf zu überprüfen und sollte nicht ohne Weiteres langfristig fortgesetzt werden. Eine primäre antikonvulsive Therapie bei Schlaganfallpatienten, ohne dass bisher ein epileptischer Anfall aufgetreten ist, ist nicht indiziert.
- *Delir.* Ein Delir bei älteren Schlaganfallpatienten ist nicht selten, dies kann bereits zum Zeitpunkt der Aufnahme bestehen oder sich im weiteren Verlauf entwickeln (Carin-Levy et al. 2012). Zur Prophylaxe und Behandlung eines Delirs sollten nichtmedikamentöse (Herstellung eines Tag-Nacht-Rhythmus, Aktivierung, Versorgung mit Hörgeräten/Brille etc.) und bei Bedarf, insbesondere bei psychotischen Symptomen, medikamentöse Maßnahmen erfolgen. Empfohlen werden zunächst niedrigdosierte Gaben von Risperidon, Quetiapin oder Haloperidol. Bei höheren Gaben, insbesondere intravenös, ist aufgrund der QT-verlängernden Nebenwirkung vieler Substanzen eine Monitorüberwachung erforderlich.
- *Weitere Maßnahmen.* Neben den oben genannten Punkten ist noch eine Vielzahl weiterer Aspekte in der allgemeinen Behandlung des akuten ischämischen Hirninfarktes zu beachten. Hierzu gehören beispielsweise
  - Effektive Behandlung von Schmerzen
  - Therapie von Übelkeit und Erbrechen
  - Sicherstellung der Ernährung bei gleichzeitiger Aspirationsprophylaxe
  - Frühzeitige (von Tag 1 an) Physiotherapie, Logopädie und Ergotherapie

> **Übersicht**
> - Ein ischämischer Schlaganfall erfordert neben einer spezifischen Therapie eine Vielzahl von Allgemeinmaßnahmen
> - Zusätzlich zu den messbaren Parametern wie Blutdruck, Temperatur, Blutzucker etc. sollten Aspekte wie Ängste und Verunsicherung der Patienten nicht aus dem Blick verloren werden
> - Um diesen komplexen Anforderungen gerecht zu werden, sollte jeder Patient mit einem akuten Schlaganfall auf einer Stroke Unit durch ein eingespieltes, interprofessionelles Team behandelt werden

Intravenöse Thrombolyse

Die intravenöse Thrombolyse (IVT) ist eine etablierte und evidenzbasierte Therapie (Hacke et al. 1995). Die Wirksamkeit der Behandlung steht, vereinfacht gesagt, in einem umgekehrt proportionalen Verhältnis zum Zeitraum zwischen Auftreten des Schlaganfalls und Beginn der Behandlung: „Time is Brain!" Das bedeutet: Eine IVT sollte bei jedem geeigneten Patienten mit ischämischen Schlaganfall nach Ausschluss von Kontraindikationen so schnell wie möglich durchgeführt werden. In den letzten ca. 30 Jahren hat sich sowohl die Studienlage als auch die klinische Erfahrung in der Behandlung mittels IVT kontinuierlich erweitert. Dieser Prozess ist jedoch noch nicht abgeschlossen. Es ergeben sich neue Fragen und Herausforderungen, beispielsweise in Hinblick auf die Kombination mit der mechanischen Thrombektomie oder der Indikation zur IVT im erweiterten oder unklaren Zeitfenster. Darüber hinaus stellt die Optimierung der Abläufe mit möglichst geringen Zeitverzögerungen in der systemischen Lysetherapie eine ständige Herausforderung dar. Im Folgenden wird daher näher auf die Anwendung in der Notfallsituation eingegangen. Die Empfehlungen stützen sich auf die aktuelle Studienlage und die Empfehlungen der Fachgesellschaften.

Grundlagen der intravenösen Thrombolyse

- *Begriffsdefinition:* Unter einer intravenösen Thrombolyse in der Schlaganfallbehandlung versteht man die Applikation eines Medikamentes zur Behandlung beim akuten ischämischen Schlaganfall. Synonym wird die Bezeichnung systemische Thrombolyse oder im klinischen Alltag schlicht „Lyse" verwendet.
- *Medikament*: In Deutschland wird (außerhalb von Studien) derzeit Alteplase (Actilyse®) verwendet. Es handelt sich um ein gentechnisch hergestelltes Enzym zur intravaskulären Fibrinolyse. Es gibt Packungsgrößen von 10 mg, 20 mg und 50 mg.
- *Wirkungsweise*: Alteplase ist ein rekombinanter gewebespezifischer Plasminogenaktivator, also ein Enzym. Es bewirkt die Bildung von Plasmin aus Plasminogen und wirkt somit thrombolytisch (Acheampong und Ford 2012).
- *Wichtige Zeiträume*: Von hoher Relevanz ist der zeitliche Abstand zwischen Auftreten der Symptome des ischämischen Schlaganfalls und Beginn der systemischen Lysetherapie. Der Grund hierfür liegt in der Tatsache, dass die Indikation für eine IVT nur für 4,5 h nach Auftreten der Symptomatik und Beginn der Lysetherapie besteht.

  Ein weiterer wichtiger Zeitraum ist die sog. „**d**oor to **n**eedle **t**ime" (DNT). Hiermit wird der Zeitraum bezeichnet vom Eintreffen des Patienten im Krankenhaus („door") bis zum Beginn der Lysetherapie („needle"). Die DTN sollte möglichst kurz sein. Im Unterschied zum Gesamtzeitraum nach Auftreten der Symptomatik befindet sich der Patient während der DTN durchgehend innerhalb der Klinik. Dieser Zeitraum kann somit durch eine gute Gestaltung von innerklinischen Prozessen optimiert, d. h. möglichst klein gehalten werden.
- *Applikation:* Das Medikament wird intravenös verabreicht. Es liegt in Pulverform vor und muss mit der beiliegenden Lösungsflüssigkeit aufgelöst werden. Die Dosis beträgt 0,9 mg/kg Körpergewicht. Die Maximal-

dosis beträgt 90 mg. Initial werden 10 % als Bolus innerhalb von einer Minute verabreicht, gefolgt von einer 1-stündigen Infusion der übrigen 90 % über einen Perfusor.

Kann ein Patient nicht verlässlich Auskunft geben über sein Gewicht, beispielsweise aufgrund einer Aphasie, sollte dies sehr zügig in Erfahrung gebracht (z. B. Fremdanamnese) oder anderweitig bestimmt werden, beispielsweise über ein Nomogramm (Lorenz et al. 2007). Schätzungen des Gewichtes durch Ärzte oder Pflegepersonal sind zwar eher ungenau, können jedoch notfalls als Grundlage der Gewichtsbestimmung dienen, bevor eine indizierte Lysetherapie verzögert wird (Barrow et al. 2016).

Indikation
Die Indikation für eine systemische Thrombolyse besteht bei Auftreten eines ischämischen Schlaganfalls innerhalb der zurückliegenden 4,5 h bis zum Beginn der Lysetherapie. Folglich ist *jeder Patient, der innerhalb dieses Zeitraums* mit V. a. einen ischämischen Hirninfarkt in die Klinik kommt, bis zum Beweis des Gegenteils als *Kandidat für eine sofortige systemische Lysetherapie* zu sehen. In den folgenden *2 Fällen* wird *keine Lyse* durchgeführt:

1. Der Patient hat keinen ischämischen Schlaganfall.

    oder

2. Es liegen Kontraindikationen für eine systemische Lysetherapie vor (siehe unten).

Praktisches Vorgehen:
Das praktische Vorgehen lässt sich im Kern also auf folgende Schritte reduzieren:

1. Diagnosestellung durch Anamnese und klinische Untersuchung
2. Durchführung einer CCT und CTA zur Beantwortung der Fragen: Demarkierter Infarkt? Intrakranielle Blutung? Verschluss/Stenose einer hirnversorgenden Arterie?
3. Parallel zu 1. und 2. Abnahme eines Notfalllabors und Schreiben eines EKGs
4. Wenn sich aus den Punkten 1–3 keine Kontraindikationen ergeben, Durchführung der intravenösen Thrombolyse, wie oben beschrieben.
5. Zusätzlich gleichzeitige anhand der Punkte 1–3 insbesondere abhängig von der CTA Indikationsstellung und Initiierung einer Thrombektomie (siehe unten).

Kontraindikationen für eine intravenöse Thrombolyse
Die wesentliche Komplikation einer systemischen Lysetherapie sind Blutungen, insbesondere intrakranielle Blutungen. Hieraus ergibt sich, dass immer dann eine *Kontraindikation* für eine *Lysetherapie* besteht, wenn sich ein *potenzieller „Lysekandidat" in einer Situation befindet, die das Risiko einer Blutungskomplikation erhöht*. Eine solche Situation kann bedingt sein, durch Medikamente, die der Patient einnimmt (z. B. Phenprocoumon/Marcumar), durch andere Erkrankungen (z. B. Gerinnungsstörung bei hämatologisch-onkologischer Erkrankung) oder auch aufgrund einer kürzlich erlittenen größeren Blutung nach Trauma.

Klare Kontraindikationen für eine Lysetherapie sind unter anderem:

- Vorausgegangenes Trauma oder schwere Blutung
- Großer Hirninfarkt im Versorgungsgebiet der A. cerebri media mit Raumforderung
- Operation oder Biopsie parenchymatöser Organe in den vorangegangenen 2 Wochen
- Schwere Gerinnungsstörungen/verlängerte partielle Thromboplastinzeit (PTT)/verlängerte Thrombinzeit bei Dabigatran/erhöhte Anti-Faktor-Xa-Aktivität bei Einnahme von Apixaban, Edoxaban, Rivaroxaban/erhöhte INR bei Einnahme von Phenprocoumon/Marcumar

Grenzfälle in Zusammenhang mit der intravenösen Thrombolyse

In der klinischen Realität gibt es einige Grenzfälle und offene Fragen im Zusammenhang mit den Kontraindikationen für eine Lysetherapie. Dies beruht darauf, dass sich seit Einführung des Medikamentes aufgrund der langjährigen klinischen Erfahrung gezeigt hat, dass ein Einsatz auch bei Indikationen, die durch die Zulassung des Medikamentes nicht in jeder Hinsicht gedeckt sind (Off-Label-Use), in vielen Fällen relativ sicher möglich ist. In diesen Grenzfällen muss der Einsatz einer IVT somit als individueller Heilversuch gesehen werden und bedarf einer sorgfältigen Nutzen-Risiko-Abwägung.

Schlaganfallpatienten halten sich naturgemäß jedoch nicht an die üblichen Arbeitszeiten, sondern stellen sich auch nachts oder am Wochenende notfallmäßig vor. Somit sind es oft jüngere Kollegen im Dienst, die zumindest in den ersten Minuten verantwortlich für die initiale Weichenstellung sind und mit der Frage nach der Indikation für eine IVT konfrontiert sind. Im Folgenden wird auf einige Fragen und Situation eingegangen, die Grenzfälle in Zusammenhang mit einer IVT bei einem ischämischen Hirninfarkt darstellen können. Es handelt sich dabei um Szenarien, die in der klinischen Realität nicht selten auftreten. Die Diskussion dieser Fragen basiert zum einen auf den aktuellen Leitlinien der DGN und zum anderen auf klinische Fallserien bzw. Einzelfällen.

- Lysetherapie außerhalb des Zeitfensters von 4,5 h?

Die aktuellen Leitlinien der DGN sagen hierzu, dass bei unklarem Zeitfenster, z. B. bei einem Schlaganfall beim Erwachen („wake-up-stroke") eine intravenöse Thrombolyse bei nachgewiesenem Mismatch in der MRT durchgeführt werden sollte.

- Lysetherapie bei sehr leicht oder sehr schwer betroffenen Patienten?

Abweichend von den Zulassungskriterien haben sich hier über die Jahre basierend auf den Erfahrungen mit dieser Therapie, die Empfehlungen geändert. In den Leitlinien der DGN ist jetzt klar formuliert, dass eine systemische Thrombolysetherapie bei behindernden Symptomen innerhalb eines 4,5-h-Zeitfensters unabhängig vom Schweregrad (NIHSS) erfolgen soll (Ringleb et al. 2021). Es ist allerdings nicht exakt fassbar, ab wann ein Symptom ein „behinderndes Symptom" ist. Auch eine leichte Aphasie stellt beispielsweise eine Behinderung dar, führt aber auf der NIHSS-Skala nur zu einem Punkt von 1. Es wird daher empfohlen, auch bei sehr leichten Symptomen und keinem Vorliegen von Kontraindikation, eine Lysetherapie durchzuführen.

- Lysetherapie bei hypertensiver Entgleisung?

Hierzu liegt die klare Empfehlung in den Leitlinien vor, dass vor, während und nach einer systemischen Lysetherapie der Blutdruck auf Werte von ≤180/105 mmHg gesenkt werden soll (Ringleb et al. 2021).

- Lysetherapie bei Veränderungen der Gerinnungsparameter?

Hierbei handelt es sich um eine Situation, welche im klinischen Alltag nicht selten vorkommt. Bei einer Behandlung mit Vitamin-K-Antagonisten (VKA) ist eine IVT zumeist kontraindiziert. Sie kann jedoch, bei nichtregelmäßiger Einnahme im Einzelfall bei einer INR von ≤1,6 in Erwägung gezogen werden (Diener et al. 2013). Bei einer Behandlung mit DOAK (direkte orale Antikoagulanzien; Dabigatran, ein direkter Thrombinhemmer sowie Apixaban, Edoxaban und Rivaroxaban, Faktor-Xa-Inhibitoren) ist eine systemische Thrombolyse nach derzeitigem Kenntnisstand kontraindiziert (Seiffge et al. 2021). Bestehen Hinweise dafür, dass der Patient das Medikament zuletzt nicht eingenommen hat, sollte dies durch Tests, die sich auf die spezifische Aktivität und nicht auf die Konzentration des Medikamentes beziehen, vor einer IVT abgesichert werden (Purrucker et al. 2017). Unter pathophysiologischen Überlegungen und aufgrund eigener Erfahrungen erscheint das Risiko einer Blutung im Rahmen einer IVT bei Patienten, die mit einer dualen Plättchenhemmung behandelt werden, z. B. Acetylsalicylsäure (ASS) und Clopidogrel, eher erhöht. Allerdings gibt es hierfür keine klaren Evidenzen (Malhotra et al. 2020). Somit gilt eine duale Plättchenhemmung nicht als klare Kontraindikation für eine IVT.

- Lysetherapie bei Schwangerschaft und Entbindung in den letzten 10 Tagen?

Systematische Studien zu dieser Frage liegen nicht vor, die zur Verfügung stehenden Erfahrungen stammen aus Fallserien und Einzelkasuistiken. Basierend auf diesen Berichten (bei allerdings geringer Fallzahl insgesamt) könnte eine systemische Lysetherapie bei einem ischämischen Schlaganfall während der Schwangerschaft oder in den ersten Tagen nach Entbindung mit vergleichsweise geringem Blutungsrisiko durchgeführt werden (Sousa Gomes et al. 2019). Dies hängt allerdings maßgeblich von der individuellen Situation (Schwangerschaftswoche, Vorerkrankungen), Schweregrad des Schlaganfalls und weiteren Faktoren ab und sollte im Einzelfall interdisziplinär unter Hinzuziehung von gynäkologischer Expertise entschieden werden.

- Systemische Lysetherapie mit reduzierter Alteplasedosis?

Hinsichtlich der Frage, ob in bestimmten Situation, wie beispielsweise einem Teil der oben beschriebenen Grenzfälle, eine reduzierte Alteplasedosis indiziert sein könnte, hat sich die DGN basierend auf der derzeitigen Datenlage in den aktuellen Leitlinien klar positioniert: Eine intravenöse Lysetherapie sollte in der Standarddosis von 0,9 mg/kg Körpergewicht erfolgen und nicht beispielsweise in einer reduzierten Dosis von 0,6 mg/kg Körpergewicht (Ringleb et al. 2021).

▶ **Wichtig**
- Die systemische intravenöse Lysetherapie ist eine wirksame, evidenzbasierte und sehr bewährte Therapie bei einem akuten ischämischen Schlaganfall
- Die Kontraindikationen für diese Behandlung leiten sich im Wesentlichen aus einem erhöhten Blutungsrisiko ab, welches die relevante Komplikation einer Lysetherapie darstellt
- In Grenzfällen ist eine individuelle Abwägung erforderlich

Mechanische Thrombektomie

Die mechanische Thrombektomie (MT) darf neben der Lysetherapie als 2. „Silver Bullet" in der Therapie des akuten ischämischen Schlaganfalls gewertet werden. Insbesondere bei akuten Verschlüssen der großen intrakraniellen Arterien kann ihr Einsatz Patienten vor schweren Behinderungen und letalen Verläufen bewahren. Das Grundprinzip ist *eine Rekanalisation* und damit eine *Wiederherstellung der Hirnperfusion*. Ebenso wie die Lysetherapie ist die mechanische Thrombektomie eine zeitkritische Behandlung. Darüber hinaus ist die Entwicklung der MT dynamisch, Indikation Technik und Durchführung entwickeln sich stetig weiter. In den letzten Jahren haben Daten aus größeren klinischen Studien dazu geführt, dass für bestimmte Patienten das Zeitfenster für eine Thrombektomie deutlich größer als bisher zu sehen ist (Albers et al. 2018; Nogueira et al. 2018). Diese Patientenuntergruppe muss durch geeignete bildgebende Verfahren zur Erfassung der Penumbra identifiziert werden.

Indikation und Patientenselektion für die mechanische Thrombektomie

Anamnese und klinischer Befund sind Grundlage für die Patientenselektion. Schwere neurologische Ausfälle, wie beispielsweise eine globale Aphasie, Neglect, Blickwendung, hochgradige Hemiparese oder Vigilanzminderung sind hinweisgebend für einen möglichen Verschluss eines großen hirnversorgenden Gefäßes, jedoch nicht beweisend. In dieser klinischen Konstellation sollte stets neben der CCT auch eine CTA durchgeführt werden. Basierend auf der Bildgebung müssen folgende Fragen beantwortet werden:

1. Liegen Infarktfrühzeichen vor? Falls ja in welcher Ausprägung?
2. Besteht ein arterieller Gefäßverschluss?

Liegt der Symptombeginn mehr als 4,5 h zurück und ist das Zeitfenster unklar, ist darüber hinaus eine multimodale Bildgebung mittels MRT oder CT indiziert, um das gefährdete Hirngewebe zu identifizieren. Nach den Ergebnissen der DAWN-und-DEFUSE-3-Studien kann bei geeigneten Patienten eine Thrombektomie bis zu 24 h nach Auftreten der Symptomatik sinnvoll sein (Albers et al. 2018; Nogueira et al. 2018). Idealerweise ist bei potenziell geeigneten Patienten für eine mechanische Thrombektomie ein interdisziplinäres Vorgehen in der Klinik festgelegt. Aus der klinischen Situation und den Ergebnissen der Bildgebung ergibt sich die Indikationsstellung hinsichtlich einer mechanischen Thrombektomie.

Mechanische Thrombektomie und systemische Lysetherapie

Besteht eine Indikation zu einer systemischen Lysetherapie, wie oben beschrieben, sollte diese in jedem Fall durchgeführt werden, unabhängig davon, ob eine anschließende mechanische Thrombektomie indiziert ist oder nicht. In diesem Zusammenhang ist anzumerken, dass die meisten Patienten in den großen prospektiven Studien zur mechanischen Thrombektomie vorher mittels intravenöser Thrombolysetherapie behandelt wurden.

Probleme und Maßnahmen zur Optimierung von Behandlungsabläufen

Für die Behandlung des akuten ischämischen Schlaganfalls stehen wirksame Therapien zur Verfügung. In die Diagnostik und Behandlung sind unterschiedliche medizinische Disziplinen (Neurologie, Neuroradiologie, Anästhesie, Innere Medizin, Neurochirurgie etc.) und unterschiedliche Berufsgruppen (ärztliches Personal, Pflegepersonal, Rettungsdienst etc.) eingebunden. Darüber hinaus findet eine Behandlung in einigen Fällen nicht mehr nur an einem Standort statt, da beispielsweise nicht wenige Patienten zur Durchführung einer mechanischen Thrombektomie von der initial behandelnden Primärklinik in ein Zentrum verlegt werden müssen. Auf diesen Abläufen lastet ein erheblicher Zeitdruck, da die Behandlung des akuten Schlaganfalls zeitkritisch ist. Um diesen Herausforderung gewachsen zu sein, ist es erforderlich, Abläufe möglichst klar zu definieren und die beteiligten Akteure entsprechend einzubinden. Eine gute Kommunikation stellt hierbei den Schlüssel dar. Im Folgenden werden einige Beispiele für Maßnahmen genannt, die zur Verbesserung von Abläufen in der Versorgung von Schlaganfallpatienten beitragen können.

- Etablierung und Teilnahme an neurovaskulären Netzwerken.
- Strukturierte telefonische oder digitale Ankündigung von Schlaganfallpatienten, kurze Gespräche zwischen Ärzten und Rettungsdienst
- Klare SOP(„standard operating procedure")s für Abläufe in der Versorgung von akuten Schlaganfallpatienten innerhalb einer Klinik
- Training dieser Abläufe unter realistischen Bedingungen
- SOPs für die Weiterverlegung von Patienten aus der Primärklinik in ein Zentrum. Hierbei hat sich gezeigt das es zu einer deutlichen Zeitersparnis kommt, wenn das Rettungs-

dienstpersonal, dass den Patienten in die Primärklinik gebracht hat, wartet und den Sekundärtransport durchführt
- Klares Definieren, unter welchen Umständen ein Patient möglicherweise ohne ärztliche Begleitung in ein Zentrum aus der Primärklinik weiterverlegt werden kann. Ist eine Verlegung ohne ärztliche Begleitung möglich, kann dies unter Umständen zu einer erheblichen Zeitersparnis führen. Voraussetzungen hierfür sind jedoch ein klinisch stabiler Zustand des Patienten, geschultes Personal des Rettungsdienstes sowie etablierte Behandlungspfade. Die Sicherheit des Patienten hat beim Transport oberste Priorität.
- Gute Kommunikation zwischen Neurologie und Neuroradiologie, insbesondere über Klinikgrenzen hinweg
- Visualisierung der zeitlichen Abläufe in der Akutbehandlung eines Schlaganfallpatienten, beispielsweise durch die Implementierung einer Stroke Watch (Abb. 7.1)

▶ **Wichtig**
- Eine erfolgreiche Behandlung eines akuten ischämischen Hirninfarktes ist stets eine Mannschaftsleistung.
- Eine klare Aufgabenzuteilung für die einzelnen Spieler, ein durchdachter Matchplan, effektive Kommunikation untereinander, regelmäßiges Training und die grundsätzliche Bereitschaft sich zu verbessern sind entscheidende Faktoren für das Gelingen.

Sekundärprävention

Ziel der Sekundärprävention ist es, das Risiko für neue zerebrale Ischämien zu reduzieren. Dies umfasst nicht nur medikamentöse Behandlungsansätze wie beispielsweise antithrombotische Therapie, Antikoagulation oder medikamentöse Einstellung der Risikofaktoren. Auch, operative oder endovaskuläre Behandlungen von Karotisstenosen sowie nichtmedikamentöse Maßnahmen, insbesondere Lebensstilmodifikation, gehören dazu. Die individuelle Sekundärprävention orientiert sich an der jeweiligen Ursache des Hirninfarktes und dem vaskulären Risikoprofil. Im Folgenden werden Maßnahmen der Sekundärprävention anhand der ätiologischen Zuordnung nach der TOAST-Klassifikation erläutert (siehe Abschn. 7.1.3).

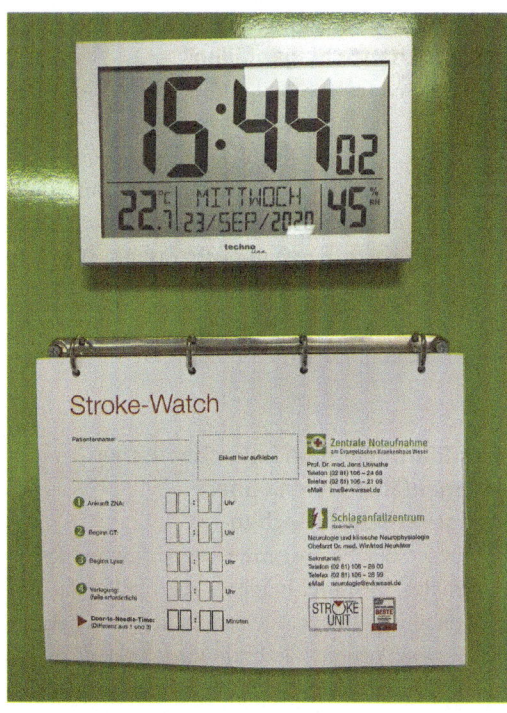

Abb. 7.1 Stroke Watch: „Die Zeit läuft in der Notaufnahme!" Die Stroke Watch drängt prospektiv und hilft retrospektiv durch Dokumentation, die Door-to-Needle-Time bei systemischer Lysetherapie möglichst < 30 min. zu halten

Sekundärprävention bei makroangiopathisch bedingten ischämischen Schlaganfällen

Die Gruppe der ischämischen Schlaganfälle die durch eine Makroangiopathie verursacht werden umfasst nach dieser Klassifikation alle Infarkte, die entweder durch eine lokale arteriosklerotische Thrombusbildung oder durch eine arterioarterielle Embolie verursacht werden. Hinsichtlich der therapeutischen Konsequenzen ist eine höhergradige (>50 %) Stenose nach NASCET (North American Symptomatic Carotid Endarterectomy Trial) der extrakraniellen A. carotis interna hervorzuheben.

Die Prävalenz einer ≥ 50-prozentigen Karotisstenose liegt bei ca. 4 % in der Bevölkerung. In Deutschland werden ca. 15 % aller zerebralen Ischämien durch ≥ 50-prozentige Stenosen oder Verschlüsse der extrakraniellen A. carotis interna verursacht. Das Risiko eines ischämischen Hirninfarktes ist bei asymptomatischen ≥ 50-prozentigen Karotisstenose aufgrund optimierter konservativer Therapie kontinuierlich gesunken und liegt aktuell bei ca. 1 % pro Jahr. Die Definition als symptomatisch ist gegeben, wenn es innerhalb der letzten 6 Monate zu einem Hirninfarkt, einer transitorisch ischämischen Attacke oder einer retinalen Ischämie auf der ipsilateralen Seite gekommen ist. Die Operation sollte möglichst früh, d. h. innerhalb von 3–14 Tagen nach dem Indexereignis durchgeführt werden. Bei symptomatischen intrakraniellen Stenosen stellt sich die Sekundärprävention anders dar. Entsprechend der Leitlinien der DGN und basierend auf den Ergebnissen der Sampriss-Studie ist eine konservative Behandlung mit einer dualen Plättchenhemmung (ASS und Clopidogrel) für 3 Monate sowie eine scharfe Einstellung der vaskulären Risikofaktoren (Blutdruck, Senkung des Low-density-Lipoproteins (LDL) unter 70 mg/dl, systolischer Blutdruck kleiner 140 mmHg) effektiver als eine endovaskuläre Intervention (Derdeyn et al. 2014). Lediglich bei Patienten die auch unter dieser „aggressiven" konservativen Therapie wiederholt symptomatisch werden ist im Einzelfall eine endovaskuläre Behandlung zu erwägen. Eine Antikoagulation ist für diese Patientengruppe nicht indiziert.

▶ Wichtig
- Symptomatische ACI-Stenosen ≥ 50 % sollten innerhalb von 3–14 Tagen nach Auftreten der zerebralen Ischämie operiert werden.
- Bei asymptomatischen ACI-Stenosen ≥ 50 % ist eine „aggressive" konservative Therapie gerechtfertigt.
- Bei symptomatischen intrakraniellen Stenosen ist eine duale Plättchenhemmung mit ASS und Clopidogrel für 3 Monate indiziert. Bei Rezidiven kann eine endovaskuläre Intervention erwogen werden.

Sekundärprävention bei kardioembolisch bedingten ischämischen Schlaganfällen

Kardioembolischer Infarkt (Kurzversion): Ursache hierfür ist eine Herzveränderung die zu einer Thrombusbildung führt. Die häufigsten kardioembolischen Hirninfarkte werden durch Vorhofflimmern mit Bildung eines Thrombus im Vorhofohr verursacht. Weitere mögliche Ursachen sind beispielsweise pathologische Klappenveränderungen oder Hypo-/Akinesien der Herzwand.

Die medikamentöse Standardtherapie stellt die Behandlung mit neuen oralen Antikoagulanzien (NOAK) dar. Andere behandelbare kardiologische Ursachen sind ggf. operativ anzugehen. Bei Vorhofflimmern und Kontraindikation für eine Antikoagulation ist ein Verschluss des linken Vorhofohrs (LAA-Verschluss) zu diskutieren.

Sekundärprävention bei mikroangiopathisch bedingten ischämischen Schlaganfällen

Zusammengefasst: Standardtherapie in dieser Situation ist die Sekundärprävention mit Acetylsalicylsäure (ASS) 100 mg/Tag. Zusätzlich haben Studien gezeigt dass eine Behandlung mit Statin wirksam in der Sekundärprävention zerebraler Ischämien ist, z. B. 80 mg Atorvastatin pro Tag. Als Ziel-LDL-Cholesterinwert gelten Werte unter 100 mg/dl. Darüber hinaus sind die weiteren Risikofaktoren einzustellen und zu kontrollieren.

Sekundärprävention bei ischämischen Schlaganfällen durch andere nachgewiesene Ursachen

Für diese sehr heterogene Gruppe können keine pauschalen Empfehlungen zur Sekundärprävention abgegeben werden. Beispielsweise ergibt sich für eine primär zerebrale Vaskulitis ein anderer Behandlungsansatz als bei einer Dissektion oder bei einer schweren genetisch bedingten Thrombophilie.

Sekundärprävention bei ischämischen Schlaganfällen ungeklärter Ätiologie

Für diese Patientengruppe gilt wie für Patienten mit einem mikroangiopathisch bedingten ischämischen Schlaganfall, dass eine Sekundärprävention mit Acetylsalicylsäure 100 mg/Tag erfolgen sollte. Ebenso ist eine konsequente Einstellung der Cholesterinwerte mittels eines Statins sowie der anderen Risikofaktoren indiziert. Bei Patienten mit einem ESUS sollte für das nachstationäre Setting der Fokus auf die Detektion eines möglichen intermittierenden Vorhofflimmerns gelegt werden, beispielsweise durch die Anlage eines Event-Recorders. Eine probatorische Antikoagulation wird aufgrund der Studienergebnisse für diese Patientengruppe nicht empfohlen.

▶ **Wichtig**
- Kann die Ursache einer TIA oder eines Hirninfarktes ätiologisch nicht klar zugeordnet werden, erfolgt eine Sekundärprophylaxe mit ASS 100 mg/Tag
- Konsequente Einstellung der vaskulären Risikofaktoren
- Bei bildmorphologischen Hinweisen für eine embolische Genese (ESUS) ebenfalls ASS 100 1-mal/Tag, weitere (ambulante) Diagnostik zur Detektion eines möglichen intermittierenden Vorhofflimmerns

Kasuistiken mit Beispielen der Akutbildgebung (Abb. 7.2, 7.3, 7.4, 7.5, 7.6, 7.7, 7.8, 7.9, 7.10, 7.11, 7.12)

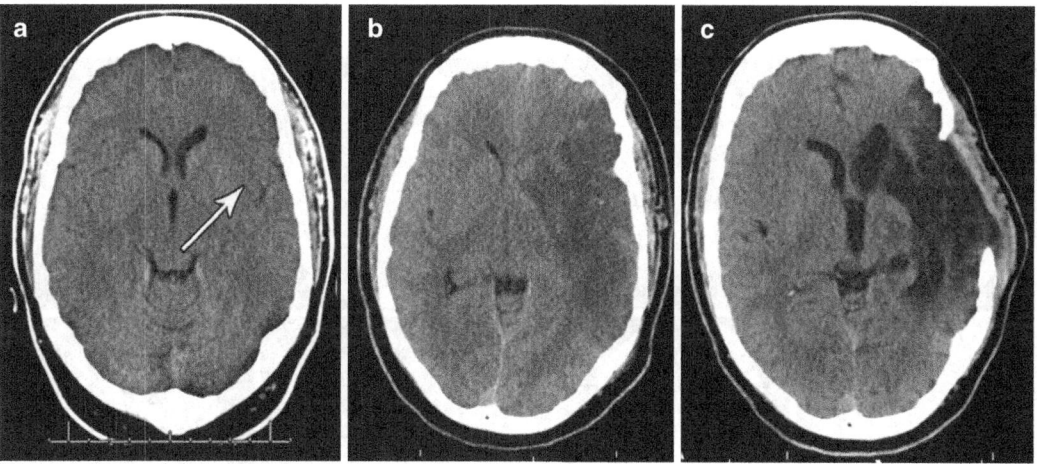

Abb. 7.2 a–c Computertomografischer Verlauf eines ischämischen Schlaganfalls. 44-jähriger Patient mit einer Dissektion der linken A. carotis interna. **a** In der nativen Computertomografie, die 100 min nach Symptombeginn (akute Hemiparese und Aphasie) angefertigt wurde, ist als frühes Zeichen eines ischämischen Schlaganfalls eine aufgehobene *Grau/Weiß-Differenzierung* der linken Inselrinde zu erkennen (*Pfeil*). **b** In einer Kontrolluntersuchung 16 h nach dem Ereignis demarkiert sich ein Territorialinfarkt, der sich mit einer leichtgradigen raumfordernden Wirkung (Aufbrauchen der Reserveräume) über nahezu das gesamte Stromgebiet der A. cerebri media erstreckt. Zur Verhinderung einer malignen, raumfordernden Wirkung des Infarkts wurde eine Hemikraniektomie innerhalb von 24–48 h nach Symptombeginn durchgeführt. **c** In einer Folgeuntersuchung, etwa 5 Monate nach dem Ereignis, ist das infarzierte Hirnparenchym nekrotisch abgebaut und weist eine raumgebende Wirkung auf. (Mit freundlicher Genehmigung von Prof. Dr. Reich und Prof. Dr. Nikoubahsman, Aachen)

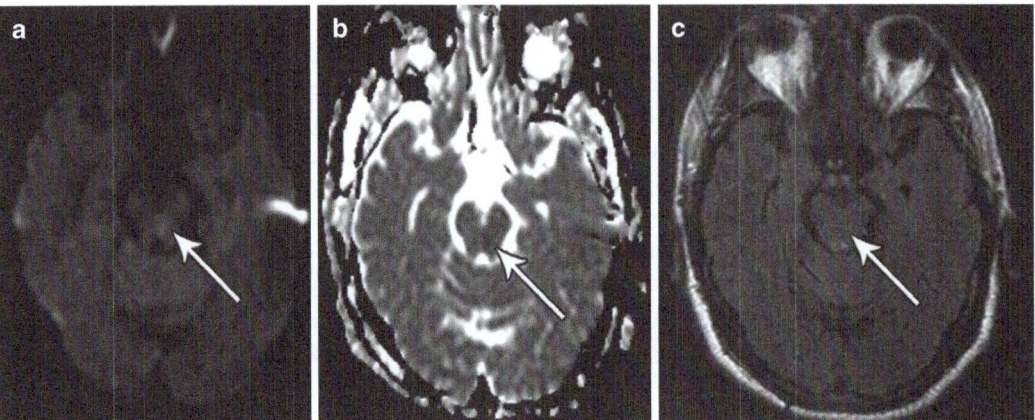

Abb. 7.3 a–c MRT-Nachweis eines ischämischen Schlaganfalls. 64-jähriger Patient mit einer Dysarthrie, einer rechtsseitigen Hemihypästhesie, einem Up-beat-Nystagmus, einer internukleären Ophthalmoplegie und einem zentralen Schwindel. Als Ausdruck einer akuten mikroangiopathischen Ischämie findet sich in der axialen diffusionsgewichteten MRT **a** und der korrelierenden „apparent diffusion coefficient"(ADC)-Karte **b** am pontomesenzephalen Übergang linksparamedian ein keilförmiges diffusionsgestörtes Areal (*Pfeil*) ohne korrelierende Signalveränderungen in der T2-FLAIR-gewichteten Sequenz (**c**; *Pfeil*). (Mit freundlicher Genehmigung von Prof. Dr. Reich und Prof. Dr. Nikoubahsman, Aachen)

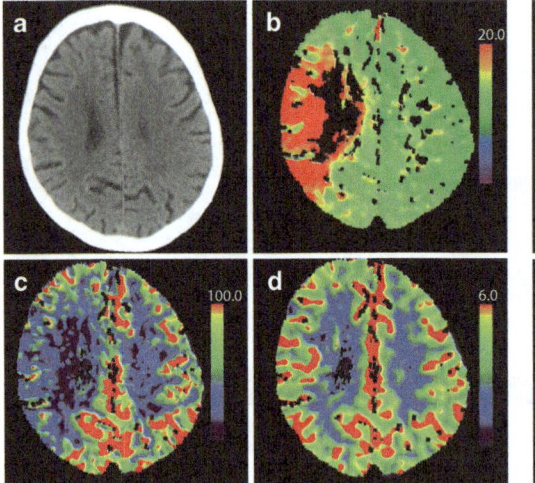

Abb. 7.4 a–d CT-Perfusionsuntersuchung mit sog. „Mismatch-Befund". 92-jährige Patientin mit einer linksseitigen Hemiparese unklaren Zeitfensters. **a** In der nativen Computertomografie stellt sich die rechte Zentralregion unauffällig dar. **b** Passend zum Befund eines Verschlusses des Hauptstamms der rechten A. cerebri media besteht jedoch eine Perfusionsverzögerung in nahezu dem gesamten Stromgebiet der A. cerebri media (Zeitparameter: „time to peak"). In dem betroffenen Areal besteht als Hinweis auf ein infarktbedrohtes, jedoch mutmaßlich nicht infarziertes Areal ein Mismatch zwischen einem erniedrigten zerebralen Blutfluss (**c**) und einem normalen zerebralen Blutvolumen (**d**). (Mit freundlicher Genehmigung von Prof. Dr. Reich und Prof. Dr. Nikoubahsman, Aachen)

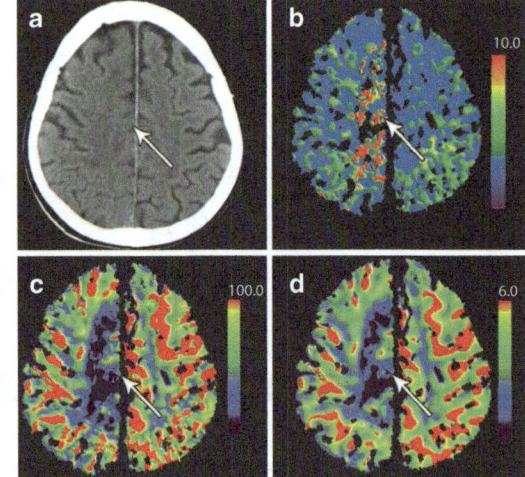

Abb. 7.5 a–d CT-Perfusionsuntersuchung mit sog. „Match-Befund". 79-jähriger Patient mit einer seit 75 min bestehenden Plegie des linken Beines. **a** In der nativen Computertomografie ist als frühes Zeichen eines Infarktes eine aufgehobene *Grau/Weiß-Differenzierung* im Stromgebiet der rechten A. cerebri anterior zu erkennen (*Pfeil*). **b** Korrelierend hierzu findet sich eine Perfusionsverzögerung im entsprechenden Stromgebiet (Zeitparameter: „mean transit time"). Passend zum bereits demarkierten Infarkt sind sowohl der zerebrale Blutfluss (**c**) als auch das zerebrale Blutvolumen kongruent vermindert (**d**). (Mit freundlicher Genehmigung von Prof. Dr. Reich und Prof. Dr. Nikoubahsman, Aachen)

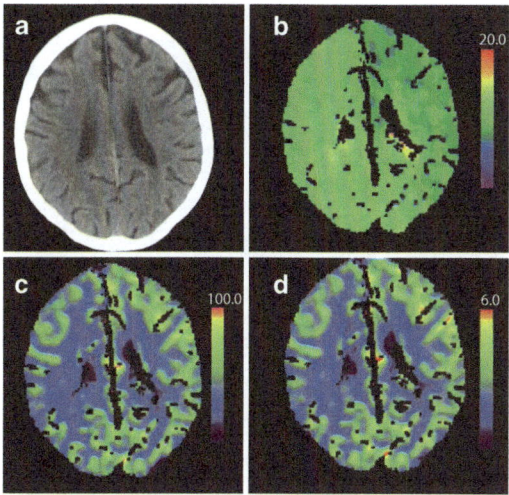

Abb. 7.6 a–d CT-Perfusionsuntersuchung bei einem iktalen Ereignis. 57-jährige Patientin, die nach einem generalisierten Krampfanfall bei bekannter symptomatischer Epilepsie soporös ist und eine rechtsseitige Hemiparese aufweist. **a** Die native kraniale Computertomografie ist unauffällig. In der CT-Perfusionsuntersuchung finden sich gefäßterritorienübergreifend in der linken Großhirnhemisphäre als Ausdruck einer (post-)iktalen Hyperperfusion eine Perfusionsbeschleunigung (**b**); Zeitparameter: „time to peak") sowie eine leichte Zunahme des zerebralen Blutflusses (**c**) und des zerebralen Blutvolumens (**d**). (Mit freundlicher Genehmigung von Prof. Dr. Reich und Prof. Dr. Nikoubahsman, Aachen)

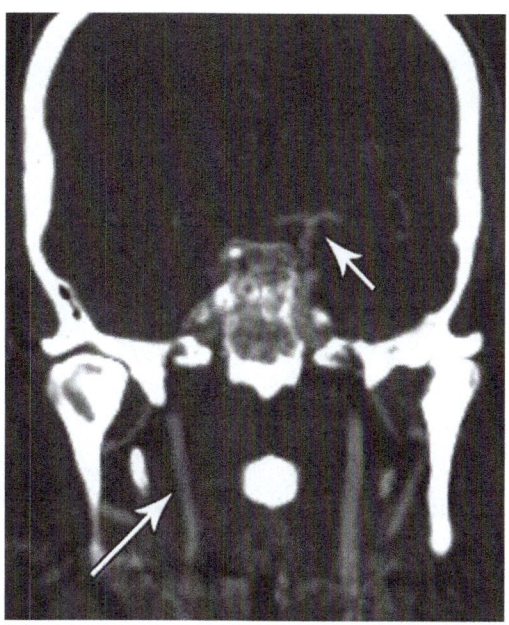

Abb. 7.8 Karotis-T-Verschluss. 63-jähriger Patient mit einer akuten linksseitigen Hemiparese aufgrund eines embolischen Verschlusses des rechten Karotis-T. Während in der koronaren Rekonstruktion der CT-Angiografie die proximale rechte A. carotis interna (*langer Pfeil*) sowie das kontralaterale Karotis-T (*kurzer Pfeil*) regelrecht dargestellt sind, ist das rechte Karotis-T nicht kontrastiert. (Mit freundlicher Genehmigung von Prof. Dr. Reich und Prof. Dr. Nikoubahsman, Aachen)

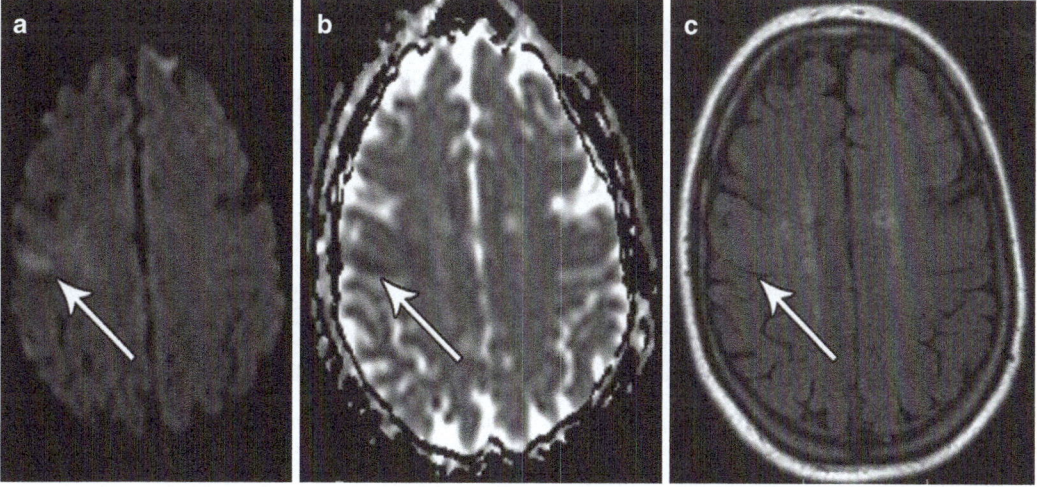

Abb. 7.7 a–c MRT-FLAIR-DWI-Mismatch. 48-jährige Patientin mit einer linksseitigen brachiofaszialen Hemiparese unklaren Zeitfensters. In der diffusionsgewichteten MRT findet sich als Ausdruck einer Ischämie im rechten Gyrus praecentralis eine Diffusionsstörung (**a**; *Pfeil*) mit korrelierender Signalabsenkung in der „apparent diffusion coefficient" (ADC)-Karte (**b**; *Pfeil*). Ein normales Signal in der T2-FLAIR-gewichteten Sequenz (**c**; *Pfeil*) gilt als Hinweis für eine innerhalb eines 8- bis 12-stündigen Zeitfensters aufgetretene Ischämie. (Mit freundlicher Genehmigung von Prof. Dr. Reich und Prof. Dr. Nikoubahsman, Aachen)

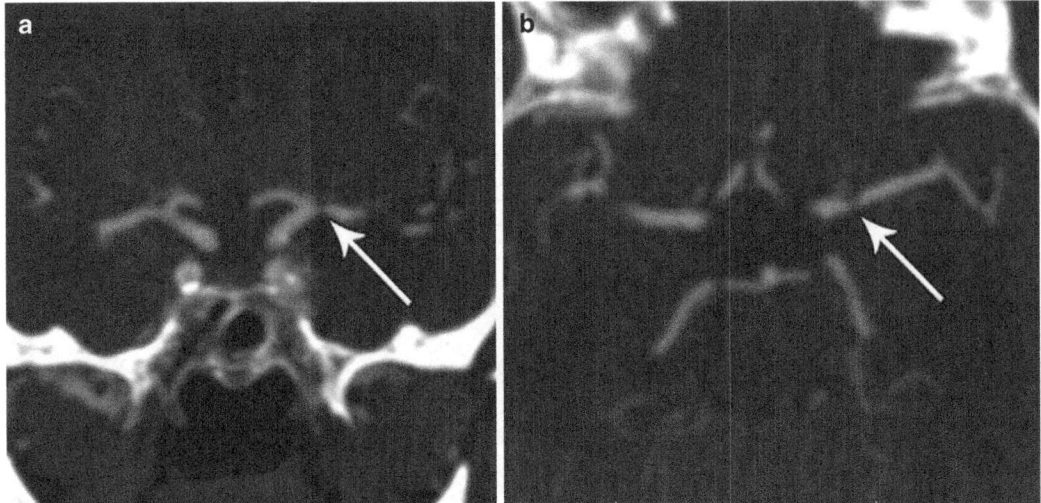

Abb. 7.9 (a, b) Intrakranielle Stenose. 89-jährige Patientin mit einer Parese des rechten Arms sowie einer Aphasie. In der koronaren (a) und axialen (b) Rekonstruktion der CT-Angiografie findet sich als Ursache der Symptome am Abgang der linken A. cerebri media eine hochgradige Stenose (*Pfeil*). (Mit freundlicher Genehmigung von Prof. Dr. Reich und Prof. Dr. Nikoubahsman, UK Aachen)

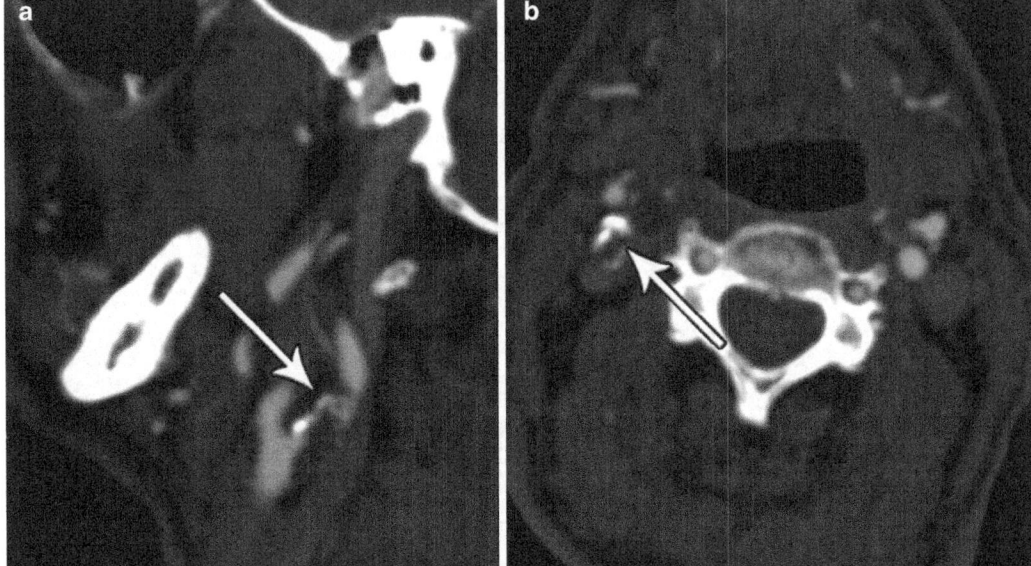

Abb. 7.10 a, b Stenose der extrakraniellen A. carotis interna. 86-jähriger Patient mit einer akuten linksseitigen Hemiparese. Als Ursache der Symptomatik ist in der sagittalen (a) und axialen (b) Rekonstruktion einer CT-Angiografie eine hochgradige Abgangsstenose der rechten A. carotis interna (*Pfeil*) zu erkennen, deren Folge eine arterioarterielle Embolie in das Stromgebiet der ipsilateralen A. cerebri media (nicht abgebildet) war. (Mit freundlicher Genehmigung von Prof. Dr. Reich und Prof. Dr. Nikoubahsman, Aachen)

7 Ischämischer Schlaganfall

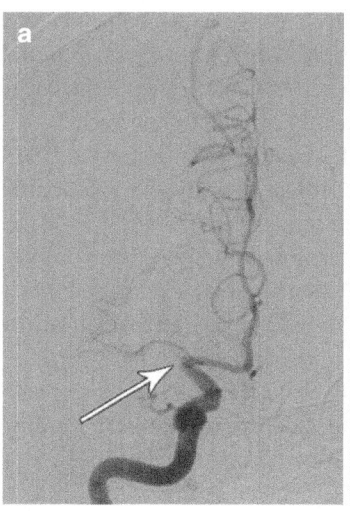
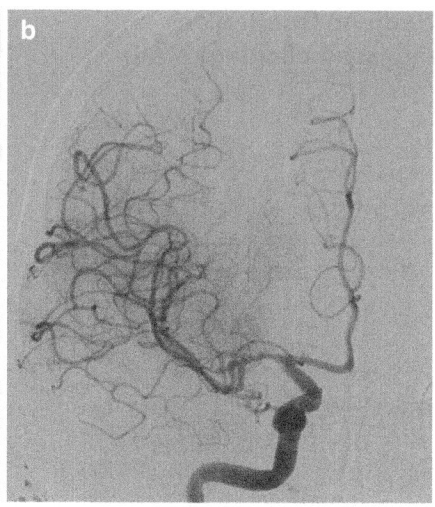

Abb. 7.11 a, b Vollständige Rekanalisation. 81-jährige Patientin mit einer linksseitigen Hemiplegie und Neglect nach links. **a** In der p.a.-Aufnahme der digitalen Subtraktionsangiografie (das) bestätigt sich ein aus einer CT-Angiografie (nicht abgebildet) bekannter Verschluss der proximalen rechten A. cerebri media (*Pfeil*) mit einer fehlenden Kontrastierung des nachfolgenden Stromgebiets („thrombolysis in cerebral infarction", TICI 0). **b** Nach einmaligem Bergungsmanöver mittels Stent-Retriever ist die A. cerebri media wieder rekanalisiert und ihr Stromgebiet vollständig perfundiert (TICI 3). (Mit freundlicher Genehmigung von Prof. Dr. Reich und Prof. Dr. Nikoubahsman, Aachen)

Abb. 7.12 Postinterventionelle zerebrale Hyperdensitäten. 71-jährige Patientin mit einem akuten ischämischen Schlaganfall aufgrund eines proximalen Verschlusses der linken A. cerebri media. Nach erfolgreicher endovaskulärer Rekanalisation und Reperfusion ist in der postinterventionellen Computertomografie (CT) 45 min nach der letzten angiografischen Serie eine Dichteanhebung des linken Nucleus lentiformis zu erkennen. Die Dichteanhebung ist in erster Linie auf Extravasation iodinierten Kontrastmittels in infarziertes Hirnparenchym zurückzuführen. Sie beschränkt sich auf die anatomischen Grenzen des Nucleus lentiformis und ist im Gegensatz zu einer Blutung nicht raumfordernd. (Mit freundlicher Genehmigung von Prof. Dr. Reich und Prof. Dr. Nikoubahsman, Aachen)

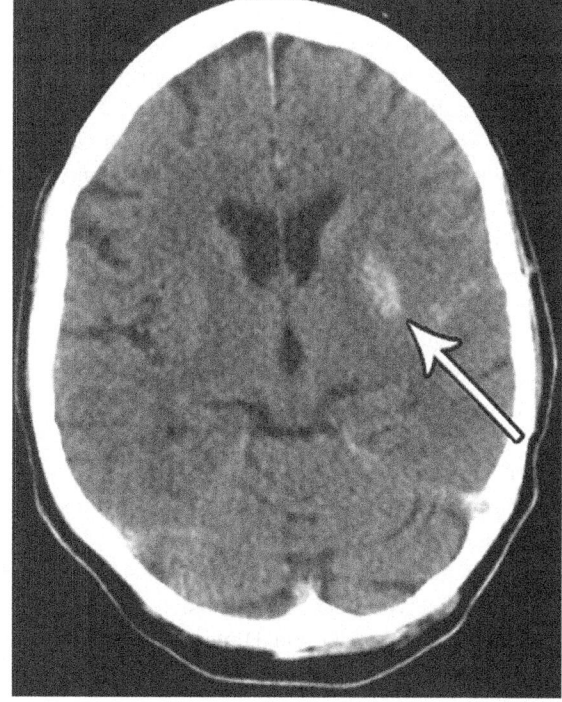

7.2 Kardiogene Quellen des ischämischen Schlaganfalls

Jens Litmathe

Die allgemeinen Aspekte zum ischämischen Schlaganfall sind bereits auf den vorhergehenden Seiten beschrieben worden, insbesondere die diagnostischen und therapeutischen Pfade im Notfall wie CCT (mit Diffusion und Perfusion), CT-Angiografie (diese hat bei mutmaßlich kardioembolischen Gefäßverschlüssen einen besonders hohen Stellenwert) und MRT sowie Lyse und notfallmäßige Neurothrombektomie in den jeweiligen obligatorischen Zeitfenstern. Im Folgenden sollen nun die speziellen kardioembologenen Quellen des ischämischen Schlaganfalls näher betrachtet werden. Die allgemeinen Anmerkungen zum Schlaganfall gelten im Grundsatz auch für eine etwaige kardioembolische Quelle.

Vorhofflimmern (VHF)
Nicht selten ist ein neu aufgetretenes neurologisches Symptom, etwa eine Halbseitensymptomatik der initiale Vorstellungsgrund in einer Notaufnahme oder im Rettungsdienst, bei dem die Diagnose Vorhofflimmern erstmalig gestellt wird. Dies gilt insbesondere dann, wenn Vorhofflimmern nicht in seiner permanenten Form (s. Begriffsdefinitionen) vorliegt und im Vorfeld aufgetretene Episoden vom Patienten möglicherweise nicht bemerkt worden sind. Je älter ein Patient ist, desto wahrscheinlicher ist es, dass Vorhofflimmern in der Ätiologie eines ischämischen Schlaganfalls eine Rolle spielt.

Begriffsdefinitionen
- Neu aufgetretenes VHF: VHF, das erstmalig diagnostiziert wird und aufgrund der Patientenanamnese mit großer Wahrscheinlichkeit im Vorfeld nicht bestanden hat. Erwähnenswert vor diesem Hintergrund ist jedoch, dass ein nicht unbeträchtlicher Anteil an Episoden von paroxysmal auftretendem VHF vom Patienten nicht erkannt bzw. bemerkt wird („subklinisches VHF").
- Erstmalig diagnostiziertes VHF: VHF, das erstmalig mit einem EKG gesichert wird, aber aufgrund der Anamnese (z. B. berichtete Palpitationen) mit großer Wahrscheinlichkeit schon im Vorfeld aufgetreten ist.
- Paroxysmales VHF: Anfallsartiges VHF; kann selbstlimitierend sein.
- Persistierendes VHF: Länger als 7 Tage anhaltend oder durch ärztliche Kardioversion (elektrisch oder pharmakologisch) beendet.
- Permanentes VHF: Länger als 1 Jahr bestehendes VHF.
- Akzeptiertes VHF: Permanentes VHF, bei dem aufgrund der morphologischen Verhältnisse (Vorhofgröße, begleitende Vitien) keine Aussicht auf Kardioversion besteht.
- Valvuläres vs. nonvalvuläres VHF: Nicht mehr gebräuchliche Differenzierung. Unter valvulärem VHF wird im strengen Sinne das Vorhandensein einer Mitralklappenprothese oder einer hochgradigen Mitralklappenstenose verstanden.
- „Lone atrial fibrillation" : VHF ohne strukturelles Korrelat wie z. B. linksatriale Dilatation über Klappenvitien. Meist als paroxysmales VHF imponierend.

Prävalenz Im Grundsatz gilt, dass bei einer alternden Bevölkerung auch die Prävalenz des VHF zunimmt. Männer sind etwas häufiger betroffen. Abb. 7.13 zeigt die Altersverteilung des VHF aus einigen westlichen Industrienationen. Bei unter 50-Jährigen ist das Vorhandensein von VHF eher die Ausnahme.

Risikofaktoren Neben dem Alter als immanentem Risikofaktor sind die Häufigkeit von sog. Triggersystolen aus den Vorhöfen, die als

7 Ischämischer Schlaganfall

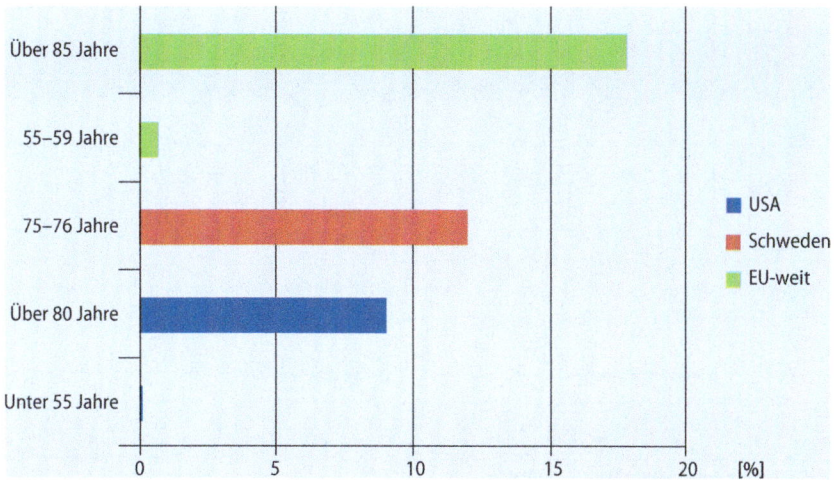

Abb. 7.13 Prävalenz von Vorhofflimmern (VHF) aus einigen westlichen Industrienationen. (Daten aus Go et al. 2001)

supraventrikuläre Extrasystolen (SVES) imponieren, von Interesse: Bei mehr als 30 SVES in der Stunde oder mehr als 100 über 24 h im Holter-Monitoring darf das Risiko für das Auslösen von (intermittierendem) VHF als erhöht angesehen werden. Auch bei wiederholten SV-Salven (mehr als 4 SVES, aber unter 30 s anhaltende SV-Automatien) bzw. bei immer wieder auftretenden supraventrikulären Tachykardien ist das VHF-Risiko ebenfalls erhöht (Abb. 7.14). Weiterhin auslösende Faktoren sind Alkohol und Drogenkonsum sowie Elektrolytverschiebungen, etwa im postoperativen Gefolge, z. B. nach herzchirurgischen Eingriffen. Hier spielen zudem die Kanülierung und Naht des rechten Vorhofs und die damit verbundene Narbenbildung eine Rolle. Die Vorhoftextur, die mit dem Alter zunehmend fibrotisch wird, fördert kreisende Erregungen, ebenso greift dieser Mechanismus beim Vorliegen von Mitralvitien.

Typische EKG-Morphologie, Differenzialdiagnose Die typische EKG-Morphologie, deren Sicherung bzw. Feststellung gerade im Rahmen einer Erstdiagnose in Rettungsdienst und Notaufnahme große Bedeutung zukommt (daraus leiten sich fast alle weiteren Maßnahmen ab) ist gekennzeichnet von:

- Tachykardie: Meist deutlich größer als 110 bpm (beats per minute)
- Absolute Arrhythmie durch unregelmäßige QRS-Komplexe: Durch die Filterfunktion des AV-Knotens werden nur zufällig Erregungen aus dem Vorhof auf die Kammer übergeleitet.
- Typische feinschlägige Flimmerwellen in der isoelektrischen Linie

Ein Beispiel zweier kurzer Episoden von VHF hintereinander mit jeweils typischer Morphologie zeigt Abb. 7.15.

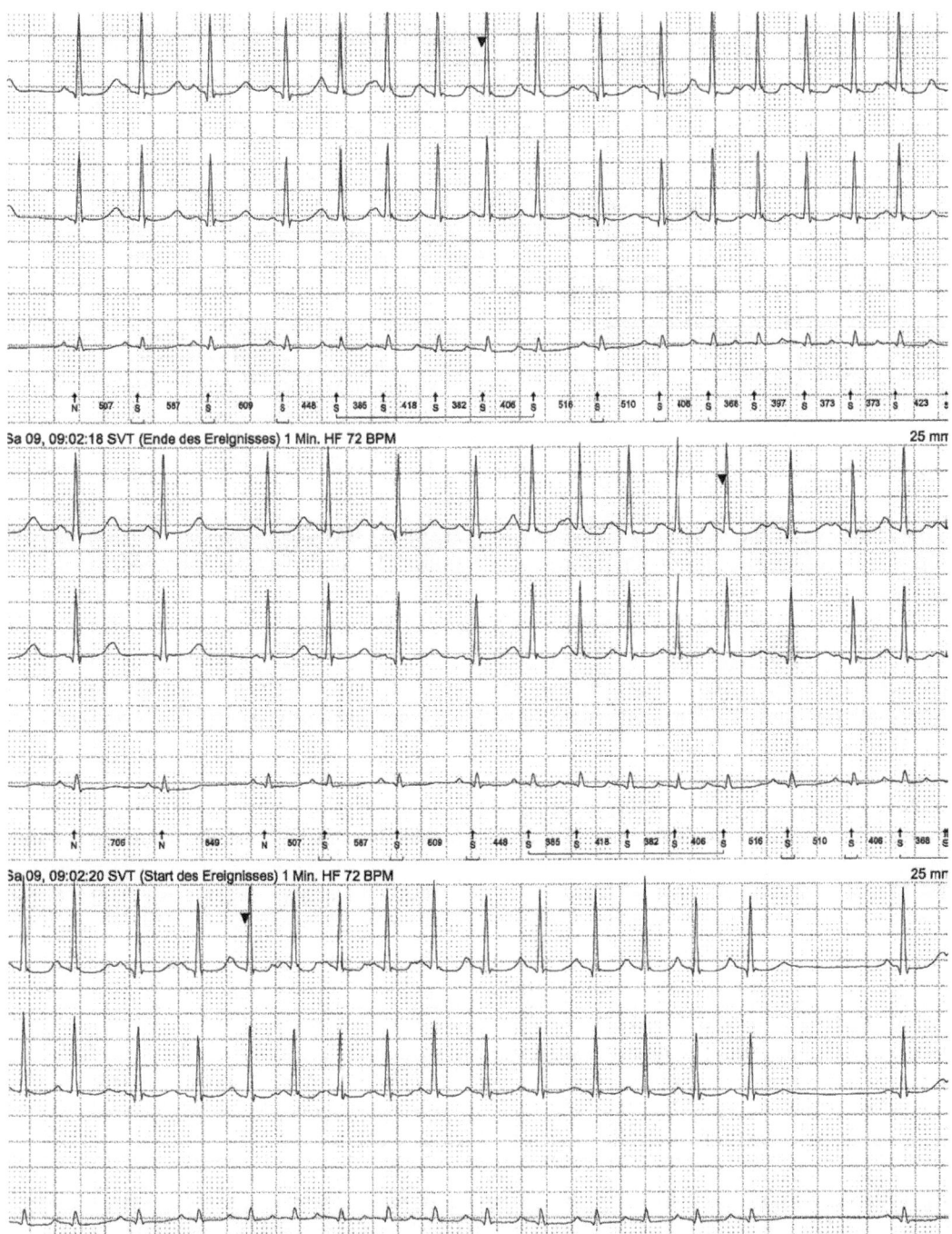

Abb. 7.14 Zwei kurz aufeinander folgende supraventrikuläre Tachykardien (SVT). (Litmathe 2018)

7 Ischämischer Schlaganfall

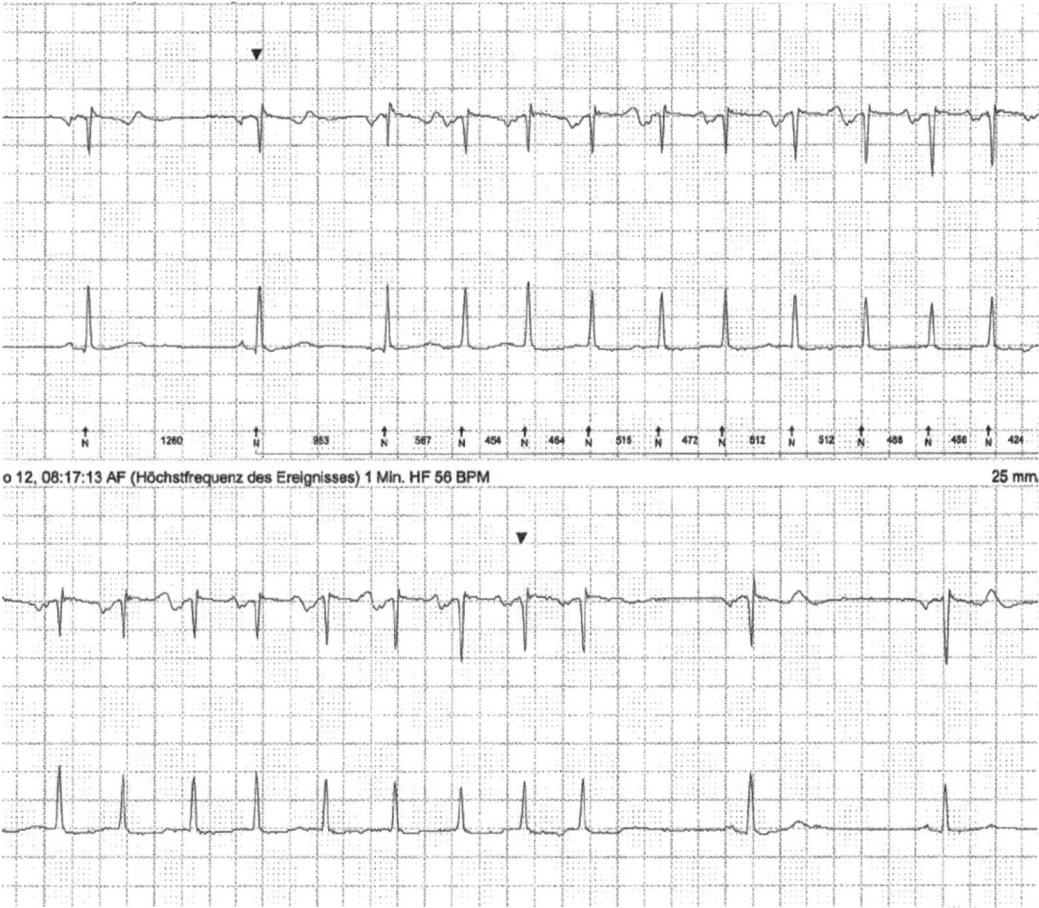

Abb. 7.15 Zwei kurz aufeinander folgende Episoden von Vorhofflimmern (VHF) mit typischer Morphologie. (Litmathe 2018)

Abzugrenzen sind vor allem supraventrikuläre Tachykardien sonstiger Genese (oft jüngere Patienten, ausgeprägtere Tachykardie mit Frequenzen meist über 160 bpm und regelmäßige QRS-Abstände) und die ventrikuläre Tachykardie (VT). Letztere vor allem, weil es auch im Rahmen eines Linksschenkelblocks VHF geben kann bzw. unter einer Episode von VHF erst ein intraventrikuläres Blockbild auftritt (Abb. 7.16).

Die morphologische Abgrenzung zu *Vorhofflattern* gelingt meist dadurch, dass die Flatterwellen in der isoelektrischen Grundlinie charakteristischer, d. h. „bauchiger" sind. Gelegentlich können sie mit P-Wellen verwechselt werden. Beim Vorhofflattern liegt zudem meist ein festes Überleitungsverhältnis (2:1 oder 3:1) vor, sodass zwar eine Tachykardie, aber eine Pseudorhythmik sichtbar wird.

Die Rolle des Vorhofflimmerns als Ursache des ischämischen Schlaganfalls Der CHA_2DS_2VASC-Score gibt Auskunft über das kardiale Begleitprofil eines Patienten mit VHF. Er wird wie folgt ermittelt (Tab. 7.3):

Werden bei Männern 2 Punkte und bei Frauen 3 Punkte erzielt, ist eine Antikoagulation indiziert. Die Dosisfindung hierfür muss gegen das

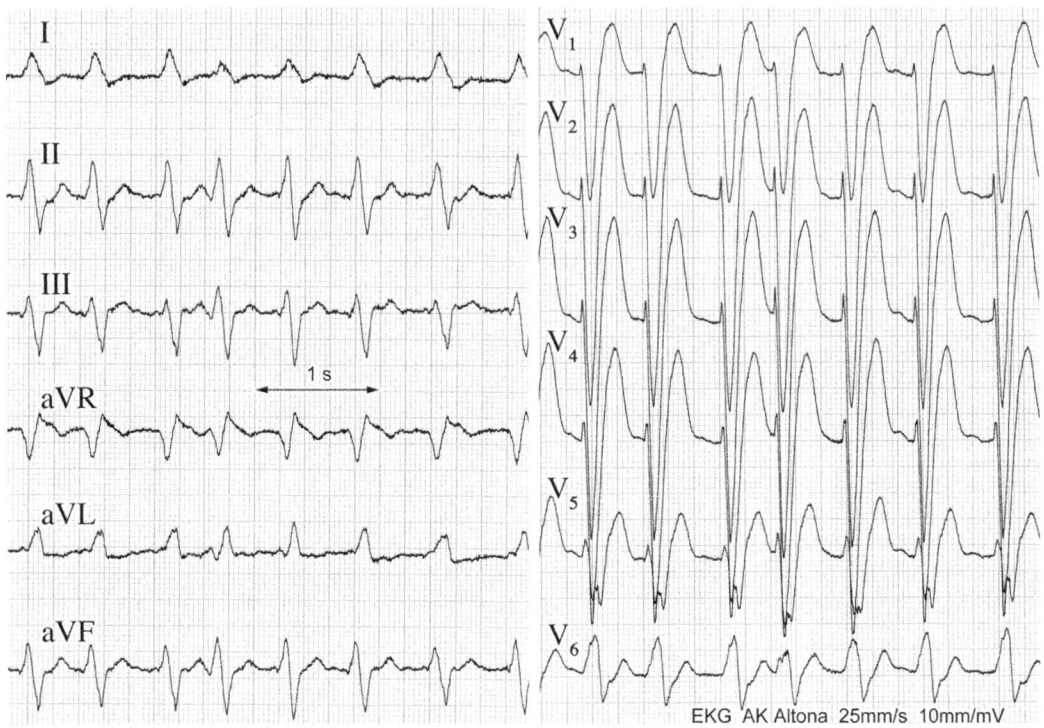

Abb. 7.16 Vorhofflimmern (VHF) mit intraventrikulärem Blockbild bei aberranter Leitung. Erschwerte Darstellung der typischen Flimmerwellen in der Grundlinie aber absolut arrhythmische RR-Abstände. (Aus Olshausen 2005)

Tab. 7.3 CHA_2DS_2VASC-Score

	Charakteristikum	Punktzahl
C	Herzinsuffizienz „Congestion"	1
H	Arterielle Hypertonie	1
A_2	Alter ≥ 75 Jahre	2
D	Diabetes mellitus	1
S_2	Früherer Schlaganfall, TIA oder andere Thromboembolie	2
V	Vaskuläre Erkrankungen, z. B. pAVK oder stattgehabter Myokardinfarkt	1
A	Alter 65–74 Jahre	1
Sc	Weibliches Geschlecht „Sex"	1

TIA transitorische ischämische Attacke, *pAVK* periphere arterielle Verschlusskrankheit

Tab. 7.4 Adjustierte Schlaganfallinzidenz bei Patienten mit Vorhofflimmern in Abhängigkeit von der Höhe des CHA_2DS_2VASC-Score. (DGK 2013, 2016)

Score nach CHA_2DS_2VASc	Inzidenz für Stroke/transitorische ischämische Attacke (TIA) [%]
0	0,78
1	2,01
2	3,71
3	5,92
4	9,27
5	15,26
6	19,74
7	21,5
8	22,38
9	23,64

Blutungsrisiko abgewogen werden (z. B. im HASBLED-Score). Wird bei Männern 1 Punkt oder werden bei Frauen 2 Punkte erzielt, so kann eine Antikoagulation erwogen werden.

Je höher der CHA_2DS_2VASC-Score ausfällt, desto höher ist auch das Schlaganfallrisiko bei Patienten, die an VHF leiden. Dies zeigen Zahlen zur adjustierten Schlaganfallinzidenz der Deutschen Gesellschaft für Kardiologie (DGK 2013, 2016) (Tab. 7.4):

Die letztlich morphologische Ursache für die eigentliche Embolie aus dem linken Vorhof ist die funktionelle Blutstase, die im Moment des VHF auftritt. Die Funktion des Herzens als Druckpumpe entfällt atrial. Das Blut wird nur

7 Ischämischer Schlaganfall

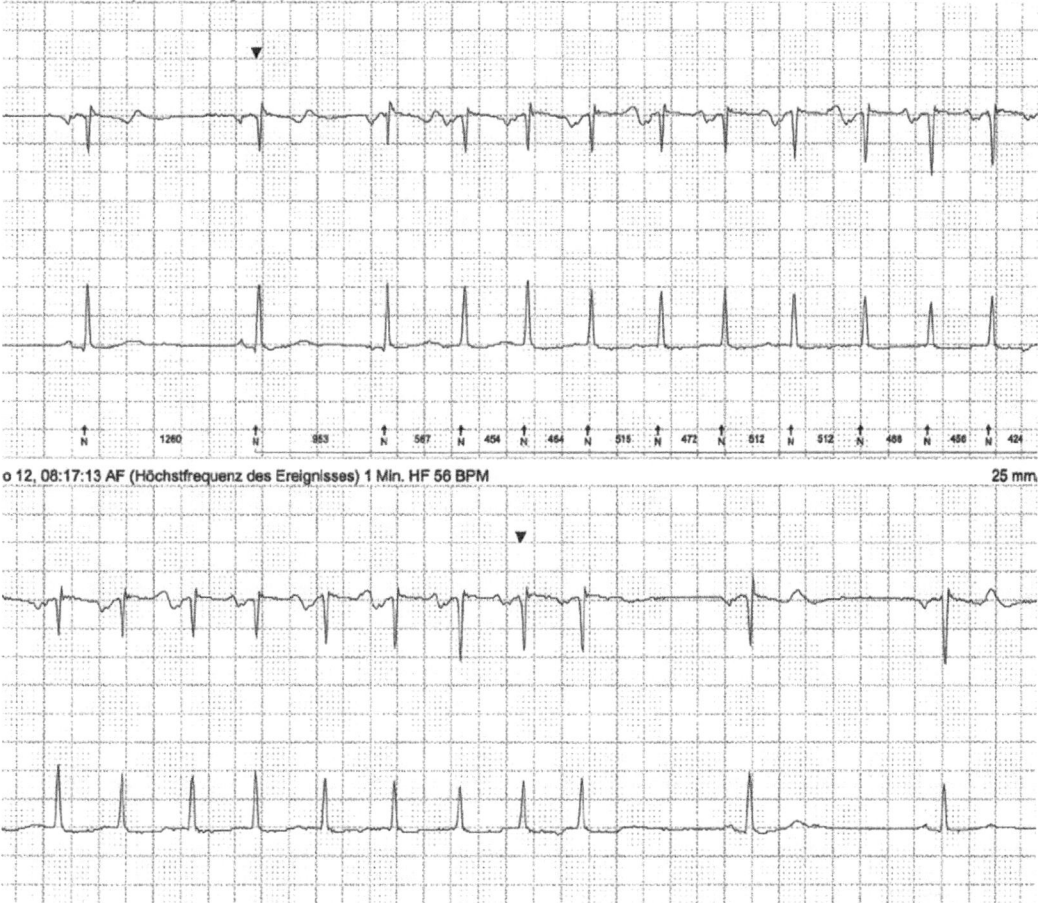

Abb. 7.15 Zwei kurz aufeinander folgende Episoden von Vorhofflimmern (VHF) mit typischer Morphologie. (Litmathe 2018)

Abzugrenzen sind vor allem supraventrikuläre Tachykardien sonstiger Genese (oft jüngere Patienten, ausgeprägtere Tachykardie mit Frequenzen meist über 160 bpm und regelmäßige QRS-Abstände) und die ventrikuläre Tachykardie (VT). Letztere vor allem, weil es auch im Rahmen eines Linksschenkelblocks VHF geben kann bzw. unter einer Episode von VHF erst ein intraventrikuläres Blockbild auftritt (Abb. 7.16).

Die morphologische Abgrenzung zu *Vorhofflattern* gelingt meist dadurch, dass die Flatterwellen in der isoelektrischen Grundlinie charakteristischer, d. h. „bauchiger" sind. Gelegentlich können sie mit P-Wellen verwechselt werden. Beim Vorhofflattern liegt zudem meist ein festes Überleitungsverhältnis (2:1 oder 3:1) vor, sodass zwar eine Tachykardie, aber eine Pseudorhythmik sichtbar wird.

Die Rolle des Vorhofflimmerns als Ursache des ischämischen Schlaganfalls Der CHA_2DS_2VASC-Score gibt Auskunft über das kardiale Begleitprofil eines Patienten mit VHF. Er wird wie folgt ermittelt (Tab. 7.3):

Werden bei Männern 2 Punkte und bei Frauen 3 Punkte erzielt, ist eine Antikoagulation indiziert. Die Dosisfindung hierfür muss gegen das

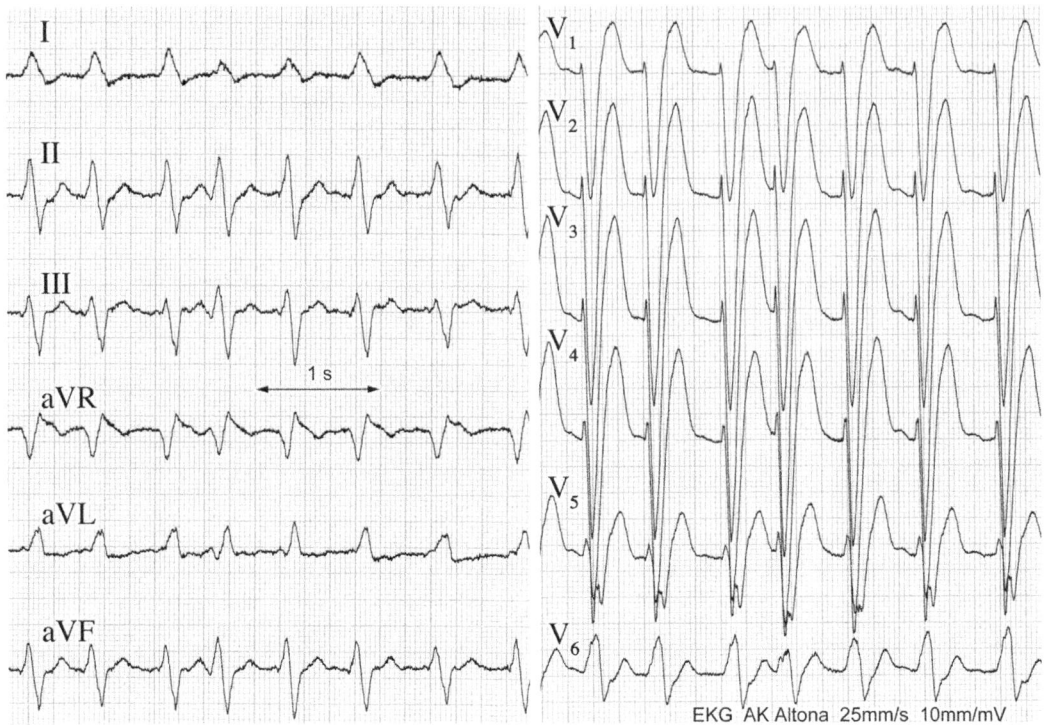

Abb. 7.16 Vorhofflimmern (VHF) mit intraventrikulärem Blockbild bei aberranter Leitung. Erschwerte Darstellung der typischen Flimmerwellen in der Grundlinie aber absolut arrhythmische RR-Abstände. (Aus Olshausen 2005)

Tab. 7.3 CHA$_2$DS$_2$VASC-Score

	Charakteristikum	Punktzahl
C	Herzinsuffizienz „Congestion"	1
H	Arterielle Hypertonie	1
A$_2$	Alter ≥ 75 Jahre	2
D	Diabetes mellitus	1
S$_2$	Früherer Schlaganfall, TIA oder andere Thrombembolie	2
V	Vaskuläre Erkrankungen, z. B. pAVK oder stattgehabter Myokardinfarkt	1
A	Alter 65–74 Jahre	1
Sc	Weibliches Geschlecht „Sex"	1

TIA transitorische ischämische Attacke, *pAVK* periphere arterielle Verschlusskrankheit

Tab. 7.4 Adjustierte Schlaganfallinzidenz bei Patienten mit Vorhofflimmern in Abhängigkeit von der Höhe des CHA$_2$DS$_2$VASC-Score. (DGK 2013, 2016)

Score nach CHA$_2$DS$_2$VASc	Inzidenz für Stroke/transitorische ischämische Attacke (TIA) [%]
0	0,78
1	2,01
2	3,71
3	5,92
4	9,27
5	15,26
6	19,74
7	21,5
8	22,38
9	23,64

Blutungsrisiko abgewogen werden (z. B. im HASBLED-Score). Wird bei Männern 1 Punkt oder werden bei Frauen 2 Punkte erzielt, so kann eine Antikoagulation erwogen werden.

Je höher der CHA$_2$DS$_2$VASC-Score ausfällt, desto höher ist auch das Schlaganfallrisiko bei Patienten, die an VHF leiden. Dies zeigen Zahlen zur adjustierten Schlaganfallinzidenz der Deutschen Gesellschaft für Kardiologie (DGK 2013, 2016) (Tab. 7.4):

Die letztlich morphologische Ursache für die eigentliche Embolie aus dem linken Vorhof ist die funktionelle Blutstase, die im Moment des VHF auftritt. Die Funktion des Herzens als Druckpumpe entfällt atrial. Das Blut wird nur noch passiv in den Ventrikel angesaugt. Dies begünstigt die Ausbildung von Thromben im linken Vorhof (LA). Die höchste Prädilektion liegt im Vorhofohr (LAA). Werden hier Flussgeschwindigkeiten von 0,4 m/s unterschritten, ist die Gefahr der Thrombusbildung und sukzessiver Embolie besonders hoch. Die Abb. 5 und Abb. 6 zeigen Beispiele für manifeste Thromben im LAA bzw. für erhöhten Spontankontrast als morphologisches Substrat der Stase (TEE-Befunde). In manchen Fällen können LAA-Thromben auch in der CT-Angiografie gefunden werden. Auch die Wiederkehr des Sinusrhythmus ist nicht unbedingt Garant für eine ausreichende Bewegung des atrialen Blutes: Durch das atriale Stunning bei während des VHF down-regulierten Kalziumkanälen bleibt die kontraktile Beweglichkeit des linken Atriums zunächst eingeschränkt. Daher darf keinesfalls bei intermittierendem VHF in Gänze auf eine Antikoagulation verzichtet werden, es sei denn, es gibt absolute Kontraindikationen (Abb. 7.17, 7.18).

Das typische zerebrale Infarktmuster beim VHF ist wie bei fast allen kardiogenen Quellen multilokulär. Abb. 7 zeigt ein typisches MR-grafisches Muster, wie es z. B. im Rahmen einer „MRT-first-Strategie" oder auch im Rahmen eines (Mis-)matchings zwischen initialem CCT und dem folgenden cMRT im Rahmen der Notfalldiagnostik gewonnen werden kann (Abb. 7.19).

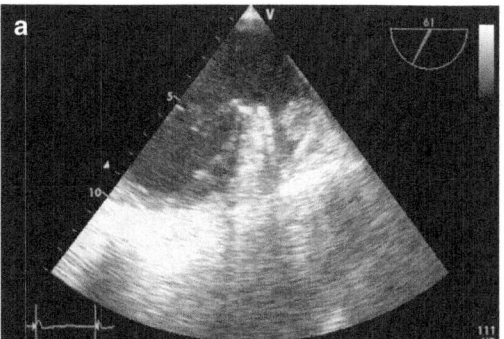
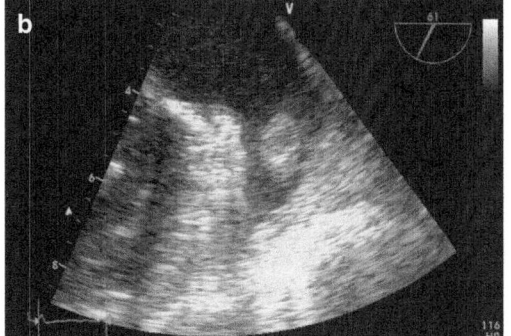
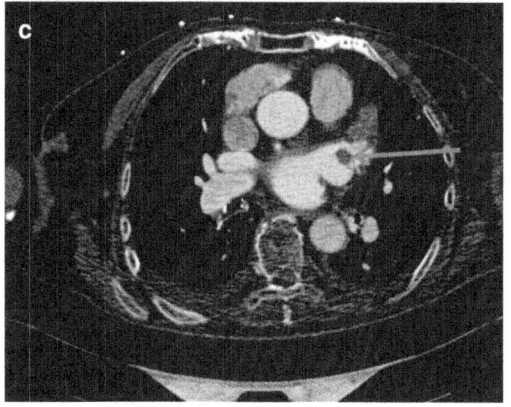

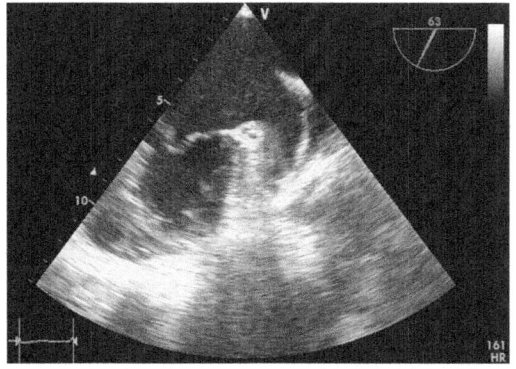

Abb. 7.17 Spontankontrast im LAA (Vorhofohr) als Vorläufer einer Thrombusmanifestation, (transösophageale Echokardiografie, TEE). (Litmathe 2018)

Abb. 7.18 LAA(Vorhofohr)-Thrombus in der transösophagealen Echokardiografie (TEE) und im Zoom (**a** und **b**). In **c** findet sich der gleiche Thrombus in der CT-Angiografie bereits als Verdachtsdiagnose im initialen Stroke-Programm in der Notaufnahme. (Litmathe 2018).

Komplikationen Neben dem zumeist multilokulären Embolieherden (s. oben) im Gehirn können einzelne, embolisch anmutende Gefäßverschlüsse (z. B. Karotisverschluss oder Mediaverschluss) imponieren. Ist die Atherosklerose in der sonstigen Bildgebung der CT-Angiografie eher gering ausgeprägt, deutet ein singulärer Gefäßverschluss auf ein embolisches Geschehen hin. Passagere Verlegungen kleinerer Äste, die sich

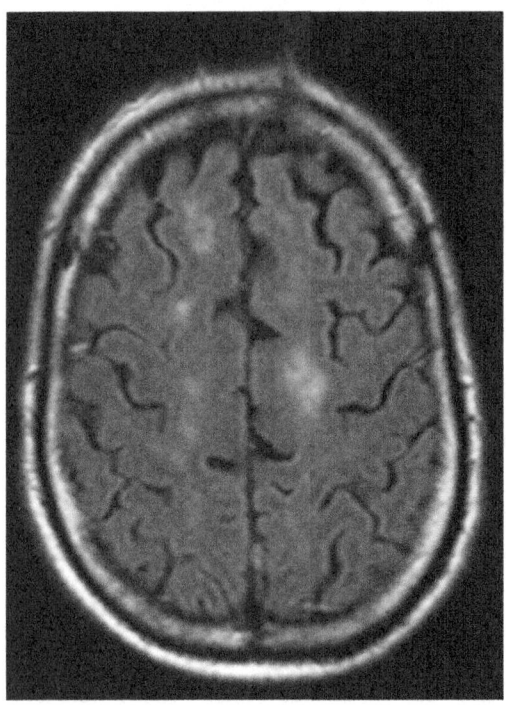

Abb. 7.19 MRT(Magnetresonanztomografie)-Befund mit multilokulären Ischämien, typisch bei Vorhofflimmern (VHF) und auch anderen kardiogenen Emboliequellen. (Litmathe 2018)

möglicherweise rasch und spontan wieder auflösen, können Symptome einer TIA provozieren. Nur etwa 20 % der Embolien, die durch VHF unterhalten werden, passieren den Aortenbogen und verlegen mesenteriale oder krurale Gefäße.

Weitere Komplikationen des VHF leiten sich im Wesentlichen aus der Frequenz ab: Mit steigender Frequenz (in der Regel ab 120 bpm) sinkt die Auswurfleistung langfristig auf dem Boden der verkürzten Diastolendauer und ferner auch der Tachymyopathie. Vor allem bei nicht ausreichender diastolischer Füllung der Koronargefäße sind AP(Angina pectoris)-Beschwerden möglich. Auch die fehlende Vorhofkontraktion an sich lässt die Vorwärtsfunktion der Ventrikel absinken.

Letztlich gilt, dass VHF „sich selbst unterhält": Je häufiger Episoden auftreten und je länger diese anhalten, desto wahrscheinlicher ist es, dass es zu weiteren Episoden kommt, die dann nicht selten in einem permanenten VHF münden.

Akuttherapie in Rettungsdienst und Notaufnahme Es stehen hier vor allem die Frequenzkontrolle und die möglichst frühzeitige Antikoagulation, sofern diese nicht ohnehin schon besteht, im Vordergrund. Bei Frequenzen von über 120 bpm sollte aus den oben genannten Gründen eine Frequenzkontrolle erfolgen: Metoprolol 5 mg als fraktionierte i.v.-Gabe unter Monitorkontrolle führen meist zum Erfolg. Magnesiumsulfat (10 %) als Kurzinfusion führt neben der Elektrolytoptimierung zumeist auch zu einer leichten Frequenzabnahme. Eine ausreichende Volumenfüllung, etwa durch kristalloide Lösungen ist zu beachten. Eine unmittelbare Kardioversion im Rahmen eines frischen Schlaganfalls sollte nicht durchgeführt werden. Hierzu ist in jedem Fall zuvor auszuschließen, dass Vorhofohrthromben vorliegen. Eine elektrische oder auch pharmakologische Kardioversion sollte schließlich nur unter Antikoagulationsschutz durchgeführt werden.

Oftmals besteht das Dilemma, dass bei gesicherter Diagnose von VHF nach einem Schlaganfall eine Antikoagulation eigentlich streng geboten wäre, jedoch die Infarktgröße eine Einblutungsgefahr suggeriert: In solchen Fällen muss individuell und unter Zuhilfenahme von Verlaufsbildgebungen (Konsolidierung der Defektzone, keine weitere Schwellung, u. U. eine neurochirurgische Intervention benötigt) entschieden werden, wann die Antikoagulation gestartet werden kann.

Insbesondere für den Rettungsdienst gilt auch weiterhin die permissive Hypertonie. Systolische RR-Werte von 190 mmHg sind aufgrund der Erhaltung ischämischer Randbezirke (Penumbra) zunächst akzeptabel. Dies gilt vor allem vor dem Hintergrund, dass etwa 80 % der Schlaganfälle, die im Rettungsdienst auftreten, ischämischer und nicht hämorrhagischer Genese sind

Persistierendes Foramen ovale (PFO) und andere kardiale Shuntverbindungen

In Autopsiestudien konnte gezeigt werden, dass etwa 27 % der Bevölkerung ein PFO aufweist. Hierbei nimmt die Shuntgröße im Laufe eines Lebens zu, denn die Fossa ovalis unterliegt mit zunehmendem Alter einer Streckung (Kaplan

1993). PFO können pathologisch anatomisch unterschiedliche Formen annehmen (Abb. 7.20).

Die Shuntgröße ist zwar für die kardiovaskuläre Hämodynamik eher von untergeordneter Bedeutung, kann aber für die Menge eines paradox embolisierenden Transitthrombus eine zentrale Rolle annehmen. Goldstandard in der Diagnostik ist die Echokardiografie. Der rein qualitative Nachweis einer Shuntverbindung auf Vorhofebene gelingt meist schon in der transthorakalen Darstellung, das TEE ist jedoch für den morphologischen Nachweis des PFO und dem Ausmaß der Septumauslenkung bei möglicherweise hypermobilem Septum unerlässlich. Zum Einsatz kommt agitierte Blut-/Kochsalzlösung, die über einen möglichst zentralen rechtsseitigen i.v.-Zugang unter Ruhe- und auch Valsalva-Bedingungen appliziert wird. Die Abb. 7.21, 7.22, 7.23, 7.24 und 7.25 zeigen hierzu verschiedene Beispiele.

In der Notaufnahme sind vor allem folgende Fragen, die an ein PFO als embolievermittelnde Quelle denken lassen, von Bedeutung:

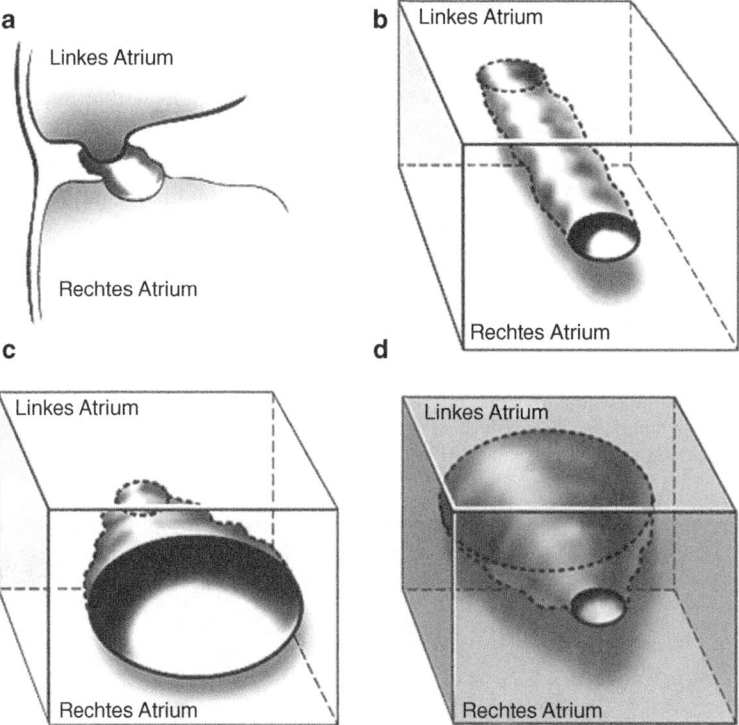

Abb. 7.20 Verschiedene Defektformen beim PFO. (Litmathe 2018). **a** und **b**: tubuläre Defektform, **c** und **d**: ovuläre Defektform

- Gibt es Hinweise auf eine tiefe Venenthrombose (TVT), wie etwa lange Flugreisen, Tumorleiden in der Anamnese, bekannte Thrombophilien, Immobilisierungen, vor allem im Bereich des oberen Sprunggelenks, Einnahme von Kontrazeptiva (vor allem im Zusammenhang mit Nikotinabusus). Der Wells-Score gibt hierüber Auskunft (Tab. 7.5):

Bei Punktwerten von 2 oder mehr ist die Diagnose einer TVT wahrscheinlich.

Zusätzlich helfen mit Blick auf eine paradoxe Embolie folgende Fragen weiter:

- Gab es im Vorfeld Valsalva-Situationen (z. B. starkes Pressen) als auslösende Momente, die einen Transit eines Thrombus über ein mögliches PFO befördern?
- Gibt es eine familiäre Thromboseneigung?
- Gibt es zusätzlich Hinweise auf eine Lungenembolie, d. h. sind Anteile eines möglichen Transitthrombus nicht paradox ins pulmonale Stromgebiet embolisiert?
- Ist das Emboliemuster typisch kardiogen (s. oben)?

Ist ein PFO die wahrscheinlichste Ursache einer zerebralen Ischämie, sollte zur Rezidivprophylaxe zunächst eine therapeutische Antikoagulation begonnen werden. Diese ist zu einem frühen Zeitpunkt im Sinne einer Güterabwägung der zerebralen Infarktgröße vor dem Hintergrund einer Einblutungsgefahr (siehe oben) gegenüberzustellen. Sekundär kann ein interventioneller PFO-Verschluss mithilfe eines PFO-Okkluders erwogen werden. Dies gilt vor allem dann, wenn – etwa bei jüngeren Patienten – von einer dauerhaften Antikoagulation Abstand genommen werden soll.

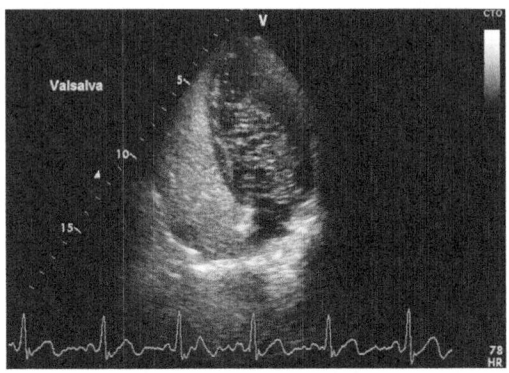

Abb. 7.21 Deutlicher Kontrastmittelübertritt vom rechten zum linken Atrium unter Valsalva. Transthorakale Echokardiografie, Vierkammerblick. (Litmathe 2018)

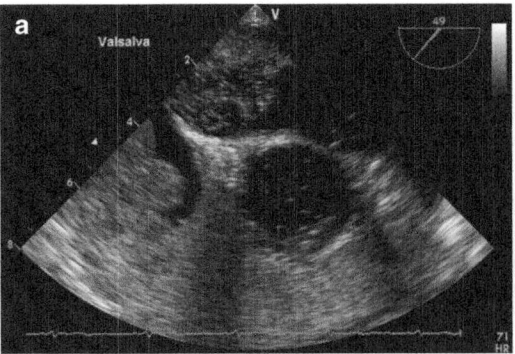 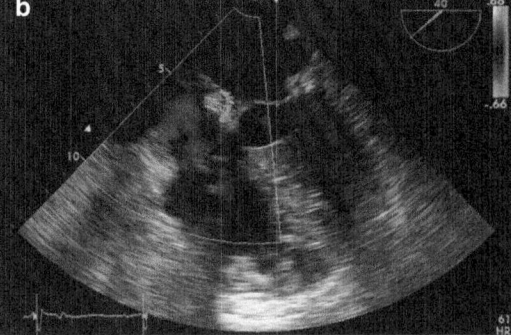

Abb. 7.22 a TEE(transösophageale Echokardiografie)-Befund mit Kontrastmittelübertritt zwischen rechtem und linkem Atrium. **b** Interatrialer Farbjet in typischer PFO(persistierendes Foramen ovale)-Position. (Litmathe 2018)

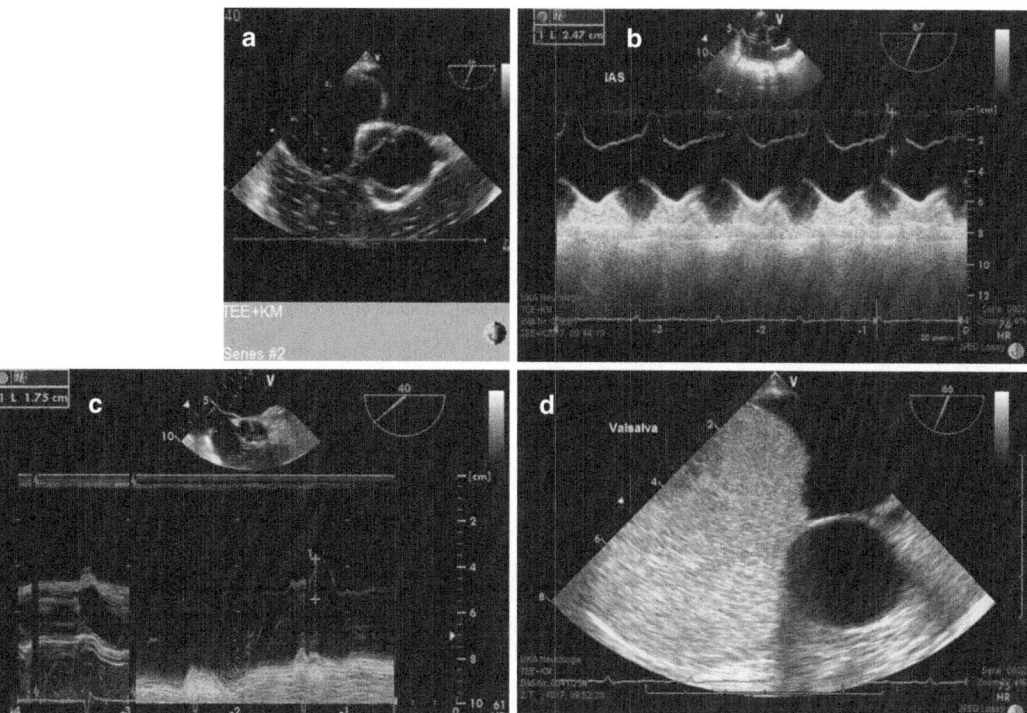

Abb. 7.23 Hypermobiles interatriales Septum mit M-Mode-Befunden zur Bestimmung der maximalen Exkursion beim Septumaneurysma. **a** Darstellung des interatrialen Septums im B-Bild. **b** darstellung des interatrialen Septum im M-mode mit Berechnung der Auslenkung. **c** Darstellung der Septumauslenkung in leicht geänderter Anlotung. In **d** ist ein massiv hypermobiles Septum, jedoch ohne Kontrastmittelübertritt vom rechten zum linken Atrium zu sehen. (Litmathe 2018)

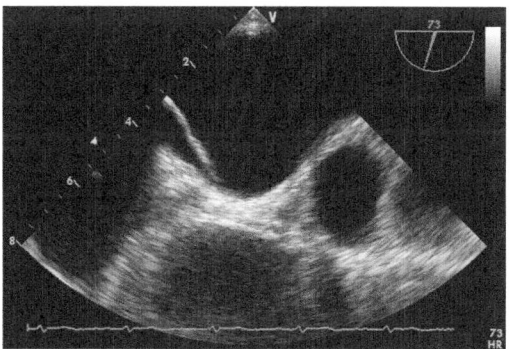

Abb. 7.24 Deutliche Überlappung zwischen Septum primum und Septum secundum im Sinne einer Pouchbildung. TEE(transösophageale Echokardiografie)-Befund. (Litmathe 2018)

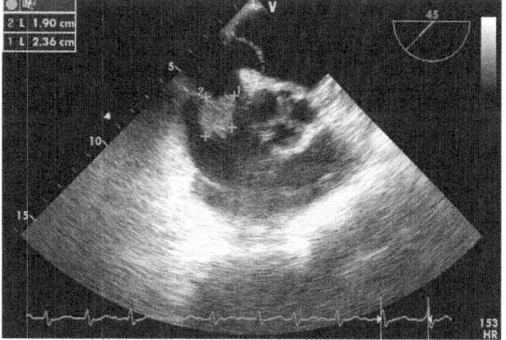

Abb. 7.25 Rechtsatrialer Thrombus als möglicher „Transitthrombus" für eine paradoxe Embolie bei einem Patienten mit gleichzeitig bestehendem persistierenden Foramen ovale (PFO). Gut zu sehen ist auch das interatriale Septumaneurysma. (Litmathe 2018)

Auch andere kardiale Shuntverbindungen (z. B. Atriumseptumdefekt, ASD, vom Primum- oder Sekundumtyp; Ventrikelseptumdefekt, VSD) können prinzipiell ähnliche Emboliemechanismen unterhalten. Dies gilt auch für extrakardiale, vor allem herznahe Shuntverbindungen wie etwa pulmonale arteriovenöse(AV)-Malformationen. Das PFO ist aber aufgrund der sehr hohen Prävalenz in der Weltbevölkerung hier die dominierende Ursache.

Tab. 7.5 Ermittlung des Wells-Score zur tiefen Venenthrombose (TVT)

Charakteristikum	Punktwert
Vorliegen einer aktiven malignen oder in den vergangenen 6 Monaten kurierten Tumorerkrankung	1
Umfangsdifferenz des *Unterschenkels* > 3 cm im Seitenvergleich (10 cm unterhalb der *Tuberositas tibiae* gemessen)	1
Erweiterte oberflächliche *Kollateralvenen* auf der betroffenen Seite	1
Entlang der Venen lokalisierte *Schmerzen* im Bein	1
Schwellung des gesamten Beins	1
Palpables *Ödem* auf der betroffenen Seite	1
Paralyse, Parese oder *Immobilisation* der unteren *Extremitäten*	1
Bettruhe für mehr als 3 Tage, oder größerer operativer Eingriff in den letzten 3 Monaten	1
TVT-Vorgeschichte	1
Andere Diagnosen ebenso wahrscheinlich	-2

Infektiöse Endokarditis (IE)
Bei Patienten mit folgenden spezifischen Risikofaktoren, die ein typisch kardioembolisches zerebrales Infarktmuster zeigen, sollte differenzialdiagnostisch dringend eine infektiöse Endokarditis (IE) als Ursache bedacht werden:

- Implantierte Herzklappenprothesen oder rekonstruktives Material (z. B. Mitralklappenring)
- i.v.-Drogenabusus
- Z. n. Endokarditis
- Z. n. rheumatischem Fieber
- Kongenitale Vitien, vorgeschädigte Herzklappen

Goldstandard der Diagnostik ist erneut die Echokardiografie. Zunächst kann bei einer suggestiven Verdachtsdiagnose bereits in der Notaufnahme ein TTE angefertigt werden. Die Sensitivität dieser Untersuchungsmethode zur Detektion endokarditistypischer Zusatzstrukturen beträgt bei guten Untersuchungsbedingungen bis zu 70 %. Eine folgende TEE-Untersuchung ist in den meisten Fällen jedoch notwendig. Die Diagnosesicherung der IE mithilfe zusätzlicher klinischer Kriterien erfolgt in Anlehnung an die Kriterien der DKG (DGK – Deutsche Gesellschaft fur Kardiologie 2015) wie folgt (Tab. 7.6):

Tab. 7.6 Diagnosesicherung der infektiösen Endokarditis (IE). (Nach Litmathe 2018)

Klassifikation	Territorial			
Zirkulation	Vordere	Hintere Infratentoriell	Supratentoriell	Lakunär
Gefäße	A. carotis interna A. cerebri media	A. vertebralis A. basilaris	A. cerebri posterior	Perforierende, tiefe Marklagerarterien
Motorische Störung				
Hemiparese	+	+		++
Tetraparese		++++		
Monoparese				
Gesicht	+	++		+
Arm/Hand	+++			+
Bein/Fuß	+	+		+
Gekreuzte[a] Paresen		++++		
Koordinationsstörung				
Extremitätenataxie		++		++

7 Ischämischer Schlaganfall

Tab. 7.6 (Fortsetzung)

Klassifikation	Territorial			
Zirkulation	Vordere	Hintere Infratentoriell	Supratentoriell	Lakunär
Gangataxie		+++		+
Sensibilitätsstörungen				
Hemisymptomatik	+		++	++
Monosymptomatik				
Gesicht	+	++	+	++
Arm/Hand	++		++	+
Bein/Fuß	+	+	+	+
Sog. gekreuzte Symptomatik[a]		++++		
Sehstörungen				
Visus/Gesichtsfelder				
Monokulär	++++			
Homonym-hemianop	+		+++	
Bilateral/kortikal		++	++	
Diplopie	+	++++		
Sprachstörungen				
Aphasie	++++		+	
Sprechstörungen				
Dysarthrie	+	++		++
Schluckstörungen				
Dysphagie		++		++
Bewusstseinsstörung (quantitativ)				
Schwindel, Vigilanzstörung	+	+++		

[a]Ipsilaterale Hirnstammsymptomatik und kontralaterale Extremitätensymptomatik

Die Abb. 7.26, 7.27, 7.28, 7.29 zeigen typische Echo-Darstellungen (TTE und TEE) von Befunden bei Patienten mit IE, die mit einer zerebralen Ischämie notfallmäßig vorgestellt wurden:

Die therapeutischen Ansätze richten sich zunächst ebenfalls nach den aktuell gültigen Leitlinien der DKG (DGK – Deutsche Gesellschaft fur Kardiologie 2015) und bestehen zunächst aus einer adäquaten Initialtherapie. Kann die Diagnose bereits in der Notaufnahme gesichert werden, sollte auch bereits dort mit der Antibiose begonnen werden. Tab. 7.7 zeigt hierfür die leitliniengerechte Substanzwahl (Unterscheidung zwischen Prothesenträgern und bei Nativklappen!) für schwer erkrankte Patienten vor Identifizierung des Erregers:

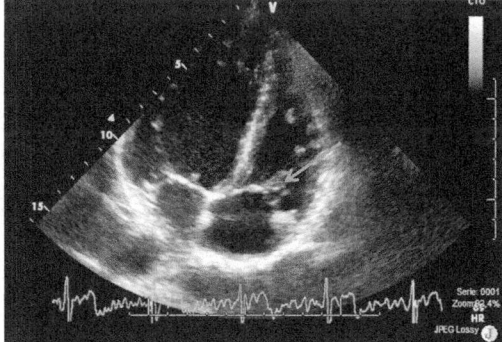

Abb. 7.26 Dringender TTE(transthorakale Echokardiographie)-Verdacht einer endokarditistypischen Zusatzstruktur am vorderen Mitralklappen(MK)-Segel. (Litmathe 2018)

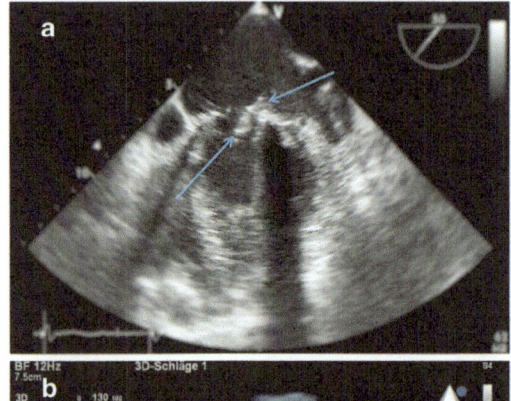

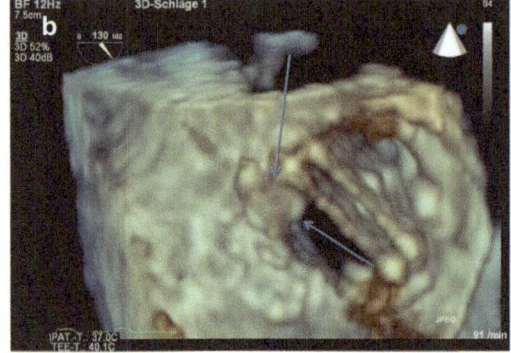

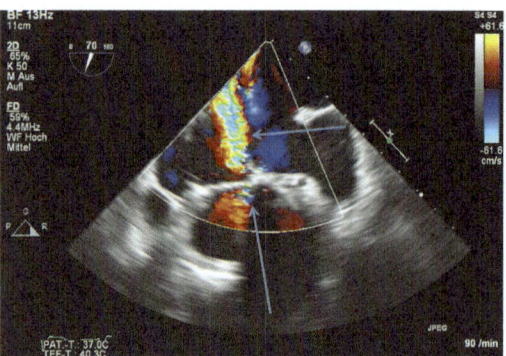

Abb. 7.28 Paravalvuläres Leck bei Mitralklappen(MK)-Prothesenendokarditis. (Litmathe 2018)

Abb. 7.27 a TEE(transösophageale Echokardiografie)-Übersicht einer klinisch fulminanten Mitralklappen(MK)-Prothesenendokarditis, **b** entsprechendes 3D-TEE. (Litmathe 2018)

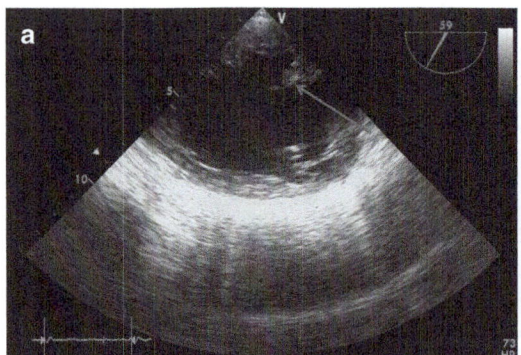

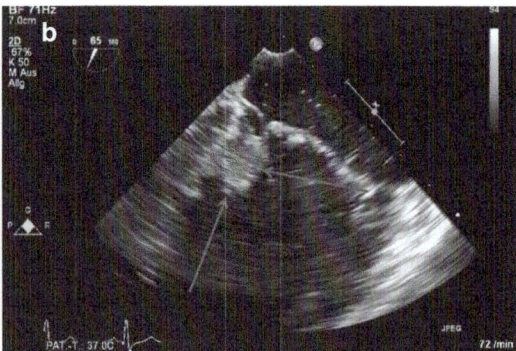

Abb. 7.29 a Subvalvuläre Endokarditis mit Kontakt zum Papillarmuskelapparat. **b** Zunehmende Größe der subvalvulären Struktur unter testgerechter Antibiose bei einem 31-jährigen Patienten mit Zahnwurzelgranulomen und klinisch subakuter Endokarditis. (Keimnachweis aus der HACEK-Gruppe. (Litmathe 2018)

Tab. 7.7 Kalkulierte Initialtherapie der IE bei schwer erkrankten Patienten vor Identifizierung des Erregers (nach DGK 2015)

Antibiotikum	Dosierung, Art der Applikation
Nativklappenendokarditis, ambulant erworben oder Prothesenendokarditis nach 12 Monaten oder länger postoperativ	
Ampicillin plus Flucloxacillin plus Gentamicin	12 g/Tag i.v. in 4–6 Einzeldosen 12 g/Tag i.v. in 4–6 Einzeldosen 3 mg/kg KG/Tag i.v. als Einmalgabe
Vancomycin plus Gentamicin	30–60 mg/kg KG/Tag i.v. in 2–3 Einzeldosen 3 mg/kg KG/Tag i.v. als Einmalgabe
Prothesenendokarditis binnen 12 Monaten postoperativ oder nosokomial oder nichtnosokomial mit der Krankenversorgung assoziierte Endokarditis	
Vancomycin plus Gentamicin plus Rifampicin	30 mg/kg KG/Tag i.v. in 2 Einzeldosen 3 mg/kg KG/Tag i.v. als Einmalgabe 900–1200 mg/Tag i.v. oder oral in 2–3 einzelnen Dosierungen

KG Körpergewicht

Im Verlauf muss geklärt werden, ob eine herzchirurgische Vorstellung notwendig wird. Dies kann je nach Größe des Befundes (z. B. bei großen Vegetationen und bei alterierten Klappenprothesen (z. B. paravalvuläre Leckagen) bereits von der Notaufnahme ausgehen.

Besonders problematisch sind infektiöse, embolisch verschleppte Vegetationen, die zerebral ihrerseits möglicherweise neue Abszedierungen unterhalten. Auch die oftmals laufende Antikoagulation (z. B. bei Prothesenträgern) ist bei einblutungsgefährdeten zerebralen Ischämie oft ein schmaler Grat.

Intraventrikuläre Thrombusformationen
Besonders als Komplikation nach einem Vorderwandinfarkt kann es zur Ausbildung eines muskulären linksventrikulären Aneurysmas kommen. Da solche Myokardbezirke in der Regel avital sind und somit nicht an der normalen Kontraktionsarbeit teilnehmen, ist hier eine Thrombusbesiedlung, die wiederum eine hochgradige Emboliequelle nach zerebral repräsen-

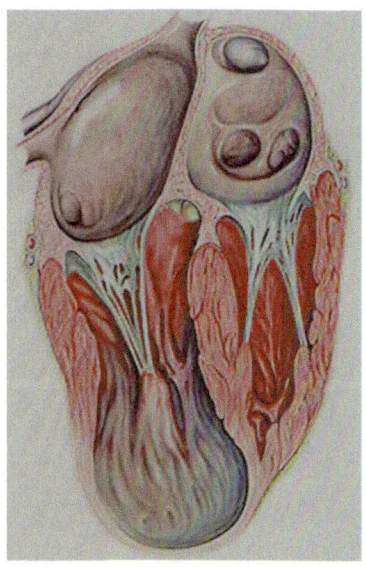

Abb. 7.30 Schematische Darstellung eines LV(Linker Ventrikel)-Apexaneurysmas wie nach Vorderwandinfarkt. Hier noch ohne Thrombusbesiedlung. (Litmathe 2018)

tiert, praktisch vorprogrammiert. Die myokardiale Prädelektionsstelle für diese Pathologie ist zumeist der Apex cordis (Abb. 7.30)

Die Diagnose kann per Echokardiografie gestellt werden. Methode der Wahl ist hier die transthorakale Echokardiografie, die bei ausreichender Bildauflösung akinetische Myokardbezirke im 17-Segment-Modell analysiert. Darüber hinaus ist die Untersuchung bei unklaren Nativbefunden durch eine Untersuchung mit lungengängigem Kontrastmittel zu ergänzen, die im Falle eines Thrombus dann die typische Kontrastaussparung zeigt (Abb. 7.31, 7.32).

Bei Diagnosesicherung eines LV-Thrombus ist eine therapeutische Antikoagulation indiziert. Auch hier kann im akuten Schlaganfall in der Notaufnahme zunächst die Tragweite der Entscheidung vor dem Hintergrund der zerebralen Einblutungsgefahr insbesondere in Fällen noch nicht vollständiger Stroke-Demarkierung kaum festgestellt werden. Somit ist in der Akutsituation einer solchen Erstdiagnose im Kontext Stroke oftmals ein abwartendes Verhalten geboten. Grundsätzlich eignen sich Heparine und im

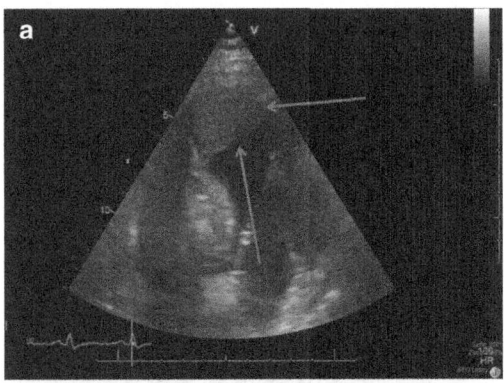

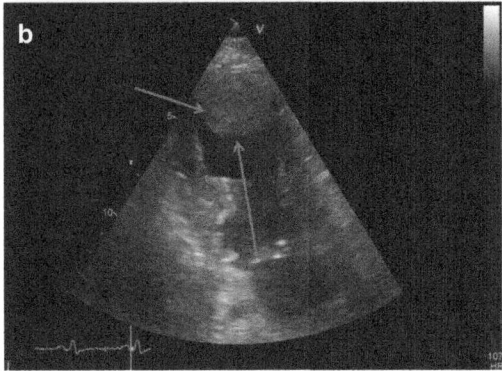

Abb. 7.31 a, b Großer apikaler Thrombus des linken Ventrikels (LV) nach Vorderwandinfarkt. Echokardiografische Basisuntersuchung. (Litmathe 2018)

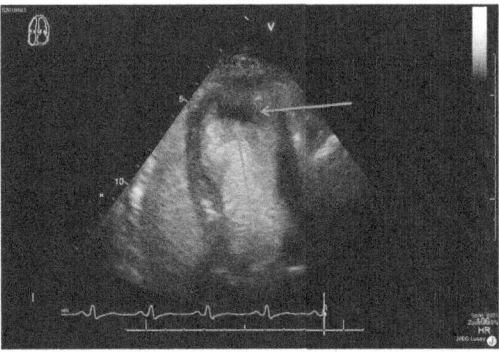

Abb. 7.32 Kontrastechokardiografie mit Kontrastaussparung im Spitzenbereich des linken Ventrikels (LV) suggestiv für einen Thrombus. (Litmathe 2018)

Langzeitverlauf auch Vitamin-K-Antagonisten. DOAC haben sicher günstige Eigenschaften, sind jedoch im Rahmen dieser Indikation in der Behandlung nicht zugelassen.

Kardiale Tumoren
Kardiale Tumoren können prinzipiell alle 4 Kavitäten betreffe, sind aber als zerebrale Emboliequelle (von einem PFO einmal abgesehen) eher auf der linken Seite von Interesse. Die Häufigkeitsverteilung in einem chirurgischen Patientenklientel nach Hoffmeier zeigt in der überwiegenden Anzahl der Fälle benigne Tumoren. Myxome sind hier mit über 50 % die häufigsten Vertreter bei einer Entität von insgesamt nur 0,02 % für alle kardialen Tumoren (Hoffmeier et al. 2014) (Abb. 7.33).

Der bevorzugte Sitz eines Myxoms ist in über 70 % der Fälle linksatrial und somit als Schlaganfallquelle von größter Relevanz. Familiäre Häufungen von Myxomen sind bekannt. Die Emboliequote beträgt in klinischen Untersuchungen 33 % (Abu Abeeleh et al. 2017). Die Verdachtsdiagnose wird echokardiografisch gestellt. Bei großen Befunden ist dies meist schon durch das TTE möglich. Die echokardiografische morphologische Abgrenzung zu einem linksatrialen Thrombus ist jedoch allenfalls indirekt möglich: Das Myxom geht in der Regel von der Fossa ovalis aus und hat somit Kontakt zum interatrialen Septum. Zudem liegt meist eine gestielte Struktur zugrunde. Frauen sind etwas häufiger betroffen. Bevor die Indikation zur operativen Entfernung gestellt wird, sollte eine sichere Abgrenzung zu einer thrombotischen Formation ermöglicht werden. Dies kann durch eine probatorische Gabe von Vitamin-K-Antagonisten in therapeutischer Dosis, z. B. über einen Zeitraum von 3 Monaten gelingen: Wird die Struktur in echokardiografischen Verlaufskontrollen kleiner, so handelt es sich sehr wahrscheinlich um einen Thrombus.

Abb. 7.33 Häufigkeitsverteilung kardialer Tumoren nach Hoffmeier. (Hoffmeier et al. 2014)

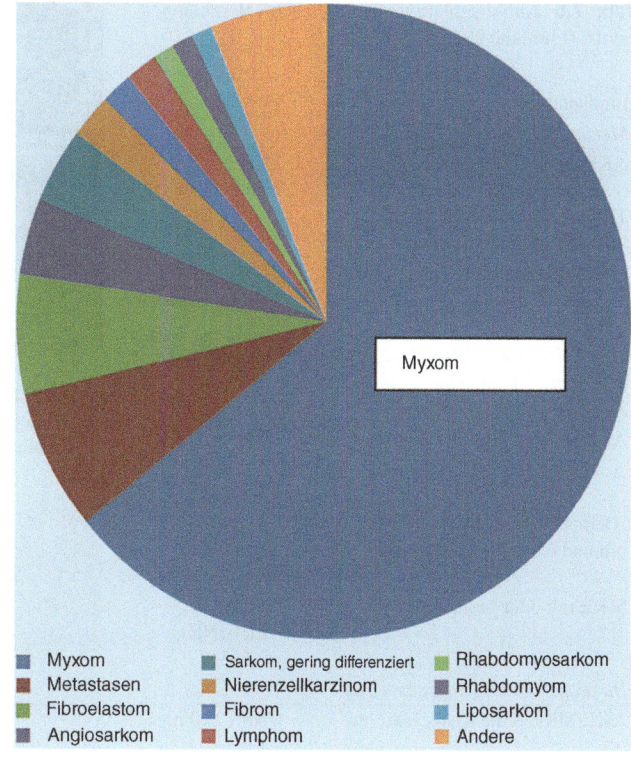

Z. n. Herzklappenersatz/-rekonstruktion

Ist der Patient Träger einer Herzklappenprothese, so kann durch thrombotische Auflagerungen eine Emboliequelle entstehen. Die Vermutung im Rahmen der notfallmäßigen Erstversorgung, dass ein Patient Prothesenträger sein könnte, zeigt der Blick auf eine mögliche Sternotomienarbe. Auch wenn das Risiko thrombotischer Komplikationen bei mechanischen Prothesen deutlich höher ist, so ist dieses bei biologischen Prothesen und rekonstruktivem Material (z. B. Klappenringe) nicht gleich null. Besonders kritisch sind Bridging-Situationen insbesondere im Rahmen von längerfristigem Auslass der Therapie mit Vitamin-K-Antagonisten. Besonders problematisch sind implantierte Mitralklappen oder ein Z. n. Doppelklappenersatz. Tab. 7.8 zeigt Zielwerte des INR bzw. der PTT für alle Prothesentypen im früh postoperativen sowie im Langzeitverlauf, die normalerweise angestrebt werden.

Werden diese Werte nicht ausreichend erzielt, ergeben sich Fehler im Bridging (z. B. durch unzureichendes Monitoring) oder gerät der Patient in sonstige kritische Situationen (z. B. anderweitige schwere Erkrankung, die eine zuverlässige Einnahme erschwert, Ernährungsumstellung, die die Cumarinwirkung einschränkt), ist das Thrombose- und somit auch das Embolierisiko erhöht. Die Inzidenz der linksseitigen Klappenthrombose beträgt pro Patientenjahr zwischen 0,5 und 8 % (Cevik et al. 2010; Tong 2011).

Die Diagnose wird zunächst per Echokardiografie, in der Regel als TEE angestrebt. Kann bildmorphologisch kein direkter Thrombusnachweis erbracht werden, ist eine Erhöhung des Flussgradienten über einer Klappenprothese wegweisend (Abb. 7.34 und 7.35). Im weiteren Verlauf kann per Durchleuchtung auch die Beweglichkeit von Prothesenflügeln dargestellt werden (Abb. 7.36, 7.37, 7.38).

Tab. 7.8 Antikoagulationsregime nach Herzklappenersatz. (Litmathe 2018)

Implantation	Medikament, Dosierung
Mechanische Prothesen früh postoperativ	
AKE mit und ohne Risikofaktoren (z. B. VHF, stattgehabte Thrombembolie, erhebliche linksatriale Dilatation)	Heparin i.v., Ziel-PTT ca. 60 s
MKE mit oder ohne Risikofaktoren	Heparin i.v., Ziel-PTT ca. 80 s
Mechanische Prothesen im Langzeitverlauf, d. h. nach 3-monatiger oraler Antikoagulation mit Cumarinen, Ziel-INR 2,5–3,5	
AKE mit und ohne Risikofaktoren	Cumarin, Ziel-INR 2,5–3,0
AKE als Monokippscheibenprothese mit und ohne Risikofaktoren	Cumarin, Ziel-INR 2,5–3,5
MKE mit oder ohne Risikofaktoren	Cumarin, Ziel-INR 2,5–3,5
Bioprothesen im Langzeitverlauf	
AKE/MKE ohne Risikofaktoren	ASS 100 mg/Tag
AKE mit Risikofaktoren	Cumarin, Ziel-INR 2,0–3,0
MKE mit Risikofaktoren	Cumarin, Ziel-INR 2,5–3,5

AKE Aortenklappenersatz, *MKE* Mitralklappenersatz, **VHF** Vorhofflimmern, *INR* International Normalized Ratio, *PTT* partielle Thromboplastinzeit, *ASS* Acetylsalicylsäure

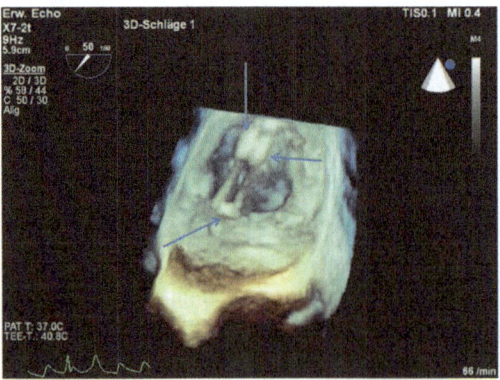

Abb. 7.34 Thrombotisches Zusatzmaterial an einem mechanischen Aortenklappenersatz (AKE), 3D-TEE(transösophageale Echokardiografie), (Litmathe 2018)

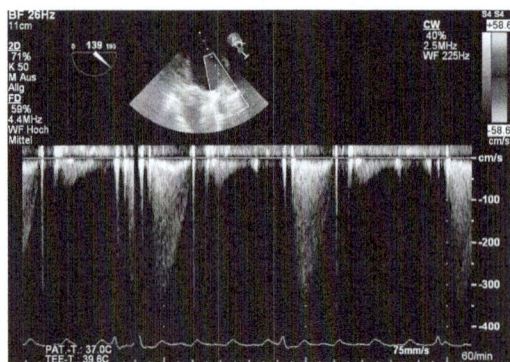

Abb. 7.35 Transprothetischer deutlich erhöhter Gradient als indirekter Hinweis der Klappenthrombose beim gleichen Patienten. (Litmathe 2018)

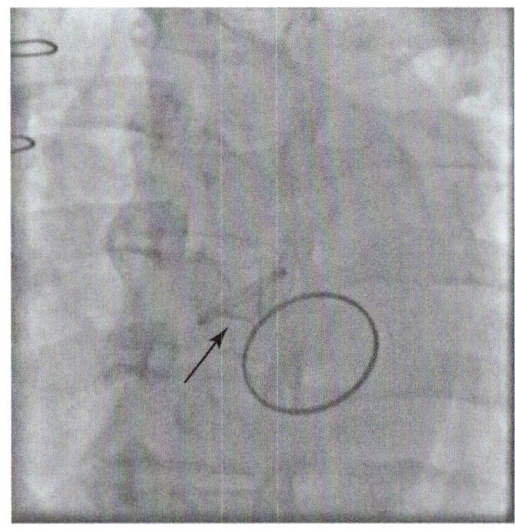

Abb. 7.36 Öffnungsbehinderung des posterioren Prothesenflügels bei mechanischem Aortenklappenersatz, AKE (Z. n. Doppelklappenersatz), Durchleuchtung. (Litmathe 2018)

Thrombogener Aortenbogen, Aortendissektion

Der Aortenbogen an sich kann im Falle mobiler Plaques als Emboliequelle in Betracht kommen. Diese können sich spontan ablösen oder die Ablösung kann durch Intervention „begünstigt" werden (s. unten). Das TEE ist Mittel der Wahl, um atherosklerotische Zusatzstrukturen im Aortenbogen darzustellen. Oftmals finden sich diese auch schon in der initialen Stroke-Diagnostik im Zuge der CT-Angiografie (Abb. 7.39 und 7.40), bei der der Aortenbogen meist mit abgebildet ist.

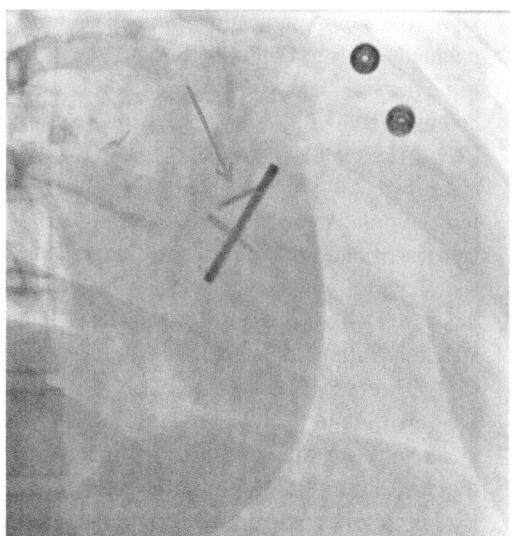

Abb. 7.37 Öffnungsbehinderung eines Mitralklappenersatz(MKE)-Prothesenflügels, Durchleuchtung. (Litmathe 2018)

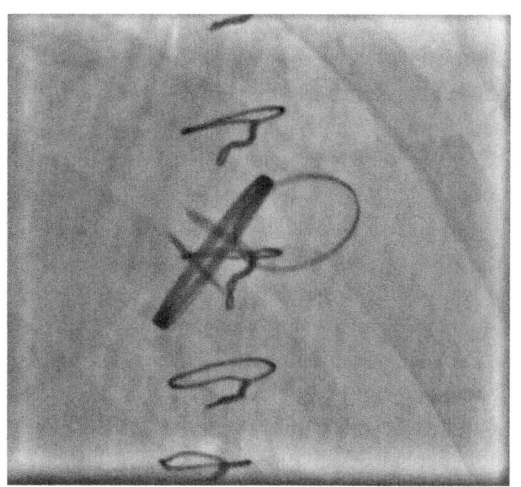

Abb. 7.38 Regelrechte Mitralklappenersatz(MKE)-Öffnungsbewegung, Z. n. Doppelklappenersatz, Durchleuchtung. (Litmathe 2018)

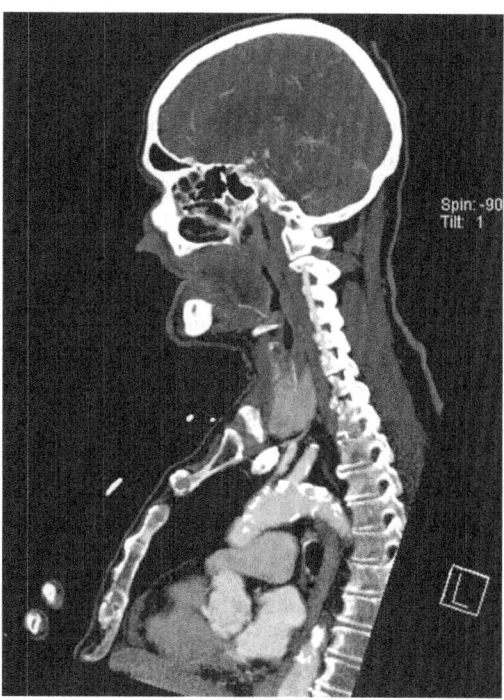

Abb. 7.39 Computertomografie(CT)-Angiografie mit atheromatösem Aortenbogen, Bildgebung im Stroke-Workout erhoben. (Litmathe 2018)

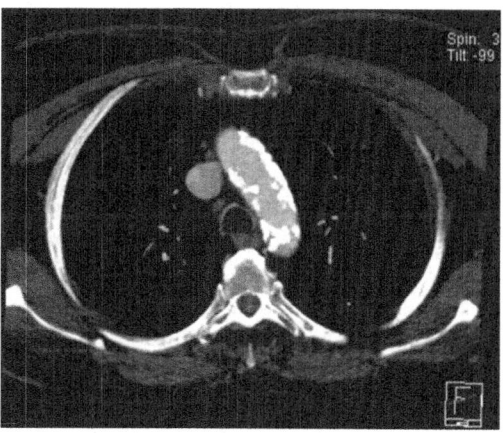

Abb. 7.40 Transversalschnitt Thorax- Computertomografie(CT) mit erheblich thrombogen kalzifiziertem Aortenbogen. (Litmathe 2018)

Im Rahmen von Aortendissektionen ist der Schlaganfall oft nur Epiphänomen des eigentlich zugrunde liegenden Krankheitsbildes. Von Interesse sind hier vor allem Stanford-A-Dissektionen mit einem Intimaeinriss innerhalb des Perikards. Hier kann eine Beteiligung der Karotiden auftreten, die entweder selbst von der Dissektion betroffen sind oder die durch die raumfordernde Wirkung der Hämatombildung verlegt werden. Im Falle einer Stanford-A-Dissektion besteht eine herzchirurgische Notfallindikation zur Operation des Aorta-ascendens-Ersatzes.

Kasuistiken

1) Ein 47-jähriger Patient wird vom Reinigungspersonal in seinem Hotelzimmer liegend und kaum ansprechbar vorgefunden. Es wird umgehend der Rettungsdienst verständigt. In der initialen FAST-Untersuchung zeigt sich schnell eine motorische Aphasie und eine linksseitige Halbseitensymptomatik. Ferner besteht ein Herdblick nach rechts im Sinne eines vollständigen Mediasyndroms rechts. Der Blutdruck beträgt 190/100 mmHg und wird vom Rettungspersonal im Sinne der permissiven Hypertonie nicht gesenkt. Der Patient wird umgehend in eine Notaufnahme mit anliegender Stroke Unit transportiert. Das Zeitfenster ist aufgrund der Auffindesituation unklar. In der initialen Diagnostik zeigt sich ein bereits demarkierter Mediainfarkt rechts mit Verschluss im M1-Segment in der CT-Angiografie. Die weitere Aufarbeitung ergibt, dass der Handelsreisende vor 2 Tagen nach einem Interkontinentalflug von 10 h im Hotel eingetroffen war. Das linke Bein ist geschwollen, sodass der dringende Verdacht auf eine TVT besteht. Im TEE findet sich ein großes PFO mit massivem Übertritt agitierter Kochsalzlösung vom rechten ins linke Atrium. Aufgrund der vollständigen Demarkierung des Infarktes kann von der Notaufnahme aus keine Intervention wie systemischer Lyse oder Thrombektomie gestartet werden. Nach Abwarten der maximalen Schwellung des Infarktes und somit Eingrenzung einer sekundären Einblutungsgefahr wird mit der Antikoagulation zunächst mittels i.v.-Heparin begonnen. Später erfolgt die Umstellung auf ein DOAC. Nach intensiver Physiotherapie und Rehabilitation wird der Patient einem interventionellen PFO-Verschluss zugeführt.

2) Ein 69-jähriger Patient kommt selbstständig in die Notaufnahme und berichtet, vor einigen Stunden eine ca. 45-minütige Wortfindungsstörung gehabt zu haben. Dies sei schon öfter aufgetreten, aber meist nach kurzer Zeit spontan wieder verschwunden. Die initiale CCT-Diagnostik zeigt mehrere multilokuläre, komplett demarkierte Herde auf beiden Seiten. Die zusätzlich durchgeführte MRT zeigt keine frischen Anteile. Im Rahmen der Aufnahmediagnostik fällt im EKG auf, dass VHF mit einer Frequenz von 120 bpm vorliegt. Bei einem CHA_2DS_2VASC-Score (Alter, zusätzliche arterielle Hypertonie, früherer Stroke, siehe Tab. 7.3) von 4 wird umgehend bei bereits komplett demarkierten und keinen neuen Herden in der MRT mit der Antikoagulation mit Heparin i.v. begonnen. Diese wird später auf ein DOAC umgestellt. Nach ebenfalls späterer Aufarbeitung im TEE, bei dem ein LAA-Thrombus ausgeschlossen werden kann, wird unter Antikoagulationsschutz eine elektrische Kardioversion in Kurznarkose durchgeführt. Zum Rhythmuserhalt wir ein kardioselektiver β-Blocker verordnet. Die Antikoagulation wird dauerhaft fortgeführt und das kardiovaskuläre Risikoprofil durch RR-Einstellung behandelt.

Schlaganfälle in Zusammenhang mit kardiologischen/kardiochirurgischen Eingriffen

Wird ein Patient mit einer akuten Neurologie in die Notaufnahme gebracht, der zuvor einen (kardiologisch) interventionellen Eingriff durchlaufen hat, ist u. U. am Ort des Eingriffs keine Stroke-Unit vorhanden. Der diagnostische Algorithmus läuft nach dem gleichen Grundprinzip ab, wie beim Ischämieverdacht ohne vorhergehenden Eingriff. Wird die Indikation zur Lyse noch in der Notaufnahme gestellt, so ist ein möglicherweise unmittelbar zuvor stattgehabtes Loading mit Thrombozytenfunktionshemmern zu bedenken. Risikofaktoren, die im Rahmen kardiologischer oder kardiochirurgischer Eingriffe eine zerebrale Ischämie begünstigen sind:

- Verkalkungen des Aortenbogens (s. oben): hier besteht die Gefahr der iatrogenen Mobilisierung von Kalkplaques durch den Katheter oder im Rahmen der chirurgischen Kanülierung der Aorta.
- Passieren einer stark kalzifizierten Aortenklappe
- Operationen an einer stark verkalkten Aortenklappe mit unzureichender Entfernung der Kalzifikationen (Abb. 7.41)

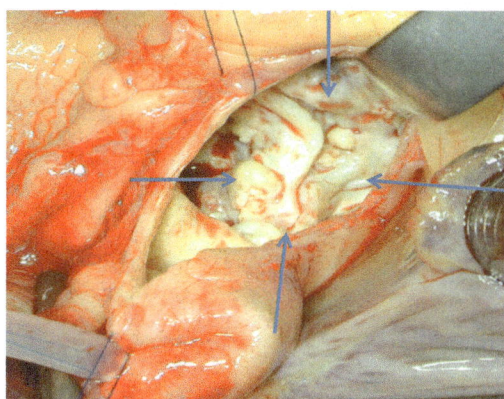

Abb. 7.41 Intraoperativer Situs (Draufsicht bei längseröffneter Aorta) bei stark kalzifizierter Aortenklappenstenose mit biskuspidalisierter Klappe mit hohem Risiko einer periprozeduralen Embolie. (Litmathe 2018)

- Unzureichende Entlüftung nach Eingriffen die mit einer Eröffnung der Herzhöhlen einhergehen und mit der Herz-Lungen-Maschine (HLM) durchgeführt wurden.
- Lange Perfusionszeiten an der HLM, die aufgrund von niedrigem mittleren arteriellen Druck und nonpulsatilem Flow hämodynamische Infarkte begünstigen.
- Provokationen von Dissektionen im Bereich des Aortenbogens, die sich auf die Karotiden auswirken.

▶ **Zusammenfassung**
- Nach den TOAST-Kriterien, von denen bereits zu Beginn dieses Gesamtkapitels die Rede war, ist etwa jeder 4. Schlaganfall ischämischer Natur kardioembolischer Genese.
- Für den Notfallmediziner ergibt sich im Rettungsdienst zunächst bei der überwiegenden Anzahl ischämischer Schlaganfälle das Grundprinzip der permissiven Hypertonie. Diese sollte auch in der Notaufnahme bis zum Beweis einer Blutung fortgeführt werden.
- Wesentlicher Bestandteil des Stroke-Workout ist die Echokardiografie. Diese ist in der Initialphase als TTE bereits in der Notaufnahme möglich und muss in vielen Fällen durch ein TEE ergänzt werden.

- Häufigste Entität beim kardioembolischen Schlaganfall ist das VHF. Weitere wichtige Ursachen sind in diesem Kontext: PFO, Endokarditis, intraventrikuläre Thromben und Tumoren sowie Erkrankungen des Aortenbogens bzw. der Aorta ascendens.
- In vielen Fällen zieht die Erstdiagnose eines kardioembolischen Schlaganfalls die Notwendigkeit einer systemischen Antikoagulation nach sich. Hier muss vor dem Hintergrund einer Einblutungsgefahr in frisch infarziertes Hirngewebe sorgsam der frühestmögliche Zeitpunkt des Beginns abgewogen werden.

7.3 Mikroangiopathie als Ursache des ischämischen Schlaganfalls

S. Selamet

Definition und klinische Signifikanz

Die Mikroangiopathie beschreibt eine Gruppe von Erkrankungen unterschiedlicher Pathogenese, die unsere kleinsten Gefäße betrifft. Darunter fallen alle Gefäßstrukturen im Hirnparenchym und Subarachnoidalraum mit einem Durchmesser kleiner als 500 μm (Pantoni und Gorelick 2014). Die Mikroangiopathie spielt sich demnach in kleineren Arterien, Arteriolen, Kapillaren und Venolen ab.

Zur besseren ätiopathogenetischen Klassifikation ischämischer Schlaganfälle wurden die *TOAST-Kriterien* (Adams et al. 1993) entwickelt, die in ihrer modifizierten Form insgesamt 5 Kategorien unterscheiden. Eine wichtige Position hierbei nimmt die Mikroangiopathie ein, welche gemäß Daten der *Deutschen Schlaganfalldatenbank* für ca. 20,5 % der ischämischen Schlaganfälle verantwortlich ist (Grau et al. 2001).

Ätiologie und Pathophysiologie

Die zerebrale Mikroangiopathie kann gemäß ihrer Genese und dem zugehörigen Pathomechanismus in 6 Typen unterteilt werden (Abb. 7.42):

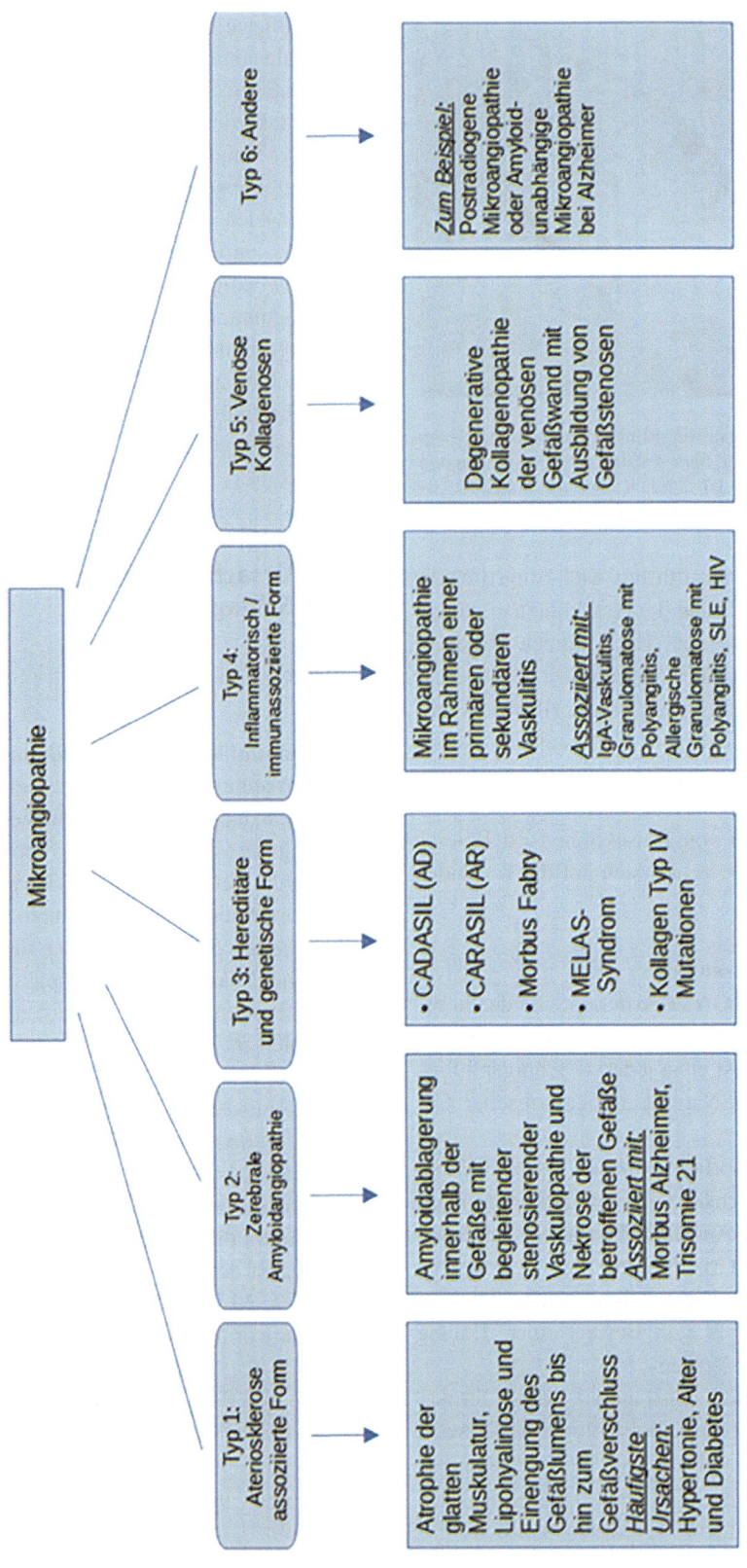

Abb. 7.42 Mikroangiopathie, *CADASIL (AD)* Cerebral Autosomal Dominant Arteriopathy with Subcortical Infarcts and Leukoencephalopathy, *CADASIL (AR)* Cerebral Autosomal Recessive Arteriopathy with Subcortical Infarcts and Leukoencephalopathy, *SLE* Lupus erythematodes, *HIV* Human Immunodeficiency Virus. (Mod. nach Pantoni und Gorelick 2014; Furuta et al. 1991; Coria und Rubio 1996; Grewal 1994; Moody et al. 1995; Crompton und Layton 1961)

Klinik

Die klinische Manifestation der zerebralen Mikroangiopathie gestaltet sich je nach Ätiologie und betroffenem Hirnareal vielfältig. Sie reicht von akuten fokal-neurologischen Defiziten bis hin zu demenziellen oder psychiatrischen Krankheitsbildern, die alle von notfallmedizinischer Relevanz sind: So gehen beispielsweise Defekte im Frontalhirn öfter mit einem kognitiven Verfall einher (häufige Einweisungsdiagnose: „Wesensveränderung"), wohingegen Patienten mit einer parietookzipitalen Läsion vermehrt über Krampfanfälle oder Inkontinenz klagen (Okroglic et al. 2013).

Einen Einfluss auf das klinische Bild hat neben der Lokalisation und dem Ausmaß der Schädigung, auch der Typus der Läsion. Hierbei wird zwischen einer ischämischen oder hämorrhagischen Genese unterschieden sowie zwischen Schäden der weißen Substanz („*white matter lesions*", WMLs) (Wardlaw et al. 2013).

Lakunäre Infarkte, die mehr als 20 % alle ischämischen Schlaganfälle ausmachen, stellen mit die relevantesten klinischen Folgeerscheinungen der zerebralen Mikroangiopathie dar (Kwok et al. 2015). Hierbei entsteht, auf den Boden eines Gefäßverschlusses oder eines hämorrhagischen Ereignisses eine Minderdurchblutung im Versorgungsgebiet einer Arteriole mit begleitendem Zelluntergang (Wardlaw et al. 2013). Die klinische Manifestation dieses Zelluntergangs wird in Form von lakunären Syndromen zusammengefasst. Zu den wesentlichsten zählen hierbei: Der rein motorische Schlaganfall, der rein sensible Schlaganfall, der sensomotorische Schlaganfall, die ataktische Hemiparese sowie das Dysarthrie-clumsy-hand-Syndrom (Venkataraman et al. 2023).

Lakunäre Infarkte können jedoch auch stumm verlaufen und sich über die Zeit in Form einer demenziellen Entwicklung oder einer emotionalen Dysregulation erkenntlich machen (Tang et al. 2009).

Diagnostik

Über die Jahre haben sich diverse neuroradiologische Standards zur Detektion von mikroangiopathischen Folgeerscheinungen etabliert. Die *Magnetresonanztomografie (MRT)* nimmt nach der Sofortdiagnostik in der Notaufnahme dabei als „Goldstandard" eine übergeordnete Rolle ein.

Da eine direkte Darstellung der kleinsten Gefäße nur mittels einer 7-Tesla-MRT zustande kommt, besinnt man sich in der Routinediagnostik auf indirekte, pathognomonische Orientierungshilfen (Bouvy et al. 2014). Durchgesetzt haben sich in diesem Sinne vor allem die *STRIVE-Kriterien* („*Standards for Reporting Vascular Changes on Neuroimaging*"): Diese fassen die mögliche bildmorphologische Manifestation der Mikroangiopathie in den diversen MRT-Sequenzen standardisiert nieder. Typischerweise finden sich neben T2-Hyperintensitäten, kleineren subkortikalen Infarkten und Lakunen, auch vermehrt Mikroinfarkte, eine Hirnatrophie sowie die Erweiterung von perivaskulären Räumen (Wardlaw et al. 2013).

Für einzelne Erkrankungen, wie die zerebrale Amyloidangiopathie haben sich ebenfalls Diagnosekriterien, beispielsweise die modifizierten *Boston-Kriterien* (Knudsen et al. 2001; Linn et al. 2010) als nützlich erwiesen, die Rückschlüsse auf eine mögliche Manifestation der Erkrankung liefern können.

Neben der MRT kommen zudem neuropsychologische Testungen, die *Positronenemissionstomografie (PET)* sowie genetische Analysen vermehrt zum Einsatz im Rahmen der Diagnostik.

Einen weiteren interessanten Ansatz in der erweiterten Diagnostik der Mikroangiopathie liefern Biomarker. So ist das Protein *Neurofilament light Chain (NfL)* ein Marker für neuronalen Schaden, der sich im Serum und im Liquor bestimmen lässt und bei Patienten mit einer manifesten Mikroangiopathie erhöht vorliegt. Jedoch handelt es sich dabei um keinen spezifischen Marker, da jeder neuroaxonale Zelluntergang mit einem erhöhten Nfl-Wert einhergehen kann. Es finden sich daher erhöhte Marker auch im Zuge einer Encephalomyelitis disseminata oder einer amyotrophen Lateralsklerose (AML) (Gattringer et al. 2017; Piehl et al. 2018; Weydt et al. 2016).

Therapie
Ein einheitliches Therapieregime für die zerebrale Mikroangiopathien liegt nicht vor. Bei den degenerativen Formen der Mikroangiopathie mit Blick auf die stattgehabte akute zerebrale Ischämie liegt das Hauptaugenmerk vor allem auf der Primär- und Sekundärprävention sowie der Reduktion von vaskulären Risikofaktoren. Hierunter fallen neben der konsequenten Blutdruck- und Diabeteseinstellung, die Behandlung einer Hypercholesterinämie sowie die absolute Nikotinkarenz. Dabei greift man auf ein multimodales Therapiekonzept bestehend aus medikamentöser Behandlung und Lebensstiloptimierung zurück. In der Sekundärprävention nach einem lakunären Infarkt erfolgt die medikamentöse Therapie mittels Thrombozytenaggregationshemmer, wie ASS. Eine duale Plättchenhemmung wird in diesem Zusammenhang nicht empfohlen (SPS3 Investigators 2012).

Andere Risikofaktoren wie die Hyperhomocysteinämie lassen sich unter anderem mit Folsäure und Vitamin B_{12} behandeln (Ringelstein et al. 2004). Insbesondere bei den hereditären Formen gilt ansonsten eine symptomatische Behandlung akuter Beschwerden und Komplikationen.

Einen weiteren wichtigen Pfeiler stellt die Tertiärprävention im Anschluss an den Stroke-Workout (während der Akutphase) dar. Hier stehen besonders Rehabilitationsmaßnahmen nach erlittenem ischämischem Prozess im Vordergrund.

Literatur

Literatur zu 7.1

Acheampong P, Ford GA. Pharmacokinetics of alteplase in the treatment of ischaemic stroke. *Expert Opin Drug Metab Toxicol*. 2012;8(2):271–81.

Adams HP Jr, Biller J. Classification of subtypes of ischemic stroke: history of the trial of org 10 172 in acute stroke treatment classification. *Stroke*. 2015;46(5):e114–7.

Adams HP Jr, Bendixen BH, Kappelle LJ, et al. Classification of subtype of acute ischemic stroke. Definitions for use in a multicenter clinical trial. TOAST. Trial of Org 10172 in Acute Stroke Treatment. *Stroke*. 1993;24(1):35–41.

Albers GW, Marks MP, Kemp S, et al. Thrombectomy for stroke at 6 to 16 hours with selection by perfusion imaging. *N Engl J Med*. 2018;378(8):708–18.

Barrow T, Khan MS, Halse O, et al. Estimating weight of patients with acute stroke when dosing for thrombolysis. *Stroke*. 2016;47(1):228–31.

Boehme AK, Esenwa C, Elkind MS. Stroke risk factors, genetics, and prevention. *Circ Res*. 2017;120(3):472–95.

Broderick JP, Adeoye O, Elm J. Evolution of the modified Rankin scale and its use in future stroke trials. *Stroke*. 2017;48(7):2007–12.

Brott T, Adams HP Jr, Olinger CP, et al. Measurements of acute cerebral infarction: a clinical examination scale. *Stroke*. 1989;20(7):864–70.

Carin-Levy G, Mead GE, Nicol K, et al. Delirium in acute stroke: screening tools, incidence rates and predictors: a systematic review. *J Neurol*. 2012;259:1590–9.

Derdeyn CP, Chimowitz MI, Lynn MJ. Aggressive medical treatment with or without stenting in high-risk patients with intracranial artery stenosis (SAMMPRIS): the final results of a randomised trial. *Lancet*. 2014;383(9914):333–41.

Diener HC, Foerch C, Riess H, et al. Treatment of acute ischaemic stroke with thrombolysis or thrombectomy in patients receiving anti-thrombotic treatment. *The Lancet Neurology*. 2013;12(7):677–88.

Dombrowski SU, White M, Mackintosh JE, Gellert P, Araujo-Soares V, Thomson RG, et al. The stroke 'Act FAST' campaign: remembered but not understood? *Int J Stroke*. 2015;10(3):324–30.

Hacke W, Kaste M, Fieschi C, et al. Intravenous thrombolysis with recombinant tissue plasminogen activator for acute hemispheric stroke: the European Cooperative Acute Stroke Study (ECASS). *JAMA*. 1995;274(13):1017–25.

Liberman AL, Prabhakaran S. Stroke chameleons and stroke mimics in the emergency department. *Current Neurol Neurosci Rep*. 2017;17:1–11.

Litmathe J, Neuro-Kardiologie, Springer-Verlag 2018.

Lorenz MW, Graf M, Henke C, et al. Anthropometric approximation of body weight in unresponsive stroke patients. *J Neurol Neurosurg Psychiatry*. 2007;78(12):1331–6.

Malhotra K, Katsanos AH, Goyal N, et al. Safety and efficacy of dual antiplatelet pretreatment in patients with ischemic stroke treated with IV thrombolysis: a systematic review and meta-analysis. *Neurology*. 2020;94(7):e657–66.

Nogueira RG, Jadhav AP, Haussen DC, et al. Thrombectomy 6 to 24 hours after stroke with a mismatch bet-

ween deficit and infarct. *N Engl J Med.* 2018;378(1):11–21.
Pohl M, Hesszenberger D, Kapus K, et al. Ischemic stroke mimics: a comprehensive review. *J Clin Neurosci.* 2021;S. 93:174–82.
Pound P, Bury M, Ebrahim S. From apoplexy to stroke. *Age Ageing.* 1997;26(5):331–7.
Purrucker JC, Haas K, Rizos T, et al. Coagulation testing in acute ischemic stroke patients taking non-vitamin K antagonist oral anticoagulants. *Stroke.* 2017;48(1):152–8.
Ringleb P, Köhrmann M, Jansen O, et al. Akuttherapie des ischämischen Schlaganfalls, S2e-Leitlinie. *Deutsche Gesellschaft für Neurologie (Hrsg.), Leitlinien für Diagnostik und Therapie.* 2021. http://www.dgn.org/leitlinien. Zugriffsdatum am 2.1.2024.
Saber H, Liebeskind DS. Infarct progression in the early and late phases of acute ischemic stroke. *Neurology.* 2021;97(20 Suppl 2):60–7.
Schöberl F, Ringleb PA, Wakili R, Poli S, Wollenweber FA, Kellert L. Juvenile stroke: a practice-oriented overview. *Dtsch Arztebl Int.* 2017;114(31-32):527.
Seiffge DJ, Wilson D, Wu TYH. Administering thrombolysis for acute ischemic stroke in patients taking direct oral anticoagulants: to treat or how to treat. *JAMA Neurology.* 2021;78(5):515–6.
Sousa Gomes M, Guimarães M, Montenegro N. Thrombolysis in pregnancy: a literature review. *J Matern Fetal Neonatal Med.* 2019;32(14):2418–28.
Thomalla G, Cheng B, Ebinger M, et al. DWI-FLAIR mismatch for the identification of patients with acute ischaemic stroke within 4, 5 h of symptom onset (PRE-FLAIR): a multicentre observational study. *The Lancet Neurology.* 2011;10(11):978–86.
Zinkstok SM, Engelter ST, Gensicke H, et al. Safety of thrombolysis in stroke mimics: results from a multicenter cohort study. *Stroke. 2013*;44(4):1080–4.

Literatur zu 7.2

Go AS, Hylek EM, Phillips KA, et al. Prevalence of diagnosed atrial fibrillation in adults: National implications for rhythm management and stroke prevention. The anticoagulation and risk factors in atrial fibrillation study (ATRIA). JAMA. 2001;285:2370–5.
Olshausen KE. EKG-Information. Darmstadt: Steinkopff; 2005.
DGK – Deutsche Gesellschaft fur Kardiologie. Leitlinien der Deutschen Gesellschaft für Kardiologie: Pocket-Leitlinie für das Management von Vorhofflimmern, Update 2013. 2013.; http://leitlinien.dgk.org/files/Pocket_Leitlinien_Vorhofflimmern_Update2013.pdf. Zugegriffen am 06.07.2017.
DGK – Deutsche Gesellschaft fur Kardiologie. Leitlinien der Deutschen Gesellschaft für Kardiologie: Pocket-Leitlinie fur das Management von Vorhofflimmern, Update 2016. 2016.; http://leitlinien.dgk.org/files/2016_PLL_Vorhofflimmern_2Auflage_uberarbeitet.pdf. Zugegriffen am 12.03.2018.
Kaplan S. Congenital heart disease in adolescents and adults. Natural and postoperative history cross age groups. Cardiol Clin. 1993;11:543–56.
DGK – Deutsche Gesellschaft fur Kardiologie. Leitlinien der Deutschen Gesellschaft fur Kardiologie: Pocket-Leitlinie fur die Infektiose Endokarditis, Version 2015. 2015.; http://leitlinien.dgk.org/files/2016_PLL_Infektioese_Endo.pdf. Zugegriffen am 21.07.2017.
Hoffmeier A, Sindemann JR, Scheld HH, et al. Cardiac tumors – Diagnosis and surgical therapy. Dtsch Arztebl Int. 2014;21:205–11.
Abu Abeeleh M, Saleh S, Alhaddad E, et al. Cardiac myxoma: clinical characteristics, surgical intervention, intra-operative challenges and outcome. Perfusion. 2017;32:686–90.
Cevik C, Izgi C, Dechyapirom W, et al. Treatment of prosthetic valve thrombosis: Rationale for a prospective randomized clinical trial. J Heart Valve Dis. 2010;19:161–70.
Tong D. Are all IV thrombolysis exclusion criteria necessary? Being SMART about evidence-based medicine. Neurology. 2011;76:1780–1.

Literatur zu 7.3

Adams HP et al. Classification of subtype of acute ischemic stroke. Definitions for use in a multicenter clinical trial. TOAST. Trial of Org 10172 in Acute Stroke Treatment. Stroke. 1993;24:35–41.
Bouvy WH et al. Visualization of perivascular spaces and perforating arteries with 7 T magnetic resonance imaging. Investig Radiol. 2014;49(5):307–13. https://doi.org/10.1097/RLI.0000000000000027.
Coria F, Rubio I. Cerebral amyloid angiopathies. Neuropathol Appl Neurobiol. 1996;22(3):216–27. PMID: 8804023.
Crompton MR, Layton DD. Delayed radionecrosis of the brain following therapeutic x-radiation of the pituitary. Brain. 1961;84:85–101. https://doi.org/10.1093/brain/84.1.85. PMID: 13696544.
Furuta A et al. Medullary arteries in aging and dementia. *Stroke.* 1991;22(4):442–6. https://doi.org/10.1161/01.str.22.4.442.
Gattringer T, Pinter D, Enzinger C, et al. Serum neurofilament light is sensitive to active cerebral small vessel disease. Neurology. 2017;89(20):2108–14. https://doi.org/10.1212/WNL.0000000000004645.
Grau AJ, Weimar C, Buggle F, et al. Risk factors, outcome, and treatment in subtypes of ischemic stroke: the German stroke data bank. Stroke. 2001;32(11):2559–66. https://doi.org/10.1161/hs1101.098524.

Grewal RP. Stroke in Fabry's disease. J Neurol. 1994;241(3):153–6. https://doi.org/10.1007/BF00868342. PMID: 8164017.

Knudsen KA et al. Clinical diagnosis of cerebral amyloid angiopathy: validation of the Boston criteria. Neurology. 2001;56(4):537–9. https://doi.org/10.1212/WNL.56.4.537.

Kwok CS et al. Efficacy of antiplatelet therapy in secondary prevention following lacunar stroke: pooled analysis of randomized trials. Stroke. 2015;46:1014–23.

Linn J et al. Prevalence of superficial siderosis in patients with cerebral amyloid angiopathy. Neurology. 2010;74(17):1346–50. https://doi.org/10.1212/WNL.0b013e3181dad605.

Moody DM et al. Periventricular venous collagenosis: association with leukoaraiosis. Radiology. 1995;194(2):469–76. https://doi.org/10.1148/radiology.194.2.7824728.

Okroglic S et al. Clinical symptoms and risk factors in cerebral microangiopathy patients. PLoS One. 2013;8(2):e53455. https://doi.org/10.1371/journal.pone.0053455.

Pantoni L, Gorelick PB. In: Pantoni L, Gorelick PB, Herausgeber. Cerebral small vessel disease. Cambridge: Cambridge University Press; 2014. S. 1–347.

Piehl F, Kockum I, Khademi M, et al. Plasma neurofilament light chain levels in patients with MS switching from injectable therapies to fingolimod. Mult Scler. 2018;24(8):1046–54. https://doi.org/10.1177/1352458517715132.

Ringelstein EB et al. Zerebrale Mikroangiopathien. Klin Neuroradiol. 2004;14:64–76. https://doi.org/10.1007/s00062-004-5378-2.

SPS3 Investigators et al. Effects of clopidogrel added to aspirin in patients with recent lacunar stroke. N Engl J Med. 2012;367(9):817–25. https://doi.org/10.1056/NEJMoa1204133.

Tang WK et al. Microbleeds and post-stroke emotional lability. J Neurol Neurosurg Psychiatry. 2009;80(10):1082–6. https://doi.org/10.1136/jnnp.2009.175372.

Venkataraman, Prashanth, et al. Lacunar syndromes. In: StatPearls [Internet]. Treasure Island (FL): StatPearls Publishing. 2023, 7 Jan.

Wardlaw JM et al. Neuroimaging standards for research into small vessel disease and its contribution to ageing and neurodegeneration. Lancet Neurol. 2013;12(8):822–38.

Weydt P, Oeckl P, Huss A, et al. Neurofilament levels as biomarkers in asymptomatic and symptomatic familial amyotrophic lateral sclerosis. Ann Neurol. 2016;79(1):152–8. https://doi.org/10.1002/ana.24552.

Intrakranielle Blutung

8

Marvin Darkwah Oppong und Ramazan Jabbarli

Inhaltsverzeichnis

8.1	Einleitung	185
8.2	**Traumatische Hirnblutungen**	186
8.2.1	Präklinische und klinische Erstversorgung von Schädelhirntraumen	186
8.2.2	Akutes subdurales Hämatom	188
8.2.3	Epidurales Hämatom	190
8.2.4	Traumatische intrazerebrale Blutung	191
8.2.5	Traumatische subarachnoidale Blutung	192
8.3	**Nichttraumatische intrakranielle Blutungen**	192
8.3.1	Primäre Hirnblutungen	193
8.3.2	Intraventrikuläre Blutungen	197
8.3.3	Intrazerebrale Massenblutungen	197
8.3.4	Infratentorielle Blutungen	197
8.3.5	Spontane Subarachnoidalblutungen	197
Literatur		203

8.1 Einleitung

Hirnblutungen können spontan („primär", „nichtläsional") oder posttraumatisch entstehen. Sie lassen sich pathologisch anatomisch vor allem nach den von den Meningen definierten Räumen unterscheiden. Die Symptome sind außerordentlich vielgestaltig und reichen vom Vernichtungskopfschmerz bis zum asymptomatischen Zufallsbefund. Knapp 20 % der Patienten, die hierzulande mit einer „Schlaganfallsymptomatik" in eine Notaufnahme gebracht werden, haben eine intrakranielle Blutung als Grundlage. Dieses Kapitel gibt einen analytischen Überblick über alle Formen von intrakraniellen Blutungen und beleuchtet sämtliche Aspekte der notfallmedizinische Diagnostik und Therapie beginnend im Rettungsdienst bis zur definitiven Behandlung am Ende des Aufenthaltes in der Notaufnahme.

M. Darkwah Oppong (✉) · R. Jabbarli
Universitätsklinikum Essen, Klinik für Neurochirurgie und Wirbelsäulenchirurgie, Essen, Deutschland
e-mail: Marvin.darkwahoppong@uk-essen.de; Ramazan.Jabbarli@uk-essen.de

8.2 Traumatische Hirnblutungen

Traumatische intrakranielle Blutungen treten infolge eines Schädeltraumas auf. Je nach der Lokalisation der Blutung, spricht man von epiduralen, subduralen, parenchymalen oder subarachnoidalen Blutungen, wobei bei schwerem Trauma-Impact die intrakraniellen Verletzungsfolgen auch an mehreren Kompartimenten eintreten können.

Die präklinische Versorgung vor Bildgebung und genauerer Einordnung des Läsionsorts orientiert sich an den Grundlagen der präklinischen Versorgung von Schädel-Hirn-Traumen (SHT).

Daher wird zunächst allgemeingültig auf die Versorgung von SHT eingegangen, bevor die einzelnen Krankheitsbilder in Ihrer Versorgung ab genauer Diagnosestellung spezifischer beschrieben werden. Die hier genannten Empfehlungen zur Behandlung des SHTs orientieren sich an der aktuellen AWMF-S3-Leitlinien zur (Versorgung Polytraumatisierter Patienten (Deutsche Gesellschaft für Unfallchirurgie e.V.: S3-Leitlinie Polytrauma/Schwerverletzten-Behandlung, AWMF Registernummer 187–023, 2022) und an der 4. Edition der Leitlinien zur Versorgung schwerer SHT der Brain Trauma Foundation (Carney et al. 2017).

8.2.1 Präklinische und klinische Erstversorgung von Schädelhirntraumen

Das Hauptziel der initialen Versorgung von SHT liegt in der Vermeidung von Sekundärschäden, also dem Schutz geschädigten Hirngewebes mit noch erhaltener Regenerationsmöglichkeit. Hierbei ist eine ausreichende Oxygenierung der entsprechenden Bereiche eminent. Als Richtwert gilt, dass der systolische Blutdruck nicht unter 90 mmHg und die peripher gemessene Sauerstoffsättigung nicht unter 90 % fallen sollte. Für isolierte SHT liegt nach einer großen multizentrischen Observationsstudie (Shibahashi et al. 2021) die zu empfehlende systolische Untergrenze bei 110 mmHg. Es sollte jedoch der möglicherweise negative Effekt auf Blutungen durch Begleitverletzungen nicht außer Acht gelassen werden, insbesondere da bei einem Großteil der SHT-Patienten das Vorliegen einer solchen Begleitverletzung am Unfallort nicht sicher ausgeschlossen werden kann. Insgesamt sollten eine Normotonie, Normokapnie und Normothermie angestrebt werden. Bei Patienten mit insuffizienter Atmung oder Bewusstlosigkeit ist daher eine Intubation zur Vermeidung einer Hypoxie indiziert. Als Richtwert hilft hier der Glascow Coma Scale (GCS, Tab. 8.1), wobei ab einem GCS von unter 9 eine Intubation angestrebt werden muss. Auch zur weiteren Einschätzung des klinischen Zustands ist der GCS ein wichtiger Parameter. Dieser sollte initial und auch während der weiteren präklinischen Phase erfasst und dokumentiert werden. Weitere wichtige Punkte, die einer fortwährenden Erfassung bedürfen, sind der Pupillenstatus und die Bewusstseinslage. Als besonders prognoserelevant für SHT-Patienten haben sich der Pupillenstatus und der präklinische GCS erwiesen (Marmarou et al. 2007). Beim wachen Patienten sollte zudem die motorische Funktion beider Körperhälften und die Orientierung geprüft werden.

Soweit möglich, sollten am Unfallort vom Patienten selbst oder von Angehörigen eine Traumaanamnese erhoben werden. Des Weiteren sollten Vorerkrankungen und Vormedikation dokumentiert werden, wobei vor allem blutverdünnenden Medikamente – Acetylsalicylsäure (ASS), Clopidogrel, Marcumar, neue orale Antikoagulanzien (NOAK) und Erkrankungen mit Einfluss auf die Gerinnungssituation von erhöhter Relevanz sind. Zudem sollte eine Untersuchung auf Begleitverletzungen erfolgen.

Bei einer penetrierenden Schädelverletzung ist eine Entfernung des in den Schädel eingedrungen Gegenstandes nicht indiziert, da durch diesen Blutungen und Gefäßverletzungen tamponiert sein können. Eine Versorgung einer intrakraniellen Blutung ist am Unfallort nicht möglich. Bei Gegenständen, die aufgrund Ihrer Größe einen Transport unmöglich machen, ist eine Kürzung des Objekts am Unfallort vorzunehmen. Ebenfalls zu bedenken ist, dass bei einem Patienten mit einem SHT grundsätzlich immer auch eine instabile Wirbelsäulenverletzung vorliegen

Tab. 8.1 Glasgow Coma Scale

Motorische Reaktion	Verbale Reaktion	Augen öffnen	Punkte
Befolgt Anweisungen	–	–	6 Punkte
Gezielte Schmerzabwehr	Orientiert, konversationsfähig	–	5 Punkte
Ungezielte Schmerzabwehr	Desorientiert, konversationsfähig	Spontan	4 Punkte
Beugesynergismen	Unzusammenhängende Worte	Auf Aufforderung	3 Punkte
Strecksynergismen	Unverständliche Laute	Auf Schmerzreiz	2 Punkte
Keine Reaktion	Keine verbale Reaktion	Keine Reaktion	1 Punkt

kann. Diesem ist bei dem Transport, bei der Lagerung und der Intubation des Patienten Rechnung zu tragen. Patienten mit einem Pupillendefizit oder zunehmender Eintrübung sollten in eine Klinik mit neurochirurgischen Versorgungsmöglichkeit gebracht werden.

Eine Sedierung und Relaxierung des Patienten für den Transport liegt beim SHT primär im Ermessen des Notarztes, da das zwar die Kontrolle und Steuerung der Vitalparameter erleichtert, aber gleichzeitig die neurologische Beurteilung des Patienten deutlich erschwert. Umso mehr ist bei einem sedierten und relaxierten Patienten nach SHT regelmäßig auf den Pupillenstatus zu achten und dieser entsprechend zu dokumentieren.

Für eine neuroprotektive Maßnahme im Sinne der Gabe von Kalziumkanalblockern, Kortikosteroiden oder Glutamatwiederaufnahmehemmern („excitatory amino acid inhibitors") gibt es keine Evidenz (Willis et al. 2004; Alderson und Roberts 2005; Langham et al. 2003). Die Gabe von Glukokortikoiden ist auch aufgrund des erhöhten Auftretens von früher Letalität (14 Tage) ohne positiven Einfluss auf das Outcome abzusehen (Edwards et al. 2005). Die Gabe von Tranexamsäure reduziert die kopfverletzungsabhängige Mortalität bei leichten und mittelschweren SHT, jedoch nicht bei schweren SHT („effects of tranexamic acid on death, disability, vascular occlusive events and other morbidities in patients with acute traumatic brain injury (CRASH-3): a randomised, placebo-controlled trial 2019).

Bei Zeichen eines erhöhten Hirndrucks und einer drohenden Einklemmung (Mittelhirnsyndrom) kann zur vorübergehenden Senkung des Hirndrucks die Gabe von Mannitol oder hypertoner Kochsalzlösung erfolgen, wobei bei hypertoner Kochsalzlösung der Effekt länger anzuhalten scheint (Cottenceau et al. 2011). In der akuten Versorgung ist daher die Wahl des Mittels abhängig von der Verfügbarkeit. Beide Medikamente entziehen als Osmodiuretikum dem Gehirn Wasser in den intravasalen Raum und senken hierüber den Hirndruck. Grundsätzlich sollte hierbei ein Monitoring der Elektrolyte erfolgen, weshalb die Nutzung im präklinischen Setting nur auf Patienten mit klinischen Zeichen einer Einklemmung oder rapider neurologischer Verschlechterung beschränkt werden sollte. Die Nutzung kolloidaler Lösungen ist aufgrund höherer Kosten und schwieriger Lagerungsmöglichkeiten bei fehlender Überlegenheit im Vergleich mit kristalloiden Lösungen nicht angezeigt (Roberts et al. 2004). Zusätzlich besteht die Möglichkeit einer kurzfristigen Hyperventilation, wobei jedoch beachtet werden muss, dass es unter Absenkung des pCO_2 zu einer Reduzierung des zerebralen Blutflusses im Zuge einer Vasokonstriktion kommt. Eine entsprechende Therapie sollte nur zeitlich begrenzt und unter Monitoring des pCO_2 erfolgen, da eine ausgeprägte Hypokapnie ebenso wie eine deutliche Hyperkapnie mit einer höheren Mortalität einhergeht (Davis et al. 2006). Die Gabe von Barbituraten ist nach heutigem Wissensstand bei fehlender Überlegenheit gegenüber Osmodiuretika bezüglich der Senkung des Hirndrucks und erhöhtem Risiko klinisch relevanter Hypotension in der akuten Versorgung vor Hospitalisierung nicht einzusetzen (Roberts und Sydenham 2012).

▶ Die klinische Erstversorgung von mehrfach Verletzten oder bewusstlosen/intubierten Patienten erfolgt in der Regel durch das interdisziplinäre Schockraumteam. Hier erfolgt nach entsprechender Stabilisierung des Patienten die weitere Abklärung mittels Bildgebung.

Aufgrund der einfacheren Zugänglichkeit und schnellen, unkomplizierten Durchführbarkeit gilt im Erwachsenbereich die kraniale Computertomografie (CCT) als Goldstandard zur weiteren Abklärung eines SHTs. Insbesondere bei penetrierenden Verletzungen ist eine CT-Angiografie (CTA) zur Identifikation von Gefäßverletzung und zum Ausschluss früher traumatischer Aneurysmen zwingend indiziert.

Hier gilt, dass bei intubierten und bewusstlosen Patienten sowie bei solchen mit einer weiten Pupille diese Untersuchung nicht verzögert werden sollte. Eine native CT-Bildgebung ist in der Regel bereits bei einem mittelschweren SHT gerechtfertigt. Bei einem leichten Schädel-Hirn-Trauma gilt es, zusätzlich klinische Erwägungen in die Indikationsstellung einzubeziehen. Hierbei können verschiedene Scoring-Systeme hilfreich sein, z. B. die „New Orleans Criteria" (Haydel et al. 2000) oder die „Canadian CT Head Rule" (Stiell et al. 2005); beide sind als Beispiel in Tab. 8.2 und 8.3 aufgeführt. Bei Kindern unter 14 Jahren gilt allgemein, eine höhere Strahlenhygiene zu beachten. Die Indikation zur kraniellen Bildgebung und die Wahl der Methodik sind daher enger zu stellen. Dabei gilt jedoch, dass hier bei schwerem SHT mit Bewusstseinseintrübung die rasche weitere Abklärung mittels CT indiziert ist.

8.2.2 Akutes subdurales Hämatom

Akute subdurale Hämatome (SDH) treten in der Regel nach größerer Gewalteinwirkung gegen den Schädel auf. Dementsprechend finden sich hier in 50 % der Fälle zusätzliche parenchymatöse Verletzungen. Diese haben einen entsprechend negativen Einfluss auf die Prognose. Die Einnahme von Antikoagulanzien, insbesondere Marcumar, Clopidogrel und NOAK, erhöht das Risiko einer SDH. Weitere Risikofaktoren sind Alkoholabhängigkeit und höheres Alter (Hirnatrophie). Am häufigsten treten SDH in der älteren Patientengruppe (> 75 Jahre) auf; Männer sind doppelt so häufig betroffen wie Frauen.

SDH an der Konvexität entstehen meistens auf Basis von 2 Mechanismen: Im Rahmen einer meist frontal oder temporal gelegenen Parenchymblutung und einer Akkumulation von Blut von hier aus in den Subduralraum oder durch den Abriss von oberflächigen Venen oder Brückenvenen durch ein Akzelerations-/Dezelerationstrauma. Bei Patienten mit einer Parenchymblutung ist die Prognose im Vergleich eher schlechter einzuschätzen. Auch zeigt diese Patientengruppe eher bereits direkt nach Trauma einen andauernd schlechten GCS. SDH im Mittelspalt, der hinteren Schädelgrube oder auf dem Tentorium als Einzelbefund sind seltener zu beobachten.

Tab. 8.2 Canadian CT Head Rule

Canadian CT Head Rule
Hohes Risiko für neurochirurgische Interventionen
1. GCS < 15 2 h nach Unfall
2. Verdacht auf offene Schädelfraktur oder Impressionsfraktur
3. Zeichen einer Schädelbasisfraktur (Hämatotympanon, Monokelhämatom, Otorrhö, Rhinorrhö, Battle-Zeichen)
4. 2- oder mehrfaches Erbrechen
5. Alter < 65 Jahre
Mittleres Risiko für die CT-gestützte Darstellung von Hirnverletzungen
6. Amnesie für 30 min oder länger vor dem Unfall
7. Gefährlicher Unfallmechanismus (angefahrener Fußgänger, Herausschleudern aus Fahrzeug, Sturz aus ca. 90 cm (3 feet) Höhe oder 5 Stufen oder mehr)
Bei Patienten > 16 Jahren und leichtem Schädel-Hirn-Trauma (GCS 13–15) ist eine CT bei Zutreffen von einem der oben genannten Kriterien indiziert. Die Regel gilt nicht bei Einnahme von blutverdünnenden Medikamenten oder Gerinnungsstörungen.

CT Computertomografie, *GCS* Glasgow Coma Scale

Tab. 8.3 New Orleans Criteria

New Orleans Criteria
1. Kopfschmerzen
2. Erbrechen
3. Alter > 60 Jahre
4. Drogen- oder Alkoholintoxikation
5. Persistierende anterograde Amnesie (Defizite im Kurzzeitgedächtnis)
6. Sichtbares Trauma oberhalb der Klavikula
7. Krampfanfall
Bei leichtem Schädel-Hirn-Trauma und Zutreffen von einem der oben genannten Kriterien ist eine CT indiziert. Gilt nur für GCS-15-Patienten.

CT Computertomografie, *GCS* Glasgow Coma Scale

Bildgebung

In der CT stellen sich frische SDH als hyperdense, meist über eine Hemisphäre verteilte Raumforderung mit konkaver Ausbreitung über die Hirnoberfläche da. Durch den raumfordernden Effekt und durch ein durch Begleitverletzungen verursachtes Ödem kann es zu einer Mittellinienverlagerung kommen (Abb. 8.1).

Therapie

Ein akutes SDH mit einer Dicke von über 10 mm und einer Mittellinienverlagerung von über 5 mm ist unabhängig vom GCS operativ zu entlasten. Im Falle von Hämatomen mit einer geringeren Dicke oder weniger ausgeprägten Mittellinienverlagerung ist eine operative Therapie zwingend indiziert im Fall einer Verschlechterung des GCS von mindestens 2 Punkten ab dem Unfallereignis, einem Pupillendefizit oder einem Hirndruck von über 20 mmHg (Bullock et al. 2006b). Grundsätzlich gilt jedoch, dass hier auch eine weitere Symptomatik (z. B. Hemiparese), die auf ein SDH zurückzuführen ist, bei wachen Patienten mit schmalerem SDH in die Therapieentscheidung einbezogen werden sollte.

Eine operative Therapie sollte bei bestehender Indikation schnellstmöglich erfolgen; iatrogen oder patientenbedingte Gerinnungsstörungen sollten parallel ausgeglichen werden.

Die operative Entlastung erfolgt über eine ausreichend große Hemikraniotomie der entsprechenden Hemisphäre, um einen ausreichend großen Defekt für eine gegebenenfalls notwendige Kraniektomie zu erhalten. Es erfolgt die Ausräumung des Hämatoms sowie, falls vorhanden, die Stillung der aktiven Blutungsquelle. Im Falle des Vorliegens eines Hirnödems erfolgt zudem die Anlage einer Duraerweiterungsplastik und es wird auf die direkte Reimplantation des Knochendeckels verzichtet, um hirndruckbedingte sekundäre Hirnschädigungen zu verhindern.

Die weitere Betreuung von Patienten mit einem SDH sollte postoperativ sowie bei Fehlen einer Operationsindikation direkt auf der Intensivstation erfolgen. Nicht operativ versorgte SDH müssen auch bei klinisch stabilem Befund frühzeitig mittels CT kontrolliert werden.

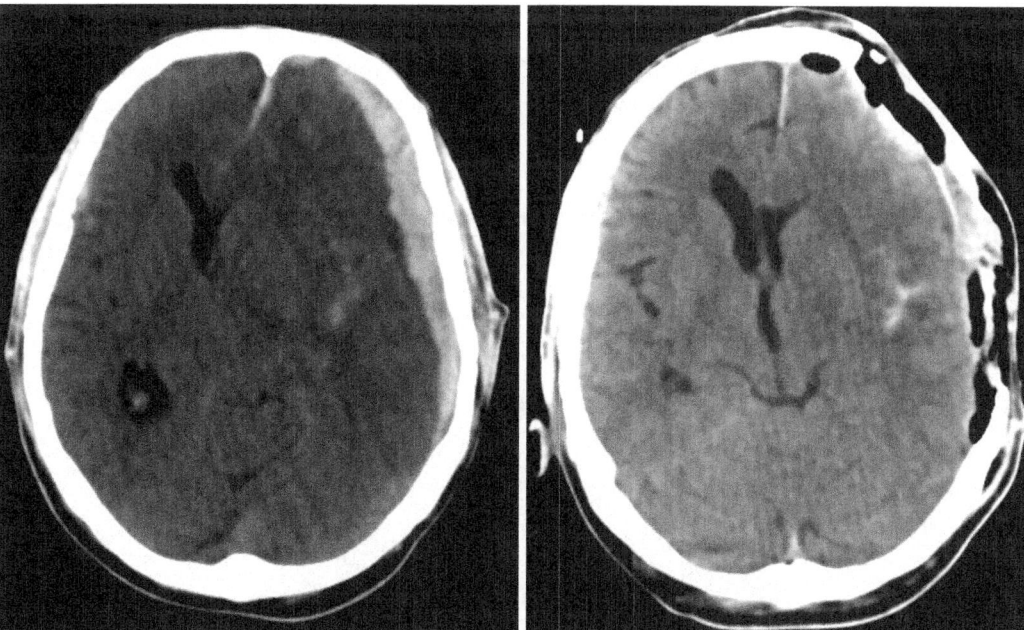

Abb. 8.1 Akutes subdurales Hämatom mit Mittellinienverlagerung und Kompression des linksseitigen Ventrikelsystems sowie postoperativ nach Entlastung über eine linksseitige Hemikraniektomie

Prognose

Insgesamt ist die Prognose von akuten SDH schlecht mit einer Mortalität von bis zu 60 %, mit einer stark altersabhängigen Schwankung (Howard et al. 1989; Benedetto et al. 2017; Dincer et al. 2022). In vielen Fällen ist davon auszugehen, dass die durch das Trauma verursachten intraparenchymalen Hirnverletzungen und nicht das SDH an sich den größten Einfluss auf das Outcome haben. Prognostisch ungünstige Faktoren sind niedriger GCS und hohes Alter sowie eine deutliche Protrahierung der Versorgung. Insbesondere in der Patientengruppe mit hohem Alter ist die Mortalität bedeutend höher und die Wahrscheinlichkeit einer Erholung zur funktionellen Unabhängigkeit niedrig (Benedetto et al. 2017). Dieser Aspekt sollte in die Therapieentscheidung ebenfalls einfließen.

8.2.3 Epidurales Hämatom

Epidurale Hämatome (EDH) treten nach einem SHT oft vergesellschaftet mit einer Kalottenfraktur auf, typischerweise durch eine Verletzung eines Astes der A. meningea media, wobei aber auch venöse Blutungen (z. B. bei Verletzung eines Sinus) hierfür ursächlich sein können. Meist sind EDH temporal oder temporoparietal lokalisiert. Da EDH im Raum zwischen harter Hirnhaut und Kalotte entstehen, ist die Blutungsausdehnung typischerweise durch die Anhaftungsstellen der Dura an den Suturen begrenzt. EDHs sind aufgrund der im höheren Alter stärkeren Anhaftung der Dura mater an der Schädelkalotte eher bei jüngeren Patienten, am häufigsten in der 2. Lebensdekade, zu finden. Bei bis zu 30 % der Patienten wird ein sog. freies Intervall beschrieben. Hierbei kommt es nach initialer Bewusstlosigkeit zu einem „Aufklaren" des Patienten und zu einer erneuten Eintrübung bei Zunahme der Blutung im Verlauf. Diese vorübergehende Symptomfreiheit wird am ehesten über eine zeitweise venöse Ableitung der Blutung über die Venen erklärt. Die Blutung nimmt dann erst nach Dekompensation dieses Mechanismus weiter zu (Ganz 2013). EDH treten etwa halb so häufig wie SDHs auf und betreffen ca. 1 % der SHT-Patienten. Männer sind 4-mal so häufig betroffen wie Frauen.

Bildgebung

Auch das akute EDH stellt sich in der CT als hyperdense Raumforderung unter der Kalotte dar, typischerweise mit einer höheren Dichte und Homogenität als ein akutes SDH. Durch die Begrenzung der Ausdehnung an den Suturen ergibt sich eine typische bikonvexe Konfiguration. Häufig ist in der Region des Hämatoms eine Kalottenfraktur abgrenzbar (Abb. 8.2).

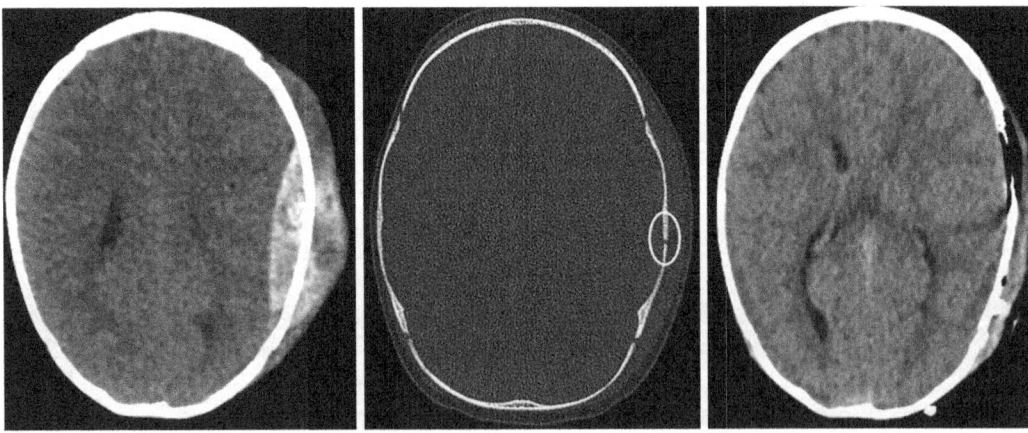

Abb. 8.2 Epidurales Hämatom bei einem Kleinkind mit begleitendem Galeahämatom und Kalottenfraktur (*Kreis*) sowie postoperativ nach Entlastung mittels Kraniotomie

Therapie

Die Therapie der Wahl bei EDH ab einem Volumen von 30 cm³ ist die operative Entlastung; auch kleinere Hämatome mit Mittellinienverlagerung unter 5 mm in Kombination mit einem GCS von unter 9 oder einem begleitenden Pupillendefizit sollten einer sofortigen operativen Therapie zugeführt werden (Bullock et al. 2006a). Kleine Hämatome können unter engmaschiger bildgebender und klinischer Kontrolle sowie unter intensivmedizinischem Monitoring konservativ behandelt werden. Das Vorliegen von klinischen Symptomen, die auf die Blutung zurückzuführen oder zumindest dadurch zu erklären sind, sollte in die Entscheidungsfindung für oder gegen die operative Therapie miteinbezogen werden. Bei gegebener Indikation sollte die operative Therapie analog zum akuten SDH schnellstmöglich erfolgen.

Die operative Entlastung erfolgt in der Regel über eine an das Hämatom und die gegebenenfalls begleitende Impressionsfraktur angepasste Kraniotomie, über die nach Möglichkeit das gesamte Hämatom darstellbar ist. Neben der Ausräumung der Blutung muss die Blutungsquelle gestillt und die Anlage von Hochnähten zur Nachblutungsprävention erfolgen. Sollten sich intraoperative Hinweise auf ein begleitendes SDH ergeben, sollte auch bei nicht eindeutigem CT-Befund eine subdurale Inspektion erfolgen. Postoperativ erfolgt zunächst eine weitere intensivmedizinische Betreuung der Patienten.

Prognose

Auch bei akuten EDH ist der zeitliche Aspekt entscheidend. Im Vergleich zu historischen Serien ist dadurch heutzutage die Mortalität bei Fehlen von weiteren intrakranielle Blutungen auf ca. 10 % bei rascher adäquater Versorgung gesenkt. Eine entscheidende Rolle spielt hierbei sicherlich auch das im Schnitt jüngere Alter der Betroffen im Vergleich zu der Patientengruppe mit SDH. Ein gleichzeitiges Auftreten eines SDHs verschlechtert die Prognose entsprechend. Auch bei Patienten mit EDH hat der präinterventionelle GCS einen wichtigen prognostischen Wert (Servadei 1997).

8.2.4 Traumatische intrazerebrale Blutung

Traumatische intrazerebrale Blutungen treten bei 8 % aller SHT und bis zu 50 % der Patienten mit schweren SHT auf (Kvint et al. 2020). Sie lassen sich unterscheiden zwischen Blutungen (tiefer gelegen und groß) und Kontusionen (oberflächig/kortexnah und klein) und sind häufig vergesellschaftet mit EDH oder SDH. Sie treten durch ein Dezelerationstrauma auf und sind meist frontal oder temporal lokalisiert.

Bildgebung

In der CT-Bildgebung imponieren meist multifokale Hyperintensitäten mit im Vergleich zur Größe eines EDH und SDH eher geringerem raumfordernden Effekt. Meist kommt es zu einer Größenzunahme der Läsion als auch des umgebenden Perifokalödems im Verlauf.

Therapie

Wache Patienten mit Nachweis von intrazerebralen Blutungen nach einem SHT müssen einer engmaschigen neurologischen Überwachung unterzogen werden. Bei intubierten und beatmeten sowie allen Patienten mit eingeschränkter Bewusstseinslage (GCS < 9) sollte auch ohne Einklemmungszeichen oder ausgeprägten raumfordernden Effekt der Blutung eine invasive Hirndruckmessung (externe Ventrikeldrainage oder intraparenchymatöse Hirndrucksonde) erfolgen, wobei dies grundsätzlich für alle Patienten mit schwerem SHT ohne Operationsindikation unabhängig von Auffälligkeiten in der Bildgebung empfohlen wird (Carney et al. 2017). Eine operative Therapie im Sinne einer dekompressiven Kraniektomie ist bei zunehmender neurologischer Verschlechterung im Zusammenhang mit der Blutung, einem Pupillendefizit oder anderen Zeichen einer Hirnstammeinklemmung sowie konservativ nicht kontrollierbarem Hirndruckanstieg von über 20 mmHg indiziert. Die dekompressive Kraniektomie kann in Form einer Hemikraniektomie oder bifrontalen Kraniektomie abhängig von Lokalisation und Ausdehnung der Blutungen erfolgen. Ein Outcome-Vorteil durch eine frühere operative Therapie konnte bisher nicht bewiesen werden (Mendelow et al. 2015).

Prognose
Die Mortalität bei isoliertem Auftreten von traumatischen intrazerebralen Blutungen oder Kontusionen liegt bei ca. 20–30 % (Mathiesen et al. 1995). Neben höherem Alter und der Einnahme von blutverdünnenden Medikamenten sind insbesondere ein niedriger GCS und schwere Begleitverletzungen als prognostisch ungünstig anzusehen (Powers et al. 2019).

8.2.5 Traumatische subarachnoidale Blutung

Traumatische subarachnoidale Blutungen (tSAB) treten relativ häufig bei Patienten mit mittelgradigen bis schweren SHT auf; hierbei sind zwischen 33 und 82 % dieser Patientengruppen betroffen (Ditty et al. 2015; Griswold et al. 2022). Meist zeigen sich sporadische sulkale Blutverteilungen über der Konvexität. Die Symptomatik hängt hier in den meisten Fällen primär von begleitenden weiteren Hirnverletzungen oder Blutungen und weniger von der eigentlichen tSAB ab.

Bildgebung
In der CT zeigen sich fokale, meist sulkal an der Konvexität, aber z. T. auch in den basalen Zisternen gelegene, Hyperdensitäten (Abb. 8.3). Bei ausgeprägter Blutverteilung, insbesondere in den basalen Zisternen, sollte eine aneurysmatische Blutungsquelle klinisch, anamnestisch und bildgebungstechnisch (zunächst mittels CT-Angiografie) ausgeschlossen werden.

Therapie
Patienten mit einer tSAB sollten analog zu Patienten mit einer traumatischen intrazerebralen Blutung engmaschig überwacht werden. Bei neurologisch nicht beurteilbaren Patienten besteht hier ebenfalls die Indikation zur invasiven Hirndruckmessung. Ebenso sollte eine kurzfristige CT-Verlaufskontrolle zum Ausschluss von neuen, in der initialen CT nicht abgrenzbaren

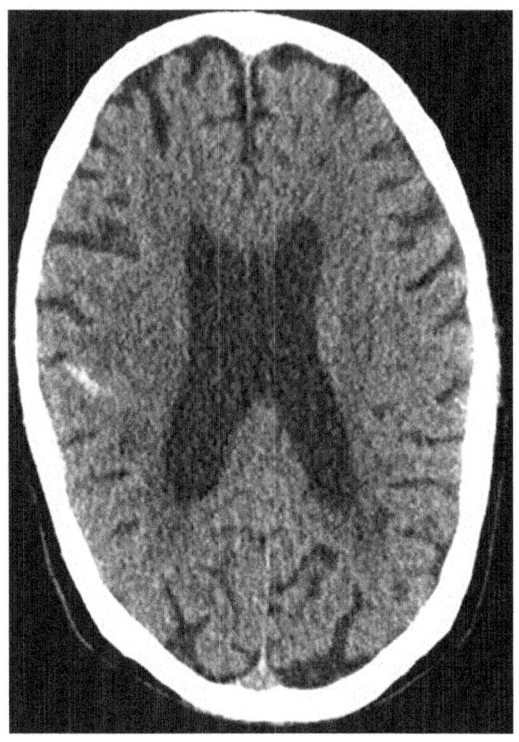

Abb. 8.3 Traumatische Subarachnoidalblutung rechts parietal

intrakranialen Blutungen erfolgen. Die Verlaufskontrolle ist bei klinischer Verschlechterung oder Hirndruckzeichen entsprechend vorzuziehen.

Prognose
Die isolierte tSAB hat mit einer Mortalität zwischen 0 und 2,5 % eine relativ gute Prognose (Nassiri et al. 2017). Insgesamt sind eine hohe Blutclotdicke, schwere Begleitverletzungen, eine lange Bewusstlosigkeit und das seltenere Auftreten von Vasospasmen prognostisch ungünstig einzuordnen (Lee et al. 1997; Wong et al. 2011; Rau et al. 2017).

8.3 Nichttraumatische intrakranielle Blutungen

Intrakranielle Blutungen lassen sich in primäre und sekundäre Blutungen aufteilen. Bei primären Blutungen kommt es meist auf der Basis von Hypertension zu Blutungen in das Gehirngewebe ohne den Nachweis einer weiteren zugrunde liegenden Ursache. Insbesondere sind hiermit Aneurysmen sowie andere intrakranielle Gefäßmalformationen oder Tumore gemeint, die eine sog. sekundäre Hirnblutung auslösen können. Daher werden primäre Hirnblutungen mitunter auch als spontane nichtläsionale Hirnblutungen bezeichnet.

8.3.1 Primäre Hirnblutungen

Primäre Hirnblutungen machten 2019 27,9 % die allerersten Schlaganfälle weltweit aus (Global, regional, and national burden of stroke and its risk factors, 1990–2019: a systematic analysis for the Global Burden of Disease Study 2019, 2021). Insgesamt ist die Inzidenz in Ländern mit niedrigem und mittlerem Einkommen im Vergleich zu Ländern mit hohem Einkommen höher, sodass sie in Deutschland zum Beispiel nur 10 % der Schlaganfälle darstellen. Der hämorrhagische Schlaganfall hat jedoch eine schlechtere Prognose bezüglich Morbidität und Mortalität als der ischämische Schlaganfall. Er ist als die „tödlichste Form" des akuten Schlaganfalls mit einer frühen Mortalität zwischen 30 und 40 % anzusehen. Da die Inzidenz mit zunehmendem Alter stark ansteigt, ist bei aktuell steigendem Bevölkerungsdurchschnittsalter ein weiterer Anstieg der Inzidenz zu erwarten. Die verbesserte Prävention von hohem Blutdruck allein reicht nicht aus, um diesem Trend entgegenzuwirken. Somit ist auch die Gesamtinzidenz der primären Hirnblutung von 1990 bis 2019 weltweit um 25 % gestiegen (global, regional, and national burden of stroke and its risk factors, 1990–2019: a systematic analysis for the Global Burden of Disease Study 2019, 2021). Die Häufigkeit zeigt nach Alterskorrektur jedoch eine fallende Tendenz, sodass sich hier eine Wirkung der entsprechenden Präventionsmaßnahmen nachvollziehen lässt. Auch die Zunahme an Therapie mit oralen Antikoagulanzien hat Ihren Anteil an den insgesamt steigenden Inzidenzwerten.

Auch wenn die Bezeichnung „primäre Hirnblutung" diese bewusst von solchen Blutungen mit einer zugrunde liegenden Pathologie abgrenzt, ist diese Betrachtung nicht ganz richtig. Auch primäre Hirnblutungen haben in der Regel eine zugrunde liegende Gefäßpathologie als Ursache. Der Großteil der primären Hirnblutungen entsteht auf Basis einer Arteriosklerose oder einer Amyloidangiopathie (Morais Filho et al. 2021), wobei Blutungen aufgrund von arteriosklerotischen Veränderungen an kleinen Gefäßen meist in „tiefen Hirnbereichen", den Stammganglien, dem Thalamus, den tiefen Kleinhirnkernen oder dem Hirnstamm auftreten. Blutungen auf Basis einer Amyloidangiopathie treten dagegen meist in oberflächigeren, kortexnahen Bereichen auf.

Die Schädigung des Hirngewebes bei primären Hirnblutungen erfolgt zu großen Anteilen durch den direkten Druck auf das die Blutung umgebende Gewebe sowie sekundär durch Lokalreaktionen auf das Blut und dessen Abbauprodukte. Eine entscheidende Rolle nimmt hierbei auch eine Zunahme der Blutung ein. Zum einem kommt es hier zu einem zunehmenden lokalen, als auch zu einem insgesamt steigenden Druck im Schädel. Dies kann über eine Steigerung des Hirndrucks und Verlegung von Liquorabflusswegen zu einer Herniation und somit Einklemmung als auch zu einem Hydrozephalus führen. Eine Blutungszunahme ist eng mit einem schlechten Outcome verbunden, sodass eine Reihe therapeutischer Maßnahmen primär zur Verhinderung dieser dienen sollen.

Die hier dargestellten Empfehlungen sowohl zur Versorgung in der Prähospitalisierungsphase als auch für die weiteren diagnostischen und therapeutischen Schritte nach der Krankenhausaufnahme orientieren sich an den AHA-Leitlinien aus dem Jahre 2022 (Greenberg et al. 2022).

Präklinische Versorgung von primären Hirnblutungen

Bei akut einsetzenden neurologischen Ausfallerscheinungen sollte das Auftreten eines Schlaganfalls in Betracht gezogen werden; hierzu zählt auch die primäre Hirnblutung. Es existieren eine Reihe an Scores zur Einschätzung der Wahrscheinlichkeit eines Schlaganfalls im Prä-Hospital-Setting. Zu beachten gilt, dass all diese Scores für Schlaganfälle im Allgemeinen, nicht jedoch spezifisch für primäre Hirnblutungen validiert wurden. Auch wenn die frühzeitige Erkennung eines Schlaganfalls unabhängig von der Genese einen entscheiden positiven Einfluss auf die Zeit bis zur Hospitalisierung und spezifischen Behandlung hat, ergibt sich in der präklinischen Versorgung ein Dilemma:

Ohne spezifische Bildgebung ist eine Unterscheidung zwischen ischämischem und hämorrhagischem Schlaganfall in der Regel nicht möglich. Eine rechtzeitige und adäquate Schlaganfalldiagnostik ist wichtig, da sich die Therapie der beiden Entitäten voneinander hinsichtlich der Ursachenbekämpfung wesentlich unterscheidet. Bei Ersterem soll möglichst eine Rekanalisierung verschlossener Blutgefäße gewährleistet und bei Letzterem eine weitere Blutung verhindert werden.

Daher gilt es, in der präklinischen Versorgung in erster Linie den Patienten zu stabilisieren, seinen klinischen Zustand zu erheben und zu dokumentieren sowie eine möglichst genaue Anamnese des Ereignisses, der Vorerkrankungen und der regelmäßigen Medikation

Der Bewusstseinszustand sollte anhand der Glasgow Coma Scale (GCS) erhoben werden. Des Weiteren sollten der neurologische Zustand sowie dessen Störungen erfasst werden. Bezüglich der Vorerkrankungs- und Medikamentenanamnese sind vor allem Vorerkrankungen und Medikamente mit Einfluss auf die Gerinnungssituation von besonderer Bedeutung.

▶ Patienten mit einem GCS unter 9 oder mit einer insuffizienten Eigenatmung müssen zur Sicherung der Atemwege intubiert werden.

Bei Verdacht auf eine Hirnblutung sollte ein spezialisiertes Zentrum mit neurologischer und ggf. neurochirurgischer Versorgungsmöglichkeit angefahren werden. Die zügige Verbringung in ein entsprechendes Zentrum zur weiteren Diagnostik und Einleitung einer Therapie ist vor dem Hintergrund, dass ein Großteil der Nachblutungen innerhalb von 3 h auftritt, eminent wichtig.

Bildgebung

Die endgültige Unterscheidung zwischen einem hämorrhagischen und einem ischämischen Schlaganfall ist erst durch eine kraniale Schnittbildgebung möglich. Aufgrund der häufigeren Verfügbarkeit und der unkomplizierteren und schnelleren Durchführbarkeit ist hier die Computertomografie (CT) nach wie vor als Goldstandard anzusehen (Abb. 8.4). Die Notwendigkeit einer weiteren Abklärung einer möglichen Blutungsursache mittels CT-Angiografie (CTA), MR-Angiografie (MRA) oder digitaler Subtraktionsangiografie (DSA) richtet sich nach Blutungsverteilung (v. a. bei atypisch lokalisierten Blutungen), Anamnese und individuellem Risikoprofil des Patienten. Bei Durchführung einer Gefäßdarstellung sollte Blutungslokalisation abhängig auch die Möglichkeit einer zerebralen Venenthrombose nicht außer Acht gelassen werden. Insbesondere Patienten mit atypischer Blutungslokalisation, jüngerem Alter oder fehlenden CT-morphologischen Zeichen einer Erkrankung der kleinen Gefäße haben ein erhöhtes Risiko für eine makrovaskuläre Genese der Blutung (van Asch et al. 2015; Hilkens et al. 2018).

Die Blutung selbst zeigt sich in der nativen CT als hyperintense, im Parenchym gelegene Raumforderung. Je nach Alter der Blutung zeigt sich ggf. bereits ein Perifokalödem. Auch eine Blutverteilung in den Ventrikel oder reine intraventrikuläre Blutungen sind möglich. Direkt durch die intraventrikuläre Blutung oder durch die Verlegung von Liquorabflusswegen bei raumfordernden Hämatomen kann sich eine Aufweitung der inneren Liquorräume im Sinne eines Hydrozephalus zeigen. Auch rein intraventrikuläre Blutungen haben ein erhöhtes Risiko für eine makrovaskuläre Blutungsursache und sollten entsprechend weiter abgeklärt werden (Hilkens et al. 2016).

Therapie

▶ Die stationäre Therapie und Überwachung sollten im Anschluss an die Notfallbehandlung bei einer primären Hirnblutung auf einer

8 Intrakranielle Blutung

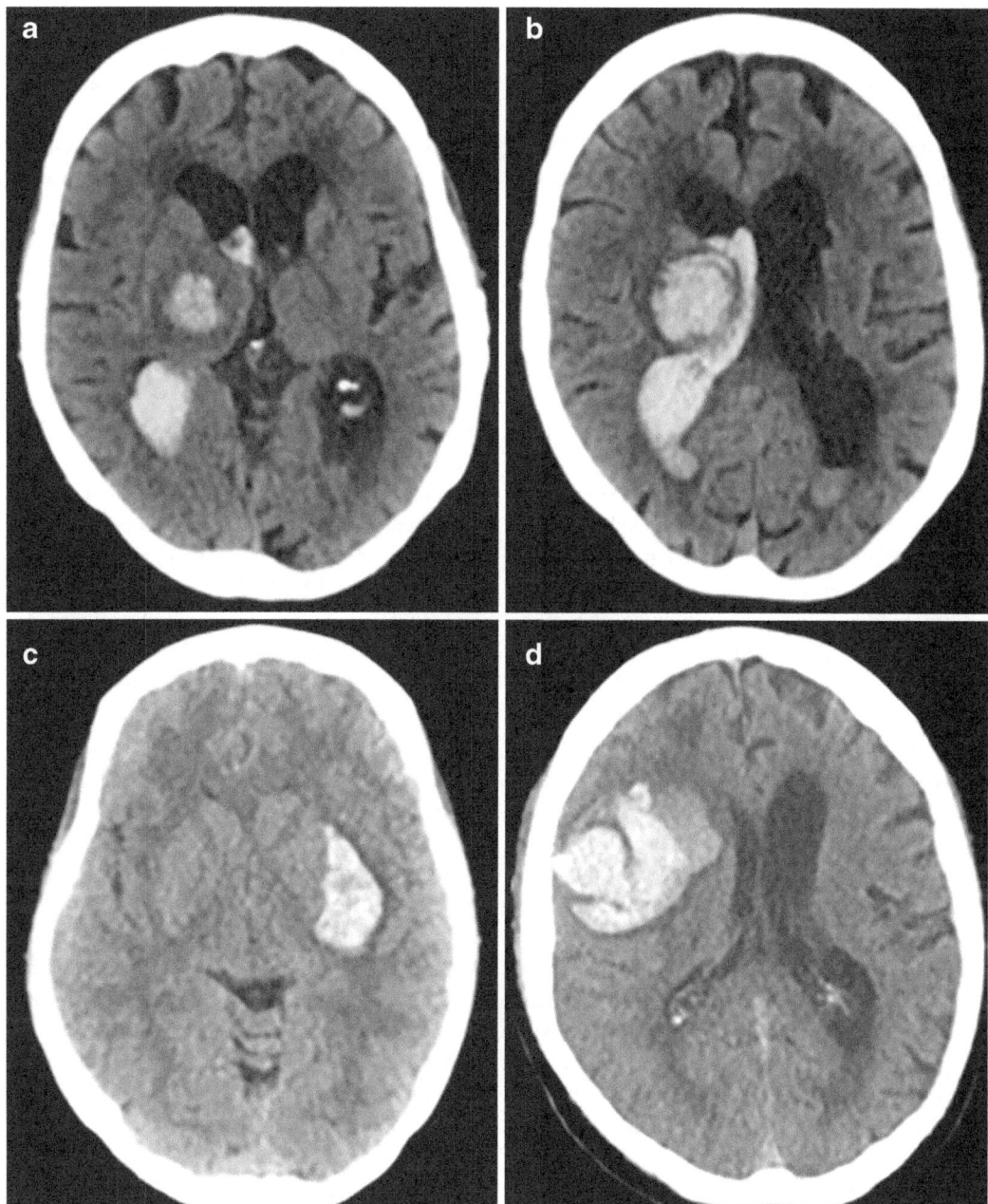

Abb. 8.4 Computertomografie(CT)-Darstellung einer Thalamusblutung mit Ventrikeleinbruch (**a** und **b**), einer Stammganglienblutung (**c**) sowie einer atypischen links frontalen Blutung (**d**)

spezialisierten neurointensivmedizinischen Station, z. B. einer „Stroke Unit", erfolgen.

Nach Feststellung einer primären Hirnblutung gilt es neben der Komplettierung der Diagnostik im Sinne einer Labordiagnostik (Blutbild, Gerinnungsparameter, Glukose, Herzenzyme, Entzündungswerte, Toxikologie) und Ergänzung eines EKGs als erste Maßnahmen eine suffiziente Blutdruckeinstellung zu gewährleisten. Ein erhöhter Blutdruck ist mit einem erhöhten Nachblutungsrisiko und schlechteren Outcome verbunden. Der überwiegende Teil der Patienten mit primären Hirnblutungen zeigt bei Aufnahme einen erhöhten Blutdruck. Die aktuellen Leitlinienempfehlungen zur Therapie des erhöhten Blutdrucks basieren auf der INTERACT2(Anderson et al. 2013)- und der ATACH-2(Qureshi et al. 2016)-Studie sowie Metaanalyse dieser beiden größeren sowie kleineren Trials und ergänzenden Post-hoc-Analyse (Moullaali et al. 2019; Boulouis et al. 2017). Hiernach ist eine frühzeitige Senkung des Blutdrucks auf Werte zwischen 130 und 140 mmHg anzustreben, wenn Patienten bei Aufnahme Werte zwischen 150 und 220 mmHg systolisch aufweisen. Eine aktive Senkung des Blutdrucks unter 130 mmHg sollte vermieden werden, da dies möglicherweise *einen* negativen Einfluss auf das Outcome haben kann.

Die Gabe von Antikoagulanzien sollte sofort unterbrochen werden und die Möglichkeit einer aktiven medikamentösen Aufhebung der Wirkung geprüft und, wenn möglich, durchgeführt werden. Des Weiteren gilt es insbesondere Hypoglykämien zu vermeiden (Middleton et al. 2011). Primär ist eine Normoglykämie anzustreben. Hyperglykämien sollten ab einem Wert > 180mg/dl behandelt werden. Damit richtet sich hier die Empfehlung zu einer weniger aggressiven Blutzuckereinstellung nach Ergebnissen zu intensivmedizinischen Patienten im Allgemeinen (Finfer et al. 2009).

Bezüglich der Gabe von Thrombozytenpräparaten bei Patienten unter plättchenhemmender Therapie, die nicht einer operativen Therapie zugeführt werden, sind die Ergebnisse bisheriger Arbeiten nicht eindeutig. Insgesamt scheinen Patienten unter Plättchenhemmertherapie insgesamt jedoch ein schlechteres Outcome und eine höhere Mortalität aufzuweisen.

Die prophylaktische Gabe von antiepileptischen Medikamenten ohne Nachweis eines Anfalls ist nicht indiziert. Bei Nachweis von Anfällen, entweder klinisch oder mittels einer Elektroenzephalografie (EEG), ist hier entsprechend eine leitliniengerechte Therapie einzuleiten.

Bei Patienten mit einem Hydrozephalus und hierunter herabgesetzter Bewusstseinslage sollte eine externe Ventrikeldrainage (EVD) zur Druckentlastung und zum Druckmonitoring angelegt werden. Bei Patienten mit einer primären Gehirnblutung und entsprechend reduzierter GCS und/oder Sedierung, die eine neurologische Beurteilung nicht möglich macht, sollte eine invasive Druckmessung evaluiert werden. Die konservative Therapie erhöhter Hirndrücke kann mittels osmotisch wirksamer Medikamente (Mannitol, hypertone Kochsalzlösung) erfolgen. Die Gabe von Kortikosteroiden zur Hirndrucksenkung ist nicht indiziert.

Operative Therapie primärer intrakranieller Blutungen

Bei der operativen Therapie für primäre intrakraniellen Blutungen sollte zwischen (minimal invasiven) Maßnahmen im Fall von Blutungen (Volumen > 20–30 ml), der offenen Ausräumung über eine Kraniotomie/Kraniektomie, einer dekompressiven Kraniektomie alleine und der Behandlung begleitender oder alleiniger intraventrikulärer Blutungen unterschieden werden. Infratentorielle Blutungen stellen für sich eine eigene Entität dar, sodass auch hier die operative Therapie gesondert behandelt wird.

Minimalinvasive Ausräumung intrakranieller Blutungen (> 20–30 ml)

Eine minimalinvasive (stereotaktische oder endoskopische) Ausräumung einer intrazerebralen Blutung bietet den Vorteil eines kleineren Traumas im Vergleich zu einer konventionellen Kraniotomie. Grundsätzlich wird durch die Ausräumung einer Blutung die Reduktion der Hämatom-abhängigen sekundären Hirnschädigung beabsichtigt. Die bisherige Studienlage erlaubt jedoch nur einen eindeutigen Rückschluss darauf, dass bei der minimalinvasiven Entlastung von Hämatomen ab einer Größe von 20–30 ml die Mortalität im Vergleich zur konservativen Therapie sinkt (Hanley et al. 2019; Guo et al. 2020; Zhou et al. 2020). In Bezug auf das funktionelle Outcome scheint es einen Vorteil zu geben bei insgesamt jedoch geringerem Evidenzniveau.

8.3.2 Intraventrikuläre Blutungen

Grundsätzlich ist bei Patienten mit einer intraventrikulären Blutung, mit oder ohne begleitender intrazerebraler Blutung, und bei Zeichen eines akuten Liquoraufstaus die Anlage einer EVD indiziert. Bei schweren intraventrikulären Blutungen hat hierbei die EVD-Anlage allein für sich einen positiven Effekt auf das Outcome (Nieuwkamp et al. 2000). In Bezug auf das Risiko der Entwicklung einer Meningitis oder von Nachblutungen ist die Gabe von Thrombolytika über die EVD zur Clotauflösung als sicher anzusehen. Nach der bisherigen Datenlage kommt es hierunter zu einer Reduktion der Mortalität bei unklarem Effekt auf das Gesamtoutcome (Hanley et al. 2019; Nieuwkamp et al. 2000).

8.3.3 Intrazerebrale Massenblutungen

Bei großen supratentoriellen intrazerebralen Blutungen insbesondere in Verbindung mit gestörter Bewusstseinslage, Mittellinienshift oder konservativ nicht kontrollierbarer erhöhter intrakranieller Druckerhöhung bleibt eine dekompressive Kraniektomie häufig die letzte lebensrettende Maßnahme. Die hierzu verfügbaren Daten zeigen eine niedrigere Mortalität für Patienten, die mittels dekompressiver Kraniektomie behandelt wurden, gegenüber solchen, die mittels Hämatomausräumung über eine Kraniotomie oder mit konservativen Maßnahmen allein behandelt wurden. Bezüglich eines positiven Einflusses auf das Outcomes ist die Datenlage bisher widersprüchlich (Morgenstern et al. 1998; Polster et al. 2021).

8.3.4 Infratentorielle Blutungen

Spontane Blutungen ins Kleinhirn führen aufgrund der Nähe zum Hirnstamm und des geringeren Platzes häufig zu einer raschen klinischen Verschlechterung. Diese wird vor allem durch eine Verlegung des 4. Ventrikels, einen daraus resultierenden Hydrozephalus oder eine direkte Hirnstammkompression herbeigeführt. Auch die direkte Kompression der A. basilaris führt zu einer raschen klinischen Verschlechterung. Aufgrund dieser Konstellation wird auch bei bisher eher unbefriedigender Datenlage (Kuramatsu et al. 2019; Singh et al. 2020) bei Blutungsvolumina > 15 ml, klinischer Verschlechterung oder Zeichen einer Hirnstammkompression eine rasche Hämatomausräumung empfohlen. Bei gleichzeitigem Vorliegen eines Hydrozephalus sollte zudem eine EVD-Anlage erfolgen (Abb. 8.5). Die alleinige Behandlung mittels EVD ist potenziell gesundheitsschädlich, insbesondere bei verlegten basalen Zisternen, und wird daher nicht empfohlen (van Loon et al. 1993).

8.3.5 Spontane Subarachnoidalblutungen

Unter einer spontanen Subarachnoidalblutung versteht man eine Blutung in den subarachnoidalen Raum ohne ursächliches Schädel-Hirn-Trauma. Auch wenn es eine Vielzahl an möglichen Blutungsquellen (u. a. arteriovenöse Malformation, arteriovenöse Fistel, Tumor) gibt, ist ein intrakranielles Aneurysma die häufigste Ursache. Im Folgenden sollen daher die Diagnostik und Therapie der aneurysmatischen subarachnoidalen Blutung (aSAB) vertieft werden. Sie zählt zu den hämorrhagischen Schlaganfällen, ist allerdings eine seltenere Subform.

Symptomatik

Das Leitsymptom der aSAB ist der sog. Vernichtungskopfschmerz. Es handelt sich hierbei um einen starken, plötzlich einsetzenden Kopfschmerz, der von den Betroffenen häufig als „nie dagewesen" klassifiziert wird und sich von den bekannten chronischen Kopfschmerzen in der Regel deutlich unterscheidet. Weitere neurologische Symptome können sich bei den einzelnen Patienten deutlich unterscheiden, von sofort einsetzender tiefer Bewusstlosigkeit über Krampfanfälle und fokal-neurologische Defizite bis hin zu relativ wenig betroffene Patienten mit leichten Kopfschmerzen. In den meisten Fällen

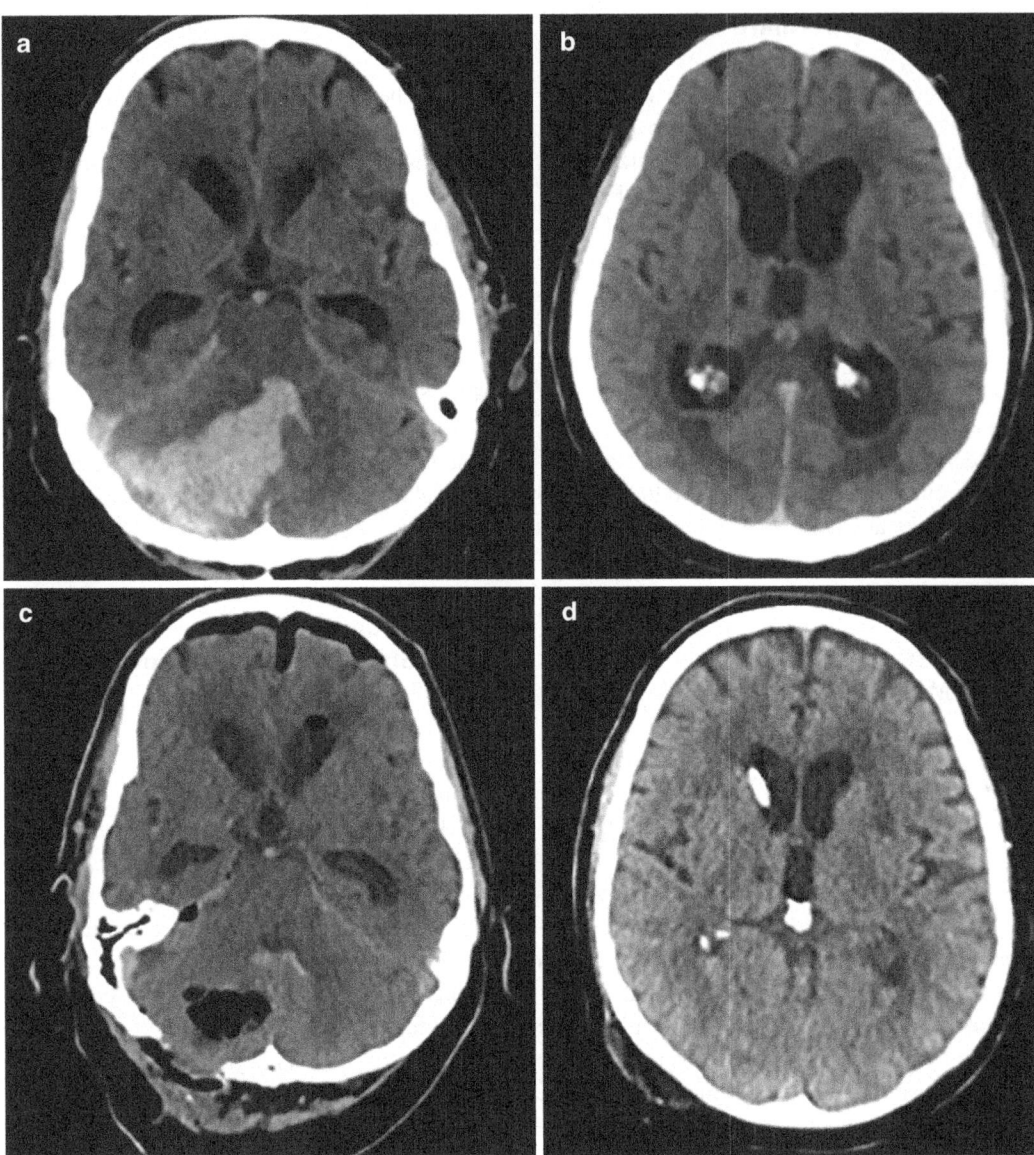

Abb. 8.5 **a** Kleinhirnblutung in der Computertomografie (CT) mit **b** Hydrozephalus. **c** Postoperative Darstellung nach Ausräumung der Blutung und **d** Anlage einer externen Ventrikeldrainage (EVD)

entwickeln die Patienten eine Nackensteifigkeit, wache Patienten klagen oft über Übelkeit, Erbrechen oder eine Fotophobie. Auch eine langsame progrediente Verschlechterung (meist auf Basis eines zunehmenden Hydrozephalus) und plötzliche sekundäre Verschlechterung (meist auf dem Boden einer erneuten Blutung) sind möglich. 10–40 % der Patienten beschreiben ein meist 1–2 Wochen zurückliegendes „Warnblutungsereignis" mit ähnlichem, jedoch nicht ganz so intensiven Kopfschmerzen (Lawton und Vates 2017).

Die klinische Schwere der aSAB wird hauptsächlich anhand zweier klinischer Scoring-Systeme definiert, der Skala nach Hunt und Hess (Hunt und Hess 1968) und der primär GCS-basierten World Federation of Neurological Surgeons (WFNS) Scale (Teasdale et al. 1988) (siehe Tab. 8.4 und 8.5).

8 Intrakranielle Blutung

Tab. 8.4 Hunt-und-Hess-Klassifikation

Schweregrad	Symptom
1	Asymptomatisch oder geringe Kopf- und Nackenschmerzen
2	Mäßige bis schwere Kopfschmerzen, Nackensteife, keine neurologischen Ausfälle außer Hirnnervenlähmungen
3	Schläfrigkeit, Verwirrtheit oder leichte fokale Ausfälle
4	Stupor, mäßige bis schwere Hemiparese, eventuell Dezerebrationsstarre und vegetative Störungen
5	Tiefes Koma, Dezerebrationsstarre, moribundes Aussehen

Tab. 8.5 WFNS-Skala (World Federation of Neurological Surgeons Scale)

Schweregrad	GCS	Motorisches Defizit
1	15	Kein Defizit
2	13–14	Kein Defizit
3	13–14	Motorisches Defizit
4	7–12	Mit oder ohne motorisches Defizit
5	3–6	Mit oder ohne motorisches Defizit

GCS Glasgow Coma Scale

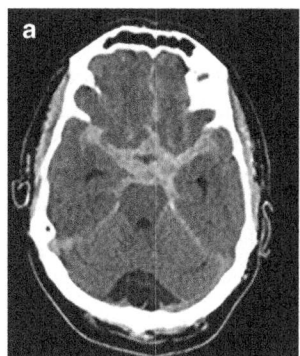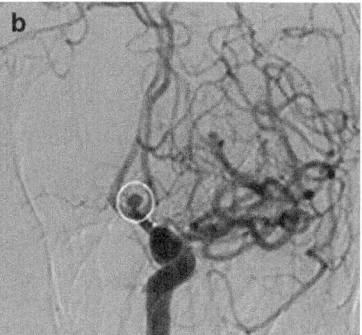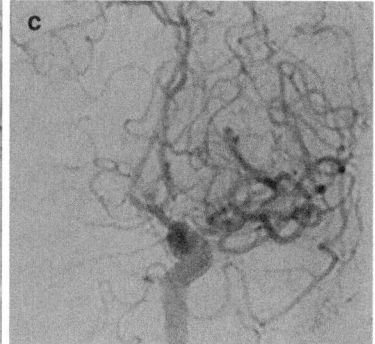

Abb. 8.6 Computertomografie (CT) mit SAB (**a**), DSA mit Nachweis eines Aneurysmas der A. communicans anterior (**b**, *weißer Kreis*) und nach Versorgung mittels Coilembolisation (**c**)

Präklinische Versorgung der aSAB

Da auch die aSAB analog zur primären intrazerebralen Blutung präklinisch ohne Bildgebung nicht eindeutig ein- bzw. auszuschließen ist, ist hier, genau wie bei der primären intrazerebralen Blutung, eine Stabilisierung des Patienten und die Einlieferung in ein spezialisiertes Zentrum das primäre Ziel. Auch hier gilt die Prämisse, nach Möglichkeit eine möglichst genaue Erfassung der Ereignisse und Voranamnese durchzuführen.

Diagnostik

Zum Nachweis einer aSAB ist in der Regel eine native CT ausreichend. Hier stellt sich die Blutung hyperdens da. Die Blutungsverteilung betrifft meist typisch die basalen Zisternen und, abhängig von der Lokalisation des Aneurysmas, auch die Sylvi-Fissur (Abb. 8.6a). Begleitende intrazerebrale oder intraventrikuläre Blutungen lassen sich hier ebenso wie eine akute Liquorzirkulationsstörung nachweisen.

Bei fehlendem Nachweis einer aSAB in der CT, aber eindeutiger klinischer Verdachtsdiagnose sollte zum Ausschluss einer aSAB eine Lumbalpunktion mit der 3-Gläser-Probe ergänzt werden. Eine CT-negative aSAB ist eher bei größerem zeitlichen Abstand zwischen Symptombeginn und klinischer Erstvorstellung zu erwarten, da die Blutung im Verlauf durch Resorption abnimmt. Daher sollte bei einem lang zurückliegenden Blutungsereignis bei der Lumbalpunktion auch eine Mikroskopie zum Nachweis von Siderophagen erfolgen.

Im Rahmen der weiteren Diagnostik einer spontanen aSAB ist eine CTA zur Identifikation der Blutungsquelle durchzuführen. Hierbei zeigen sich meist sakkulär geformte Aussackungen an den großen intrazerebralen Gefäßen, auch fusiforme Aneurysmen sind möglich, jedoch deutlich seltener. Aufgrund der niedrigeren Ortsauflösung lassen sich ggf. sehr kleine, aber dennoch blutungsrelevante Aneurysmen nicht in der CTA nachweisen. Auch bei Aneurysmanachweis sollte, soweit es der Zustand des Patienten erlaubt und er nicht umgehend einer operativen Therapie zugeführt werden muss, als Goldstandard eine digitale Subtraktionsangiografie (DSA, Abb. 8.6b) ergänzt werden. Dies ist sowohl zwecks Komplettierung der Aneurysmadiagnostik als auch für die Entscheidung über die möglichen Behandlungsoptionen bezüglich des rupturierten Aneurysmas sehr wichtig.

Therapie
Patienten mit einer aSAB bedürfen auch bei klinisch gutem Zustand grundsätzlich einer intensivmedizinischen Überwachung. Die Ziele der initialen intensivmedizinischen Therapie fokussieren sich, neben der Überwachung und Unterstützung der kardiopulmonal-renalen Funktionen, auch gezielt auf die Verhinderung einer (erneuten) Aneurysmanachblutung und Gewährleistung einer suffizienten zerebralen Perfusion (über 60 mmHg) verknüpft an die Vermeidung von pathologischen Hirndruckanstiegen über 20 mmHg. Vor Versorgung des blutungsursächlichen Aneurysmas sollte der Blutdruck unter 160 mmHg systolisch gehalten werden, um eine Aneurysmanachblutung zu verhindern (Connolly et al. 2012). Nach Versorgung sollte der mittlere arterielle Druck (MAD) über 70–80 mmHg gehalten werden, um relevante Durchblutungsstörungen aufgrund von Vasospasmen vorzubeugen. Die präventiven Maßnahmen und die Behandlung von Komplikationen werden im weiteren Verlauf dieses Kapitels genauer erörtert.

Aneurysmaversorgung
Bei der Versorgung des blutungsursächlichen Aneurysmas kann zwischen der offen chirurgischen Therapie mittels Clipping und der endovaskulären Therapie (u. a. mittels Coiling) unterschieden werden. Die Therapieentscheidung wird hierbei abhängig von dem Aneurysma und den patientenspezifischen Faktoren im interdisziplinären Team zwischen Neurochirurgen und interventionellen Neuroradiologen gefällt. In Anbetracht der im Rahmen einer großen multizentrischen randomisierten Studie nachgewiesenen Überlegenheit der endovaskulären Therapie gegenüber dem mikrochirurgischen Clipping (Molyneux et al. 2002; McDougall et al. 2012), wird heute ein größerer Anteil der Aneurysmen endovaskulär versorgt. Ein Nachteil der endovaskulären Therapie ergibt sich aus der Notwendigkeit von regelmäßigen Nachkontrollen nach Therapie bei einer erhöhten Rezidivrate im Vergleich zum Clipping (Hulsbergen et al. 2019).

Grundsätzlich gilt, dass eine Nachblutung einen deutlichen Einfluss auf Morbidität und Mortalität hat. Das Nachblutungsrisiko ist in den ersten 24 h nach der Blutung als am höchsten einzustufen (van Donkelaar et al. 2015). Deshalb sollte die Versorgung des Aneurysmas schnellstmöglich, spätestens aber innerhalb der ersten 72 h erfolgen. In den meisten großen Zentren wird mittlerweile eine Versorgung innerhalb der ersten 24 h nach Aufnahme praktiziert. Hieraus ergibt sich die Empfehlung, dass eine aSAB in großen spezialisierten Zentren mit 24-h-Verfügbarkeit von sowohl endovaskulär als auch mikrochirurgisch geschultem Personal erfolgen sollte.

Mikrochirurgisches Clipping
Die offene operative Versorgung eines intrakraniellen Aneurysmas über eine Kraniotomie stellte lange Zeit die einzige Versorgungsmöglichkeit dar. Hierbei erfolgt abhängig von der Lage des Aneurysmas eine angepasste Kraniotomie, die offene Darstellung des Aneurysmas neben den zu- und abführenden Gefäßästen und der Verschluss des Aneurysmas mittels einem oder mehreren (Titan-)Clips. Intraoperativ lässt sich der Aneurysmaverschluss und der Erhalt des Trägergefäßes dopplersonografisch und durch die Applikation eines Kontrastmittels (Indocyaningrün) bei entsprechender Spezifikation des Mikroskops kontrollieren. Bei komplexeren Aneurysmen ist ggf. ein aufwendiges Verfahren mit kompletter Ausschaltung eines Gefäßabschnittes inklusive Rekonstruktion des Gefäßes oder Anlage eines Bypasses nötig.

Endovaskuläre Therapie
Nachdem lange Zeit das mikrochirurgische Clipping die einzige verfügbare Methodik zur Behandlung intrakranieller Aneurysmen war, gelang 1991 Guglielmi mit der Entwicklung den

„electronic detachable coils" (Guglielmi et al. 1991) der entscheide Durchbruch, um die Behandlung von intrakraniellen Aneurysmen auch der endovaskulären Therapie zugänglich zu machen. Hierbei wird das Aneurysma angiografisch gesteuert meist über einen Zugang durch die A. femoralis von intravasal mit kleinen Titanspiralen aufgefüllt. Diese führen im Verlauf zu einer Thrombosierung und einem Verschluss des Aneurysmas (Abb. 8.6c). Zwischenzeitlich ist es im Bereich der endovaskulären Versorgung zu einem deutlichen Technologiesprung gekommen. Durch die Verfügbarkeit unterschiedlicher Stents und neuer zusätzlicher Technologien wie dem WEB(Woven EndoBridge)-Device (Ding et al. 2011) werden immer mehr Aneurysmen einer endovaskulären Therapie zugänglich. Die Sinnhaftigkeit der Verwendung von solchen Gefäßimplantaten, die eine ergänzende und dauerhafte (manchmal, lebenslängliche) Therapie mit Thrombozytenaggregationshemmern unumgänglich machen, sollte kritisch evaluiert werden, vor allem im Setting einer frischen aSAB, wo durch bei dieser Behandlung ein erhöhtes Nachblutungsrisiko im Rahmen von verschiedenen chirurgischen Maßnahmen bestehen kann.

Intensivmedizinische Therapie
Auch nach erfolgreicher Aneurysmaversorgung stellt die intensivmedizinische Therapie der aSAB weitere Herausforderungen dar. So bedarf das Auftreten von zerebralen Vasospasmen und einer verzögerten zerebralen Ischämie („delayed cerebral ischemia", DCI) hier besonderer Aufmerksamkeit. Aufgrund der im Vergleich zu anderen Schlaganfallsformen eher niedrigeren Inzidenz sowohl der aSAB als einer Krankheit als auch der DCI als einer krankheitsspezifischen Komplikation ist auch die Verfügbarkeit an hochklassiger Evidenz bezüglich des optimalen Managements von zerebralen Vasospasmen eher eingeschränkt. Die letzten Leitlinien datieren zurück auf die Jahre 2012 (Connolly et al. 2012) und 2013 (Steiner et al. 2013). Ein Großteil der Empfehlungen bezieht sich daher auf prospektive oder retrospektive Beobachtungsstudien.

Im Rahmen des engmaschigen intensivmedizinischen Monitorings sollte insbesondere der Glukosespiegel von Beginn an eng im Auge behalten werden. Stresshormonbedingt stellt sich bei einer aSAB meist initial eine Hyperglykämie ein, im Verlauf dann jedoch nicht selten ein Übergang in die Hypoglykämiephasen. Letztere gilt es, dringlich zu vermeiden. Vom Flüssigkeitshaushalt wird das Einhalten einer Euvolämie empfohlen. Elektrolytstörungen kommen häufig im Verlauf einer aSAB vor. Insbesondere neigen die betroffenen Patienten zu einer Hyponatriämie. In diesem Fall wird eine entsprechende Substitution unter engmaschiger Kontrolle empfohlen, z. B. mit hypertoner Kochsalzlösung, ergänzend kann bei schweren Verläufen und entsprechenden endokrinologischen Anzeichen zudem eine Therapie mit Mineralokortikoiden erfolgen. Kardiale Ereignisse mit pathologischen EKG-Veränderungen, Herzrhythmusstörungen oder sogar Anstieg von Herzenzymen im Blut sind im Rahmen einer myokardialen Mitbeteiligung regelmäßig zu beobachten. Diese werden über eine vermehrte sympathische Stimulation und Katecholaminausschüttung vermittelt. Da diese kardialen Veränderungen in der Regel einen temporären Charakter tragen und selbstlimitierend sind, ist eine entsprechende Intervention, außer bei hämodynamisch relevanten Rhythmusstörungen, meist nicht notwendig.

Einmalige Krampfanfälle treten bei 8–26 % der Patienten mit aSAB auf, meist innerhalb der ersten 24 h. Das anhaltende Krampfleiden infolge der aSAB ist etwas seltener und die Rate einer Epilepsie liegt bei ca. 10 % (Darkwah Oppong et al. 2022). Die prophylaktische Gabe von antiepileptischer Medikation wird kontrovers diskutiert, eine klare Empfehlung ist hier nicht auszusprechen.

Abgesehen vom Effekt des eigentlichen Blutungsereignisses und einer hierauf folgenden frühen Hirnverletzung („early brain injury", EBI) (Fujii et al. 2013) ist das Auftreten einer DCI einer der Hauptfaktoren, die das Outcome von aSAB-Patienten beeinflussen. Die genauen Hintergründe der DCI-Genese sind auch bis zum heutigen Tage nicht vollständig geklärt. Neben dem Auftreten von reaktiven Gefäßverengungen, die sog. zerebralen Vasospasmen, sind auch lokale entzündliche Reaktionen und mikroelektrische Vorgänge involviert (Foreman 2016; Frontera et al. 2017). Als einzige medikamentöse präventive Maßnahme gilt bis heute die Gabe von Nimodipin (Allen et al. 1983), einem Kalziumantagonisten, der für die ersten 21 Tage nach der Blutung verabreicht wird. Zusätzlich wird der Blutdruck nach Aneurysmaversorgung über einem klinikprotokollabhängigen Mindestwert gehalten, um eine ausreichende zerebrale Perfusion zu gewährleisten. Im Falle des Nachweises von Vasospasmen wird dieser entsprechend weiter gesteigert.

Die beste Möglichkeit der Identifikation des drohenden Auftretens einer DCI liegt in der klinischen Untersuchung des Patienten und rechtzeitiger Erkennung von neu aufgetretenen neurologischen Defiziten. Da ein Großteil der Patienten jedoch bewusstseinseingeschränkt oder sogar intubiert ist, sind regelmäßige neurologische Untersuchungen oft nicht ausreichend, um eine (drohende) zerebrale Ischämie rechtzeitig zu erkennen. Als ergänzendes Monitoring-Tool dient daher als älteste Methode der transkranielle Doppler-Ultraschall. Hierbei wird die Flussgeschwindigkeit in den intrakraniellen Gefäßen gemessen. Steigt diese entweder über einen in vielen Zentren unterschiedlich gehandhabten Grenzwert (zwischen 120 und 160 cm/s) oder im Vergleich zu den Voruntersuchungen relevant an, ist dies ein indirekter Hinweis auf eine Gefäßverengung im Sinne von Vasospasmen. Abhängig hiervon können weitere diagnostische oder interventionelle Schritte eingeleitet werden. Eine Schwäche der transkraniellen Doppleruntersuchung ist eine relativ niedrige Sensitivität und Spezifität sowie eine starke Untersucherabhängigkeit der Ergebnisse (Kumar et al. 2015). Alternativ gibt es die Möglichkeit der Implantation von intraparenchymalen Mikrodialysesonden, die dann, allerdings nur lokal, entsprechend die Sauerstoffsättigung und lokalen Metaboliten im Gewebe monitoren können.

Neben einer weiteren schrittweisen Erhöhung des Blutdrucks gibt es die Möglichkeit der interventionellen angiografiegesteuerten Therapie im Sinne der intraarteriellen Applikation (am Zielgefäß) von Nimodipin (oder anderen Kalziumantagonisten wie Verapamil) oder der direkten mechanischen Aufweitung von spastischen Gefäßen (Ballonangioplastie).

Die pathologischen Hirndruckanstiege im Verlauf der aSAB sind nicht selten und bedürfen umgehender Therapie, um zerebrale Perfusionsdefizite zu vermeiden. Dabei sollte in erster Linie eine vollständige Ausreizung konservativer hirndrucksenkender Maßnahmen, analog zur Therapie bei der primären Hirnblutung, erfolgen. Bei therapierefraktären Hirndruckanstiegen besteht die Möglichkeit einer dekompressiven Kraniektomie („decompressive craniectomy", DC) zur Hirndrucksenkung, was in Studien bei Patienten mit Schädel-Hirn-Trauma und ischämischem Schlaganfall nachgewiesen werden konnte (Vahedi et al. 2007; Juttler et al. 2011; Hutchinson et al. 2016). Allerdings wird die Rolle der DC bei aSAB bislang sehr kontrovers diskutiert, da bisher stichhaltige Beweise fehlen, dass durch eine operative Dekompression eine relevante Verbesserung des Outcomes zu erwarten ist (Darkwah Oppong et al. 2020). DCs können sowohl primär im Rahmen der Aneurysmaversorgung als auch sekundär bei steigenden Hirndrücken im Verlauf erfolgen. Ein entsprechender Eingriff sollte nur als letzte Möglichkeit unter der Abwägung des individuellen Nutzen-Risiko-Profils erfolgen.

Eine weitere mittel- bis kurzfristige Folge einer aSAB ist die Shuntpflichtigkeit im Rahmen eines Hydrocephalus malresorptivus. Dieser tritt bei 20 % der Patienten auf. Bezüglich der Testung einer Shuntpflichtigkeit bei Patienten, die zuvor mit einer vorübergehenden Liquorableitung versorgt worden sind, gibt im Großen und Ganzen 2 unterschiedliche Herangehensweisen – den direkten Verschluss der Drainage oder die schrittweise Reduktion der Fördermenge über mehrere Tage vor endgültigem Verschluss und Entfernung.

KASUISTIK

Ein 89-jähriger Patient wird liegend auf der Terrasse von seinen Nachbarn aufgefunden. Bisher sei er noch mit Hilfe eines Pflegedienstes zurechtgekommen. Die Liegezeit bei 15 °C Außentemperatur ist unklar. Es wird sofort der Rettungsdienst verständigt. In der FAST-Prüfung erfolgt keine verwertbare Reaktion zu allen Qualitäten. Der GCS ist 6. Es erfolgt nach Anlage eines i.v.-Zuganges die notfallmäßige Atemwegsicherung und Transport in die Notaufnahme eines Krankenhauses mit vorgehaltener Stroke Unit. Die Körperkerntemperatur beträgt 32 ° C. Äußere Prellmarken oder Schädelverletzungen finden sich nicht. Der Point-of-care-INR(International Normalized Ratio) beträgt 3,1, einem Quickwert von 20 % entsprechend. Die notfallmäßige Schnittbildgebung mittels CCT zeigt den Befund einer großen Parenchymblutung mit Einbruch in den linken Seitenventrikel bzw. dessen kompletter Ausfüllung (siehe Abb. 8.7). Die Prognose ist infaust. Der Patient wird unter palliativen Bedingungen aufgenommen. Zuvor war der Versuch eines Gerinnungsausgleiches mit Prothrombinkomplex sowie die Wiedererwärmung mittels Warmtouch und erwärmten Infusionslösungen vorgenommen worden, nachdem zwischenzeitlich informierte Angehörige die Einnahme von Phenprocoumon berichten konnten.

Der Gerinnungsausgleich ist nach folgender Faustformel erfolgt (siehe auch Kap. 1 Kopfschmerzen, „praktische Tipps für den Gerinnungsausgleich"):

$$\frac{(\text{Gewünschter Quick minus tatsächlicher Quick}) \times \text{kg Körpergewicht}}{2}$$

d.h. $\dfrac{(70-20) \times 70}{2}$

$\Rightarrow 1700$ IE Prothrombin

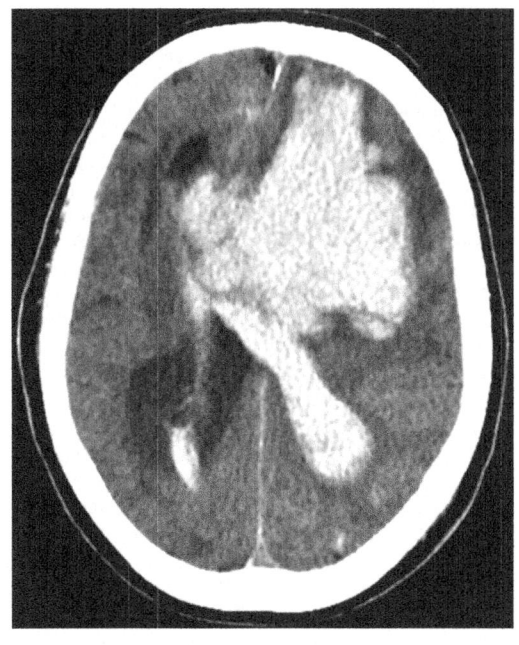

Abb. 8.7 Große Parenchymblutung mit Einbruch in das Ventrikelsystem und Mittellinienverlagerung unter Antikoagulation

Literatur

Literatur zu Abschn. 8.3

Allen GS, Ahn HS, Preziosi TJ, Battye R, Boone SC, Boone SC, Chou SN, Kelly DL, Weir BK, Crabbe RA, Lavik PJ, Rosenbloom SB, Dorsey FC, Ingram CR, Mellits DE, Bertsch LA, Boisvert DP, Hundley MB, Johnson RK, Strom JA, Transou CR. Cerebral arterial spasm--a controlled trial of nimodipine in patients with subarachnoid hemorrhage. N Engl J Med. 1983;308(11):619–24. https://doi.org/10.1056/nejm198303173081103.

Anderson CS, Heeley E, Huang Y, Wang J, Stapf C, Delcourt C, Lindley R, Robinson T, Lavados P, Neal B, Hata J, Arima H, Parsons M, Li Y, Wang J, Heritier S, Li Q, Woodward M, Simes RJ, Davis SM, Chalmers J. Rapid blood-pressure lowering in patients with acute intracerebral hemorrhage. N Engl J Med. 2013;368(25):2355–65. https://doi.org/10.1056/NEJMoa1214609.

van Asch CJ, Velthuis BK, Rinkel GJ, Algra A, de Kort GA, Witkamp TD, de Ridder JC, van Nieuwenhuizen KM, de Leeuw FE, Schonewille WJ, de Kort PL, Dippel DW, Raaymakers TW, Hofmeijer J, Werner MJ,

Kerkhoff H, Jellema K, Bronner IM, Remmers MJ, Bienfait HP, Witjes RJ, Greving JP, Klijn CJ. Diagnostic yield and accuracy of CT angiography, MR angiography, and digital subtraction angiography for detection of macrovascular causes of intracerebral haemorrhage: prospective, multicentre cohort study. BMJ (Clinical research ed). 2015;351:h5762. https://doi.org/10.1136/bmj.h5762.

Boulouis G, Morotti A, Goldstein JN, Charidimou A. Intensive blood pressure lowering in patients with acute intracerebral haemorrhage: clinical outcomes and haemorrhage expansion. Systematic review and meta-analysis of randomised trials. J Neurol Neurosurg Psychiatry. 2017;88(4):339–345. https://doi.org/10.1136/jnnp-2016-315346.

Connolly ES Jr, Rabinstein AA, Carhuapoma JR, Derdeyn CP, Dion J, Higashida RT, Hoh BL, Kirkness CJ, Naidech AM, Ogilvy CS, Patel AB, Thompson BG, Vespa P. Guidelines for the management of aneurysmal subarachnoid hemorrhage: a guideline for healthcare professionals from the American Heart Association/American Stroke Association. Stroke. 2012;43(6):1711–37. https://doi.org/10.1161/STR.0b013e3182587839.

Darkwah Oppong M, Golubovic J, Hauck EF, Wrede KH, Sure U, Jabbarli R. Decompressive craniectomy in aneurysmal subarachnoid hemorrhage: Who and when? – A systematic review and meta-analysis. Clin Neurol Neurosurg. 2020;199:106252. https://doi.org/10.1016/j.clineuro.2020.106252.

Darkwah Oppong M, Lohrer L, Wrede KH, Chihi M, Santos AN, Dammann P, Michel A, Rauschenbach L, Said M, Li Y, Frank B, Sure U, Jabbarli R. Reevaluation of risk factors for aneurysmal subarachnoid hemorrhage associated epilepsy. J Neurol Sci. 2022;444:120519. https://doi.org/10.1016/j.jns.2022.120519.

Ding YH, Lewis DA, Kadirvel R, Dai D, Kallmes DF. The Woven EndoBridge: a new aneurysm occlusion device. AJNR Am J Neuroradiol. 2011;32(3):607–11. https://doi.org/10.3174/ajnr.A2399.

van Donkelaar CE, Bakker NA, Veeger NJ, Uyttenboogaart M, Metzemaekers JD, Luijckx GJ, Groen RJ, van Dijk JM. Predictive factors for rebleeding after aneurysmal subarachnoid hemorrhage: rebleeding aneurysmal subarachnoid hemorrhage study. Stroke. 2015;46(8):2100–6. https://doi.org/10.1161/strokeaha.115.010037.

Finfer S, Chittock DR, Su SY, Blair D, Foster D, Dhingra V, Bellomo R, Cook D, Dodek P, Henderson WR, Hébert PC, Heritier S, Heyland DK, McArthur C, McDonald E, Mitchell I, Myburgh JA, Norton R, Potter J, Robinson BG, Ronco JJ. Intensive versus conventional glucose control in critically ill patients. N Engl J Med. 2009;360(13):1283–97. https://doi.org/10.1056/NEJMoa0810625.

Foreman B. The pathophysiology of delayed cerebral ischemia. J Clin Neurophysiol. 2016;33(3):174–82. https://doi.org/10.1097/wnp.0000000000000273.

Frontera JA, Provencio JJ, Sehba FA, McIntyre TM, Nowacki AS, Gordon E, Weimer JM, Aledort L. The Role of Platelet Activation and Inflammation in Early Brain Injury Following Subarachnoid Hemorrhage. Neurocrit Care. 2017;26(1):48–57. https://doi.org/10.1007/s12028-016-0292-4.

Fujii M, Yan J, Rolland WB, Soejima Y, Caner B, Zhang JH. Early brain injury, an evolving frontier in subarachnoid hemorrhage research. Transl Stroke Res. 2013;4(4):432–46. https://doi.org/10.1007/s12975-013-0257-2.

Global Burden of Disease Study 2019. Global, regional, and national burden of stroke and its risk factors, 1990-2019: a systematic analysis for the Global Burden of Disease Study 2019. Lancet Neurol. 2021;20(10):795–820. https://doi.org/10.1016/s1474-4422(21)00252-0.

Greenberg SM, Ziai WC, Cordonnier C, Dowlatshahi D, Francis B, Goldstein JN, Hemphill JC 3rd, Johnson R, Keigher KM, Mack WJ, Mocco J, Newton EJ, Ruff IM, Sansing LH, Schulman S, Selim MH, Sheth KN, Sprigg N, Sunnerhagen KS. 2022 Guideline for the Management of Patients with Spontaneous Intracerebral Hemorrhage: A Guideline From the American Heart Association/American Stroke Association. Stroke. 2022;53(7):e282–361. https://doi.org/10.1161/str.0000000000000407.

Guglielmi G, Vinuela F, Sepetka I, Macellari V. Electrothrombosis of saccular aneurysms via endovascular approach. Part 1: Electrochemical basis, technique, and experimental results. J Neurosurg. 1991;75(1):1–7. https://doi.org/10.3171/jns.1991.75.1.0001.

Guo G, Pan C, Guo W, Bai S, Nie H, Feng Y, Li G, Deng H, Ma Y, Zhu S, Tang Z. Efficacy and safety of four interventions for spontaneous supratentorial intracerebral hemorrhage: a network meta-analysis. J Neurointerventional Surg. 2020;12(6):598–604. https://doi.org/10.1136/neurintsurg-2019-015362.

Hanley DF, Thompson RE, Rosenblum M, Yenokyan G, Lane K, McBee N, Mayo SW, Bistran-Hall AJ, Gandhi D, Mould WA, Ullman N, Ali H, Carhuapoma JR, Kase CS, Lees KR, Dawson J, Wilson A, Betz JF, Sugar EA, Hao Y, Avadhani R, Caron JL, Harrigan MR, Carlson AP, Bulters D, LeDoux D, Huang J, Cobb C, Gupta G, Kitagawa R, Chicoine MR, Patel H, Dodd R, Camarata PJ, Wolfe S, Stadnik A, Money PL, Mitchell P, Sarabia R, Harnof S, Barzo P, Unterberg A, Teitelbaum JS, Wang W, Anderson CS, Mendelow AD, Gregson B, Janis S, Vespa P, Ziai W, Zuccarello M, Awad IA. Efficacy and safety of minimally invasive surgery with thrombolysis in intracerebral haemorrhage evacuation (MISTIE III): a randomised, controlled, open-label, blinded endpoint phase 3 trial. Lancet. 2019;393(10175):1021–32. https://doi.org/10.1016/s0140-6736(19)30195-3.

Hilkens NA, van Asch CJ, Rinkel GJ, Klijn CJ. Yield of angiographic examinations in isolated intraventricular hemorrhage: a case series and systematic review of the literature. Eur Stroke J. 2016;1(4):288–93. https://doi.org/10.1177/2396987316666589.

Hilkens NA, van Asch CJJ, Werring DJ, Wilson D, Rinkel GJE, Algra A, Velthuis BK, de Kort GAP, Witkamp TD, van Nieuwenhuizen KM, de Leeuw FE, Schonewille WJ, de Kort PLM, Dippel DWJ, Raaymakers TWM, Hofmeijer J, Wermer MJH, Kerkhoff H, Jellema K, Bronner IM, Remmers MJM, Bienfait HP, Witjes R, Jäger HR, Greving JP, Klijn CJM. Predicting the presence of macrovascular causes in non-traumatic intracerebral haemorrhage: the DIAGRAM prediction score. J Neurol Neurosurg Psychiatry. 2018;89(7):674–9. https://doi.org/10.1136/jnnp-2017-317262.

Hulsbergen AFC, Mirzaei L, van der Boog ATJ, Smith TR, Muskens IS, Broekman MLD, Mekary RA, Moojen WA. Long-Term durability of open surgical versus endovascular repair of intracranial aneurysms: a systematic review and meta-analysis. World Neurosurgery. 2019;132:e820–33. https://doi.org/10.1016/j.wneu.2019.08.002.

Hunt WE, Hess RM. Surgical risk as related to time of intervention in the repair of intracranial aneurysms. J Neurosurg. 1968;28(1):14–20. https://doi.org/10.3171/jns.1968.28.1.0014.

Hutchinson PJ, Kolias AG, Timofeev IS, Corteen EA, Czosnyka M, Timothy J, Anderson I, Bulters DO, Belli A, Eynon CA, Wadley J, Mendelow AD, Mitchell PM, Wilson MH, Critchley G, Sahuquillo J, Unterberg A, Servadei F, Teasdale GM, Pickard JD, Menon DK, Murray GD, Kirkpatrick PJ. Trial of decompressive craniectomy for traumatic intracranial hypertension. N Engl J Med. 2016;375(12):1119–30. https://doi.org/10.1056/NEJMoa1605215.

Juttler E, Bosel J, Amiri H, Schiller P, Limprecht R, Hacke W, Unterberg A. DESTINY II: decompressive surgery for the treatment of malignant infarction of the middle cerebral artery II. Int J Stroke. 2011;6(1):79–86. https://doi.org/10.1111/j.1747-4949.2010.00544.x.

Kumar G, Shahripour RB, Harrigan MR. Vasospasm on transcranial Doppler is predictive of delayed cerebral ischemia in aneurysmal subarachnoid hemorrhage: a systematic review and meta-analysis. J Neurosurg. 2015;1–8. https://doi.org/10.3171/2015.4.jns15428.

Kuramatsu JB, Biffi A, Gerner ST, Sembill JA, Sprügel MI, Leasure A, Sansing L, Matouk C, Falcone GJ, Endres M, Haeusler KG, Sobesky J, Schurig J, Zweynert S, Bauer M, Vajkoczy P, Ringleb PA, Purrucker J, Rizos T, Volkmann J, Müllges W, Kraft P, Schubert AL, Erbguth F, Nueckel M, Schellinger PD, Glahn J, Knappe UJ, Fink GR, Dohmen C, Stetefeld H, Fisse AL, Minnerup J, Hagemann G, Rakers F, Reichmann H, Schneider H, Rahmig J, Ludolph AC, Stösser S, Neugebauer H, Röther J, Michels P, Schwarz M, Reimann G, Bäzner H, Schwert H, Claßen J, Michalski D, Grau A, Palm F, Urbanek C, Wöhrle JC, Alshammari F, Horn M, Bahner D, Witte OW, Günther A, Hamann GF, Hagen M, Roeder SS, Lücking H, Dörfler A, Testai FD, Woo D, Schwab S, Sheth KN, Huttner HB. Association of surgical hematoma evacuation vs conservative treatment with functional outcome in patients with cerebellar intracerebral hemorrhage. JAMA. 2019;322(14):1392–403. https://doi.org/10.1001/jama.2019.13014.

Lawton MT, Vates GE. Subarachnoid Hemorrhage. N Engl J Med. 2017;377(3):257–66. https://doi.org/10.1056/NEJMcp1605827.

van Loon J, Van Calenbergh F, Goffin J, Plets C. Controversies in the management of spontaneous cerebellar haemorrhage. A consecutive series of 49 cases and review of the literature. Acta Neurochir. 1993;122(3-4):187–93. https://doi.org/10.1007/bf01405527.

McDougall CG, Spetzler RF, Zabramski JM, Partovi S, Hills NK, Nakaji P, Albuquerque FC. The barrow ruptured aneurysm trial. J Neurosurg. 2012;116(1):135–44. https://doi.org/10.3171/2011.8.jns101767.

Middleton S, McElduff P, Ward J, Grimshaw JM, Dale S, D'Este C, Drury P, Griffiths R, Cheung NW, Quinn C, Evans M, Cadilhac D, Levi C. Implementation of evidence-based treatment protocols to manage fever, hyperglycaemia, and swallowing dysfunction in acute stroke (QASC): a cluster randomised controlled trial. Lancet. 2011;378(9804):1699–706. https://doi.org/10.1016/s0140-6736(11)61485-2.

Molyneux A, Kerr R, Stratton I, Sandercock P, Clarke M, Shrimpton J, Holman R. International Subarachnoid Aneurysm Trial (ISAT) of neurosurgical clipping versus endovascular coiling in 2143 patients with ruptured intracranial aneurysms: a randomised trial. Lancet. 2002;360(9342):1267–74.

Morais Filho AB, Rego TLH, Mendonça LL, Almeida SS, Nóbrega MLD, Palmieri TO, Giustina GZD, Melo JP, Pinheiro FI, Guzen FP. The physiopathology of spontaneous hemorrhagic stroke: a systematic review. Rev Neurosci. 2021;32(6):631–58. https://doi.org/10.1515/revneuro-2020-0131.

Morgenstern LB, Frankowski RF, Shedden P, Pasteur W, Grotta JC. Surgical treatment for intracerebral hemorrhage (STICH): a single-center, randomized clinical trial. Neurology. 1998;51(5):1359–63. https://doi.org/10.1212/wnl.51.5.1359.

Moullaali TJ, Wang X, Martin RH, Shipes VB, Robinson TG, Chalmers J, Suarez JI, Qureshi AI, Palesch YY, Anderson CS. Blood pressure control and clinical outcomes in acute intracerebral haemorrhage: a preplanned pooled analysis of individual participant data. Lancet Neurol. 2019;18(9):857–64. https://doi.org/10.1016/s1474-4422(19)30196-6.

Nieuwkamp DJ, de Gans K, Rinkel GJ, Algra A. Treatment and outcome of severe intraventricular extension in patients with subarachnoid or intracerebral hemorrhage: a systematic review of the literature. J Neurol. 2000;247(2):117–21.

Polster SP, Carrión-Penagos J, Lyne SB, Gregson BA, Cao Y, Thompson RE, Stadnik A, Girard R, Money PL, Lane K, McBee N, Ziai W, Mould WA, Iqbal A, Metcalfe S, Hao Y, Dodd R, Carlson AP, Camarata PJ, Caron JL, Harrigan MR, Zuccarello M, Mendelow AD, Hanley DF, Awad IA. Intracerebral hemorrhage volume reduction and timing of intervention versus functional benefit and survival in the MISTIE III and STICH trials. Neurosurgery. 2021;88(5):961–70. https://doi.org/10.1093/neuros/nyaa572.

Qureshi AI, Palesch YY, Barsan WG, Hanley DF, Hsu CY, Martin RL, Moy CS, Silbergleit R, Steiner T, Suarez JI, Toyoda K, Wang Y, Yamamoto H, Yoon BW. Intensive blood-pressure lowering in patients with acute cerebral hemorrhage. N Engl J Med. 2016;375(11):1033–43. https://doi.org/10.1056/NEJMoa1603460.

Singh SD, Brouwers HB, Senff JR, Pasi M, Goldstein J, Viswanathan A, Klijn CJM, Rinkel GJE. Haematoma evacuation in cerebellar intracerebral haemorrhage: systematic review. J Neurol Neurosurg Psychiatry. 2020;91(1):82–7. https://doi.org/10.1136/jnnp-2019-321461.

Steiner T, Juvela S, Unterberg A, Jung C, Forsting M, Rinkel G. European Stroke Organization guidelines for the management of intracranial aneurysms and subarachnoid haemorrhage. Cerebrovasc Dis (Basel, Switzerland). 2013;35(2):93–112. https://doi.org/10.1159/000346087.

Teasdale GM, Drake CG, Hunt W, Kassell N, Sano K, Pertuiset B, De Villiers JC. A universal subarachnoid hemorrhage scale: report of a committee of the World Federation of Neurosurgical Societies. J Neurol Neurosurg Psychiatry. 1988;51(11):1457.

Vahedi K, Hofmeijer J, Juettler E, Vicaut E, George B, Algra A, Amelink GJ, Schmiedeck P, Schwab S, Rothwell PM, Bousser MG, van der Worp HB, Hacke W. Early decompressive surgery in malignant infarction of the middle cerebral artery: a pooled analysis of three randomised controlled trials. Lancet Neurol. 2007;6(3):215–22. https://doi.org/10.1016/s1474-4422(07)70036-4.

Zhou X, Xie L, Altinel Y, Qiao N. Assessment of evidence regarding minimally invasive surgery vs. conservative treatment on intracerebral hemorrhage: a trial sequential analysis of randomized controlled trials. Front Neurol. 2020;11:426. https://doi.org/10.3389/fneur.2020.00426.

Literatur zu Abschn. 8.2

Alderson P, Roberts I. Corticosteroids for acute traumatic brain injury. The Cochrane database of systematic reviews 2005. 2005; (1):Cd000196. https://doi.org/10.1002/14651858.CD000196.pub2.

AWMF Registernummer 187-023. Deutsche Gesellschaft für Unfallchirurgie e.V.: S3-Leitlinie Polytrauma/Schwerverletzten-Behandlung (AWMF Registernummer 187-023). 2022; AWMF. https://www.awmf.org/leitlinien/detail/ll/187-023.html. Zugegriffen am 03.15.2023.

Benedetto N, Gambacciani C, Montemurro N, Morganti R, Perrini P. Surgical management of acute subdural haematomas in elderly: report of a single center experience. Br J Neurosurg. 2017;31(2):244–8. https://doi.org/10.1080/02688697.2016.1244249.

Bullock MR, Chesnut R, Ghajar J, Gordon D, Hartl R, Newell DW, Servadei F, Walters BC, Wilberger JE. Surgical management of acute epidural hematomas. Neurosurgery. 2006a;58(3 Suppl):S7–15. discussion S i–iv.

Bullock MR, Chesnut R, Ghajar J, Gordon D, Hartl R, Newell DW, Servadei F, Walters BC, Wilberger JE. Surgical management of acute subdural hematomas. Neurosurgery. 2006b;58: (3 Suppl):S16-24; discussion Si-iv.

Carney N, Totten AM, O'Reilly C, Ullman JS, Hawryluk GW, Bell MJ, Bratton SL, Chesnut R, Harris OA, Kissoon N, Rubiano AM, Shutter L, Tasker RC, Vavilala MS, Wilberger J, Wright DW, Ghajar J. Guidelines for the management of severe traumatic brain injury, fourth edition. Neurosurgery. 2017;80(1):6–15. https://doi.org/10.1227/neu.0000000000001432.

Cottenceau V, Masson F, Mahamid E, Petit L, Shik V, Sztark F, Zaaroor M, Soustiel JF. Comparison of effects of equiosmolar doses of mannitol and hypertonic saline on cerebral blood flow and metabolism in traumatic brain injury. J Neurotrauma. 2011;28(10):2003–12. https://doi.org/10.1089/neu.2011.1929.

Davis DP, Idris AH, Sise MJ, Kennedy F, Eastman AB, Velky T, Vilke GM, Hoyt DB. Early ventilation and outcome in patients with moderate to severe traumatic brain injury. Crit Care Med. 2006;34(4):1202–8. https://doi.org/10.1097/01.ccm.0000208359.74623.1c.

Dincer A, Stanton AN, Parham KJ, Carr MT, Opalak CF, Valadka AB, Broaddus WC. The Richmond acute subdural hematoma score: a validated grading scale to predict postoperative mortality. Neurosurgery. 2022;90(3):278–86. https://doi.org/10.1227/neu.0000000000001786.

Ditty BJ, Omar NB, Foreman PM, Patel DM, Pritchard PR, Okor MO. The nonsurgical nature of patients with subarachnoid or intraparenchymal hemorrhage associated with mild traumatic brain injury. J Neurosurg. 2015;123(3):649–53. https://doi.org/10.3171/2014.10.Jns132713.

Edwards P, Arango M, Balica L, Cottingham R, El-Sayed H, Farrell B, Fernandes J, Gogichaisvili T, Golden N, Hartzenberg B, Husain M, Ulloa MI, Jerbi Z, Khamis H, Komolafe E, Laloë V, Lomas G, Ludwig S, Mazairac G, Muñoz Sanchéz Mde L, Nasi L, Olldashi F, Plunkett P, Roberts I, Sandercock P, Shakur H, Soler C, Stocker R, Svoboda P, Trenkler S, Venkataramana NK, Wasserberg J, Yates D, Yutthakasemsunt S. Final results of MRC CRASH, a randomised placebo-controlled trial of intravenous corticosteroid in adults with head injury-outcomes at 6 months. Lancet. 2005;365(9475):1957–9. https://doi.org/10.1016/s0140-6736(05)66552-x.

Ganz JC. The lucid interval associated with epidural bleeding: evolving understanding. J Neurosurg. 2013;118(4):739–45. https://doi.org/10.3171/2012.12.Jns121264.

Griswold DP, Fernandez L, Rubiano AM. Traumatic subarachnoid hemorrhage: a scoping review. J Neurotrauma. 2022;39(1-2):35–48. https://doi.org/10.1089/neu.2021.0007.

Haydel MJ, Preston CA, Mills TJ, Luber S, Blaudeau E, DeBlieux PM. Indications for computed tomography in patients with minor head injury. N Engl J Med. 2000;343(2):100–5. https://doi.org/10.1056/nejm200007133430204.

Howard MA 3rd, Gross AS, Dacey RG Jr, Winn HR. Acute subdural hematomas: an age-dependent clinical entity. J Neurosurg. 1989;71(6):858–63. https://doi.org/10.3171/jns.1989.71.6.0858.

Kvint S, Gutierrez A, Blue R, Petrov D. Surgical management of trauma-related intracranial hemorrhage-a review. Curr Neurol Neurosci Rep. 2020;20(12):63. https://doi.org/10.1007/s11910-020-01080-0.

Langham J, Goldfrad C, Teasdale G, Shaw D, Rowan K. Calcium channel blockers for acute traumatic brain injury. Cochrane Database Syst Rev. 2003; (4):Cd000565. https://doi.org/10.1002/14651858.Cd000565.

Lee JH, Martin NA, Alsina G, McArthur DL, Zaucha K, Hovda DA, Becker DP. Hemodynamically significant cerebral vasospasm and outcome after head injury: a prospective study. J Neurosurg. 1997;87(2):221–33. https://doi.org/10.3171/jns.1997.87.2.0221.

Marmarou A, Lu J, Butcher I, McHugh GS, Murray GD, Steyerberg EW, Mushkudiani NA, Choi S, Maas AI. Prognostic value of the Glasgow Coma Scale and pupil reactivity in traumatic brain injury assessed pre-hospital and on enrollment: an IMPACT analysis. J Neurotrauma. 2007;24(2):270–80. https://doi.org/10.1089/neu.2006.0029.

Mathiesen T, Kakarieka A, Edner G. Traumatic intracerebral lesions without extracerebral haematoma in 218 patients. Acta Neurochir. 1995;137(3-4):155–63., discussion 163. https://doi.org/10.1007/bf02187188.

Mendelow AD, Gregson BA, Rowan EN, Francis R, McColl E, McNamee P, Chambers IR, Unterberg A, Boyers D, Mitchell PM. Early surgery versus initial conservative treatment in patients with traumatic intracerebral hemorrhage (STITCH[Trauma]): the first randomized trial. J Neurotrauma. 2015;32(17):1312–23. https://doi.org/10.1089/neu.2014.3644.

Nassiri F, Badhiwala JH, Witiw CD, Mansouri A, Davidson B, Almenawer SA, Lipsman N, Da Costa L, Pirouzmand F, Nathens AB. The clinical significance of isolated traumatic subarachnoid hemorrhage in mild traumatic brain injury: a meta-analysis. J Trauma Acute Care Surg. 2017;83(4):725–31. https://doi.org/10.1097/ta.0000000000001617.

Powers AY, Pinto MB, Tang OY, Chen JS, Doberstein C, Asaad WF. Predicting mortality in traumatic intracranial hemorrhage. J Neurosurg. 2019;132(2):552–9. https://doi.org/10.3171/2018.11.Jns182199.

Rau CS, Wu SC, Chien PC, Kuo PJ, Chen YC, Hsieh HY, Hsieh CH. Prediction of mortality in patients with isolated traumatic subarachnoid hemorrhage using a decision tree classifier: a retrospective analysis based on a trauma registry system. Int J Environ Res Public Health. 2017;14(11). https://doi.org/10.3390/ijerph14111420.

Roberts I, Sydenham E. Barbiturates for acute traumatic brain injury. Cochrane Database Syst Rev. 2012;12(12):Cd000033. https://doi.org/10.1002/14651858.CD000033.pub2.

Roberts I, Alderson P, Bunn F, Chinnock P, Ker K, Schierhout G. Colloids versus crystalloids for fluid resuscitation in critically ill patients. Cochrane Database Systematic Rev. 2004; (4):Cd000567. https://doi.org/10.1002/14651858.CD000567.pub2

Servadei F. Prognostic factors in severely head injured adult patients with epidural haematoma's. Acta Neurochir. 1997;139(4):273–8. https://doi.org/10.1007/bf01808821.

Shibahashi K, Hoda H, Okura Y, Hamabe Y. Acceptable blood pressure levels in the prehospital setting for patients with traumatic brain injury: a multicenter observational study. World Neurosurg. 2021;149:e504–11. https://doi.org/10.1016/j.wneu.2021.01.145.

Stiell IG, Clement CM, Rowe BH, Schull MJ, Brison R, Cass D, Eisenhauer MA, McKnight RD, Bandiera G, Holroyd B, Lee JS, Dreyer J, Worthington JR, Reardon M, Greenberg G, Lesiuk H, MacPhail I, Wells GA. Comparison of the Canadian CT Head Rule and the New Orleans criteria in patients with minor head injury. JAMA. 2005;294(12):1511–8. https://doi.org/10.1001/jama.294.12.1511.

The CRASH-3 trial collaborators. Effects of tranexamic acid on death, disability, vascular occlusive events and other morbidities in patients with acute traumatic brain injury (CRASH-3): a randomised, placebo-controlled trial. Lancet. 2019;394(10210):1713–23. https://doi.org/10.1016/s0140-6736(19)32233-0.

Willis C, Lybrand S, Bellamy N. Excitatory amino acid inhibitors for traumatic brain injury. Cochrane Database Syst Rev 2003. 2004; (1):Cd003986. https://doi.org/10.1002/14651858.CD003986.pub2

Wong GK, Yeung JH, Graham CA, Zhu XL, Rainer TH, Poon WS. Neurological outcome in patients with traumatic brain injury and its relationship with computed tomography patterns of traumatic subarachnoid hemorrhage. J Neurosurg. 2011;114(6):1510–5. https://doi.org/10.3171/2011.1.Jns101102.

Epilepsie und ihre Differentialdiagnosen

Jan Heckelmann und Yvonne Weber

Inhaltsverzeichnis

9.1 **Klinische Erscheinungsformen von epileptischen Anfällen** 209
    9.1.1 Fokale Anfälle 210
    9.1.2 Generalisierte Anfälle 211
    9.1.3 Status epilepticus 212
    9.1.4 Differenzialdiagnosen zu epileptischen Anfällen 212

9.2 **Akuttherapeutisches Vorgehen (prä- und innerklinisch)** 213
    9.2.1 Stufe 1 215
    9.2.2 Stufe 2 216
    9.2.3 Stufe 3 218
    9.2.4 Suprarefraktärer Status epilepticus 219

9.3 **Kleine EEG-Lehre für Notärzte und Notaufnahme-Assistenten** 219
    9.3.1 Grundlagen der EEG-Ableitung 219
    9.3.2 Wellenformen in der Elektroenzephalografie 220
    9.3.3 Hirnfunktionsstörung 220
    9.3.4 Epilepsietypische Potenziale 223
    9.3.5 Die Elektroenzephalografie in der Intensivmedizin 223

9.4 **Diagnostik** 225
    9.4.1 Computertomografie/Magnetresonanztomografie 227
    9.4.2 Elektroenzephalografie 227
    9.4.3 Labordiagnostik 228
    9.4.4 Liquordiagnostik 228

9.5 **Rezidivprophylaxe, Grundzüge der Epilepsiebehandlung** 228

Literatur 230

9.1 Klinische Erscheinungsformen von epileptischen Anfällen

Die ätiologische Einordnung transienter Bewusstseinsstörungen ist in der Akut- und Notfallmedizin eine häufige fachübergreifende

J. Heckelmann (✉) · Y. Weber
Klinik für Neurologie/Sektion Epileptologie,
Uniklinik RWTH Aachen, Aachen, Deutschland
e-mail: jheckelmann@ukaachen.de;
yweber@ukaachen.de

Fragestellung und bleibt in einigen Fällen trotz umfangreicher Diagnostik nicht abschließend geklärt. Aus neurologischer Sicht ist insbesondere die Abgrenzung zwischen epileptischen, nichtepileptischen Anfallsereignissen und Synkopen relevant. Daneben bestehen noch die qualitativen und quantitativen länger andauernden Bewusstseinsstörungen z. B. auf dem Boden metabolischer oder medikamenteninduzierter Ursachen.

Diagnostisch ist im ersten Schritt die klinische Einschätzung sowie die Eigen- und Fremdanamnese für die Einordnung der beobachteten Symptomatik entscheidend. In einigen Fällen ist es jedoch auch für medizinisches Fachpersonal schwierig, ein solches Ereignis sicher klinisch zuzuordnen. Ursachen sind hierfür die Ähnlichkeit der klinischen Krankheitsbilder wie z. B. konvulsiven Synkopen und bilaterale tonisch-klonische Anfälle. Andererseits gibt es insbesondere bei den epileptischen Anfällen sehr variable klinische Erscheinungsformen. So kann die Dauer epileptischer Anfälle zwischen wenigen Sekunden und mehreren Minuten, bei Status epileptici auch Tage bis selten Wochen betragen. Auch die, insbesondere von medizinischen Laien, als typisch wahrgenommenen Konvulsionen treten nur bei einem Teil der Patienten auf.

Grundsätzlich ist ein einmaliger epileptischer Anfall nicht mit einer Epilepsie gleichzusetzen. Ein epileptisches Anfallsereignis ist zunächst eine unspezifische Reaktion des Nervensystems und kann durch verschiedenste Faktoren provoziert werden, ohne dass zwingend eine relevant erhöhte Wiederauftretenswahrscheinlichkeit im Sinne der Diagnose vorliegt. Insgesamt liegt die Wahrscheinlichkeit, im Laufe des Lebens einen einmaligen epileptischen Anfall zu erleiden, bei 5–10 % (Forsgren et al. 2005; Banerjee et al. 2009). Bei den provozierten Anfällen spricht man von den sog. symptomatischen Anfällen. Zu den Provokationsfaktoren zählen u. a. Alkohol- bzw. Drogenentzug, Drogenabusus, die Einnahme bestimmter Medikamente (z. B. Theophyllin, bestimmte Antibiotika oder Neuroleptika) oder Elektrolytentgleisungen.

▶ Von einer Epilepsie spricht man, wenn die Wiederauftretenswahrscheinlichkeit eines erneuten unprovozierten Anfalls bei mehr als 60 % liegt. Dies liegt entweder bei 2 oder mehr unprovozierten Anfällen mit einem Anstand > 24 h vor oder bei einem einzelnen unprovozierten epileptischen Anfall mit passender struktureller Läsion in der Bildgebung oder Nachweis von epilepsietypischen Potenzialen (ETP) in der Elektroenzephalografie (EEG) (Fisher et al. 2014).

Auf Basis der im Jahr 2017 von der International League Against Epilepsy (ILAE) veröffentlichten Klassifikation (Scheffer et al. 2017) unterscheidet man Epilepsien, je nach beobachteten Anfallsformen, grundsätzlich in 4 verschiedene Gruppen:

- Fokale Epilepsien
- Generalisierte Epilepsien
- Kombiniert fokale und generalisierte Epilepsien
- Unklassifizierte Epilepsien

Ätiologisch werden die genannten Gruppen nochmals mit den Begriffen „strukturell", „genetisch", „infektiös", „metabolisch", „immunvermittelt" sowie „unbekannt" genauer beschrieben, wobei hierbei auch Kombinationen der genannten Ursachen möglich sind, z. B. „strukturell-genetisch" bei einem Gendefekt mit konsekutiver struktureller Schädigung des Gehirns.

Das klinische Erscheinungsbild eines epileptischen Anfalls richtet sich danach, in welchem Bereich des Gehirns das Ereignis generiert wird bzw. wohin sich die hypersynchrone Aktivität ausbreitet. Prinzipiell können sowohl fokale als auch generalisierte Anfälle ein sehr variables klinisches Bild verursachen.

9.1.1 Fokale Anfälle

Bei fokalen Anfällen unterscheidet man auf Basis der aktuell gültigen Klassifikation zwischen bewusst erlebten und nichtbewusst erlebten Anfällen, je nachdem ob der Patient eine qualitative bzw. quantitative Bewusstseinsstörung aufweist oder diese nicht vorliegt.

Je nach Vorhandensein einer motorischen Symptomatik werden solche Anfälle dann weiter in Anfälle mit oder ohne motorischen Beginn unterteilt, die wiederum anhand der genauen klinischen Erscheinung weiter in folgende Gruppen subklassifiziert werden.

Motorischer Beginn
- Automatismus
- Atonisch
- Klonisch
- Epileptische Spasmen
- Hyperkinetisch
- Myoklonisch
- Tonisch

Nichtmotorischer Beginn
- Autonom
- Innehalten
- Kognitiv
- Emotional
- Sensibel/Sensorisch

Bei motorischen bzw. sensiblen Anfällen kommt es teilweise zu einer Anfallsausbreitung im Sinne eines „Jackson-March". Die Entäußerungen bzw. Sensibilitätsstörungen beginnen in diesen Fällen distal, z. B. im Bereich der Hand und breiten sich dann nach proximal in Richtung des Gesichtes aus. Dies wurde erstmals durch den englischen Neurologen John Hughlings Jackson (1835–1911) beschrieben.

9.1.2 Generalisierte Anfälle

Auch bei generalisierten Anfällen wird nach der ILAE-Klassifikation aus 2017 zwischen Anfällen mit motorischem Beginn (Myoklonien oder generalisiert tonisch-klonischer Anfall) und Anfällen mit nichtmotorischem Beginn (Absencen) unterschieden.

Ein generalisiert tonisch-klonischer Anfall kann sowohl primär, meist im Rahmen generalisierter Epilepsien, als auch sekundär nach fokalem Beginn (von fokal nach bilateral tonisch-klonisch) auftreten. Der generalisiert tonisch-klonische Anfall ist klinisch durch eine initiale *tonische Phase* gekennzeichnet. Hierbei kommt es zu einer anhaltenden Versteifung bzw. Verkrampfung der Muskulatur. Gelegentlich ist zu Beginn ein Stöhnen oder Schreien zu hören, welches durch die Kontraktion des Zwerchfells generiert wird (Initialschrei). Die Patienten werden außerdem häufig zyanotisch, da die tonische Phase keine ausreichenden Atemexkursionen erlaubt. Im Anschluss setzt die *klonische Phase* ein. Diese ist durch einen Wechsel von Anspannung und Erschlaffen der Muskulatur geprägt, was vom Beobachter häufig als „krampfen" oder „zucken" beschrieben wird. Dabei kommt es oftmals durch vermehrten Speichelfluss zur Schaumbildung vor dem Mund. Die Augen sind in dieser Phase in der Regel geöffnet und eventuell zur Seite verdreht. Die Pupillen sind weit und zeigen allenfalls eine schwache Lichtreaktion. Die Anfälle dauern zumeist nicht länger als 2 min. Die Zeit des Anfalls nennt man auch ikt(u)ale Phase.

Unter epileptischen Myoklonien versteht man bilaterale, kurze Zuckungen meist der oberen, aber seltener auch der unteren Extremitäten. Diese gehen in der Regel ohne Bewusstseinsstörung einher, da die epileptische Aktivität sehr kurz ist. Bevorzugt treten diese in 1–2 h nach dem Erwachen auf. Die Patienten beschreiben zumeist, dass Ihnen Gegenstände aus den Armen fallen würden.

Absencen sind generalisierte Anfälle mit zumeist kurzzeitiger Bewusstseinsstörung (3–10 Sekunden), eventuell in Kombination mit dezenten motorischen Symptomen wie Myoklonien. Aufgrund der geschilderten klinischen Symptomatik sind diese von fokalen Anfällen mit Bewusstseinsstörung nicht immer klinisch zu unterscheiden, wenngleich Absencen in den meisten Fällen deutlich kürzere Bewusstseinsstörungen verursachen, als nichtbewusst erlebte fokale Anfälle.

Nach Sistieren des Anfalls besteht bei den Patienten in der *postikt(u)alen Phase* häufig eine ausgeprägte Vigilanzstörung, die bis zu 24 h anhalten kann (nicht bei Myoklonien oder Absencen vorhanden). Die Patienten können anfangs kaum erweckbar sein. Im Verlauf besteht häufig zunächst eine Verwirrtheit und psychomotorische Verlangsamung. Teilweise sind die Patienten auch aggressiv. Bezüglich des Ereignisses besteht eine Amnesie. Am Folgetag wird gehäuft über Muskelkater als Folge der ausgeprägten Muskelanspannung berichtet.

9.1.3 Status epilepticus

In der Regel sistieren epileptische Anfälle spontan und ohne therapeutische Intervention. Im Fall der Persistenz des Anfalls, einer Anfallsserie sowie einer kontinuierlichen Statusaktivität in der EEG spricht man von einem Status epilepticus.

▶ Im Detail spricht man dann von einem Status epilepticus, wenn ein fokaler oder generalisierter Anfall länger als 5 min besteht oder eine Anfallsserie vorliegt, in der die Patientin zwischen den Anfällen nicht mehr das Bewusstsein erlangen. Eine Besonderheit ist der nonkonvulsive Status epilepticus, bei dem die Patientin ein konstantes klinisches, nichtkonvulsives Defizit hat wie z. B. ein Koma oder eine Aphasie und in der in der EEG parallel ein kontinuierliches Statusmuster nachweisbar ist.

Ab diesem Zeitpunkt sinkt erfahrungsgemäß deutlich die Wahrscheinlichkeit eines spontanen Sistierens. Da es insbesondere beim generalisierten konvulsiven Status bereits früh zu irreversiblen neuronalen Schädigungen kommen kann (Meldrum und Brierley 1973) und häufig systemische Komplikationen wie Atemminsuffizienz, metabolische Azidose, Nierenversagen und Rhabdomyolyse auftreten, ist ein aggressives therapeutisches Handeln erforderlich (Walton 1993).

▶ Ein Status epilepticus und insbesondere der generalisierte konvulsive Anfallsstatus ist immer ein absoluter Notfall und muss nach der Primärversorgung im Rettungsdienst und der Notaufnahme intensivmedizinisch behandelt werden!

9.1.4 Differenzialdiagnosen zu epileptischen Anfällen

▶ Die wichtigsten Differenzialdiagnosen zu epileptischen Anfällen sind Synkopen und psychogene, nichtepileptische Anfälle. Eine Unterscheidung ist im Alltag häufig sehr schwierig (Tab. 9.1).

Ursächlich bei den *Synkopen* sind kardiale (z. B. höhergradige Rhythmusstörungen) oder vasovagale Mechanismen. Bei den vasovagalen Synkopen berichten die Patienten häufig über Prodromi wie Schwindel, Schweißausbruch, Schwarzwerden vor den Augen und Übelkeit vor dem Ereignis. Ähnliche autonome Beschwerden werden auch von Epilepsiepatienten im Sinne einer Aurasymptomatik berichtet, bei synkopalen Ereignissen treten diese jedoch typischerweise in Kombination mit anamnestischen Angaben wie vorherigem langem Stehen, Miktion oder Schmerz auf. Bei kardialen Synkopen können diese Kennzeichen fehlen.

Tab. 9.1 Klinische Unterscheidungsmerkmale zwischen epileptischen Anfällen, Synkopen und psychogenen nichtepileptischen Anfällen. (Mod. nach Elger et al. (2017))

	Epileptischer Anfall	Psychogener Anfall	Synkope
Augen	Offen, starr, verdreht	Geschlossen (zusammengekniffen)	Halb offen
Dauer	Meist < 2 min	Meist > 2 min	Meist < 1 min
Anfallsphänomene	Homogen	Variabler und undulierender Ablauf	Asynchrone Myoklonien, eher Gesichtsblässe statt Zyanose
Postiktaler Verlauf	Schläfrig, verlangsamt, Reorientierung verzögert Muskelkater (Folgetag)	Reorientierung häufig verzögert	Rasche Reorientierung, rasche Wachheit

Weiteres wichtiges Unterscheidungsmerkmal zwischen einem generalisiert tonisch-klonischen Anfall und einer konvulsiven Synkope ist die nur kurze Reorientierungs- bzw. Umdämmerungsphase bei synkopalen Ereignissen (< 1 min), während bei Patienten mit epileptischen Anfällen häufig eine längere Phase nach dem Anfall mit Vigilanzstörung, Verwirrtheit und Desorientierung besteht. Auch die Dauer der, in diesem Rahmen meist asymmetrischen, Kloni ist bei konvulsiven Synkopen deutlich kürzer und beträgt zumeist nur wenige Sekunden direkt im Anschluss an den Bewusstseinsverlust. Es kommt zudem meist eher zu einem schlaffen Zusammensacken, allerdings können kurze generalisierte Tonisierungen auch bei Synkopen vorhanden sein.

Das zweite Krankheitsbild, das häufig von epileptischen Anfällen abgegrenzt werden muss, ist der *psychogene, nichtepileptische Anfall*. Dieser ist nicht epileptischen Ursprungs. Die EEG und die kraniale Magnetresonanztomografie (cMRT) zeigen Normalbefunde. Die Abgrenzung zu epileptischen Anfällen ist häufig schwierig, da prinzipiell jede Anfallsform imitiert werden kann bzw. die Muster psychogener Anfälle stark variieren können. Wichtiges Merkmal eines psychogenen Anfalls sind die zumeist geschlossenen Augen, die bei passiver Lidöffnung zusammengekniffen werden. Weitere Hinweise für einen psychogenen Anfall sind eine prolongierte Anfallsdauer sowie irreguläre Extremitätenbewegungen (Reuber et al. 2003) (Tab. 9.1).

Weitere attackenartig auftretende Erkrankungen, die mit einem epileptischen Anfall verwechselt werden können, sind sog. Drop Attacks und Tetanien. Bei „*Drop Attacks*" kommt es ohne Vorliegen einer Bewusstseinsstörung zu plötzlichen Sturzereignissen. Die Ursache ist am ehesten eine kurzzeitige Durchblutungsstörung im vertebrobasilären Stromgebiet.

Tetanien werden meist durch eine Hyperventilation mit konsekutiver Störung des Kalziumhaushalts durch die entstehende respiratorische Alkalose ausgelöst. Die Patienten berichten über „Kribbeln" perioral und an den Extremitäten. An motorischen Symptomen kommt es zu sog. Karpopedalspasmen bzw. einer Pfötchenstellung (tonische Krämpfe im Bereich der Hände und Füße) und zur Karpfenmaulstellung (Verkrampfung der Lippen).

9.2 Akuttherapeutisches Vorgehen (prä- und innerklinisch)

Bei der notfallmäßigen Versorgung eines Patienten mit einem epileptischen Anfall stehen zunächst immer allgemeine Therapiemaßnahmen im Sinne des Schutzes vor weiteren Verletzungen im Vordergrund. Da in den meisten Fällen ein solcher Anfall spontan sistiert, ist oftmals keine spezielle medikamentöse anfallssuppressive Therapie im Akutsetting notwendig.

▶ Sollte ein Anfallsgeschehen jedoch über eine Dauer von 5 min hinausgehen, handelt es sich um einen Status epilepticus und eine Therapie mit einem Anfallssuppressivum muss umgehend eingeleitet werden. Ein, insbesondere konvulsiver, Status epilepticus ist immer ein Notfall und muss intensivstationär behandelt werden (Knake et al. 2001).

Neben der Dauer (länger als 5 min) definieren auch mehrfach hintereinander auftretende Anfälle, bei denen der Patient im Intervall nicht wieder den prämorbiden Bewusstseinszustand erlangt, die Diagnose eines Status epilepticus. Darüber hinaus existieren klinische Situationen, bei denen die Indikationen zur raschen Therapie indiziert sind, auch wenn formal die Kriterien eines Status epilepticus noch nicht erfüllt sind. Hierunter fallen zum Beispiel Patienten, bei denen anamnestisch aufgrund einer zerebralen Grunderkrankung prolongierte Anfallsgeschehen bekannt sind, mehrere Anfälle hintereinander aufgetreten sind oder eine akute Ursache, z. B. akute intrazerebrale Blutung (ICB) oder Enzephalitis mit erhöhter Rezidivgefahr vorliegen.

Bei einem einmaligen akut-symptomatischem Anfall ist dagegen in der Regel keine, insbesondere keine dauerhafte, anfallssuppressive Therapie erforderlich. Zu den häufigsten Provokationsfaktoren zählen dabei Elektrolytentgleisungen, akute Hirnschädigung durch ischämischen oder hämorrhagischen Schlaganfall, Entzug von Alkohol oder Drogen sowie die Einnahme bestimmter anfallsfördernder Medikamente.

Hierzu zählen u. a. folgende *Medikamente* (Block und Dafotakis 2013; Heckelmann und Weber 2022):

- Theophyllin
- Opiate
- Amphetamine
- Neuroleptika
- Antidepressiva (nur Clomipramin, Maprotilin, Amoxapin und Bupropion)
- Antibiotika (v. a. Carbapeneme)
- Baclofen

Die im Folgenden aufgeführten Therapiemaßnahmen gelten vor allem für generalisiert tonisch-klonische Anfälle bzw. daraus resultierendem Status epilepticus, bei dem aufgrund der Gefahr irreversibler Hirnschäden ein rasches und aggressives Handeln erforderlich ist (Tab. 9.2). Bei anderen Anfallsformen, wie zum Beispiel einem fokalen Status epilepticus oder einem Absencestatus, muss ebenfalls zeitnah therapiert werden, jedoch sollte die Dosierung der Benzodiazepine in Abwägung zu den möglichen therapiebedingten Komplikationen wie Aspirationsgefahr bei zu starker Sedierung sowie Atem- und Kreislaufdepression erfolgen (Shorvon et al. 2008).

Zur *allgemeinen Therapie* zählen folgende Maßnahmen:

- Legen eines sicheren i.v.-Zugangs, der aufgrund der motorischen Entäußerungen wegen der Abknickgefahr möglichst über einem Knochen und nicht in die Ellenbeuge platziert werden sollte
- Pulsoxymetrie, EKG- und Blutdrucküberwachung
- Schutz vor Selbstgefährdung und Freihalten der Atemwege:
  - Weiche Unterlage (ggf. Matratze auf den Boden), gefährdende Gegenstände entfernen
  - Vorhandenen Zahnersatz entfernen, falls ohne Eigen- oder Fremdgefährdung möglich
  - Kein Beißkeil oder Festhalten des Patienten → Erhöhte Verletzungsgefahr beim Patienten
- Temperatursenkende Maßnahmen bei einer Körpertemperatur über 37,5 °C
- Gegebenenfalls O_2-Gabe mittels Maske, wenn notwendig endotracheale Schutzintubation
- Bei hypoglykämieinduziertem Anfall: Gabe von Glukose 40 % 60 ml i.v.
- Bei ethanolassoziiertem Anfall: Gabe von Thiamin 100 mg i.v. (*vor* Gabe von Glukose! Verstoffwechselung von Glukose benötigt Thiamin als Koenzym, somit kann ansonsten eine Wernicke-Enzephalopathie ausgelöst werden)

Besteht ein Status epilepticus und somit die Indikation zur Gabe einer *anfallssuppressiven Therapie*, so existiert ein Therapieschema aus 3 Stufen (Rosenow und Weber 2021):

- Stufe 1: Gabe von Benzodiazepinen
- Stufe 2: Gabe von konventionellen Anfallssuppressiva
- Stufe 3: Gabe von i.v.-Anästhetika

Das dargestellte Schema gilt nur eingeschränkt für das präklinische Setting, da hier intravenöse anfallssuppressive Therapie in den meisten Rettungsmitteln nicht mitgeführt wird. Im Falle eines generalisierten konvulsiven Anfallsstatus wird daher oft die 2. Stufe übersprungen und im Falle eines Versagens der Benzodiazepintherapie direkt eine i.v.-Anästhesie mit endotrachealer Intubation durchgeführt. Bei allen anderen Anfallsformen ist die Anwendung einer i.v.-Anästhesie im Rettungsdienst in der Regel nicht notwendig.

Im Notaufnahmebereich wird dagegen häufig direkt eine Kombinationstherapie aus Benzo-

Tab. 9.2 Medikamente, deren Dosierungen sowie die wichtigsten Anwenderinformationen bei der Akutbehandlung eines generalisierten konvulsiven Status epilepticus

Stufe 1			
	Lorazepam		0,1 mg/kg KG i.v., max. 1–4 mg pro Bolus, ggf. 1-mal nach 5 min wiederholen, max. 8 mg
Alternativen	Clonazepam		0,015 mg/kg KG i.v., max. 1 mg pro Bolus, ggf. 1-mal nach 5 min wiederholen, max. 2 mg
	Diazepam		0,15–0,2 mg/kg KG i.v., max. 10 mg pro Bolus, ggf. 1-mal nach 5 min wiederholen, max. 20 mg
	Midazolam		0,2 mg/kg KG i.v., max. 10 mg pro Bolus, ggf. 1-mal nach 5 min wiederholen, max. 20 mg 5 mg i.m. (13–40 kg) bzw. 10 mg i.m. (> 40 kg KG), Einmalgabe 5 mg MAD (13–40 kg) bzw. 10 mg MAD (> 40 kg KG), Einmalgabe
Für Laien	Diazepam		0,2–0,5 mg/kg KG rektal, max. 20 mg, Einmalgabe
	Midazolam		5 mg MAD (13–40 kg) bzw. 10 mg MAD (> 40 kg KG), Einmalgabe
Stufe 2			
Valproat			40 mg/kg KG i.v., max. 3000 mg, über 10 min *Probleme*: Hepatopathien, Pankreatitis, Enzephalopathie *Kontraindikationen*: Mitochondriopathie, Schwangerschaft
Levetiracetam			initial 1000–1500 mg i.v., max. 4500 mg, über 10 min *Probleme*: Dosisanpassung bei Niereninsuffizienz, eher nicht bei kognitiv eingeschränkten Patienten, verursacht Unruhe, Aggressionen
Lacosamid			initial 200 mg i.v., max. 400 mg, über ≥ 15 min *Probleme*: Dosisanpassung bei Niereninsuffizienz, KI: AV-Block II und III, bei Herzerkrankungen nur nach Abwägung
Phenytoin			20 mg/kg KG i.v., Infusionsrate max. 50 mg/min, max. 1500 mg *Probleme*: Hypotonie, kardiale Arrhythmien in 2 %, Hautnekrosen (sicherer Zugang!) *Kontraindikationen*: AV-Block II°/III°, Sick-Sinus-Syndrom, Herzerkrankungen
Stufe 3			
Thiopental			5 mg/kg KG als Bolus, dann ca. 0,5–5 mg/kg KG/h Erhaltungsdosis
Midazolam			0,2 mg/kg KG als Bolus, Erhaltungsdosis nach EEG, max. 2,9 mg/kg KG/h
Propofol			2 mg/kg KG als Bolus, Erhaltungsdosis EEG-gesteuert, Ziel: Burst-Suppression-Muster (üblicherweise 4–10 mg/kg KG/h) *Probleme*: Hypotonie, Beatmungspflichtigkeit, Ventilator-assoziierte Pneumonien, Immunsuppression

KG Körpergewicht, *MAD* „mucosal atomization device", *AV-Block* atrioventrikulärer Block, *EEG* Elektroenzephalografie

diazepinen (1. Stufe) und konventionellen Anfallssuppressiva (2. Stufe) eingeleitet, insbesondere, wenn sicher ist, dass bei dem Patienten eine längerfristige anfallssuppressive Therapie notwendig ist (Beispiel: erster symptomatischer Anfall bei Zustand nach Schädel-Hirn-Trauma (SHT) oder akuter Enzephalitis).

9.2.1 Stufe 1

▶ Die Gabe von Benzodiazepinen ist in der Regel die medikamentöse Initialtherapie zur Unterbrechung eines epileptischen Anfalls. In der Akuttherapie besteht neben der intravenösen Verabreichung, die Möglichkeit der intranasalen und bukkalen Gabe. Die rektale Gabe wird auch bei Kindern mehr zurückhaltend betrachtet.

Bei der intravenösen Gabe ist Lorazepam das Benzodiazepin der Wahl (Prasad et al. 2007; Shorvon et al. 2008; Rosenow und Weber 2021). Es hat im Vergleich zu den anderen Benzodiazepinen die längste zerebrale Wirkdauer (12–24 h im Vergleich zu 15–30 min beim Diazepam) und verhindert somit am besten Rezidivanfälle. Außerdem ist im Vergleich zum Diazepam die Umverteilung im Fettgewebe geringer, weshalb es seltener zu einer prolongierten Sedierung als Nebenwirkung kommt (Alldredge et al. 2001).

▶ Die Initialdosis von Lorazepam beim konvulsiven Status epilepticus beträgt üblicherweise 1–4 mg.

Vermeintlich erschwerend ist außerdem für den Rettungsdienst, dass das Medikament laut Packungsbeilage kühl gelagert werden muss. Es konnte jedoch gezeigt werden, dass Lorazepam bei bis zu 30 °C bis zu 60 Tage ohne wesentlichen Wirkungsverlust auch ungekühlt haltbar ist (Gottwald et al. 1999). Alternative i.v.-Benzodiazepine sind Clonazepam oder Diazepam, wobei ersteres ähnliche pharmakokinetische Eigenschaften wie Lorazepam besitzt und deshalb vorgezogen werden sollte (Crevoisier et al. 2003).

Für Laien, Pflegende und nichtärztliches Rettungsdienstpersonal besteht außerdem die Möglichkeit der bukkalen oder intranasalen Midazolamgabe. Dieser Applikationsweg sind ist aufgrund der leichteren Anwendung sowie der besseren sozialen Verträglichkeit vorzuziehen.

▶ Zusammenfassend sind Benzodiazepine Therapie der ersten Wahl. Dies gilt sowohl für den Rettungsdienst als auch für stationären Bereich. Insbesondere im Falle eines persistierenden generalisierten tonischklonischen Anfalls bzw. Status epilepticus ist eine hoch dosierte Gabe indiziert.

Bei Statusformen, die nicht keinem konvulsiven Status epilepticus entsprechen, sind Benzodiazepine ebenfalls die Therapie der ersten Wahl, jedoch sollte die Dosis so gewählt werden, dass therapiebedingte Komplikationen wie Ateminsuffizienz oder starke Sedierung mit Aspirationsgefahr vermieden werden. Dies gilt vor allem für ältere und multimorbide Patienten.

9.2.2 Stufe 2

In der 2. Therapiestufe erfolgt eine Behandlung mit klassischen Anfallssuppressiva. Fünf Medikamente sind hierbei geeignet, da sie einerseits ein breites Wirkspektrum haben und andererseits intravenös anwendbar sind, womit die Möglichkeit zur Schnellaufsättigung besteht. Diese sind Valproinsäure, (Fos-)Phenytoin, Levetiracetam bzw. Brivaracetam und Lacosamid. Die 3 Letztgenannten sind beim Status epilepticus jedoch eine Off-Label-Therapie. Brivaracetam ist außerdem derzeit nur als Add-on-Therapie zugelassen.

Bei Versagen einer Monotherapie kann eine Kombination mit einem der anderen 3 Medikamente in Erwägung gezogen werden.

Valproinsäure

Valproinsäure kann intravenös zur Schnellaufsättigung eingesetzt werden und erreicht nach wenigen Minuten eine maximale Serumkonzentration (Perucca 2002; Trinka 2011). Positiv ist außerdem, dass es als Akutmedikament weder sedierend noch kreislaufdepressiv wirkt. Eine Kontraindikation besteht für Patienten mit Mitochondriopathien. Außerdem ist es bei Schwangeren nicht die Therapie der Wahl, da eine teratogene Wirkung bekannt ist. Mögliche seltene Komplikationen sind zudem Hepatopathien, Pankreatitiden und Enzephalopathien. Aufgrund von Beschreibungen von Blutungskomplikationen im Zusammenhang mit Valproinsäure wird immer wieder ein erhöhtes Blutungsrisiko durch das Medikament diskutiert, was jedoch in mehreren Studien nicht bestätigt werden konnte (Anderson et al. 1997; Beenen et al. 1999).

Der angestrebte Serumspiegel sollte im Rahmen der Dauertherapie zwischen 50–100 µg/ml liegen, beim Status epilepticus sind noch höhere Spiegel zwischen 100–120 µg/ml anzustreben.

▶ Pragmatisch können beim generalisierten konvulsiven Anfallsstatus initial 1200–2400 mg i.v. über 5–10 min in der Notaufnahme verabreicht werden. Im Anschluss sollte eine weitere Dauerinfusion mit der gleichen Dosis über 12 h erfolgen, um die oben genannten Spiegel zu erreichen.

Mögliches Aufsättigungsschema bei anderen Statusformen bzw. anderen Indikationen für eine rasche Behandlung ist die Verabreichung von 1200 mg Valproinsäure als Kurzinfusion über 30 min mit anschließender Dauerinfusion über 12 h (Dosis: 1200–2400 mg).

Levetiracetam

Levetiracetam wirkt ebenfalls rasch und hat insgesamt wenig unerwünschte Arzneimittelwirkungen (Gidal et al. 2005; Otoul et al. 2005). Insbesondere bei älteren Patienten mit kognitiven Einschränkungen sowie bei Patienten mit psychiatrischen Vorerkrankungen ist das Auftreten von Verhaltensauffälligkeiten wie Unruhezustände und Aggressionen beschrieben, was bei der Gabe kritisch bedacht werden sollte. Bei einer Niereninsuffizienz muss außerdem eine Dosisanpassung erfolgen. Es bestehen wenig relevante Interaktionen mit anderen Medikamenten.

Aufgrund dieser insgesamt wenigen Beschränkungen bei der Gabe wird es trotz der fehlenden Zulassung bei der Statusbehandlung häufig als initiale Therapie verwendet.

▶ Im Anfallsstatus können bereits in der Notaufnahme 1000–1500 mg als Kurzinfusion verabreicht werden. Die Gabe kann eventuell wiederholt werden.

Die Bestimmung von Serumkonzentrationen kann nicht valide zur Therapiekontrolle verwendet werden und sollte daher nur bei speziellen Patientengruppen in Dauertherapie, z. B. Schwangeren, erfolgen.

Lacosamid

Lacosamid ist als Anfallssuppressivum zur Monotherapie fokaler Epilepsien sowie zur Add-on-Therapie bei generalisierten Epilepsien zugelassen, jedoch formal nicht zur Therapie des Status epilepticus. Es existieren jedoch Berichte über eine gute Wirksamkeit bei der Initialtherapie beim Status epilepticus, wobei im Vergleich zu den beiden zuvor dargestellten Medikamenten die Datenlage noch eingeschränkt ist (Trinka 2011; Rosenow und Weber 2021). Die Gabe ist insgesamt komplikationsarm. Wichtige Kontraindikationen für Lacosamid sind ein AV-Block II. und III. Grades. Bei herzkranken Patienten soll der Einsatz daher nur mit Vorsicht erfolgen. Bei einer Niereninsuffizienz muss keine Dosisanpassung erfolgen.

▶ Zur Schnellaufsättigung sollte initial die Gabe von 200 mg i.v. als Kurzinfusion über ca. 15 min erfolgen.

Brivaracetam

Brivaracetam ist derzeit nur als Add-on-Therapie bei fokalen Epilepsien zugelassen. Wenngleich es ähnlich wie Levetiracetam und Lacosamid formal nicht zur Therapie des Status epilepticus zugelassen ist, existieren erste Studien über gute Wirksamkeit bei der Initialtherapie beim Status epilepticus (Santamarina et al. 2019; Orlandi et al. 2021). Aufgrund der noch eingeschränkten Datenlage sollte das Medikament derzeit primär als Zweitlinien- bzw. Add-on-Therapie bei fokalem Status epilepticus eingesetzt werden, Dosierungsempfehlungen in der aktuellen Leitlinie der DGN existieren noch nicht.

▶ Pragmatisch sollte zur Schnellaufsättigung initial die Gabe von zumindest 100 mg i.v. als Kurzinfusion über ca. 15 min erfolgen. Die bisherigen Studien legen jedoch eine bessere Wirksamkeit bei Dosierungen bis 300 mg i.v. nahe, wobei 200 mg die zugelassene Höchstdosis im Rahmen der oben genannten On-Label-Therapie darstellt.

(Fos-)Phenytoin

In den aktuellen Leitlinien der DGN zur Behandlung des Status epilepticus ist Fosphenytoin formal Erstlinienmedikament. Da Fosphenytoin im deutschsprachigen Raum jedoch nicht erhältlich (D + A) bzw. nicht zugelassen (CH) ist, wird in diesem Kapitel auf das genannte Medikament aus praktischen Gründen nicht näher eingegangen.

Phenytoin gehört zu den älteren Anfallssuppressiva und wird in den Leitlinien der DGN zur Statusbehandlung zur Therapie der 2. Wahl in der 2. Stufe (i.v.-Anfallssuppressiva) gezählt (Rosenow und Weber 2021). Problematisch bei der Anwendung von Phenytoin sind jedoch die vielen, teils schwerwiegenden Nebenwirkungen. Neben einer Hypotonie führt Phenytoin in 2 % der Fälle zu Herzrhythmusstörungen, weshalb ein AV-Block II. und III. Grades sowie eine Kardiomyopathie Kontraindikationen darstellen. Eine Schnellaufsättigung kann deshalb nur langsam über 30 min erfolgen, weshalb auch erst verzögert eine maximale Wirkung eintreten kann. Außerdem ist das Medikament sehr gewebetoxisch und kann zu schweren Hautnekrosen führen, weshalb es nur über einen sehr sicheren peripheren Zugang, idealerweise über einen zentralen Venenkatheter (ZVK) verabreicht werden sollte (Wilder et al. 1977; Leppik et al. 1983).

Der angestrebte Serumspiegel im Rahmen einer Dauertherapie sollte zwischen 10 und 20 µg/ml liegen, beim Status epilepticus sind höhere Spiegel zwischen 20 und 25 µg/ml anzustreben.

Pragmatisch können 1500 mg über 30 min verabreicht werden. Beim multimorbiden und/oder älteren Patienten (> 65 Jahre) erfolgt initial eine Aufsättigung mit nur 750 mg über 30 min. Die restlichen 750 mg werden über 8 h verabreicht.

▶ Zusammenfassend sind Valproinsäure, Phenytoin, Lacosamid und Levetiracetam in ihrer Wirksamkeit als gleichwertig anzusehen, wobei Phenytoin bezüglich Pharmakokinetik und unerwünschter Arzneimittelwirkungen das deutlich schlechtere Profil besitzt. Brivaracetam könnte in Zukunft ebenso regelhaft in die Therapie des Status epilepticus einbezogen werden, derzeit fehlt hierzu jedoch noch eine ausreichende Studienlage.

Bei Versagen eines Medikamentes der 2. Stufe ist aufgrund des Zeitfaktors bei einem generalisierten konvulsiven Anfallsstatus direkt die 3. Stufe einzuleiten. Bei den anderen Anfallsformen ist bei Versagen einer Monotherapie auch eine Kombination aus zwei oder drei Medikamenten der 2. Stufe möglich. Beispielsweise kann auch eine Kombination aus Levetiracetam bzw. Brivaracetam, Lacosamid und Valproinsäure ohne Gefahr schwerwiegender Medikamenteninteraktionen eingesetzt werden.

9.2.3 Stufe 3

Bei Versagen der 1. Stufe im Rettungsdienst und der 1. und 2. Stufe im stationären Bereich erfolgt bei Vorliegen eines konvulsiven Anfallsstatus eine Eskalation der Therapie durch den Einsatz von i.v.-Anästhetika mit endotrachealer Intubation. Eingesetzte i.v.-Anästhetika sind Thiopental, Midazolam und Propofol, wobei die Datenlage zur Überlegenheit eines der 3 Medikamente unzureichend ist (Claassen et al. 2002; Rossetti et al. 2011). Aufgrund der kreislaufdepressiven Wirkung der Medikamente ist meist eine begleitende Katecholamintherapie notwendig. Bei der im stationären Bereich auf einer Intensivstation durchgeführten Therapie sollte die Narkosetiefe idealerweise durch eine dauerhafte EEG-Ableitung überwacht werden.

Hier zeigt sich im Fall einer ausreichend tiefen Narkose bei Nutzung von Propofol oder Thiopental ein sog. Burst-Suppression-Muster (Abb. 9.6). Bei Midazolam kann dieses auch bei ausreichender Narkoseführung ausbleiben, eine Reduktion von rhythmischen epilepsietypischen Potenzialen sollte jedoch auch hier deutlich sichtbar sein. In der Regel erfolgt beim Status epilepticus initial eine i.v.-Anästhesie für 24 h. Anschließend erfolgt eine Reduktion der Medikamentengabe. Parallel sollten die oben genannten anfallssupprimierenden Präparate weiter eindosiert werden oder, wenn dies bereits geschehen, Off-Label-Präparate wie z. B. Perampanel oder Topiramat eindosiert werden. Der Erfolg wird dann sowohl klinisch als auch elektroenzephalografisch überprüft. Es sollten keine motorischen Entäußerungen mehr auftreten und in der EEG sollte kein mit einem Status epilepticus zu vereinbarender Befund persistieren.

Bei den anderen Statusformen besteht, zumindest initial, selten eine Indikation für eine endotracheale Schutzintubation(Rosenow et al. 2012; Rosenow und Weber 2021). Lediglich im Falle eines therapierefraktären fokalen bzw. nonkonvulsiven Anfallsstatus oder eines persistierenden komatösen Bewusstseinszustandes mit fehlenden Schutzreflexen ist zur Durchbrechung des Anfalls gelegentlich eine i.v.-Anästhesie wie oben aufgeführt notwendig.

9.2.4 Suprarefraktärer Status epilepticus

Ist auch noch leitliniengemäßer Behandlung eines Status epilepticus über 24 h keine (dauerhafte) Durchbrechung möglich, spricht man von einem suprarefraktärem Status epilepticus, der insgesamt mit einer schlechten Prognose vergesellschaftet ist. Mögliche Therapieoptionen in diesem Fall lassen sich grundsätzlich in 2 Gruppen unterteilen, wobei die wissenschaftliche Evidenz aufgrund der insgesamt kleinen Fallzahlen gering ist:

Medikamentös:

- Ketamin
- Pentobarbital
- Isofluran

Nichtmedikamentös

- Ketogene Diät

9.3 Kleine EEG-Lehre für Notärzte und Notaufnahme-Assistenten

Die Elektroenzephalografie (EEG) wurde am Menschen erstmals von Hans Berger im Jahre 1929 durchgeführt und ist somit eines der ältesten diagnostischen Verfahren in der Neurologie (Berger 1929).

▶ Bis heute ist die EEG ein unverzichtbarer Bestandteil bei der Differenzialdiagnose von Bewusstseinsstörungen, vor allem im Rahmen der Intensiv- und Notfallmedizin. Hauptfunktion besteht in der Diagnostik von Epilepsien und Status epilepticus, jedoch auch im Rahmen der Feststellung des irreversiblen Hirnfunktionsausfalls.

Die EEG kann durch den Nachweis von Anfallsmustern oder von sog. epilepsietypischen Potenzialen bei der Frage helfen, ob ein epileptischer Anfall besteht oder die zu Beginn des Kapitels genannte Definition einer Epilepsie erfüllt ist. Zudem kann anhand der örtlichen Verteilung der epilepsietypischen Potenziale oftmals zwischen fokalen und generalisierten epileptischen Anfällen bzw. Epilepsien unterschieden werden. Dabei ist immer zu bedenken, dass eine unauffällige EEG im anfallsfreien Intervall eine Epilepsie oder einen epileptischen Anfall niemals ausschließt.

Im Rahmen der Notfallmedizin wird die EEG in den meisten Fällen zur ätiologischen Einordnung einer prolongierten qualitativen bzw. quantitativen Bewusstseinsstörung verwendet, da hierdurch die Unterscheidung zwischen einem Status epilepticus ist oder eine andere Ursache im Sinne einer Enzephalopathie ermöglicht wird.

Letztere zeigt sich in der EEG zumeist durch eine generalisierte Hirnfunktionsstörungen. Mögliche Ursachen sind metabolische Entgleisungen (z. B. hepatisch, urämisch, septisch) oder Folge der Einnahme bestimmter Medikamente (Benzodiazepine, andere Anfallssuppressiva, Neuroleptika). Lokale Hirnfunktionsstörungen treten dagegen häufig bei strukturellen Hirnschädigungen wie Hirninfarkten, Hirnblutungen oder Meningitiden auf. Außerdem ist mittels einer Dauer-EEG-Ableitung auch die Steuerung bestimmter Therapieverfahren, insbesondere der Narkosetiefe bei Anstreben eines Burst-Suppression-Musters zur Durchbrechung eines Status epilepticus, möglich.

9.3.1 Grundlagen der EEG-Ableitung

Die Oberflächen-EEG misst mithilfe von Elektroden Potenzialdifferenzen der vom Kortex generierten elektrischen Summenpotenziale (Binnie et al. 1982).

Die EEG-Elektroden werden üblicherweise nach dem so. 10–20-System auf dem Kopf angebracht, bei speziellen Fragestellungen, z. B. im Rahmen einer prächirurgischen Ableitung, werden auch höher auflösende Systeme (10–10 oder 10–5) verwendet. Die Bezeichnung der jeweiligen Elektrode erfolgt nach der Region, wo sie angebracht wird:

- F = frontal
- T = temporal
- C = central
- P = parietal
- O = okzipital

Zusätzlich sind die Elektroden durchnummeriert. Elektroden der linken Kopfhälfte haben ungerade Zahlen (z. B. FP1, T1, T3, T5, O1) und Elektroden der rechten Kopfhälfte gerade Zahlen (z. B. FP2, T2, T4, T6, O2).

Bei der Ableitung einer EEG gibt es im Zeitalter der digitalen EEG grundsätzlich 2 Formen der Montage: Bei der Referenzableitung werden die Potenzialdifferenzen der einzelnen Elektroden zu einer oder zwei Referenzelektroden (z. B. zum linken bzw. rechten Ohr) bestimmt (Abb. 9.1). Spezialfall einer Referenzableitung ist die Common-Average-Ableitung, bei der die Elektroden gegen den Durchschnitt vieler oder sogar aller verwendeten Elektroden geschaltet sind. Referenzableitungen und insbesondere die Average-Ableitung eignet sich besonders zur Detektion generalisierter Hirnfunktionsstörungen.

Die andere Montage ist die bipolare Ableitung (Abb. 9.2). Hierbei werden die Potenzialdifferenzen zwischen benachbarten Elektroden bestimmt. Sie dient vor allem dem Nachweis lokaler Hirnfunktionsstörungen und zur Lokalisation epilepsietypischer Veränderungen (Lesser et al. 1985).

9.3.2 Wellenformen in der Elektroenzephalografie

Die detektierten Potenzialdifferenzen zeigen sich in der EEG als Wellen, deren Gestalt und Ausprägung von der benutzen Montage abhängen. Je nach Anzahl der Wellen/s, also ihrer Frequenz, unterscheidet man folgende Unterkategorien:

- > 40 Hz = γ(Gamma)-Aktivität
- 14–40 Hz = β(Beta)-Aktivität
- 8–13 Hz = α(Alpha)-Aktivität
- 4–7 Hz = θ(Theta)-Aktivität
- < 4 Hz = δ(Delta)-Aktivität

▶ Ein normaler EEG-Befund bei einem wachen hirngesunden Patienten besteht aus einem α-Grundrhythmus, d. h. einer modulierbaren α-Aktivität in den okzipitalen Ableitungen mit frontookzipitaler Gliederung, d. h. tendenzieller Frequenzzunahme nach frontal mit oftmals β-Aktivität ebendort.

9.3.3 Hirnfunktionsstörung

Der Begriff der Hirnfunktionsstörung beschreibt eine Verlangsamung der Hirnaktivität in der EEG, d. h. vermehrtes Auftreten von θ- oder δ-Wellen (Abb. 9.3).

Hirnfunktionsstörungen können sowohl diffus bzw. generalisiert wie auch lokal bzw. fokal auftreten.

Mögliche Ursachen einer generalisierten Hirnfunktionsstörung sind zum Beispiel:

- Metabolische Störungen (z. B. urämische, septische oder hepatische Enzephalopathie, Hypoglykämie)
- Folge einer medikamentösen Behandlung (z. B. Narkotika wie Propofol oder Benzodiazepine)
- Störung des Bewusstseins, die auch durch einen lokalen Prozess ausgelöst sein kann (z. B. soporöser Patienten bei ICB)

Liegt nur eine lokale/fokale Hirnfunktionsstörung vor, ist in der EEG in der betroffenen Region eine lokale Verlangsamung zumeist in Form von θ- oder δ-Wellen zu sehen. Dabei muss es sich nicht immer um eine irreversible Hirnschädigung handeln. Je nachdem, über welcher

9 Epilepsie und ihre Differentialdiagnosen

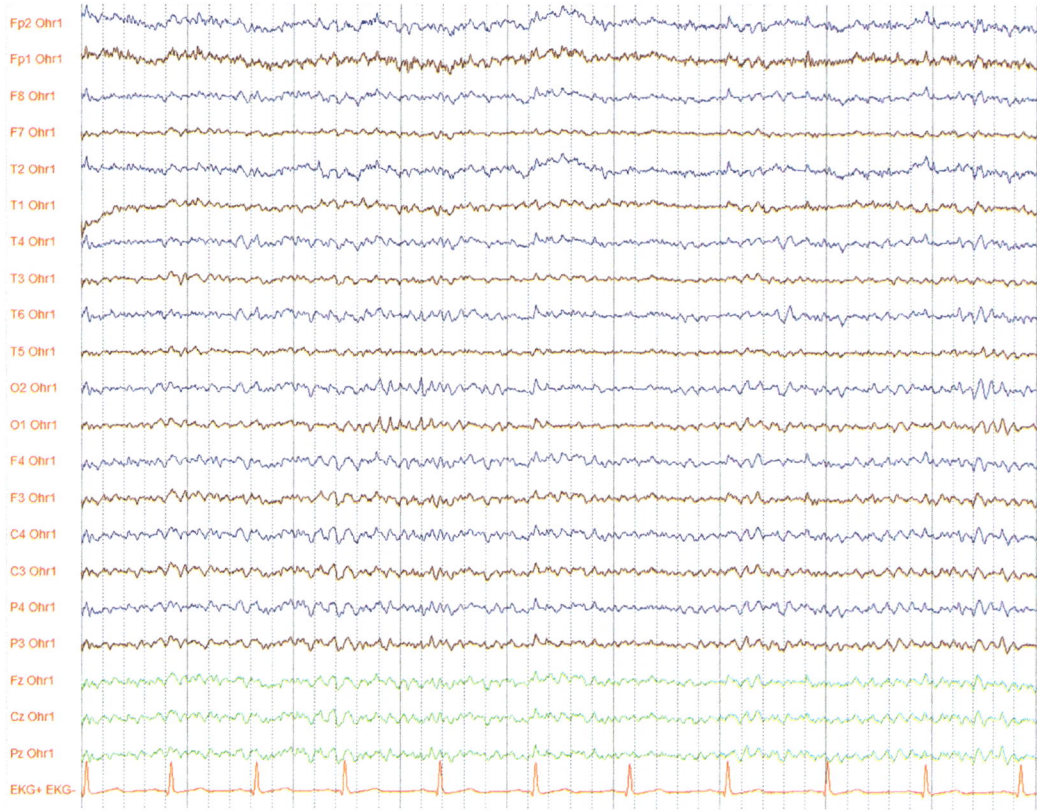

Abb. 9.1 Referenzableitung mit einem EEG-Normalbefund. Es erfolgte eine Ableitung gegen eine Referenzelektrode (Ohr1 bzw. *A1*). Es zeigt sich eine angedeutete frontookzipitale Gliederung bei einem α-Grundrhythmus, der typischerweise okzipital abzulesen ist (eine Sekunde ist in der Abbildung immer der Abstand zwischen 2 senkrechten, dicken Linien)

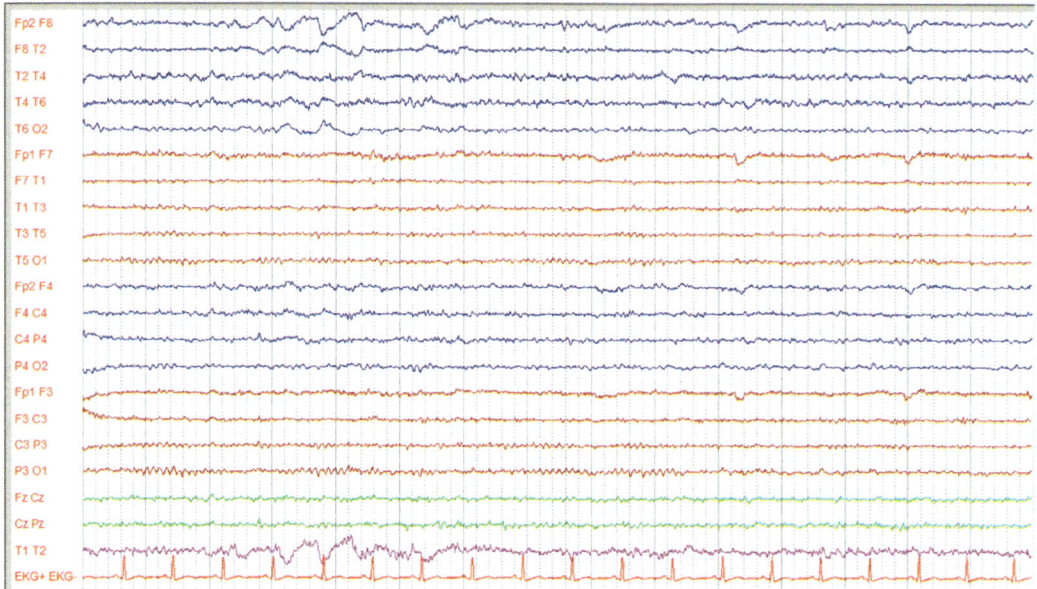

Abb. 9.2 Bipolare Ableitung mit einer rechts frontotemporalen Hirnfunktionsstörung mit δ-Wellen FP2-F8 und F8-T2

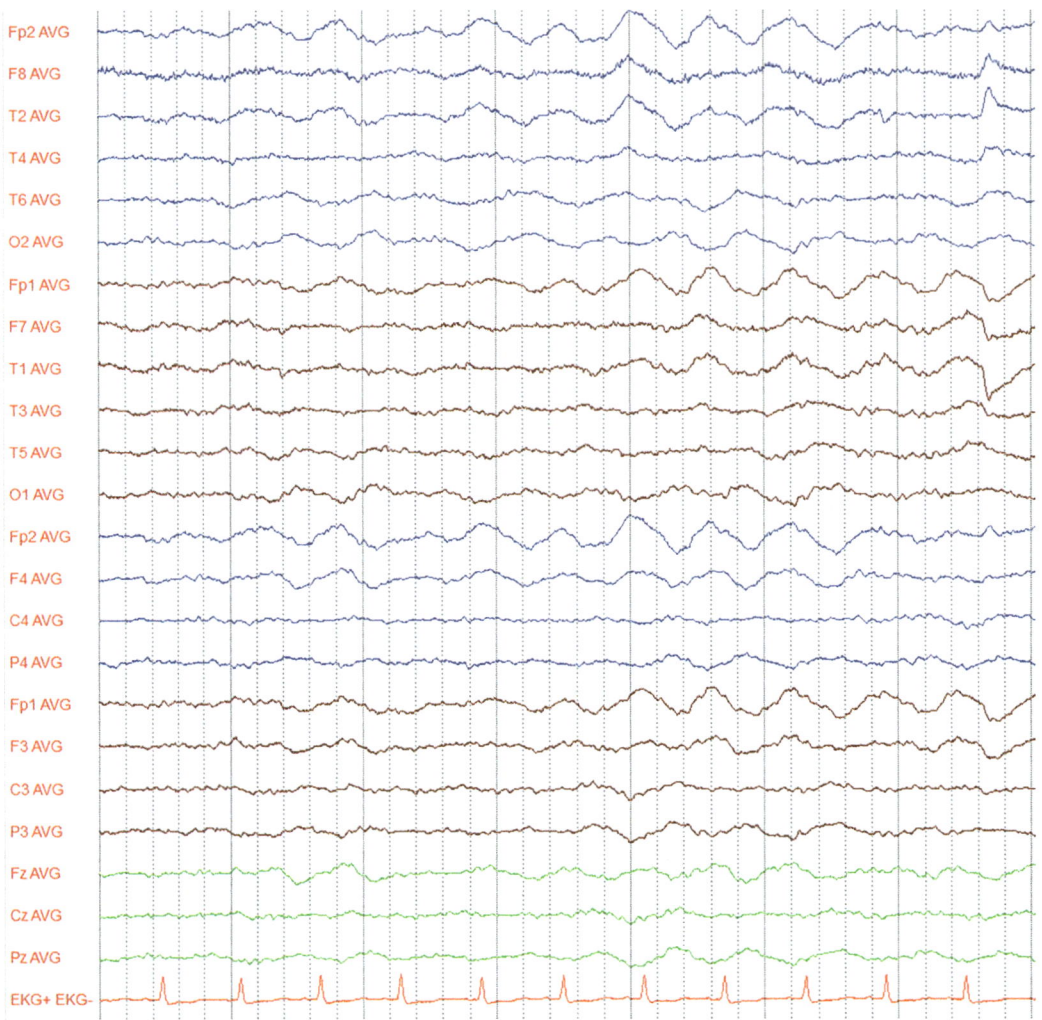

Abb. 9.3 Mittel- bis schwere Hirnfunktionsstörung, es zeigen sich unregelmäßige θ(Theta)- und δ(Delta)-Wellen über allen Ableitungen

Hirnregion die Verlangsamung lokalisiert ist, spricht man z. B. von einer temporalen oder frontalen Hirnfunktionsstörung. Diese können ganz verschiedene Ursachen haben. Hierzu gehören z. B. Hirninfarkt, Hirnblutung, Enzephalitis, Schädel-Hirn-Trauma, angeborene Hirnschädigungen, aber auch im Verlauf wieder regrediente postiktale Veränderungen.

Neben einer verlangsamten Hirnaktivität in der EEG kann auch eine eher beschleunigte Aktivität in der EEG mit vielen sog. β-Wellen auftreten. Diese kann physiologisch sein (z. B. Stress/Anspannung), häufigste medikamentöse Ursache ist eine Benzodiazepineinnahme.

Da die oben genannten Veränderungen der EEG-Aktivität grundsätzlich unspezifisch sind, stellt man mit der EEG in der Regel keine definitive Diagnose. Der Befund ist immer zusammen mit der klinischen Symptomatik zu sehen.

9.3.4 Epilepsietypische Potenziale

Epilepsietypische Potenziale (ETP) sind Wellenformen, die häufig bei Patienten mit Epilepsien nachzuweisen sind. Bei einem Patienten mit unprovoziertem, klinisch am ehesten (a. e.) epileptischem Anfallsereignis und Nachweis von ETP, ist eine Epilepsie zu diagnostizieren. Ein epilepsietypisches Potenzial ist eine Wellenform, die aus einer spitzen oder scharfen (steilen) Welle besteht. Spitze Wellen oder Spitzen („spike") sowie scharfe Wellen („sharp wave") unterscheiden sich durch ihre Dauer, pathophysiologisch liegt jedoch die gleiche Ursache zu Grunde. Eine Spitze dauert bis zu 70 ms, eine scharfe Welle zwischen 70 und 200 ms. Ein weiteres typisches, jedoch nicht zwingendes Merkmal eines ETP ist, dass im direkten Anschluss an die scharfe oder spitze Welle eine langsame Folgewelle auftritt. Der Komplex aus Spitze bzw. scharfer Welle und langsamer Nachschwankung nennt man Spike-wave- oder Sharp-wave-Komplex. Letztes wichtiges Kriterium ist, dass ein ETP die die Grundaktivität bzw. den Grundrhythmus deutlich unterbrechen muss bzw. aus dieser hervorstechen sollte (Kural et al. 2020).

ETP können generalisiert oder nur fokal nachgewiesen werden. Häufig sieht man nur intermittierende Spikes oder Sharp Waves ohne eine feste bzw. starre Frequenz. Klassische „Spike-wave-Komplexe" mit einer, zumindest innerhalb von Gruppen, einheitlichen Frequenz findet man primär bei den idiopathisch-generalisierten Epilepsieformen. Wichtiges Beispiel ist die Absenceepilepsie, bei der sich in der EEG generalisierte Spike-wave-Komplexe mit einer Frequenz von 2,5–3 Hz nachweisen lassen (Abb. 9.4).

Wenn die EEG während eines persistierenden Anfallsgeschehens erfolgt, können zudem Anfallsmuster im Sinne rhythmischer epilepsietypischer Potenziale mit zeitlicher und örtlicher Evolution nachgewiesen werden. In der Regel erfolgt die EEG-Ableitung aber im anfallsfreien Intervall, in diesem Rahmen kann es, insbesondere im Rahmen einer Routine-EEG mit kurzer Ableitedauer, sein, dass sich ein völlig unauffälliger Befund ergibt. Wenn ETP vorhanden sind, treten diese häufig nur vereinzelt auf.

9.3.5 Die Elektroenzephalografie in der Intensivmedizin

In der Intensivmedizin bzw. im Kontext der Aufnahmestation einer Notaufnahme bestehen verschiedene Indikationen für den Einsatz der EEG.

Häufig setzt man die EEG zur Kontrolle der Narkosetiefe ein. Dies ist sinnvoll bei Patienten mit einem erhöhten intrakraniellen Druck (z. B. Schädel-Hirn-Trauma, Meningitis, intrazerebrale Blutung). Bei diesen Krankheitsbildern versucht man durch eine möglichst tiefe Narkose den Hirnmetabolismus weitestgehend zu reduzieren, um darüber den Hirndruck zu senken. Abhängig von der Tiefe der Narkose kommt es zu einer zunehmenden Verlangsamung (im Sinne einer Allgemeinveränderung) der Wellentätigkeit in der EEG über allen Ableitungen. Erhöht man die Sedierung weiter, kann man medikamentös ein sog. Nulllinien-EEG erzeugen, bei der keine hirneigene Aktivität mehr nachweisbar ist (Abb. 9.5). Therapeutisches Ziel ist das Erreichen einer Zwischenstufe, bei der man teilweise noch hirneigene Aktivität feststellen kann, die aber unterbrochen wird von Phasen einer Nulllinien-EEG. Diesen EEG-Befund nennt man ein *Burst-Suppression-Muster* (Abb. 9.6).

Das Erreichen dieses Musters ist ebenfalls das Ziel beim schweren Status epilepticus, der sich nur mittels i.v.-Anästhesie durchbrechen lässt. Die Burst-Suppression-Narkose mit Thiopental, Propofol oder Midazolam wird hierbei zunächst für 24 h durchgeführt. Burst-Suppression-Muster können auch bei schweren Hirnschädigungen, z. B. hypoxischen Enzephalopathien, auftreten.

Eine andere Indikation besteht bei der *Hirntoddiagnostik*. Hier dient der Befund einer Nulllinien-EEG dem Irreversibilitätsnachweis,

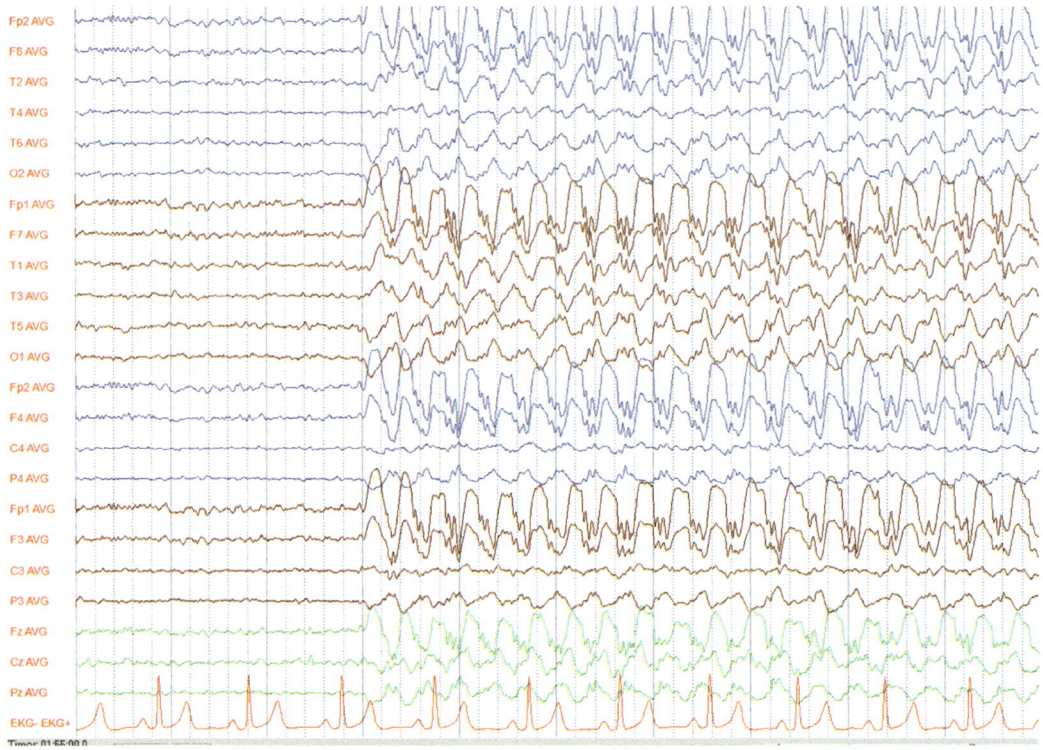

Abb. 9.4 Klassischer Befund einer kindlichen Absencenepilepsie. Über allen Ableitungen sind 2,5- bis 3 Hz-Spike-wave-Komplexe zu sehen. Die Spitzen haben in der vorliegenden Abbildung eher niedrige Amplituden, dafür ist die jeweils folgende langsame Welle umso hochamplitudiger

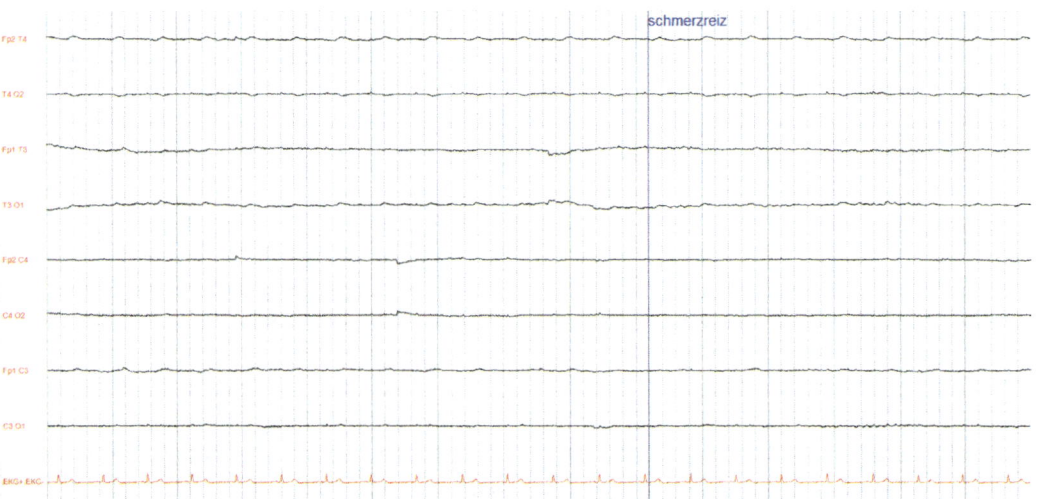

Abb. 9.5 Der vorliegende Befund entspricht einem Nulllinien-EEG. Es ist keine hirneigene Aktivität nachweisbar. Die in einigen Ableitungen zu sehenden kleinen Zacken, die immer wieder in gleichen Abständen auftreten, entsprechen EKG-Artefakten. Ein Nulllinien-EEG ist bei Hirntodpatienten zu finden, kann aber auch bei sehr tiefer Sedierung durch eine i.v.-Anästhesie erzeugt werden

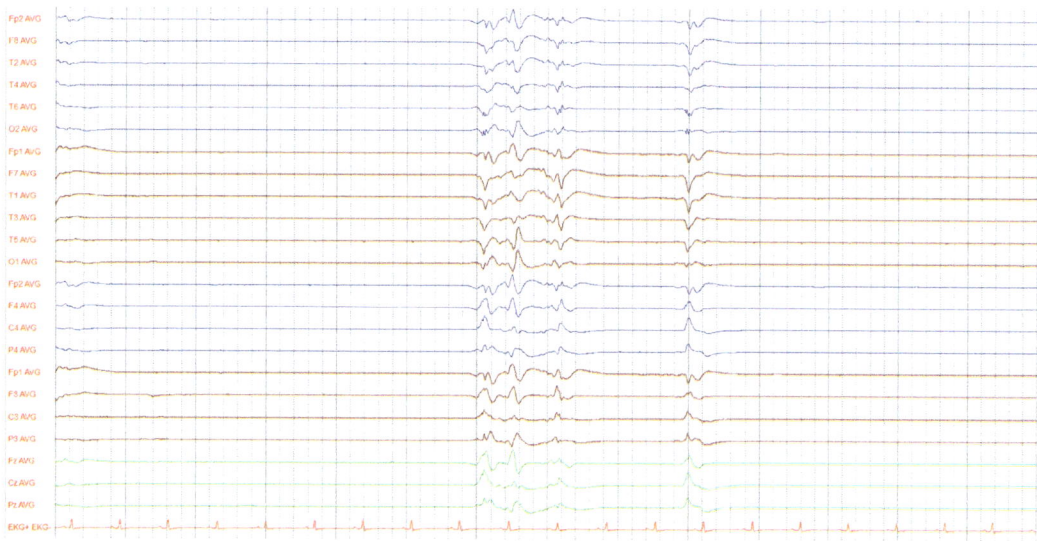

Abb. 9.6 Burst-Suppression-EEG bei einer Patientin mit hypoxischer Hirnschädigung. Man sieht 2 Bursts mit variabler Wellentätigkeit. Dazwischen bestehen Phasen einer Nulllinien-EEG

sodass in Kombination mit der klinischen Untersuchung (Koma, Ausfall der Hirnstammreflexe) der Hirntod festgestellt werden kann. Es muss jedoch sichergestellt werden, dass kein Narkoseüberhang besteht, sodass in diesem Rahmen üblicherweise die Bestimmung der Spiegel entsprechender Medikamente im Blut erfolgt.

9.4 Diagnostik

In der Akutdiagnostik nach einem vermuteten epileptischen Anfall sind verschiedene Fragstellungen zu klären. Zunächst ist es wichtig herauszufinden, ob es sich bei dem Ereignis überhaupt um einen solchen gehandelt hat. Im nächsten Schritt ist dann die Ursache des Anfalls zu klären mit der Frage, ob daraus eine direkte therapeutische Konsequenz entsteht. Viele Fälle lassen sich bereits in der Aufnahmesituation durch eine Eigen- und Fremdanamnese klären. Besteht weiterhin Unklarheit, ist eine stationäre Abklärung mit bildgebenden Verfahren, Elektroenzephalografie und bei weiterhin unklaren Verhältnissen auch eine internistische Abklärung in Richtung einer konvulsiven Synkope notwendig (Tab. 9.3, Abb. 9.7).

Wichtige Fragen
- Handelt es sich überhaupt um einen epileptischen Anfall oder liegt eine (konvulsive) Synkope oder ein psychogener nichtepileptischer Anfall vor?
- Handelt es sich um ein Ersterereignis oder sind derartige Episoden bekannt?
- Falls es sich um einen epileptischen Anfall handelt, welche Anfallsform liegt vor (Anfallssemiologie)?
- Liegt als Ursache des epileptischen Anfalls eine akut behandlungsbedürftige Ursache vor (z. B. Meningoenzephalitis, Schlaganfall, Intoxikation mit Substanz und vorhandenem Antidot)
- Lassen sich Provokationsfaktoren eruieren wie z. B. mangelnde Medikamenteneinnahme, Drogen- oder Alkoholentzug, Intoxikation, Einnahme bestimmter ausfallsauslösender Medikamente?
- Gibt es Hinweise auf eine ältere zerebrale Schädigung wie z. B. Geburtstrauma, Zustand nach Meningitis, Zustand nach Schädel-Hirn-Trauma, neurodegenerativer Prozess oder Zustand nach Hirninfarkt?

Tab. 9.3 Übersicht über die diagnostischen Mittel bei der Abklärung epileptischer Anfälle

Kraniale Computertomografie	Meist im Rahmen der Notfalldiagnostik – Hirninfarkt? Hirnblutung? Tumor? – Sinus-/Hirnvenenthrombose?
Kraniale Magnetresonanztomografie	In der Notfalldiagnostik sinnvoll bei Verdacht auf Herpesenzephalitis, ansonsten zur elektiven Diagnostik kleinerer Hirnläsionen: z. B. angeborene Dysplasie
Elektroenzephalografie	Zur Notfalldiagnostik sinnvoll bei prolongierter unklarer Vigilanzminderung: Statusmuster? Psychogener Anfall? Andere Ursache (z. B. metabolisch)?
Laboruntersuchungen	Hypoglykämie? Infekt? Elektrolytentgleisung? Nieren- oder Lebererkrankungen? Medikamentenspiegel? Toxikologie? Laktat im Serum (< 2 h nach Ereignis)?
Liquoruntersuchung	Meningitis oder Enzephalitis?

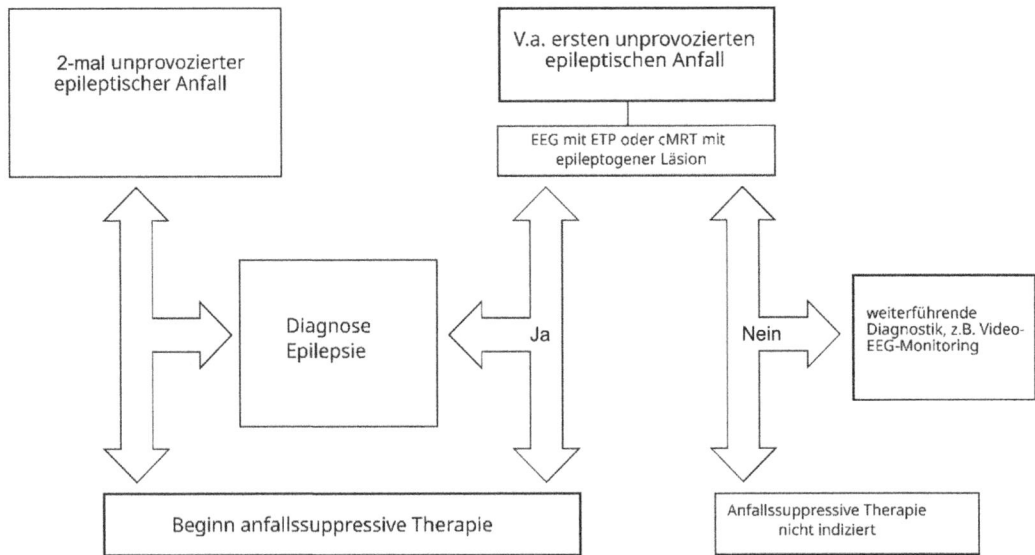

Abb. 9.7 Übersicht über das diagnostische und therapeutische Vorgehen beim erstmaligen epileptischen Anfall, *EEG* Elektroenzephalografie, *ETP* epilepsietypische Potenziale, *cMRT* kraniale Magnetresonanztomografie. (Mod. nach Elger et al. 2017)

Neben der Anamnese ist zusätzlich die körperliche Untersuchung von großer Bedeutung. Ist der Untersuchungsbefund bei einem Patienten nach einem erstmaligen bilateral tonisch-klonischen Anfall völlig unauffällig, so ist eine akute symptomatische Genese mit unmittelbarem Handlungsbedarf im Sinne einer Meningitis/Enzephalitis oder einem ischämischen/hämorrhagischen Schlaganfall eher unwahrscheinlich. Ist der Patient dagegen postiktal prolongiert vigilanzgemindert oder finden sich neue neurologische Defizite, so ist eine dringende weiterführende Diagnostik indiziert. Teilweise kommt es jedoch nach epileptischen Anfällen auch zu sog. Todd-Paresen oder einer Todd-Aphasie, d. h. es kommt nach dem Anfall zu einer vorübergehenden Lähmungserscheinung bzw. Sprachstörung. Ausprägung und Art eines solchen Todd-Phänomens hängt dabei von der vom epileptischen Anfall betroffenen Zone ab. Todd-Paresen sind in der Regel nach einigen Stunden rückläufig, können aber auch sehr selten über mehrere Tage anhalten.

Bei der klinischen Untersuchung ist auf Folgendes zu achten:

9 Epilepsie und ihre Differentialdiagnosen

- Vigilanzgrad
- Orientierung (fortbestehende Verwirrtheit z. B. als Hinweis auf eine Enzephalitis)
- Pupillenstatus (Anisokorie z. B. bei ICB)
- Meningismus (Subarachnoidalblutung, SAB, Meningitis?)
- Körpertemperatur (Fieber als Hinweis auf eine Meningitis oder im Allgemeinen auf einen Infekt als möglicher Provokationsfaktor)
- Sprach-/Sprechstörung, Hemiparese, Babinski-Zeichen (ischämischer/hämorrhagischer Schlaganfall)
- Hinweise auf Traumafolgen (Rückenschmerzen bei Wirbelkörperfraktur, Schulterluxation)

9.4.1 Computertomografie/ Magnetresonanztomografie

Nachdem die Anamnese und körperliche Untersuchung erfolgt ist, hat die zerebrale Bildgebung den höchsten Stellenwert zur Abklärung einer akut behandlungsbedürftigen Erkrankung.

▶ Die Indikation für eine notfallmäßige kraniale Computertomografie(CCT)-Untersuchung sollte niederschwellig im Falle von Traumata oder bei klinischer Nichterholung oder persistierendem fokal neurologischen Defizit gestellt werden.

Eine ergänzende cMRT sollte im weiteren Verlauf aufgrund der deutlichen besseren örtlichen Auflösung jedoch prinzipiell bei jedem Patienten nach einem erstmaligen Anfall zur genauen ätiologischen Abklärung erfolgen.

Bei Patienten mit einer bekannten und ätiologisch abgeklärten Epilepsie besteht hingegen nur selten die Indikation für eine notfallmäßige Bildgebung. Gründe wären ein Sturzereignis auf den Kopf sowie postiktale neurologische Defizite, die vorher nicht bekannt waren.

9.4.2 Elektroenzephalografie

Die Elektroenzephalografie (EEG) ist, wie bereits im Abschn. 9.3 umfassend dargestellt, ein weiterer wichtiger Baustein in der Diagnostik epileptischer Anfälle und kann bei der Einordung unklarer Bewusstseinsstörungen helfen (Noachtar und Rémi 2009). Lassen sich epilepsietypische Potenziale nachweisen, so spricht dies für ein epileptisches Ereignis.

▶ Die EEG ist in vielen Fällen unauffällig, obwohl der Patient einen epileptischen Anfall hatte. Eine unauffällige EEG schließt einen stattgehabten epileptischen Anfall nicht aus!

Von Bedeutung ist eine EEG vor allem bei der Einordnung unklarer Vigilanzminderungen ohne motorische Entäußerungen. In diesen Fällen kann differenzialdiagnostisch neben einem fokalen Anfall mit Bewusstseinsstörung ein psychogener Anfall oder eine nichtepileptische Ursache vorliegen (z. B. metabolische Störungen: urämisches oder hepatisches Koma).

Eine EEG kann hier relativ sicher helfen, die Verdachtsdiagnose eines psychogenen Anfalls zu bestätigen, wenn sich, bei fortgesetzter Klinik, eine völlig unauffällige EEG zeigt, oder den Verdacht eines fokalen Anfalls mit Bewusstseinsstörung zu bestätigen, indem epilepsietypische Veränderungen nachgewiesen werden. Bei metabolischen Störungen lassen in der EEG häufig unspezifische Veränderungen im Sinne einer diffusen Hirnfunktionsstörung nachweisen.

Bei einer Epilepsie kann eine EEG durch den Nachweis bestimmter Muster bei der Einordnung der Epilepsieform helfen.

Zusätzlich kann die EEG verwendet werden, lokale funktionelle Störungen im Gehirn zu identifizieren, die Ausgangspunkt der epileptischen Anfälle sind. Darauf basierend besteht dann die Möglichkeit, präzise bestimmte Hirnregionen nach strukturellen Defiziten wie z. B. fokale angeborene Dysplasien in der cMRT zu untersuchen.

9.4.3 Labordiagnostik

Die Labordiagnostik dient vor allem beim erstmaligen Anfall zur Abklärung möglicher metabolischer, toxikologischer oder entzündlicher Ursachen für das Anfallsgeschehen.

▶ Zur Standarddiagnostik zählen folgende Parameter: Glukose, Blutbild, Differenzialblutbild, C-reaktives Protein (CRP), Elektrolyte, Leberenzyme (eventuell mit Ammoniakspiegel), Kreatinin, Harnstoff, Schilddrüsenhormone, eventuell Toxikologiescreening inklusive Drogen-, Psychopharmaka- und Ethanolbestimmung sowie Medikamentenspiegel bei anfallssuppressiver Vormedikation.

Die Labordiagnostik kann ebenfalls bei der Frage nützlich sein, ob ein Anfall epileptischer Genese war oder andere Ätiologien mitbedacht werden müssen. Unter den Laborparametern kann die *Kreatinkinase* (CK) und die Serumlaktatkonzentration für die Diagnosestellung eines bilateralen tonisch-klonischen Anfalls hilfreich sein.

Bei ersteren kommt es durch die exzessive Muskeltätigkeit zu einem Anstieg der CK, die 24–48 h nach dem Ereignis häufig Werte > 1000 U/l erreicht. Die CK-Erhöhung ist relativ spezifisch für einen bilateralen tonisch-klonischen Anfall und dient zur Abgrenzung gegenüber konvulsiven Synkopen und psychogenen Anfällen, bei welchen es in der Regel zu keinem Anstieg der CK kommt (Neufeld et al. 1997). Ausnahmen bestehen, wenn der Patient zum Beispiel im Rahmen einer Synkope gestürzt ist und eine traumatische Muskelläsion aufgetreten ist oder bei kardiogenen Synkopen eine ausgeprägte Erhöhung der CK-MB (Kreatinkinase vom Muscle-Brain-Type) und somit auch der Gesamt-CK bestehen.

Als weiterer Laborparameter kann die *Serumlaktatkonzentration* als diagnostischer Marker verwendet werden. Im Anschluss an einen bilateral tonisch-klonischen Anfall kann zumeist über 1–2 h eine Laktatwerthöhung im Serum sowie eine daraus resultierende metabolische Azidose nachgewiesen werden (Orringer et al. 1977; Matz et al. 2018). Als Hauptmechanismus ist ein gesteigerter anaerober Glukosemetabolismus im Rahmen einer kurzzeitigen Hypoxie der Muskelzellen anzunehmen (Winocour et al. 1989).

Die Verwendung der beiden Serumbiomarker als diagnostischer Marker ist jedoch auf bilaterale tonisch-klonische Anfälle beschränkt. Bei den anderen Anfallsformen liegt in der Regel kein Anstieg der Werte vor.

9.4.4 Liquordiagnostik

Die Untersuchung des Liquors ist im Rahmen der Notfalldiagnostik indiziert, wenn der Verdacht auf eine Meningitis oder eine (Autoimmun-)Enzephalitis besteht. Hinweise auf diese Erkrankungen wären im Fall einer Meningitis Kopfschmerzen, Nackensteifigkeit und Fieber sowie im Fall einer Enzephalitis Verwirrtheit mit eventuell neurologischen Defiziten.

Die für die Liquordiagnostik notwendige Lumbalpunktion kann beim wachen Patienten ohne neurologische Ausfälle durchgeführt werden, ohne dass vorher eine zerebrale Bildgebung erfolgen muss. Ist der Patient dagegen bewusstseinsgetrübt, sollte vor der Punktion eine CCT erfolgen, um mögliche Liquorzirkulationsstörungen zu detektieren. Liegt z. B. ein okklusiver Hydrozephalus vor und der Patient wird lumbalpunktiert, kann es zu einer zerebralen Massenverschiebung mit Kompression des Hirnstamms und dadurch bedingten Versterben des Patienten kommen.

9.5 Rezidivprophylaxe, Grundzüge der Epilepsiebehandlung

Eine Indikation zur Behandlung besteht, wenn die Diagnose oder Verdachtsdiagnose einer Epilepsie gestellt wurde. (Elger et al. 2017).

▶ Die *medikamentöse Langezeitbehandlung* nach der abgeschlossenen Notfallversorgung epileptischer Anfälle hat das Ziel einer Anfallsreduktion und führt im besten Falle zur

Anfallsfreiheit. Diese kann medikamentös in etwa 60–70 % der Fälle erreicht werden, wobei die höchste Chance mit den ersten 2 Medikamenten besteht und bei Notwendigkeit einer darüber hinaus gehenden Mono- oder Kombinationstherapie die Wahrscheinlichkeit einer dann noch zu erreichenden Anfallsfreiheit mit jedem weiteren Medikationsversuch weiter sinkt (Schiller und Najjar 2008).

Die Wahl der eingesetzten Anfallssuppressiva ist primär davon abhängig, ob eine generalisierte oder fokale Epilepsie vorliegt. Außerdem gibt es einige Epilepsieformen aus dem Kinder- und Jugendalter, die nur auf bestimmte Anfallssuppressiva gut ansprechen. Üblicherweise wird zunächst mit einer Monotherapie begonnen. Bei nicht ausreichender Reduktion der Anfälle kann entweder auf eine Monotherapie mit einem anderen Medikament umgestellt werden oder es wird eine Kombinationstherapie aus 2 Anfallssuppressiva eingeleitet.

Bei den fokalen Epilepsien ist eine Vielzahl an Medikamenten zugelassen, die fast alle ähnlich gut wirksam sind. Nur bei Gabapentin ist eine schwächere Wirksamkeit nachgewiesen worden (Marson et al. 2007). Es bestehen jedoch deutliche Unterschiede bei den unerwünschten Langzeitwirkungen und dem Interaktionspotenzial mit anderen Medikamenten. Die Auswahl eines geeigneten Anfallssuppressivums wird deshalb vor allem durch diese beiden Faktoren bestimmt. Im Rahmen der SANAD II-Studie ergaben sich diesbezüglich Hinweise auf eine Überlegenheit von Lamotrigin zur Behandlung fokaler Epilepsien, die jedoch bisher noch keinen Einzug in die entsprechende Leitlinie gefunden haben (Marson et al. 2021a, b). Von der Deutschen Gesellschaft für Neurologie wird daher derzeit neben Lamotrigin (noch) Levetiracetam als Medikamente der ersten Wahl bei fokalen Epilepsien empfohlen. Bei Levetiracetam bestehen jedoch Einschränkungen bei Patienten mit einer Niereninsuffizienz, zudem finden sich insbesondere bei Patienten mit kognitiven Einschränkungen vermehrt Verhaltensauffälligkeiten. Nachteil von Lamotrigin ist lediglich, dass das Medikament nur langsam über mehrere Wochen eindosiert werden kann. Bei zu rascher Dosissteigerung kann es zu Hautveränderungen bis hin zum lebensgefährlichen Lyell-Syndrom kommen. Weitere im klinischen Alltag häufig verwendete Anfallssuppressiva sind Oxcarbazepin, Eslicarbazepin, Lacosamid, Zonisamid und Cenobamat.

Bei den generalisierten Epilepsien, auch den gemischt fokalen und generalisierten Epilepsien, sowie den unklassifizierten Epilepsien besteht eine etwas übersichtlichere Situation. Hier gilt Valproinsäure trotz der vielen unerwünschten Arzneimittelwirkungen auch auf Basis der SANAD II-Studie weiterhin als Medikament der 1. Wahl. Grund dafür ist die ausgesprochen gute Wirksamkeit (Marson et al. 2007; Marson et al. 2021a, b). Zu den unerwünschten Nebenwirkungen beim Valproat zählen Leberfunktionsstörungen, eine Enzephalopathie sowie Thrombozyto- und Leukopenien. Problematisch für die regelhafte Nutzung im klinischen Alltag ist jedoch der erwiesene teratogene Effekt, sodass eine Behandlung von Frauen im gebärfähigen Alter nur bei Versagen *aller* Therapiealternativen unter jährlicher Aufklärung und gesicherter Kontrazeption erfolgen darf. Von großer Relevanz ist außerdem, dass Valproat als Enzyminhibitor ein ausgeprägtes Interaktionspotenzial mit anderen Medikamenten besitzt. Bei gleichzeitiger Einnahme von Valproat werden Spiegel von Acetylsalicylsäure (ASS), Phenprocoumon, Phenytoin und Lamotrigin erhöht. Die Valproatspiegel selbst steigen zum Beispiel bei gleichzeitiger Einnahme von ASS, Lamotrigin oder Antibiotika der Gruppe der Makrolide, und fallen bei gleichzeitiger Einnahme von Antibiotika der Gruppe der Carbapeneme, Phenytoin oder Carbamazepin.

Medikamente der 2. Wahl bei generalisierten Epilepsien sind Lamotrigin, Levetiracetam (Add-on-Therapie), Perampanel und Topiramat. Bezüglich Lamotrigin ist jedoch zu beachten, dass es bei generalisierten Epilepsieformen die Zunahme myoklonischer Anfälle triggern kann (Kwan und Brodie 2000). Eine anfallsfördernde Wirkung bei generalisierten Epilepsien besitzt auch Carbamazepin und sollte deshalb nicht eingesetzt werden (Bauer 1996).

Kann auch durch 2 Anfallssuppressiva, egal ob in Mono- oder Kombinationstherapie, keine Anfallsfreiheit erreicht werden, besteht definitionsgemäß eine pharmakoresistente Epilepsie (Kwan et al. 2010). Hier ist eine resektive *chirurgische Epilepsietherapie*, d. h. die chirurgische Entfernung einer epileptogenen Hirnstruktur, in Erwägung zu ziehen, die wiederum in etwa 60 % der entsprechenden Fälle zu einer Anfallsfreiheit führen kann (Lamberink et al. 2020). Diese Therapieform ist jedoch nur bei sicherem Nachweis eines distinkten epileptogenen Fokus (eindeutige strukturelle Läsion oder Nachweis eines eindeutigen Anfallsfokus, z. B. mittels Stereo-EEG) anwendbar, zudem darf die Entfernung des genannten Areals nicht zu inakzeptablen neurologischen Defiziten führen. Insgesamt kann somit nur eine geringe Anzahl von Epilepsiepatienten davon profitieren. Ist eine Epilepsie therapierefraktär und nicht resektiv operabel können ein Vagusnervstimulator oder die tiefe Hirnstimulation evaluiert werden, diese sind jedoch zumeist formal „palliative" Therapieoptionen, eine Anfallsfreiheit ist zumeist nicht erreichbar (Orosz et al. 2014).

Fallbeispiel

Ein 18-jähriger junger Mann mit einer bekannten idiopathischen generalisierten Epilepsie wird von einer Wespe gestochen. Im Zuge einer sich entwickelnden leichten allergischen Reaktion erleidet er einen generalisierten tonisch-klonischen Anfall. Seine Mutter, die den Patienten sonst unterstützt, ist während der Jugendzeit auf die Akuttherapie geschult worden und appliziert 5 mg Midazolam buccal. Da der Anfall nicht sofort sistiert, wiederholt sie die Maßnahme. Dieses führt zu einem Durchbrechen des Anfalls allerdings auch zu einer zunehmenden Vigilanzminderung des Patienten. Es wird durch weitere Angehörige der Rettungsdienst verständigt. Das Meldebild lautet: „Anaphylaktischer Schock bei einem Kind nach Insektenstich" Bei Eintreffen des Notarztes ist der Patient zwar bradypnoisch – Atemfrequenz (AF) 6/min – und hypoton (RR 90/60 mmHg), im EKG jedoch normofrequenter Sinusrhythmus (SR) mit 62 bpm und kein Nachweis von Urtikaria oder einer Atemwegsbeteiligung. Er wird unter Intubationsbereitschaft in die nächste geeignete Notaufnahme verbracht. Als Leitdiagnose hat sich hier keine anaphylaktische Reaktion, sondern eine Reaktion auf ein epileptisches Geschehen. ◄

Literatur

Alldredge BK, Gelb AM, Isaacs SM, Corry MD, Allen F, Ulrich S, Gottwald MD, O'Neil N, Neuhaus JM, Segal MR, Lowenstein DH. A comparison of lorazepam, diazepam, and placebo for the treatment of out-of-hospital status epilepticus. N Engl J Med. 2001;345(9):631–7.

Anderson GD, Lin YX, Berge C, Ojemann GA. Absence of bleeding complications in patients undergoing cortical surgery while receiving valproate treatment. J Neurosurg. 1997;87(2):252–6.

Banerjee PN, Filippi D, Allen Hauser W. The descriptive epidemiology of epilepsy-a review. Epilepsy Res. 2009;85(1):31–45.

Bauer J. Seizure-inducing effects of antiepileptic drugs: a review. Acta Neurol Scand. 1996;94(6):367–77.

Beenen LF, Lindeboom J, Kasteleijn-Nolst Trenité DG, Heimans JJ, Snoek FJ, Touw DJ, Adèr HJ, van Alphen HA. Comparative double blind clinical trial of phenytoin and sodium valproate as anticonvulsant prophylaxis after craniotomy: efficacy, tolerability, and cognitive effects. J Neurol Neurosurg Psychiatry. 1999;67(4):474–80.

Berger H. Über das Elektrenkephalogramm des Menschen. Archiv für Psychiatrie und Nervenkrankheiten. 1929;87(1):527–70.

Binnie CD, Dekker E, Smit A, Van der Linden G. Practical considerations in the positioning of EEG electrodes. Electroencephalogr Clin Neurophysiol. 1982;53(4):453–8.

Block F und Dafotakis M. Drug-induced seizures. Fortschr Neurol Psychiatr. 2013; 81(1): 28–34.

Claassen J, Hirsch LJ, Emerson RG, Mayer SA. Treatment of refractory status epilepticus with pentobarbital, propofol, or midazolam: a systematic review. Epilepsia. 2002;43(2):146–53.

Crevoisier C, Delisle MC, Joseph I, Foletti G. Comparative single-dose pharmacokinetics of clonazepam following intravenous, intramuscular and oral administration to healthy volunteers. Eur Neurol. 2003;49(3):173–7.

Elger CE, Berkenfeld R, et al. S1-Leitlinie Erster epileptischer Anfall und Epilepsien im Erwachsenenalter. 2017. Zugegriffen am 12.05.2023.

Fisher RS, Acevedo C, Arzimanoglou A, Bogacz A, Cross JH, Elger CE, Engel J Jr, Forsgren L, French JA, Glynn M, Hesdorffer DC, Lee BI, Mathern GW, Moshé SL, Perucca E, Scheffer IE, Tomson T, Watanabe M, Wiebe S. ILAE Official Report: a practical clinical definition of epilepsy. Epilepsia. 2014;55(4):475–82.

Forsgren L, Beghi E, Oun A, Sillanpää M. The epidemiology of epilepsy in Europe – a systematic review. Eur J Neurol. 2005;12(4):245–53.

Gidal BE, Baltès E, Otoul C, Perucca E. Effect of levetiracetam on the pharmacokinetics of adjunctive antiepileptic drugs: a pooled analysis of data from randomized clinical trials. Epilepsy Res. 2005;64(1–2):1–11.

Gottwald MD, Akers LC, Liu PK, Orsulak PJ, Corry MD, Bacchetti P, Fields SM, Lowenstein DH, Alldredge BK. Prehospital stability of diazepam and lorazepam. Am J Emerg Med. 1999;17(4):333–7.

Heckelmann J, Weber Y. Einfluss von Medikamenten auf das EEG: Eine Übersicht. Klinische Neurophysiologie. 2022;53(03):148–53.

Knake S, Rosenow F, Vescovi M, Oertel WH, Mueller HH, Wirbatz A, Katsarou N, Hamer HM. Incidence of status epilepticus in adults in Germany: a prospective, population-based study. Epilepsia. 2001;42(6):714–8.

Kural MA, Duez L, Hansen VS, Larsson PG, Rampp S, Schulz R, Tankisi H, Wennberg R, Bibby BM, Scherg M, Beniczky S. Criteria for defining interictal epileptiform discharges in EEG. A clinical validation study. Neurology. 2020;94(20):e2139–47.

Kwan P, Brodie MJ. Epilepsy after the first drug fails: substitution or add-on? Seizure. 2000;9(7):464–8.

Kwan P, Arzimanoglou A, Berg AT, Brodie MJ, Allen Hauser W, Mathern G, Moshé SL, Perucca E, Wiebe S, French J. Definition of drug resistant epilepsy: consensus proposal by the ad hoc Task Force of the ILAE Commission on Therapeutic Strategies. Epilepsia. 2010;51(6):1069–77.

Lamberink HJ, Otte WM, Blümcke I, Braun KPJ, Aichholzer M, Amorim I, Aparicio J, Aronica E, Arzimanoglou A, Barba C, Beck J, Becker A, Beckervordersandforth JC, Bien CG, Blümcke I, Bodi I, Braun KPJ, Catenoix H, Chassoux F, Chipaux M, Cloppenborg T, Coras R, Cross JH, De Palma L, De Tisi J, Deleo F, Devaux B, Di Gennaro G, Dorfmüller G, Duncan JS, Elger C, Ernst K, Esposito V, Feucht M, Gadze ZP, Garbelli R, Geleijns K, Gil-Nagel A, Grote A, Grunwald T, Guerrini R, Hamer H, Honavar M, Jacques TS, Jakovcevic A, Jutila L, Kalina A, Kälviäinen R, Klein KM, Koenig K, Krsek P, Kudernatsch M, Kudr M, Lamberink HJ, Malmgren K, Marusic P, Melikyan A, Menzler K, Noachtar S, Otte WM, Özkara Ç, Pieper T, Pimentel J, Raicevic S, Rheims S, Ribeiro J, Rosenow F, Rössler K, Rydenhag B, Sales F, San Antonio-Arce V, Schaller KL, Schijns O, Scholl T, Schramm J, Schulze-Bonhage A, Sciot R, Seeck M, Shishkina L, Sokic D, Specchio N, Theys T, Thom M, Delgado RT, Toulouse J, Uzan M, van Loon J, Van Paesschen W, von Oertzen TJ, Jansen F, Leijten F, van Rijen P, Spliet WGM, Mühlebner A, Kasper BS, Fauser S, Polster T, Kalbhenn T, Delev D, McEvoy A, Miserocchi A, Landré E, Turak B, Varlet P, Ferrand-Sorbets S, Fohlen M, Bulteau C, Edelvik A, Shah MJ, Scheiwe C, Delicado EG, Tisdall M, Eltze C, Akkol S, Deniz K, Oz B, Holthausen H, Hartlieb T, Staudt M, Casciato S, Quarato PP, Giangaspero F, Streichenberger N, Guenot M, Isnard J, Valentijn A, Chang A, Mullatti N, Zamecnik J, Zarubova J, Tomasek M, Immonen A, Saarela A, Rauramaa T, Lobrinus JA, Egervari K, Momjian S, Harti E, Lohr H, Kroell J, Vermeulen L, Cleeren E, Vlasov P, Kozlova A, Vorobyev A, Goeppel G, Samueli S, Czech T, Hainfellner J, Puttinger G, Schwarz G, Stefanits H, Weis S, Spreafico R, Villani F, Rossini L, Hermsen A, Knake S, Nimsky C, Carl B, Belohlavkova A, Benova B, Bisschop J, Colon A, van Kranen-Mastenbroek V, Rouhl RPW, Hoogland G, Rumiá J, Ramírez-Camacho A, Candela-Cantó S, Ostrowsky-Coste K, Panagiotakaki E, Montavont A, Kosal PK, Gokce-Samar Z, Milleret C, Buccoliero AM, Giordano F, Sulentic V, Mrak G, Desnica A, CarfíPavia G, De Benedictis A, Marras CE, Bascarevic V, Vojvodic N, Ristic A, Rebelo O, Aledo-Serrano A, Garcia-Morales I, Anciones C. Seizure outcome and use of antiepileptic drugs after epilepsy surgery according to histopathological diagnosis: a retrospective multicentre cohort study. Lancet Neurol. 2020;19(9):748–57.

Leppik IE, Patrick BK, Cranford RE. Treatment of acute seizures and status epilepticus with intravenous phenytoin. Adv Neurol. 1983;34:447–51.

Lesser RP, Lüders H, Dinner DS, Morris H. An introduction to the basic concepts of polarity and localization. J Clin Neurophysiol. 1985;2(1):45–61.

Marson A, Burnside G, Appleton R, Smith D, Leach JP, Sills G, Tudur-Smith C, Plumpton C, Hughes DA, Williamson P, Baker GA, Balabanova S, Taylor C, Brown R, Hindley D, Howell S, Maguire M, Mohanraj R, Smith PE. The SANAD II study of the effectiveness and cost-effectiveness of levetiracetam, zonisamide, or lamotrigine for newly diagnosed focal epilepsy: an open-label, non-inferiority, multicentre, phase 4, randomised controlled trial. Lancet. 2021a;397(10282):1363–74.

Marson A, Burnside G, Appleton R, Smith D, Leach JP, Sills G, Tudur-Smith C, Plumpton C, Hughes DA, Williamson P, Baker GA, Balabanova S, Taylor C, Brown R, Hindley D, Howell S, Maguire M, Mohanraj R, Smith PE, Lanyon K, Manford M, Chitre M, Parker A, Swiderska N, Appleton R, Pauling J, Hughes A, Gupta R, Hanif S, Awadh M, Ragunathan S, Cable N, Cooper P, Hindley D, Rakshi K, Molloy S, Reuber M, Ayonrinde K, Wilson M, Saladi S, Gibb J, Funston L-A, Cassidy D, Boyd J, Ratnayaka M, Faza H, Sadler M, Al-Moasseb H, Galtrey C, Wren D, Olabi A, Fuller G, Khan M, Kallappa C, Chinthapalli R, Aji B, Davies R, Foster K, Hitiris N, Maguire M, Hussain N, Dowson S, Ellison J, Sharrack B, Gandhi V, Powell R, Tittensor P, Summers B, Shashikiran S, Dison PJ, Samarasekera S, McCorry D, White K, Nithi K, Richardson M, Brown R, Page R, Deekollu D, Slaght S, Warriner S, Ahmed M, Chaudhuri A, Chow G, Artal J, Kucinskiene D, Sreenivasa H, Velmurugan S, Zipitis CS, McLean B, Lal V, Gregoriou A, Maddison P, Pickersgill T, Anderson J, Lawthom C, Howell S, Whitlingum G, Rakowicz W, Kinton L, McLellan A, Zuberi S, Kelso A, Hughes I, Martland J, Emsley H, de Goede C, Singh RP, Moor C-C, Aram J, Mohanraj R, Sakthivel K, Nelapatla S, Rittey C, Pinto A, Leach JP, Cock H, Richardson A, Houston E, Cooper C, Lawson G, Massarano A, Burness C, Marson A, Smith D, Wieshmann U, Dey I, Sivakumar P, Yeung L-K, Smith P, Bentur H, Heafield T, Mathew A, Smith D, Jauhari P. The SANAD II study of the effectiveness and cost-effectiveness of valproate versus levetiracetam for newly diagnosed generalised and unclassifiable epilepsy: an open-label, non-inferiority, multicentre, phase 4, randomised controlled trial. Lancet. 2021b;397(10282):1375–86.

Marson AG, Al-Kharusi AM, Alwaidh M, Appleton R, Baker GA, Chadwick DW, Cramp C, Cockerell OC, Cooper PN, Doughty J, Eaton B, Gamble C, Goulding PJ, Howell SJ, Hughes A, Jackson M, Jacoby A, Kellett M, Lawson GR, Leach JP, Nicolaides P, Roberts R, Shackley P, Shen J, Smith DF, Smith PE, Smith CT, Vanoli A, Williamson PR. The SANAD study of effectiveness of valproate, lamotrigine, or topiramate for generalised and unclassifiable epilepsy: an unblinded randomised controlled trial. Lancet. 2007;369(9566):1016–26.

Matz O, Heckelmann J, Zechbauer S, Litmathe J, Brokmann JC, Willmes K, Schulz JB, Dafotakis M. Early postictal serum lactate concentrations are superior to serum creatine kinase concentrations in distinguishing generalized tonic-clonic seizures from syncopes. Intern Emerg Med. 2018;13(5):749–55.

Meldrum BS, Brierley JB. Prolonged epileptic seizures in primates. Ischemic cell change and its relation to ictal physiological events. Arch Neurol. 1973;28(1):10–7.

Neufeld MY, Treves TA, Chistik V, Korczyn AD. Sequential serum creatine kinase determination differentiates vaso-vagal syncope from generalized tonic-clonic seizures. Acta Neurol Scand. 1997;95(3):137–9.

Noachtar S, Rémi J. The role of EEG in epilepsy: a critical review. Epilepsy Behav. 2009;15(1):22–33.

Orlandi N, Bartolini E, Audenino D, Coletti Moja M, Urso L, d'Orsi G, Pauletto G, Nilo A, Zinno L, Cappellani R, Zummo L, Giordano A, Dainese F, Nazerian P, Pescini F, Beretta S, Dono F, Gaudio LD, Ferlisi M, Marino D, Piccioli M, Renna R, Rosati E, Rum A, Strigaro G, Giovannini G, Meletti S, Cavalli SM, Contento M, Cottone S, Di Claudio MT, Florindo I, Guadagni M, Kiferle L, Lazzaretti D, Lazzari M, Coco DL, Pradella S, Rikani K, Rodorigo D, Sabetta A, Sicurella L, Tontini V, Turchi G, Vaudano AE, Zanoni T. Intravenous brivaracetam in status epilepticus: a multicentric retrospective study in Italy. Seizure. 2021;86:70–6.

Orosz I, McCormick D, Zamponi N, Varadkar S, Feucht M, Parain D, Griens R, Vallée L, Boon P, Rittey C, Jayewardene AK, Bunker M, Arzimanoglou A, Lagae L. Vagus nerve stimulation for drug-resistant epilepsy: a European long-term study up to 24 months in 347 children. Epilepsia. 2014;55(10):1576–84.

Orringer CE, Eustace JC, Wunsch CD, Gardner LB. Natural history of lactic acidosis after grand-mal seizures. A model for the study of an anion-gap acidosis not associated with hyperkalemia. N Engl J Med. 1977;297(15):796–9.

Otoul C, Arrigo C, van Rijckevorsel K, French JA. Meta-analysis and indirect comparisons of levetiracetam with other second-generation antiepileptic drugs in partial epilepsy. Clin Neuropharmacol. 2005;28(2):72–8.

Perucca E. Pharmacological and therapeutic properties of valproate: a summary after 35 years of clinical experience. CNS Drugs. 2002;16(10):695–714.

Prasad K, Krishnan PR, Al-Roomi K, Sequeira R. Anticonvulsant therapy for status epilepticus. Br J Clin Pharmacol. 2007;63(6):640–7.

Reuber M, Pukrop R, Mitchell AJ, Bauer J, Elger CE. Clinical significance of recurrent psychogenic nonepileptic seizure status. J Neurol. 2003;250(11):1355–62.

Rosenow F und Weber J. [S2k guidelines: status epilepticus in adulthood: guidelines of the German Society for Neurology]. Nervenarzt 2021; 92(10):1002–1030.

Rosenow F, Knake S, Hamer HM. [Non-convulsive status epilepticus: temporary fad or reality in need of treatment?]. Nervenarzt. 2012; 83(12):1551–1558.

Rossetti AO, Milligan TA, Vulliémoz S, Michaelides C, Bertschi M, Lee JW. A randomized trial for the treatment of refractory status epilepticus. Neurocrit Care. 2011;14(1):4–10.

Santamarina E, Parejo Carbonell B, Sala J, Gutiérrez-Viedma Á, Miró J, Asensio M, Abraira L, Falip M, Ojeda J, López-González FJ, Rodríguez-Osorio X, Mauri J, Aiguabella M, García Morales I, Toledo M. Use of intravenous brivaracetam in status epilepticus: a multicenter registry. Epilepsia. 2019;60(8):1593–601.

Scheffer IE, Berkovic S, Capovilla G, Connolly MB, French J, Guilhoto L, Hirsch E, Jain S, Mathern GW, Moshé SL, Nordli DR, Perucca E, Tomson T, Wiebe S, Zhang YH, Zuberi SM. ILAE classification of the epilepsies: position paper of the ILAE Commission for classification and terminology. Epilepsia. 2017;58(4):512–21.

Schiller Y, Najjar Y. Quantifying the response to antiepileptic drugs: effect of past treatment history. Neurology. 2008;70(1):54–65.

Shorvon S, Baulac M, Cross H, Trinka E, Walker M. The drug treatment of status epilepticus in Europe: consensus document from a workshop at the first London Colloquium on Status Epilepticus. Epilepsia. 2008;49(7):1277–85.

Trinka E. What is the evidence to use new intravenous AEDs in status epilepticus? Epilepsia. 2011;52(Suppl 8):35–8.

Walton NY. Systemic effects of generalized convulsive status epilepticus. Epilepsia. 1993;34(Suppl 1):S54–8.

Wilder BJ, Ramsay RE, Willmore LJ, Feussner GF, Perchalski RJ, Shumate JB Jr. Efficacy of intravenous phenytoin in the treatment of status epilepticus: kinetics of central nervous system penetration. Ann Neurol. 1977;1(6):511–8.

Winocour PH, Waise A, Young G, Moriarty KJ. Severe, self-limiting lactic acidosis and rhabdomyolysis accompanying convulsions. Postgrad Med J. 1989;65(763):321–2.

Infektionen des ZNS und Sepsis

10

S. C. Tauber

Inhaltsverzeichnis

10.1	**Bakterielle Meningitis und Enzephalitis**	236
10.1.1	Einführung	236
10.1.2	Bakterielle Meningitis	236
10.2	**Virale Meningitis und Enzephalitis**	245
10.2.1	Erreger und Prädisposition	245
10.2.2	Virale Meningitis	245
10.2.3	Virale Enzephalitis	245
10.2.4	Herpesenzephalitis	246
10.3	**Andere Enzephalitiden**	247
10.3.1	Varizelleninfektion	247
10.3.2	HIV-Infektion	248
10.3.3	Pilzinfektionen	248
10.3.4	Parasitenbefall	249
10.4	**Ventrikulitis**	251
10.5	**Hirnabszess**	252
10.6	**Septische Herdenzephalitis**	253
10.7	**Sepsis**	254
	Literatur	258

S. C. Tauber (✉)
Neurologische Klinik, Universitätsklinikum Aachen,
Aachen, Deutschland
e-mail: stauber@ukaachen.de

10.1 Bakterielle Meningitis und Enzephalitis

10.1.1 Einführung

Die bakterielle Meningitis zählt zu den neurologischen Notfällen und bedarf zeitnaher Diagnostik und rechtzeitiger Behandlung. Umso wichtiger sind standardisierte Arbeitsabläufe bei Verdacht auf Meningitis in der neurologischen Notaufnahme, denn trotz Einführung neuer Antibiotika ist die Letalität der bakteriellen Meningitis weiterhin hoch mit einer Letalität zwischen 15 und 20 % bei Pneumokokkeninfektion und 20–30 % bei Nachweis von Listerien im ZNS. Als prognostisch ungünstig gelten ein höheres Erkrankungsalter, schwere Vorerkrankungen, multiresistente Erreger, Asplenie und ein komatöser Zustand bei Erstvorstellung im Krankenhaus.

Im Folgenden wird ein Überblick über die Notfälle bakterielle Meningitis und Herpesenzephalitis und anderer seltener infektiologischer Komplikationen im Bereich der neurologischen Intensivmedizin gegeben. Die diagnostischen und therapeutischen Empfehlungen sind an die Leitlinien der Deutsche Gesellschaft für Neurologie (www.dgn.org) angelehnt.

10.1.2 Bakterielle Meningitis

Symptome
Die klassischen Leitsymptome sind Fieber, Meningismus, Kopfschmerz und Bewusstseinseinschränkung. In einer Fallserie mit Patienten mit außerhalb des Krankenhauses erworbener bakterieller Meningitis fanden sich die Symptome Fieber, Meningismus und Bewusstseinseinschränkung in der Kombination jedoch nur in 44 %. Dagegen waren 2 von 4 Symptomen bei 95 % der Erkrankten zu finden (Brouwer et al. 2012). Insbesondere bei Säuglingen, Immunsupprimierten und älteren Menschen findet sich häufig kein Meningismus. Das klinische Bild ist längst nicht immer eindeutig und die Abgrenzung gegenüber z. B. viralen Meningitiden kann erschwert sein. Ein erster Hinweis auf Meningokokken als Meningitiserreger kann über den Nachweis von *Petechien* im Rahmen einer häufig im Verlauf auftretenden Verbrauchskoagulopathie gewonnen werden.

▶ Leitsymptome einer bakteriellen Meningitis sind Fieber, Kopfschmerz, Meningismus, qualitative und quantitative Bewusstseinseinschränkung. Petechien sind stark hinweisend auf eine Meningokokkenmeningitis und werden durch Aktivierung der intravasalen Gerinnung hervorgerufen.

Erreger und Prädisposition
Von *Meningokokkeninfektionen* sind in erster Linie Kinder, Jugendliche und junge Erwachsene und Patienten mit (seltenen) Defekten des Komplementsystems betroffen. Laut dem Robert-Koch-Institut besteht eine saisonale Häufung im Winter und Frühjahr mit den meisten Erkrankungen innerhalb der ersten 3 Monate eines Jahres. Sich rasch ausbreitende Infektionen kann es in engen Wohngemeinschaften wie Internaten und Kasernen sowie unter Lager- und Gefängnisbedingungen geben. War früher noch Haemophilus (H.) influenzae der häufigste Meningitiserreger im Alter unter 5 Jahren, so ist dieser dank der Impfung in den Hintergrund getreten und durch Meningokokken abgelöst worden.

Im Gegensatz hierzu sind von *Pneumokokkenmeningitiden* vorzugsweise ältere Menschen, Abwehrgeschwächte und Alkoholabhängige betroffen. Besonderes Augenmerk gilt splenektomierten Patienten, die im Rahmen eines OPSI („overwhelming postsplenectomy infection") als Folge einer foudroyanten Sepsis gefährdet sind. Entzündungen im Bereich des Ohres, der Nasennebenhöhlen oder offene Schädel-Hirn-Traumata können per continuitatem zu einer Pneumokokkenmeningitis führen, auch eine hämatogene Streuung z. B. im Rahmen einer Pneumonie ist möglich. Eine Besiedelung mit Listeria (L.) monocytogenes betrifft häufig Patienten mit Immunsuppression, Diabetes mellitus, Karzinomen, dauerhafter Kortisontherapie, Aids oder Alkoholabhängigkeit. Dennoch gibt es auch immer wieder Fälle ohne klassische Risikofaktoren.

Altersabhängigkeit der klassischen Meningitiserreger

- Neugeborene
  - Gram-negative Enterobakterien: Escherichia (E.) coli, Klebsiella, Enterobacteriaceae
  - Pseudomonas (P.) aeruginosa
  - Gruppe-B-Streptokokken
  - L. monocytogenes
- **Kinder und Jugendliche**
  - Neisseria (N.) meningitidis
  - Streptococcus (S.) pneumoniae
  - H. influenzae (bei nichtgeimpften Kindern)
- **Erwachsene**
  - S. pneumoniae
  - L. monocytogenes
  - N. meningitidis

Unmittelbare Diagnostik

Bei Verdacht auf eine bakterielle Meningitis besteht unmittelbarer Handlungsbedarf (Abb. 10.1). Zwingend erforderlich sind – am besten noch mit der Anlage der venösen Verweilkanüle – *Blutkulturen* zur Erregersicherung, da diese in etwa der Hälfte der Fälle positiv sind. Bei Verdacht auf Meningokokken ist ein Rachenabstrich sinnvoll, da hierüber der Erregernachweis häufiger gelingt als aus dem Liquor. Bei Nachweis von Petechien kann über Aspiration aus diesen versucht werden, den Erreger zu sichern. Laborchemische Entzündungszeichen wie Leukozytose oder Leukopenie, Erhöhung von C-reaktivem Protein und Procalcitonin sind häufig. Fehlende Veränderungen dieser Parameter schließen eine Meningitis jedoch keinesfalls aus, da beispielsweise Immunkompromittierte häufig keine Leukozytose oder Linksverschiebung bieten. Leukozyten von entweder > 12.000/µl oder < 4000/µl und ein

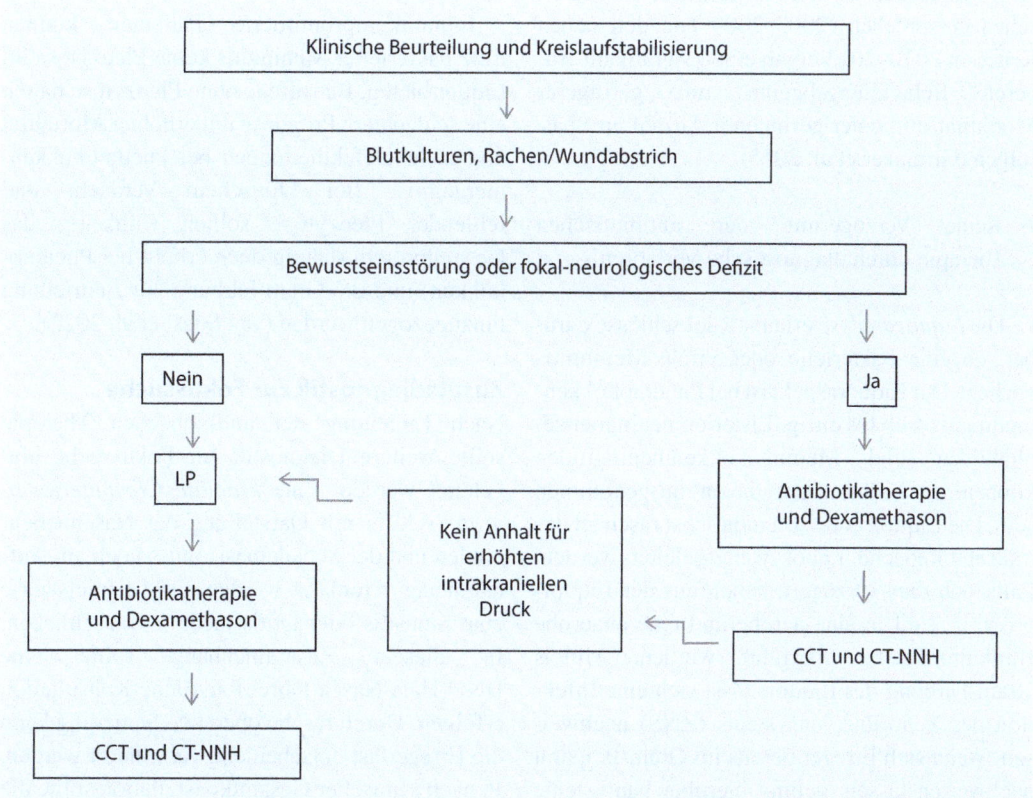

Abb. 10.1 Diagnostisches Vorgehen bei Verdacht auf bakterielle Meningitis (angelehnt an die Leitlinien der Deutschen Gesellschaft für Neurologie zur ambulant erworbenen bakteriellen (eitrigen) Meningoenzephalitis). *LP* Lumbalpunktion, *CCT* kraniale Computertomografie, *NNH* Nasennebenhöhlen

C-reaktives Protein von > 20 mg/l bei Aufnahme sind bei passender Klinik am ehesten mit einer bakteriellen Meningitis assoziiert (Jung et al. 2011).

Beim wachen Patienten ohne fokalneurologisches Defizit sollte direkt eine *Lumbalpunktion* erfolgen. Bei bewusstseinseingeschränkten Patienten oder Nachweis klinischer Hirndruckzeichen wird empfohlen, zunächst mittels Anfertigung einer kranialen Computertomografie Kontraindikationen für die Lumbalpunktion wie beispielsweise eine intrakranielle Druckerhöhung auszuschließen. In diesem Fall muss die antibiotische Therapie vor der Liquorentnahme erfolgen, um keine Zeitverzögerung zu riskieren.

Die schwedischen Richtlinien zur Diagnostik bei Verdacht auf bakterielle Meningitis wurden 2009 dahingehend revidiert, dass der Passus der Bewusstseinseinschränkung als Kontraindikation zur Lumbalpunktion gestrichen wurde. Der Vergleich zwischen alten Kriterien (die den deutschen entsprechen) 2005–2009 und den neuen Kriterien 2010–2012 ergab einen signifikant früheren Behandlungsbeginn mit geringerer Mortalität und einer geringeren Anzahl an Spätfolgen (Glimaker et al. 2015).

▶ Keine Verzögerung der antibiotischen Therapie durch diagnostische Verfahren!

Die *Liquoranalyse* erlaubt Rückschlüsse darüber, ob eine bakterielle oder virale Meningitis vorliegt. Der Liquoraspekt ist bei Pneumokokkenmeningitis trüb bis eitrig, Listerienmeningoenzephalitiden und Meningokokkenmeningitiden können im Frühstadium davon ausgenommen sein. Die Liquorprobe soll möglichst rasch an das mikrobiologische Labor weitergeleitet werden. Falls sich dies verzögert, sollen aus der Liquorprobe je 2 ml in eine aerobe und eine anaerobe Blutkulturflasche überführt werden. Mittels Gram-Färbung des Liquors lässt sich eine Infektion des Zentralnervensystems (ZNS) nachweisen. Wenn sich Erreger bereits im Gram-Präparat nachweisen lassen, gelingt hierüber häufig eine wertvolle Zuordnung:

- Grampositive, extrazelluläre Diplokokken: S. pneumoniae
- Gramnegative, intrazelluläre Diplokokken: N. meningitidis
- Grampositive, extra- und intrazelluläre Stäbchen: L. monocytogenes
- Gramnegative Stäbchen: E. coli

Der typische Liquorbefund bei bakteriellem Befall ist gekennzeichnet durch eine Pleozytose von > 1000/µl (zumeist granulozytär dominiertes Zellbild, je nach Erkrankungsdauer und Erreger können auch Mischbilder auftreten), eine Blut-Liquor-Schrankenstörung mit einem Liquorgesamteiweiß von > 1000 mg/l, eine erhöhte Liquor-Laktat-Konzentration von > 3,5 mmol/l und ein verminderter Liquor/Serum-Glukose-Quotient von < 0,3. Eine Liquorpleozytose < 1000/µl ist bei bakterieller Meningitis selten, schließt diese jedoch nicht aus und ist deshalb isoliert betrachtet kein sicheres Unterscheidungsmerkmal gegenüber viralen Infektionen.

Immunkompromittierte Patienten können trotz bakterieller Meningitis keine Pleozytose im Liquor bieten. Betroffene ohne Pleozytose hatten eine schlechtere Prognose mit erhöhter Mortalität und mehr Defektheilungen bei Pneumokokkenmeningitis. Bei klinischem Verdacht und fehlender Pleozytose sollten frühzeitig das Gesamtprotein (häufig doch erhöht bei Pneumokokken) und die Gram-Färbung zur Beurteilung hinzugezogen werden (van Soest et al. 2022).

Zusatzdiagnostik zur Fokussuche

Nach Einleitung der antibiotischen Therapie sollte weitere Diagnostik zur Fokussuche eingeleitet werden. Eine *kraniale Computertomografie* (CCT) mit Darstellung der Nasennebenhöhlen und der Schädelbasis muss noch am Aufnahmetag veranlasst werden, um beispielsweise eine Sinusitis oder Otitis media auszuschließen. In diesem Zusammenhang sollte eine HNO(Hals-Nasen-Ohren)-ärztliche Konsultation erfolgen. Durch rasche operative Sanierung kann die Erregerlast entscheidend vermindert werden. Je nach klinischer Gesamtkonstellation sollte die Fokussuche auf ein Röntgen-Thorax, eine Abdomensonografie oder eine Echokardiografie ausgeweitet werden. Bei neurologischen Herdsymptomen, epileptischen Anfällen und quantitativen Bewusstseinsstörungen sollte ergänzend eine kraniale Magnetresonanztomografie (cMRT) erfolgen, um keine Herpesenzephalitis, Zerebritis oder die bei einer bakteriellen Meningitis nicht ganz seltene Sinusthrombose zu übersehen.

Indirekte Hinweise auf eine bakterielle Genese der Meningitis ergeben sich aus Begleiterkrankungen/-symptomen der Betroffenen: Patienten mit Sinusitis, Otitis media und Lungenentzündungen (insbesondere Lobärpneumonie) sind eher betroffen. Defekte der Hirnhautkontinuität können ebenfalls zu bakterieller Besiedelung prädisponieren: Hier kommen beispielsweise Operationen mit Eröffnung der Schädelkalotte, Durafisteln, offene Schädel-Hirn-Traumata oder ventrikuläre Shuntsysteme in Frage. Auch Patienten mit Osteomyelitis oder Endokarditis sind gefährdet und deshalb muss das Vorliegen derselben insbesondere beim älteren Menschen mit Nachweis von Staphylokokken und Pneumokokken als Ursache der Meninigitis sicher ausgeschlossen werden (Sheybani et al. 2021). Weiterhin prädisponiert sind Patienten mit Immunschwäche im Rahmen beispielsweise einer Alkoholabhängigkeit, eines Diabetes mellitus, einer HIV(Humanes Immundefizienzvirus)-Infektion oder angeborenen Immundefekten wie beispielsweise Komplementdefekten.

Therapiebeginn
Bei Meningitisverdacht sollte die antibiotische Therapie frühzeitig, idealerweise innerhalb von 30 min nach Erstvorstellung im Krankenhaus erfolgen. Bei schwer betroffenen Patienten, bei denen eine kurzfristige Verschlechterung des klinischen Status zu beobachten ist (Glasgow Coma Scale < 12), bei rascher Verschlechterung des quantitativen Bewusstseins oder epileptischen Anfällen führt eine Verzögerung der Therapie zu einer schlechteren Prognose (Auburtin et al. 2006; Lepur und Barsic 2007; Nau et al. 2013)

Jede Verzögerung der Einleitung der antibiotischen Therapie muss vermieden werden – ein Zeitintervall von > 2 h bis zum Beginn der antibiotischen Behandlung führt bereits zu einer Verdopplung der Mortalität (Eisen et al. 2022; Naucler et al. 2021). Bei begründetem Verdacht auf eine Meningokokkenmeningitis kann bei einem verzögertem Transport ins Krankenhaus eine empirische Therapie bereits vor Krankenhausaufnahme notwendig sein.

▶ Time is brain: Ein verzögerter antibiotischer Therapiebeginn ist mit einer schlechteren Prognose assoziiert.

Kalkulierte Antibiotikatherapie

Außerhalb des Krankenhauses erworbene Meningitis
Neben dem zeitnahen Beginn der antibiotischen Therapie sollte die Behandlung immer systemisch und möglichst hoch dosiert sein und das infrage kommende Spektrum an Keimen möglichst breit abdecken. Zum Einsatz kommen sollten Präparate, die im Liquorraum (insbesondere auch noch nach Erholung der Blut-Liquor-Schrankenfunktion im Rahmen der Genesung) ausreichende Wirkspiegel erreichen. Das antibiotische Regime richtet sich nach Abhängigkeit von Alter, prädisponierenden Umständen und dem zu erwartenden Keimspektrum. Antibiotika der Wahl sind die 3.-Generation-Cephalosporine Ceftriaxon oder Cefotaxim. Solange eine Infektion mit Listerien nicht ausgeschlossen ist, wird eine zusätzliche Behandlung mit Ampicillin empfohlen (Listerienlücke der Cephalosporine). Laut Robert-Koch-Institut, RKI-Ratgeber 2015, führt eine Therapie von Meningokokken mit Penicillin G vermutlich nur zu einer Suppression, aber nicht zu einer langfristigen Eradikation der nasopharyngealen Besiedelung. Es wurden 2013 2,5 % Penicillin-G-resistente Stämme beobachtet. Da die Resistenzlage bei Erstvorstellung nicht bekannt ist und sich innerhalb kurzer Zeit ein lebensbedrohliches Krankheitsbild entwickeln kann, ist auch hier eine Therapie mit einem 3.-Generations-Cephalosporin empfehlenswert.

Antibiotikatherapie der bakteriellen Meningitis

Folgende Therapieschemata werden empfohlen (in Anlehnung an die Leitlinien der Deutschen Gesellschaft für Neurologie[a] und der Deutschen Gesellschaft für Pädiatrische Infektiologie[b])

- *Standardtherapie bei bisher gesundem Erwachsenen*[a]
  - 1-mal 2 g Ceftriaxon (initial 1-malig 4 g) oder 3-mal 4 g Cefotaxim plus 6-mal 2 g Ampicillin
  - In Ländern mit hohem Anteil penicillinresistenter Pneumokokken zusätzlich 2-mal 1 g Vancomycin oder 1-mal 600 mg Rifampicin
- *Nosokomiale und fremdkörperassoziierte Infektionen*[a]
  - 1-mal 2 g Vancomycin plus 3-mal 2 g Meropenem oder 2-mal 1 g Vancomycin plus 3-mal 2 g Ceftazidim
- *Kleinkinder und Kinder*[b]
  - 100 mg/kg Ceftriaxon oder 100 mg/kg Cefotaxim (ggf. 50 mg/kg Vancomycin bei anzunehmender Resistenz gegenüber 3.-Generations-Cephalosporin)
- *Neugeborene*[b]
  - 150–200 mg/kg Cefotaxim plus 200–300 mg/kg Ampicillin oder 200–300 mg/kg Piperacillin (plus ggf. 5 mg/kg Gentamicin bei schwerstkranken Neugeborenen)

Nosokomiale Meningitis

Bei Patienten, die eine Meningitis im Rahmen einer Krankenhausbehandlung erwerben, treten aufgrund der häufigen antibiotischen Vorbehandlungen wahrscheinlicher resistente Keime auf als bei Infektionen, die außerhalb des Krankenhauses erworben wurden. Insbesondere bei längerfristig intensivmedizinisch behandelten Patienten müssen seltenere, meist gramnegative Erreger wie Pseudomonaden, Klebsiellen und Stenotrophomonaden mit ins Kalkül gezogen werden. Es sollte zunächst eine Therapie mit Vancomycin und Meropenem begonnen und nach Erhalt des Resistogramms ggf. revidiert oder deeskaliert werden.

Penicillinallergie

Patienten mit einer Allergie gegen Penicillin reagieren in ca. 10 % der Fälle auch allergisch auf ein Cephalosporin. Als Ausweichpräparat kann bei begründetem Verdacht einer Unverträglichkeit ein Carbapenem verwendet werden, vorzugsweise sollte hier Meropenem zum Einsatz kommen (geringe Induktion epileptischer Anfälle). Bei Infektion mit H. influenzae kann auf Cotrimoxazol ausgewichen werden.

Penicillinresistente Erreger

Kommt als Infektionsquelle eine Inokulation in Ländern wie Süd-, Südwest oder Osteuropa oder Nordamerika in Betracht, muss berücksichtigt werden, dass Pneumokokken aus diesen Ländern vermindert empfindlich auf Cephalosporine der 3. Generation sein können. Deshalb sollte die Initialtherapie hier neben Ceftriaxon Vancomycin umfassen. Ebenfalls diese Behandlung erhalten sollten Patienten, deren Umgebung eine hohe Inzidenz oxacillinresistenter Staphylokokken umfasst wie beispielsweise bestimmte Pflegeheime, Patienten mit dialysepflichtiger Niereninsuffizienz, Diabetes mellitus und hohes Alter. Das nationale Referenzzentrum für Streptokokken in Aachen wies zwischen 1997 und 2003 bei 7,6 % der bei bakterieller Meningitis in Nordrhein-Westfalen isolierten Pneumokokken eine Resistenz gegenüber Penicillin G und bei 1,7 % eine verminderte Empfindlichkeit auf Ceftriaxon und Cefotaxim nach (Imöhl et al. 2014).

Dexamethason

Dem Eingang der adjuvanten Therapie mit Dexamethason war in den 1990er-Jahren eine langwierige Diskussion vorausgegangen. Eine Metaanalyse aus 2010 (Brouwer et al. 2013) ergab, dass Dexamethason die Letalität bei der Pneumokokkenmeningitis senkt und die Häufigkeit schwerer Hörstörungen bei der H.-influenzae-Meningitis reduziert. Eine positive Wirkung von Dexamethason bei der Meningokokkenmeningitis konnte nicht belegt werden. In Entwicklungsländern konnte in klinischen Studien keine Wirksamkeit von Dexamethason bei der bakteriellen Meningitis gezeigt werden. Dies lag möglicherweise am unterschiedlichen Klientel: In diesen Ländern finden sich neben einem hohen Anteil an HIV-positiven Patienten auch häufig Fehl- oder Mangelernährung und die Patienten werden erst in fortgeschrittenen Krankheitsstadien vorgestellt und die Therapie entsprechend verzögert eingeleitet.

Die Therapie mit Dexamethason hat Eingang in die Leitlinien zur Behandlung der purulenten Meningitis gefunden (Brouwer et al. 2013; Baunbæk-Knudsen et al. 2015). Vor der ersten Antibiotikagabe sollen 10 mg i.v. und nachfolgend über 4 Tage 4-mal 10 mg täglich appliziert werden. Die routinemäßige Verwendung von Dexamethason hat nach Auswertung niederländischer Daten von > 16 Jahren positive Effekte auf systemische Todesursachen bei Pneumokokkenmeningitis ergeben (Koelman et al. 2022).

Sofern eine Meningokokkenmeningitis nachgewiesen wird, wird die bereits begonnene Medikation mit Dexamethason wieder abgesetzt. Neugeborene und Patienten mit Meningitis infolge einer bakteriellen Endokarditis sowie unbehandelte HIV-Patienten sollten kein Dexamethason erhalten. Für die Steroidbehandlung bei tuberkulöser Meningitis werden niedrigere Dosen (3-mal 4 mg täglich) über einen längeren Zeitraum (2–3 Wochen, dann Dosisreduktion über 2–3 Wochen) empfohlen.

▶ Dexamethason ist die einzige bisher empfohlene adjuvante Therapie bei bakterieller Meningitis.

Therapiedauer

Die Dauer der Therapie richtet sich nach dem Erreger und eventueller anderer Organbeteilung. Es wird erregerabhängig eine Therapiedauer wie folgt empfohlen:

- N. meningitidis, H. influenzae: (7–)10 Tage
- S. pneumoniae: (10–)14 Tage
- L. monocytogenes, Streptokokken der Gruppe B, gramnegative aerobe Stäbchen: 21 Tage
- S. aureus mit spinaler Abszessbildung oder anderer Organmanifestation: 6–8 Wochen

Überprüfung des Therapieerfolgs

Der Therapieerfolg sollte im Rahmen einer Kontrollpunktion nach ca. 2–3 Tagen kontrolliert werden. Zu diesem Zeitpunkt sollte der Liquor steril sein, ein Abfall der Pleozytose ist nach etwa 3 Tagen zu erwarten. Bei ausbleibender Besserung mit Persistenz der Pleozytose oder Anstieg bzw. fehlendem Abfall der Laktaterhöhung ist die Medikation zu überprüfen oder ggf. bei Erregernachweis entsprechend des Resistogramms zu verändern. Ferner sollte auch an das Auftreten intrakranieller Komplikationen wie beispielsweise Zerebritis, Abszess oder septische Sinusthrombose und an einen bisher übersehenen oder nicht ausreichend sanierten Fokus gedacht werden. Eine vollständige Normalisierung der Liquorparameter kann mehrere Wochen in Anspruch nehmen, sodass bei Besserung des Liquors der klinische Verlauf mit Entfieberung, Besserung des Allgemeinzustandes und Normalisierung der Entzündungsparameter im Blut mit zur Beurteilung herangezogen werden sollten.

Die Letalität bei bakterieller Meningitis steigt mit zunehmendem Alter an. Einer großen retrospektiven Analyse von Meningitisfällen in den USA zwischen 1998 und 2007 zufolge verringerte sich zwar die Gesamtletalität seit 1998, blieb jedoch nach wie vor mit 14,8 % (22,7 % bei Patienten > 65 Jahre) hoch. Aufgrund der Einführung der Impfungen gegen H. influenzae und S. pneumoniae sank das Meningitisrisiko bei Kindern und verschob sich damit zu den Erwachsenen hin (Thigpen et al. 2011). Die Letalität ist bei Pneumokokkeninfektionen am höchsten, im Vergleich dazu bei Listerien geringer und bei Meningokokken am geringsten (van de Beek et al. 2004).

Zerebrale Tuberkulose

Die tuberkulöse Meningitis ist mit ca. 5 % aller Meningitiden in Deutschland im Vergleich zu klassischen Meningitiden eher selten, sollte jedoch bei subakuten Verläufen, subfebrilen Temperaturen, basalen Hirnnervenausfällen oder auch bei spinaler Symptomatik durch Rückenmarksbeteiligung in Erwägung gezogen werden. Ein Verdacht kann sich auch aus einer Migrationsanamnese ergeben. Im Röntgen-Thorax finden sich dagegen nur in der Hälfte der Fälle Hinweise auf eine floride oder abgelaufene Tuberkulose.

Diagnostik
Die Liquoranalyse ist durch eine gemischtzellige Pleozytose zumeist < 1000/µl, eine deutliche Schrankenstörung und eine Laktaterhöhung > 3,5 mmol/l sowie eine Glukoseerniedrigung gekennzeichnet. Bei entsprechendem Verdacht sind mehrfache Untersuchungen von Sputum, Bronchialsekret und Magensaft sowie Urin auf Mykobakterien indiziert. Neben der Kultur und Ziehl-Neelsen-Färbung sollte auch eine Polymerasekettenreaktion (PCR) auf Tuberkelbakterien angefertigt werden, die diese häufig eine schnellere Diagnose erlaubt. Zudem sind mikroskopische und kulturelle Nachweismethoden im Liquor nicht sehr sensitiv.

Therapie
Die tuberkulöse Meningitis wird anfangs mit einer Viererkombination aus 1-mal täglich 6 mg/kg Isoniazid i.v. (plus 100 mg Pyridoxin täglich zur Prävention einer peripheren Neuropathie), 1-mal täglich 10 mg/kg Rifampicin i.v., 1-mal täglich 25 mg/kg Pyrazinamid p.o. plus Ethambutol oder Streptomycin behandelt. Bei klinischer Besserung können Isoniazid und Rifampicin ebenfalls oral verabreicht werden. Auf letztere Kombination kann bei unkompliziertem Verlauf und sensiblen Erregern nach 3 Monaten reduziert werden. Die Gesamtbehandlungsdauer wird mit 9–12 Monaten empfohlen (Thwaites et al. 2013; American Thoracic Society et al. 2005).

Komplikationen und supportive Therapie
Die Letalitätsrate ist abhängig vom Erreger, dem Zeitpunkt des Therapiebeginns und den Vorerkrankungen des Patienten. Direkte Todesursachen im Rahmen der Akutphase waren einer älteren Studie zufolge etwa ein Drittel Schock mit Multiorganversagen, gefolgt von Hirntod, Ateminsuffizienz, Hirnödem ohne Erfüllung aller Hirntodkriterien und kardiale Ereignisse (Nau et al. 1999).

Komplikationen mit teilweise dauerhafter Beeinträchtigung umfassen neben Hörstörungen und Vestibulopathien (durch eitrige Labyrinthitis) Hydrocephali occlusi oder aresorptivi, Vaskulitiden mit thrombotisch oder vasospastisch bedingten Infarkten, septische Sinusthrombosen, Hirnödeme und Hirnnervenparesen. Die Entwicklung eines Hydrozephalus ist mit einer ungünstigeren Prognose und erhöhten Letalität vergesellschaftet (Kasanmoentalib et al. 2010). Hier ist eine externe Ableitung mittels Ventrikeldrainage notwendig.

Bei *Hirnödem* sind in Abhängigkeit der klinischen Notwendigkeit hirndrucksenkende Maßnahmen wie 30°-Oberkörperhochlagerung, Osmotherapie mit 20 % Mannitinfusion oder bei beatmeten Patienten eine Hyperventilation mit einem vorübergehenden Ziel-pCO_2 von 32–35 mmHg notwendig.

Keine klare Studienlage besteht bezüglich der Therapie arterieller *Gefäßkomplikationen* wie einer Vaskulitis oder eines Vasospasmus. Bei letzterem kann in Analogie zur Subarachnoidalblutung eine Therapie mit Nimodipin erfolgen. Es gibt bislang keine Daten, die einen positiven Effekt von Steroiden (z. B. Dexamethason) bei Vaskulitis zeigen, insofern besteht hierfür keine sichere Therapieempfehlung. Bei septischer Sinusthrombose gibt es ebenfalls keine kontrollierten Studien. In Analogie zu anderen Formen der Sinusthrombose kann eine PTT(partielle Thromboplastinzeit)-wirksame Heparinisierung erfolgen, es existieren jedoch vereinzelte Berichte über eine erhöhte Blutungsgefahr, sodass die Indikation streng abgewogen werden sollte.

Spezifische Komplikationen bei Meningokokken und Listerien
Eine spezifische Komplikation von Meningokokkeninfektionen ist das *Waterhouse-Friderichsen-Syndrom*, welches durch einen fulminanten Verlauf mit Verbrauchskoagulopathie und Multiorganversagen sowie durch Nebennierenversagen mit Hypoglykämie, Hyponatriämie, Hyperkaliämie und metabolische Azidose gekennzeichnet ist. Etwa 10 % der Patienten sind betroffen und

die Letalität ist bedingt durch das eintretende Kreislaufversagen und Koma hoch.

Infektionen mit Listerien können in ca. 10 % in einer *Hirnstammenzephalitis* münden: meist kommt es 2-gipfligen Verlauf mit initial grippeähnlichen Symptomen und in der Folge Kopfschmerz, Fieber und Hirnstammsymptome bis hin zum Koma. Im Vergleich zu Infektionen mit Meningo- und Pneumokokken kommt es bei Listerien häufiger zu neurologischen Herdsymptomen im Sinne einer Begleitenzephalitis. Sehr viel seltener kommt es zum Hirnabszess oder Hydrozephalus sowie chronisch-rekurrienden Listerienenzephalitis.

Spätfolgen
Zu den häufigsten Langzeitfolgen nach überstandener Meningitis, von denen erregerabhängig 10–40 % der Patienten betroffen sind, zählen neben epileptischen Anfällen dauerhafte Hörminderungen, Paresen von Hirnnerven und Extremitäten. Etwa ein Drittel der Betroffenen bieten neuropsychologische Defizite, deren Auftreten unabhängig von vorangegangener Dexamethasongabe sind. Patienten mit Pneumokokkenmeningitis sind von diesen Spätfolgen in besonderem Maße betroffen.

Meldepflicht
Jeder Verdachts-, Erkrankungs- und Todesfall an einer Meningokokkenmeningitis oder tuberkulösen Meningitis muss nach dem Infektionsschutzgesetz (IfSG) § 6 dem Gesundheitsamt innerhalb von 24 h gemeldet werden.

▶ Jeder Verdachts-, Erkrankungs- und Todesfall durch Meningokokkenmeningitis und tuberkulöse Meningitis ist meldepflichtig.

Für Listerien besteht erst nach dem direkten laborchemischen Nachweis aus Blut, Liquor oder anderen normalerweise sterilen Substraten sowie Abstrichen von Neugeborenen eine Meldepflicht. Für H. influenzae besteht nur nach dem direkten Nachweis aus Liquor oder Blut eine Meldepflicht. Pneumokokken sind nicht mehr meldepflichtig. Anders verhält es sich mit Meningitiden, die durch Bakterien mit ungewöhnlicher Resistenzlage verursacht werden, diese müssen auch gemeldet werden.

Hygienische Maßnahmen
Meningokokkenmeningitis
Patienten mit einer Meningokokkenmeningitis müssen für einen Tag nach Beginn der Antibiotikatherapie isoliert werden. Für diese Zeit sind das Tragen von Nasen-Mund-Schutz, Handschuhen und Schutzkittel für Kontaktpersonen ebenso notwendig wie Händedesinfektion. Kontakt mit Kindern sollte vermieden werden.

Tuberkulöse Meningitis
Bei Vorliegen eines Tuberkuloseverdachts sollte der Patient so lange isoliert werden, bis die mikroskopische Untersuchung von Magensaft, Sputum und Bronchialsekret auf Mykobakterien erfolgt ist. Fallen diese Untersuchungen negativ aus, kann die Isolation aufgehoben werden. Bei positivem Nachweis von Mykobakterien in den Körperflüssigkeiten besteht eine „offene" Tuberkulose, sodass Betroffene 14–21 Tage nach Therapiebeginn potenziell infektiös sind und isoliert bleiben müssen. Nach frühestens 14 Tagen kann die Isolation wieder aufgehoben werden, nachdem 3-malig in Magensaft, Sputum und Bronchialsekret mikroskopisch keine Mykobakterien mehr nachweisbar waren.

Expositionsprophylaxe
Eine Antibiotikaprophylaxe ist bei nachgewiesener Meningitis mit N. meningitidis, H. influenzae und Mycobacterium (M.) tuberculosis notwendig. Bei anderen Erregern besteht hierzu keine Notwendigkeit.

Infektion durch N. meningitidis
Eine Antibiotikaprophylaxe sollten Kontaktpersonen einnehmen, die im selben Haushalt leben oder mehr als 4 h täglich in den letzten 5 Tagen Kontakt mit dem Betroffenen hatten. Krankenhauspersonal, welches ungeschützten Kontakt mit Bronchial- oder Nasopharynxsekret

gehabt hat, sollte ebenfalls eine Chemoprophylaxe erhalten. Die maximale Inkubationszeit für Meningokokken beträgt 10 Tage, sodass bei einem Kontakt mit dem Erkrankten, der über 10 Tage zurück liegt, keine Prophylaxe mehr notwendig ist.

Mittel der 1. Wahl für Erwachsene ist:

- Ciprofloxacin 500 mg 1-malig p.o.

Alternativ kann

- Ceftriaxon 250 mg i.v. oder i.m. 1-malig, Kinder < 13 Jahren 125 mg i.v. oder i.m. 1-malig
- Rifampicin 600 mg 2-mal täglich für 2 Tage, Säuglinge, Kinder und Jugendliche bis 60 kg 10 mg/kg KG 2-mal täglich über 2 Tage; Kinder < 1 Monat 5 mg/kg KG zweimal über 2 Tage

gegeben werden.

Für Schwangere ist Ceftriaxon am günstigsten, Rifampicin oder Ciprofloxacin sind nicht geeignet. Kinder sollten aufgrund potenzieller Störungen des Knorpel- und Sehnenwachstums nicht prophylaktisch mit Ciprofloxacin behandelt werden.

Tuberkulöse Meningitis

Haben Kontaktpersonen einen negativen Tuberkulintest, sind vierteljährliche Kontrollen ausreichend. In dieser Zeit sollte auf tuberkuloseverdächtige Symptome wie beispielsweise Husten geachtet werden. Bei Kindern < 6 Jahre mit engem Kontakt zur ansteckend erkrankten Person ist eine prophylaktische 3-monatige Therapie mit 10 mg/kg KG Isoniazid sinnvoll, bei Neugeborenen zwingend erforderlich. Ist nach 3 Monaten der Tuberkulintest weiterhin negativ, kann die Therapie beendet werden. Bei positivem Test ist eine Therapiedauer von 9–12 Monaten indiziert.

Bei primär positivem Tuberkulintest, was einer latenten Infektion entspricht, können Betroffene durch Isoniazid 5 mg/kg KG (maximal 300 mg/Tag) über 9 Monate (alternativ Isoniazid plus Rifampicin über vier Monate) vor einer aktiven Tuberkuloseerkrankung geschützt werden (Robert-Koch-Institut, Ratgeber Tuberkulose).

Kasuistik

Ein 64-jähriger Patient wird mit Übelkeit, Nackensteifigkeit und hohem Fieber (Temperatur axillär 39,2 ° C) mit dem Rettungsdienst in die Notaufnahme gebracht. Aufgrund der Nackensteifigkeit war bereits eine prophylaktische Isolierung mit PSA (persönlicher Schutzausrüstung) und Kontakthygiene initiiert worden. Die erste klinische Untersuchung ergibt neben dem Meningismus rechtsseitige Ohrenschmerzen seit mehreren Tagen sowie eine Rötung und Fluktuation über dem ipsilateralen Mastoid. Laborchemisch finde sich ein deutlich erhöhtes C reaktives Protein (CRP) in Höhe von 30,5 mg/dl, ferner eine Leukozytose mit 16.200/μl. Es wird die Verdachtsdiangose einer eitrigen Mastoiditis mit sekundärer Meningitis gestellt. Der Liquorbefund zeigt die typische Pleozytose mit 1100/μl und einer nichtmessbaren Liquorglukose, ferner einen Laktatgehalt von 20,1 mmol/l. Das zusätzlich durchgeführte CCT bestätigt morphologisch die Verdachtsdiagnose einer floriden Mastoiditis. Es wird umgehend mit der kalkulierten Antibiose von initial 4 g Ceftriaxon i.v. begonnen. Weiterhin wird die chirurgische Herdsanierung der Mastoiditis als Mastoidektomie dringlich durchgeführt. Der Patient erhält 10 mg Dexamethason i.v. sowie die adjuvante Sepsistherapie insbesondere in Form der kristalloiden Volumentherapie. Im mikroskopischen Befund können grampositive Diplokokken nachgewiesen werden, die in der späteren Differenzierung Streptococcus pneumoniae werden. Der Patient erholt sich nach anfänglicher postoperativer Überwachung auf der Intensivstation und auch nach Resistogramm weiterhin antiobiogrammgerechter Antibiose rasch und kann sukzessiv rehabilitiert werden. Die Isolierung des Patienten war bereits nach Erhalt des Befundes „gram-positive Diplokokken" aufgehoben worden. Der Rettungsdienst sowie das ZNA(zentrale Notaufnahme)-Personal wurde zudem über die Nichtnotwendigkeit einer Expositionsprophylaxe informiert.

10.2 Virale Meningitis und Enzephalitis

Virale Meningitiden sind im Vergleich zu bakteriellen ZNS-Infektionen häufiger, werden jedoch in der Inzidenz unterschätzt, weil bei Virusinfekten mit Kopfschmerzen oft keine Liquoranalyse durchgeführt wird. Die klinische Ausprägung einer viralen Meningitis ist deutlich milder als die einer bakteriellen. Im Gegensatz zu bakteriellen Erregern, die häufig die Meningen und das Zerebrum betreffen, können virale Infektion neben diesen beiden Lokalisationen ebenso zu Myelitiden, Radikuloneuritiden und Myositiden führen.

10.2.1 Erreger und Prädisposition

Es gibt eine Vielzahl von Viren, die bevorzugt das ZNS befallen und deren Spektrum von z. B. vorhergehendem Auslandsaufenthalt, Zugehörigkeit zu Risikogruppen, Ansteckung durch Umgebungsfälle oder der Immunabwehr des Betroffenen abhängen. Man unterscheidet Viren, die eher eine Meningitis hervorrufen, von solchen, die eher für eine Enzephalitis verantwortlich sind. Die wesentlichen Erreger sind in Tab. 10.1 aufgelistet:

Tab. 10.1 Tropismus der Viren

	Meningitis	Enzephalitis
Herpesviridae		
Herpes simplex Typ 1	–	++
Herpes simplex Typ 2	++	–
Varizella-zoster-Virus	+	(+)
Zytomegalievirus	(+)	++
Epstein-Barr-Virus	(+)	++
Arboviridae		
West-Nil-Virus	(+)	++
Enteroviren		
Coxsackievirus A und B	++	–
Poliovirus	++	–
Echoviren	++	–
Andere Viren		
Humanes Immundefizienzvirus	++	++
Tollwutvirus	–	++
Influenzavirus	++	(+)
Mumpsvirus	++	(+)
Masernvirus	++	(+)

10.2.2 Virale Meningitis

Die Symptome einer viralen Meningitis ähneln in Form von Kopfschmerz, Meningismus, Übelkeit, Foto- und Phonophobie und leichtem Fieber denen einer bakteriellen Meningitis, sind jedoch in der Regel deutlich milder ausgeprägt. Bewusstseinseinschränkungen gehören nicht zu den Symptomen einer viralen Meningitis. In der Liquoranalyse findet sich eine milde bis mäßige (< 1000/ μl) lymphozytäre Pleozytose bei häufig normalen oder nur gering pathologischen Werten für Schrankenfunktion und Laktat. Das verursachende Virus bleibt häufig unerkannt und die Identifikation ist angesichts des in der Regel gutartigen Verlaufs mit spontanem Abklingen der Beschwerden und des Fehlens einer kausalen Therapie nicht wesentlich. Wichtige Differenzialdiagnosen sind Meningitiden, verursacht durch Borrelia burgdorferi, Treponema pallidum und HIV. Man beachte hierbei, dass eine Antikörpersynthese in der Frühphase häufig negativ ist.

10.2.3 Virale Enzephalitis

Im Gegensatz zur viralen Meningitis wird bei einer Enzephalitis primär das Hirnparenchym befallen. Die Symptomatik unterscheidet sich dahingehend, dass Fieber, fokal-neurologische Defizite wie beispielsweise eine Aphasie, epileptische Anfälle bis hin zum Status epilepticus, Verwirrtheit, Verhaltensauffälligkeiten, psychotische Symptome und Vigilanzstörungen bis hin zum Koma auftreten können. Die Symptomatik ist vielgestaltig und von den betroffenen Regionen (z. B. dem limbischen System) abhängig.

Die Veränderungen im Liquor sind – ähnlich wie bei viralen Meningitiden – häufig eher gering ausgeprägt in Form einer überwiegend lymphozytären geringfügigen Pleozytose ohne wesentliche Pathologie von Schrankenfunktion und Laktat. Ein komplett normaler Liquorstatus schließt eine virale Enzephalitis nicht sicher aus, was die Diagnosestellung erheblich erschweren kann. Klinisch am bedeutsamsten sind Infektionen durch Herpesviridae, da diese häufig schwer verlaufen und mit einer schlechten Prognose assoziiert sind. Wesentlich ist, dass eine intrathekale Antikörpersynthese kein Mittel zur Akutdiagnostik darstellt, da die spezifische Immunglobulinsynthese (antikörperspezifischer Index, AI) erst im Verlauf nach etwa 10–14 Tagen positiv wird. Bei klinisch ausgeprägter Symptomatik oder deutlich erhöhten systemischen Entzündungsparametern sollten ergänzend Blutkulturen angefertigt, weitere Erregerdiagnostik eingeleitet und ggf. zunächst eine antibiotische Mitbehandlung erwogen werden.

10.2.4 Herpesenzephalitis

Ein besonderes Augenmerk gilt den Herpesviridae. Die Herpes-simplex-Enzephalitis führt zu klinisch schweren Verläufen und ist unbehandelt mit einer hohen Letalität verbunden. Der Herpessimplex-Virus (HSV) Typ 1 ist für diese akute nekrotisierende Enzephalitis vor allem limbischer Strukturen verantwortlich.

Es wurden Fälle beschrieben, die nach einem grippalen Vorstadium mit nachfolgend vorübergehender spontaner Besserung, im weiteren Verlauf eine klinisch progrediente Symptomatik mit neurologischen Herdsymptomen, epileptischen Anfällen oder psychiatrisch anmutendem Krankheitsbild in Form psychotischer Symptome oder auch Geruchswahrnehmungen entwickelt haben. Dieser 2-gipflige Verlauf kann jedoch auch fehlen.

In der Liquordiagnostik findet sich häufig eine geringe bis mäßige Pleozytose (5–350/µl), eine normale Zellzahl schließt eine Herpesenzephalitis jedoch nicht sicher aus, was die Diagnose sehr erschweren kann. Deshalb ist die PCR für HSV zu einem entscheidenden Bestandteil der Frühdiagnostik geworden. Neben der Liquordiagnostik ist eine kraniale MRT diagnostisches Mittel der 1. Wahl. Hier sollte das Augenmerk in der T2- und FLAIR-Wichtung insbesondere auf temporobasale Strukturen und das übrige limbische System gerichtet werden.

Bei begründetem klinischen Verdacht wird eine probatorische antivirale Therapie mit Aciclovir (3-mal 10 mg/kg i.v. über 14 Tage) begonnen. Hierunter ist unbedingt auf eine ausreichende Hydrierung und regelmäßige Kontrollen der Retentionsparameter zu achten, da das Medikament nephrotoxisch ist. Der Beginn der Behandlung ist hierbei ähnlich wie die antibiotische Therapie bei bakterieller Meningitis entscheidend, da eine Verzögerung des Therapiebeginns zu einer relevanten Prognoseverschlechterung führt. Durch rechtzeitigen Beginn kann die Letalität, welche unbehandelt bis 70 % betragen kann, auf unter 20 % gesenkt werden. Eine unauffällige Liquordiagnostik inklusive negativer HSV-PCR und blander Bildgebung schließt eine Herpesenzephalitis mit hoher Wahrscheinlichkeit aus. Man beachte, dass die HSV-PCR erst nach einigen Tagen effektiver Therapie negativ wird. Überlebende einer Herpesenzephalitis bieten häufig dauerhafte kognitive Defizite mit Einschränkungen der Aufmerksamkeit, Konzentration und Lernfähigkeit oder leiden an einer symptomatischen Epilepsie (Hjalmarsson et al. 2007). Wie auch für bakterielle Meningitiden und chronisch-entzündliche Erkrankungen gezeigt, korrelieren erhöhte NfL(Neurofilament-Leichtkette)-Spiegel im Liquor bei der Herpesenzephalitis mit dem Ausmaß kognitiver Langzeitfolgen und auch mit dem Auftreten von NMDA-Rezeptor-Antikörpern, einer seltenen sekundären autoimmunen limbischen Enzephalitis infolge der Herpesenzephalitis (Westman et al. 2021).

Herpesenzephalitis
- Symptome: Kopfschmerz, Fieber, flüssige Aphasie, Hemisymptomatik, psychotische Symptome, Krampfanfälle, quantitative Bewusstseinsstörung
- Diagnostik 1. Wahl: Liquoranalyse inklusive HSV-PCR und cMRT
- Therapie der Wahl 3-mal 10 mg/kg KG Aciclovir über 14 Tage

Ferner kann es zu einer rezidivierenden Infektion mit HSV Typ 2 kommen, welches meist sexuell übertragen wird. Diese eher seltene rekurrierende Infektionskrankheit wird *Mollaret-Meningitis* genannt und bietet zumeist typische Symptome einer Meningitis mit im Vordergrund stehenden Kopfschmerzen und Nackensteifigkeit. In einer dänischen Kohortenstudie waren überwiegend Frauen mit medianem Alter von 35 Jahren betroffen (Jakobsen et al. 2022). Neben Aciclovir kommt in der Behandlung auch Valaciclovir zum Einsatz.

10.3 Andere Enzephalitiden

Die Symptomatik von durch andere neurotrophe Viren, Parasiten oder Pilze hervorgerufene Enzephalitiden kann klinisch sehr unterschiedlich imponieren und hängt im Wesentlichen von den betroffenen Strukturen und dem Immunstatus des Betroffenen ab. Hierbei sollte bedacht werden, dass die Anzahl der immunkompromittierten Patienten in den letzten 2 Jahrzehnten aufgrund der wachsenden Anzahl immunmodulierender und -supprimierender Therapien gegen v. a. Autoimmunkrankheiten erheblich zugenommen hat. So sind neben den langjährig bekannten „klassischen" Immunsuppressiva wie beispielsweise Steroiden, Methotrexat, Azathioprin zahlreiche neue zielgerichtete depletierende monoklonale Antikörper gegen z. B. Oberflächeneigenschaften von Immunzellen und Biologika gegen proinflammatorische Zytokine hinzugekommen. Auch werden mittlerweile viele Patienten bei onkologischen Erkrankungen mit immunmodulatorischen Checkpoint-Inhibitoren behandelt, was bei der Beurteilung des Immunstatus und des Infektionsrisikos mitberücksichtigt werden sollte.

Eine Infektion des Gehirns mit den im Folgenden genannten Erregern können insbesondere, wenn auch nicht ausschließlich, immunkompromittierte Patienten erleiden. Hierzu zählen das JC(John Cunningham)-Virus, HIV (humanes Immundefizienzvirus), Enteroviren, CMV (Zytomegalievirus), HHV6/7 (humanes Herpesvirus Typ 6/7) und das Varizella-zoster-Virus (VZV). Auch an Toxoplasma gondii oder Pilzbefall sollte in Abhängigkeit des Immunstatus gedacht werden. Alle viralen Erreger können mittels PCR im Liquor oder bei bereits länger bestehender Infektion häufig auch über authochtone Antikörpersynthese gesichert werden. Bei stark immunsupprimierten Patienten können auch normale Liquorbefunde auftreten, sodass der direkte Erregernachweis entscheidend ist. Sofern dies nicht gelingt, kann ein Titervergleich zwischen Erstpunktion und Verlaufskontrolle hilfreich sein. Hinweise auf Toxoplasmenbefall ergeben sich bildmorphologisch mit multifokalem Nachweis ringförmiger Kontrastmittelanreicherungen und mittels Serologie, besonders prädisponiert sind HIV-positive Patienten im Stadium von Aids mit einer CD4-Helferzellzahl von < 200/µl. Ein Befall mit dem Pilz Cryptococcus neoformans lässt sich mittels Antigentest und Tuschepräparat im Liquor sichern, auch hier sind Aids-Patienten und anderweitig Immunkompromittierte besonders betroffen.

10.3.1 Varizelleninfektion

Das Auftreten einer Varizellenreaktivierung ist deutlich altersabhängig und nicht immer Folge von iatrogener Immunsuppression, sondern auch der Immunoseneszenz. Nach Hauterscheinungen im Sinne einer Gürtelrose kann es zu einer Aussaat des Virus mit sowohl zerebralem als auch spinalem Befall kommen. Bei ersterem kann es zu neuropsychologischen Auffälligkeiten oder epileptischen Anfällen kommen, auch zerebelläre Symptome sind möglich. Meningitische Verläufe sind deutlich häufiger als enzephalitische und treten häufiger nach Zoster im Bereich des Kopfes, wie Zoster ophthalmicus oder Zoster oticus auf. Die ZNS-Symptome entwickeln sich subakut einige Tage bis wenige Wochen nach Auftreten der Zosterbläschen. Die Liquorveränderungen ähneln mit leichter bis mäßiger Pleozytose und Schrankenstörung denen anderer viraler ZNS-Infektionen und kann sowohl über direkten PCR-Nachweis (neben Liquor auch aus den Hauteffluoreszenzen möglich) oder im Verlauf durch intrathekalen AI(Antikörper-Index)-Anstieg gesichert werden. Hier sollte antiviral mit Aciclovir über 14–21 Tage behandelt werden.

10.3.2 HIV-Infektion

Ein Befall des ZNS durch das HI-Virus ist grundsätzlich in allen Krankheitsstadien möglich. Es kann sowohl zu einer subakuten Meningitis in frühen Stadien kommen, häufiger ist jedoch eine chronisch-progrediente Enzephalitis mit im Vordergrund stehenden kognitiven Defiziten und weiteren neuropsychologischen Auffälligkeiten, welche unbehandelt in einer Demenz münden können. Selten kann es auch zu einer Entwicklung einer akuten Polyradikulitis oder einer Myopathie kommen, was im Verhältnis zur chronischen Enzephalitis jedoch selten vorkommt.

Diagnostik
Die Diagnose wird im Liquor durch Nachweis des Virus mittels PCR oder intrathekaler Antikörperproduktion gesichert.

Therapie
Behandlung der Wahl ist die HAART („highly active antiretroviral therapy") oder auch cART („combined anti-retroviral therapy") oder mittlerweile einfach nur ART (antiviral therapy) mit einer 3er-Kombination aus antiviralen Wirkstoffen, z. B. 2 nukleosidalen Reverse-Transkriptase-Inhibitoren plus entweder einem Proteaseinhibitor, einem nichtnukleosidalen Reverse-Transkriptase-Inhibitor oder einem Integraseinhibitor. Hier beachte man die aktuellen Therapieempfehlungen (z. B. unter www.hivbuch.de, aktuellste Ausgabe HIV-Buch 2022/2023, Zugriff 23.09.2024).

Bei Patienten mit manifestem Aids müssen grundsätzlich auch opportunistische Infektionen in Betracht gezogen werden. Hierzu zählen neben der Toxoplasmose (Details siehe dort) Pilzinfektionen wie die Kryptokokkose und die CMV-Enzephalitis/-Retinitis. Bei letzterem bestehen Behandlungsoptionen mit 2-mal täglich 5 mg/kg Ganciclovir oder 2-mal täglich 90 mg/kg Foscarnet über jeweils 14–21 Tage.

10.3.3 Pilzinfektionen

Pilzinfektionen des ZNS treten in Europa fast ausschließlich im Rahmen opportunistischer Infektionen bei immunkompromittierten Patienten mit beispielsweise hämatologisch-onkologischer Grunderkrankung, nach chemotherapeutischer Behandlung oder Knochenmarktransplantation mit längeren Phasen von Granulozytopenie auf. Anders verhält es sich mit Patienten außerhalb von Europa (z. B. Amerika, Asien, Afrika), auf die hier nicht im Detail eingegangen werden kann.

▶ Pilzinfektionen des ZNS treten nahezu ausschließlich bei immunkompromittierten Patienten auf.

Erreger
Zu den wichtigsten Pilzinfektionen hierzulande zählen der Befall mit Candida albicans, Cryptococcus neoformans und Aspergillus fumigatus. Bezüglich anderer spezieller pathogener Pilze muss auf gesonderte Literatur verwiesen werden. Während der Tropismus für zentrale Strukturen für Candidaspezies eher gering ist, steigt dieser bei Aspergillen. Kryptokokken dagegen sind neutrophil. Die Invasion des ZNS durch die Pilze erfolgt zumeist hämatogen, nur selten durch direkte Fortleitung aus infizierten direkt benachbarten Strukturen.

Diagnostik
Die Diagnostik umfasst eine Liquoranalyse, wo sich zumeist eine leichte bis mäßige lymphozytäre und/oder neutrophile Pleozytose („buntes Zellbild"), ein leicht bis mäßig erhöhtes Gesamtprotein und Laktaterhöhung finden. Auch eine intrathekale IgA- und IgG-Synthese können hinweisend auf einen Pilzbefall sein. Zudem kommen mikroskopische Verfahren wie die Groscott-Färbung und speziell für Kryptokokken ein Tuschepräparat des Liquors zum Einsatz. Die beweisende Diagnostik bei Pilzinfektionen gelingt über direkte kulturelle Anzucht oder dem mikroskopischen Nachweis typischer morphologischer Strukturen wie beispielsweise bekapselten Hefen im Liquor.

Klinisches Bild
Das klinische Bild einer Meningitis durch Candida oder Aspergillen ist durch einen subakuten bis chronischen Verlauf gekennzeichnet, die Symptomatik ist gerade initial eher diskret. Stark

ausgeprägter Meningismus ist kein typisches Symptom einer Pilzmeningitis. Anatomisch sind eher die basalen Strukturen befallen, was gelegentlich zu teilweise flüchtigen Hirnnervensymptomen führt. Während Aspergillen zu solitären Abszessen im ZNS neigen, wird dies bei Candidosen nicht beobachtet. Die Letalität einer Aspergillose ist unbehandelt hoch.

Kryptokokkenbefall des ZNS kommt besonders bei Aids-Patienten oder unter immunsuppressiver Therapie bei Organtransplantierten vor. Es handelt sich um eine Meningoenzephalitis mit Betonung basaler Strukturen. Der klinische Verlauf ist zunächst eher subakut mit Meningismus, langsam progredienten Kopfschmerzen und Allgemeinzustandsverschlechterung. Es sind auch Verläufe mit Erblindung und Hörverlust beschrieben. Das klinische Bild kann sich steigern bis hin zum Koma, da bei Kryptokokkenbefall häufig eine intrakranielle Druckerhöhung auftritt. Eine nicht behandelte Kryptokokkose verläuft häufig letal. In der Bildgebung können sich Hinweise auf einen Hydrocephalus malresorptivus oder erhöhten intrakraniellen Druck ergeben. Bei Nachweis von raumfordernden Läsionen sollten Differenzialdiagnosen wie ein Lymphom oder Toxoplasmose erwogen werden, da ein Cryptococcus neoformans bei HIV-Patienten eher selten zur solitären Raumforderungen führt.

Therapie
Therapie der Wahl gegen Schimmel- und Hefepilze wie Candidamykosen, Kryptokokkosen und Aspergillosen ist Amphotericin B (für die ersten beiden in einer Dosierung von 0,3 mg/kg/Tag; für Aspergillen 1 mg/kg/tag) mit Flucytosin (4-mal 37,5 mg/kg/Tag). Mittel der 2. Wahl gegen Candida und Kryptokokken ist Fluconazol (1-mal 400–1200 mg/Tag) und gegen Aspergillus Itraconazol 2-mal 200 mg/Tag. Bei notwendiger intrathekaler Applikation ist zu beachten, dass das Präparat ist bei lumbaler Applikation recht toxisch ist und zu Arachnoiditis und anderen Begleitreaktionen führen kann. Deswegen kommt bei notwendiger lumbaler Applikation eine Vorinjektion von 10 mg Prednisolon zur Verminderung von Nebenwirkungen oder die Implantation eines Ommaya-Reservoirs zum Einsatz. Flucytosin als fungistatische Substanz wirkt synergistisch mit Amphotericin B, kann jedoch aufgrund rascher Resistenzentwicklung nicht als Monotherapie zum Einsatz kommen. Die Kombination beider Präparate erlaubt eine Dosisreduktion von Amphotericin B in einen weniger toxischen Bereich.

Wesentlich ist darüber hinaus, die Abwehrlage des Patienten durch Behandlung oder Optimierung der prädisponierenden Grunderkrankung zu verbessern. In diesem Zusammenhang kann es ggf. sinnvoll sein, eine Polychemotherapie zu unterbrechen oder reduzieren oder eine antiretrovirale Therapie zu beginnen. Solitäre Pilzabszesse des Gehirns sollten versucht werden chirurgisch zu sanieren. Zudem sollte eine Substitution der Vitamine K und B erfolgen, da ein Pilzbefall zur Synthesehemmung konsekutive Vitaminmangelzustände zufolge haben kann.

▶ Therapie der Wahl gegen Schimmel- und Hefepilze ist Amphotericin B in Kombination mit Flucytosin.

10.3.4 Parasitenbefall

Ein Parasitenbefall des ZNS ist bei unauffälligem Immunstatus hierzulande eine Rarität. Hierzu zählen die Toxoplasmose, Amöbenerkrankungen und die zerebrale Malaria.

Toxoplasmose
Toxoplasma gondii ist ein ubiquitär vorkommender Parasit, welcher insbesondere in rohem Fleisch und Katzenkot vorkommt. Die betroffenen Patienten sind in aller Regel abwehrgeschwächt durch T-Zell-Suppression, und die Toxoplasmose zählt zu den Aids-definierenden Erkrankungen und ist heute weiterhin die häufigste opportunistische Infektion bei einer HIV-Infektion. Die Klinik ist in Abhängigkeit der Grunderkrankung sehr unterschiedlich ausgeprägt. Von asymptomatischen Verläufen, Fieber mit Kopfschmerzen und fokal-neurologischen Defiziten wie beispielsweise Hemiparese bis hin zu symptomatischen epileptischen

Anfällen ist alles möglich. CT- und MR-tomografisch lassen sich klassischerweise hyperintense, randständig kontrastmittelaufnehmende Rundherde mit Perifokalödem zentral im Bereich der Basalganglien nachweisen. Verkalkungen können ebenfalls vorkommen. Die Liquoranalytik trägt nur mäßig zur Diagnosefindung bei. Die Veränderungen sind mit fehlender oder leichter lymphozytärer Pleozytose mit mäßiger Schrankenstörung unspezifisch. Der Erregernachweis im Liquor gelingt in der Regel nicht, sodass neben den bildmorphologischen Veränderungen auf serologische Untersuchungen zurückgegriffen werden muss (mit eventuellen Einschränkungen bei fortgeschrittener Immunkompromittierung bei Aids). Das Therapieschema umfasst eine Kombinationsbehandlung aus Pyrimethamin und Sulfadiazin. Die Behandlung kann nebenwirkungsträchtig sein mit u. a. Allergien, Leuko- und Thrombozytopenie. Hämatologische Funktionsstörungen sollen durch gleichzeitige Folinsäure abgemildert werden. Aids-Patienten benötigen nach überstandener Akutinfektion eine lebenslange Prophylaxe.

Therapieschema bei zerebraler Toxoplasmose und HIV-Infektion
- Pyrimethamin (2-mal 50 mg für 3 Tage, dann Dosis halbieren) + 4-mal 1–1,5 g Sulfadiazin + 3-mal 15 mg/Woche Folinsäure
  - Alternativ bei Sulfadiazinunverträglichkeit 4-mal 600 mg Clindamycin oder 2-mal 1500 mg Atovaquon + 3-mal 15 mg/Woche Folinsäure
- Erhaltungstherapie ohne Immunrekonstitution lebenslang notwendig, wie Akuttherapie, aber halbe Dosierungen
- Absetzen bei Immunrekonstitution ab > 200 CD4-Zellen/µl > 6 Monate möglich, wenn MRT o. B. bzw. kein Kontrastmitel(KM)-Enhancement mehr nachweisbar

Malaria

Ein zerebraler Befall bei Malaria wird nur durch *Plasmodium falciparum* hervorgerufen. Der Parasit führt durch Induktion einer Erythrozytenfunktionsstörung durch vermehrte Adhärenzneigung zu Störungen der Mikrozirkulation. Klinisch kommt es neben Fieberschüben mit Kopf- und Gliederschmerzen zu Verwirrtheit, fokal-neurologischen Defiziten wie Paresen und Koordinationsstörungen bis hin zu gravierenden Bewusstseinsstörungen und Tod.

Diagnostik

Bei entsprechendem Verdacht anhand einer Auslandsanamnese mit Fieberschüben wird die Diagnose über einen Blutausstrich („dicker Tropfen") mit direktem Erregernachweis gesichert. In der MRT lassen sich evtl. ein Hirnödem und (Mikro-)Blutungen durch den Parasiten nachweisen. Die Liquoranalyse trägt nicht wesentlich zur Diagnosesicherung bei, in manchen Fällen lässt sich eine Glukoseerniedrigung und Laktaterhöhung nachweisen, die durch die Erythrozytenfunktionsstörung hervorgerufene Verminderung der Sauerstoffversorgung und durch den Parasiten selbst in gesteigerter Laktatsynthese und Glukoseerniedrigung mündet. Manchmal kann auch eine Eosinophilie nachgewiesen werden.

Therapie

Die Therapie sollte je nach aktueller Resistenzlage erfolgen und ggf. mit Instituten für Tropenmedizin (Deutsche Gesellschaft für Tropenmedizin) abgestimmt werden. Kortikosteroide sind bei diesem Krankheitsbild nach Studienlage eher nachteilig und somit nicht indiziert. Bei Bewusstseinstrübung infolge eines Hirnödems sollten übliche therapeutische Maßnahmen angewandt werden. Bei einem Hirnödem sollte zur Hirndrucksenkung allerdings kein Mannitol zum Einsatz kommen, weil sich hierunter die Komadauer verlängern und die Prognose verschlechtern kann. Der Nutzen einer intrakraniellen Druckmessung ist nicht belegt.

Zerebrale Amöbiasis

Eine zerebrale Amöbiasis hervorgerufen durch Entamoeba histolytica ist in der westlichen Welt eine Seltenheit. Zumeist besteht ein Befall der Leber, neurologische Beteiligung führt neben meningitischen Zeichen zu Defiziten, je nachdem, welche Region durch Zystenbildung befallen ist. Auch epileptische Anfälle sind möglich. Differenzialdiagnostische Schwierigkeiten kann die Abgrenzung zu Hirnabszessen machen. Die Diagnosestellung einer Amöbiasis kann durch serologische Untersuchungen sowie Erregernachweis in Stuhl und Biopsat gelingen. Therapeutisch kommt Metronidazol (3-mal 750 mg für 3 Wochen) zum Einsatz. Die Prognose ist bei frühzeitiger Behandlung gut.

10.4 Ventrikulitis

Eine Ventrikulitis ist eine häufige Komplikation auf Intensivstationen bei Patienten mit lang liegenden Verweilkathetern im ZNS. Staphylococcus (S.) epidermidis und S. aureus heften sich besonders leicht an Plastikmaterialen an. Auf neurologischen Intensivstationen werden vor allem externe Ventrikeldrainagen (EVD) besiedelt. Seltener kommt es zu Infektionen mit Korynebakterien, Enterokokken, Pseudomonaden und Enterobacteriaceae. Das Risiko einer Besiedelung steigt mit zurückliegender Dauer der Drainagenanlage stark an. Die Einhaltung hoher hygienischer Standards ist daher wesentlicher Bestandteil zur Reduktion einer bakteriellen Besiedelung. Allgemeinmaßnahmen wie

- ausreichende, 5 cm bis zur Einstichstelle umfassende Rasur,
- Abdeckung der Einstichstelle mit einer sterilen Kompresse, täglicher Wechsel mit lokaler Hautdesinfektion,
- Einhaltung steriler Standards beim Wechsel des Auffangbeutels, Schlauchsystems und bei der Entnahme von Liquor zur Untersuchung,
- Vermeidung von Reflux, z. B. beim Lagern und
- Aufrechterhaltung eines minimalen Liquorflusses von mindestens 50 ml/Tag

sollten eingehalten werden.

▶ Regelmäßige (jeden 2. Tag) Kontrolluntersuchungen des Liquors sind unerlässlich zur Detektion einer Ventrikulitis, insbesondere weil die klinische Beurteilbarkeit der häufig schwer betroffenen Patienten erschwert ist.

Liquor aus einer Ventrikeldrainage bietet häufig eine erhöhte Zellzahl im Sinne einer Reizpleozytose bis ca. 50/µl durch die Grunderkrankung und den Fremdkörper an sich. Ein (kontinuierlicher) Anstieg der Zellzahl und/oder ein Anstieg des Laktats auf > 3,5 mmol/l deuten auf eine Ventrikulitis hin. Idealerweise sollte im Rahmen der regelmäßigen Kontrollen auch Liquorkulturen angesetzt werden, um im Falle eines Bakteriennachweises schnell gezielt antibiotisch behandeln zu können.

Es existieren keine randomisierten prospektiven Studien zur Behandlung bei Ventrikulitis. Für die Behandlung wird eine Kombination aus Vancomycin und Meropenem oder Vancomycin und Ceftazidim empfohlen. Die Therapie sollte nach Erhalt des Antibiogramms ggf. angepasst oder deeskaliert werden. Sofern möglich, sollte die EVD entfernt werden. Falls dies nicht möglich ist und sich der klinische Zustand unter systemischer antibiotischer Behandlung nicht bessert, sollte eine intraventrikuläre Therapie in Erwägung gezogen werden. Hier gibt es mit Vancomycin und Gentamicin die meisten Erfahrungen, seltener kommen auch andere Medikamente wie beispielsweise Colistin, Tobramycin oder Amikacin zur Anwendung. Intensivpflichtige Patienten, bei denen eine Pseudomonadenbesiedelung im Vorfeld bekannt war und die auf das ZNS übergegriffen hat, können mit Ceftazidim in Kombination mit einem Aminoglykosid behandelt werden. Bei der Behandlung mit Aminoglykosiden ist auf die Ototoxizität zu achten (Kontrolle per Audiogramm oder akustisch evozierter Potenziale), außerdem sind die Talspiegel zu beachten.

Infektionen als Komplikation neurochirurgischer Operationen sind neben S. aureus durch koagulasenegative Staphylokokken und gramnegative Aerobier verursacht, unter anderem werden Acinetobacterspezies (spp.) aufgrund der Resistenzlage zunehmend zum Problem in diesem Zusammenhang. Hierzu liegt eine unzureichende Studienlage vor, weshalb auf ähnliche Vorgehensweise wie oben geschildert verwiesen wird.

10.5 Hirnabszess

Ein Hirnabszess ist eine eitrige intrazerebrale Entzündung mit Gewebseinschmelzung und Abkapselung, dem üblicherweise eine umschriebene Zerebritis (umschriebene Hirnphlegmone) vorausgeht. Die Infektion erfolgt entweder hämatogen bei beispielsweise Endokarditis oder Pneumonie oder auch traumatisch bedingt nach offenem Schädel-Hirn-Trauma. Am häufigsten ist eine direkt fortgeleitete Infektion aus einem Nachbarschaftsprozess wie einer Otitis media oder Mastoiditis, welche häufig in den Temporallappen oder ins Zerebellum streuen, einer Sinusitis oder dental infizierten Prozessen, welche beide häufig in den Frontallappen abszedieren. Ein Hirnabszess führt letztlich zu einer unspezifischen Klinik und sollte erwogen werden, wenn sich Kopfschmerzen mit morgendlichem Erbrechen, psychische Alterationen oder fokal-neurologische Defizite eruieren lassen. Auch Fieber und epileptische Anfälle können auftreten.

Diagnostik
Der Abszess lässt sich bildmorphologisch sichern als solitäre oder multiple zentral hypodense Strukturen. Bei bereits abgekapselten Prozessen kommt die Abzesskapsel als ringförmige Kontrastmittelanreicherung zur Darstellung. Die Liquoranalyse trägt nicht entscheidend zur Diagnosefindung bei. Falls der Liquor – in Abhängigkeit der Abszesslokalisation – pathologisch sein sollte, findet sich eine mäßige gemischtzellige Pleozytose, erhöhte Eiweiß- und Laktatwerte und manchmal eine IgA-Synthese. Aufgrund einer möglichen Herniation bei intrakranieller Druckerhöhung sollte die Lumbalpunktion bei relativ geringem diagnostischem Nutzen gut gegenüber den Risiken abgewogen werden. Allgemeine Entzündungszeichen im Blut können fehlen oder nur gering ausgeprägt sein.

Erreger
Mikrobiologisch handelt es sich häufig um Mischinfektionen, in erster Linie kommen hier in Abhängigkeit des Fokus Staphylokokken (besonders S. aureus), Streptokokken (besonders S. viridans), seltener Bacteriodesspezies und Pseudomonaden und andere in Frage. Immunkompetente Patienten entwickeln in der Regel rein bakterielle Abszesse, wohingegen Immunkompromittierte unter selteneren nosokomialen bakteriellen Erregern oder auch Pilzbefall leiden können.

Therapie
Das therapeutische Vorgehen hängt vom Entwicklungsstadium des Abszesses, der Anzahl (solitär oder multipel) und dem damit verbundenen Hirnödem bzw. raumfordernden Wirkung ab.

Antibiotikatherapie bei Hirnabszess
- *Antibiotische Initialtherapie bei noch nicht gesichertem Erreger*: 1-mal 2–4 g Ceftriaxon oder 3-mal 2–4 g Cefotaxim plus 3- bis 4-mal 500 mg Metronidazol plus Staphylokokkenantibiotikum 6-mal 2 g Flucloxacillin oder 3-mal 5 g Fosfomycin
- *Bei Verdacht auf S. aureus*: 6-mal 2 g Flucloxacillin oder 3-mal 5 g Fosfomycin oder 2-mal 1 g Vancomycin plus 1-mal 600 mg Rifampicin (methicillin-resistenter Staphylococcus aureus, MRSA)
- *Bei Verdacht auf nosokomial erworbenen Keim, nach offenem Schädel-Hirn-Trauma (SHT), postoperativ*: 1-mal 2–4 g Ceftriaxon oder 3-mal 2–4 g Cefotaxim plus 3- bis 4-mal 500 mg Metronidazol plus 2-mal 1 g Vancomycin oder 2-mal 1 g Vancomycin plus 3-mal 2 g Meropenem
- *Bei Verdacht auf Pseudomonas aeruginosa*: 2-mal 1 g Vancomycin plus 3- bis 4-mal 500 mg Metronidazol plus 3-mal 2 g Ceftazidim oder 2-mal 1 g Vancomycin plus 3-mal 2 g Meropenem
- *Bei Verdacht auf Pilzinfektion*: 1-mal 0,5–2 mg/kg Amphotericin B + 3-mal 50 mg/kg Flucytosin

Im Stadium der *Zerebritis* oder bei multiplen Abszessen oder wenn ein Patient aufgrund seiner Begleiterkrankungen oder des Allgemeinzustandes nicht operiert werden kann, wird konservativ vorgegangen mit alleiniger antibiotischer Therapie, welche über 4–8 Wochen fortgeführt werden muss. Patienten mit reiner Zerebritis sollten 4–6 Wochen antibiotisch behandelt werden. Bei Abzesskapselnachweis, multilokulären Abszessen oder Abszessen im Hirnstamm sollte die Therapie über mindestens 6–8 Wochen fortgeführt werden, ggf. auch länger. Mindestens 8 Wochen und länger sollten immunkompromittierte Patienten behandelt werden. Nach klinischer und bildmorphologischer Besserung wird die Therapie nach mehreren Wochen der Praktikabilität halber zumeist auf orale Präparate umgestellt; hierbei ist zu beachten, dass lediglich für Rifampicin, Linezolid, Metronidazol und Cotrimoxazol eine ausreichend gute Penetration mit Erreichen von minimalen Hemmkonzentrationen in den Abszess angenommen werden kann (Arlotti et al. 2010).

Bei einer Zerebritis kann durch frühzeitige antibiotische Behandlung das Einschmelzen des Prozesses und die Bildung einer Abszessmembran verhindert werden. In Abhängigkeit eines eventuell bekannten Fokus muss dieser selbstverständlich auch saniert werden. Bei stark ausgeprägtem Perifokalödem mit relevanter Mittellinienverlagerung oder bei Prozessen im Kleinhirn/Hirnstamm kann für einige Tage 3- bis 4-mal 4–8 mg Dexamethason appliziert werden. Diese Maßnahme sollte gut abgewogen werden, weil hierunter die Eregerelimination erschwert sein kann und sich die Abszesskapsel abdichtet, was die Penetration von Antibiotika behindert und dabei gleichzeitig eine klinische Besserung vortäuschen kann.

Bei Patienten, die die oben genannten Kriterien nicht erfüllen und bei denen zur Erregersicherung ein operatives Vorgehen sinnvoll ist, kann in Abhängigkeit der Begleitumstände entweder durch eine alleinige *Abszessaspiration* oder in Form einer offenen Kraniotomie mit *Abszessexzision* vorgegangen werden. Die stereotaktische Abszessaspiration ist der Exzision insofern überlegen, als dass Folgeschäden geringer sind. Deshalb sollte sie insbesondere bei Befall eloquenter Areale wie dem Sprachzentrum oder dem Motorkortex zum Einsatz kommen (Ratnaike et al. 2011). Eine Exzision ist indiziert bei Pilzabszessen, gekammerten Abszessen oder drohender Herniationsgefahr und generell mit einer höheren Komplikationsrate assoziiert. Der Erfolg einer Operation und der antibiotischen Therapie muss durch bildgebende Verfahren mehrfach kontrolliert werden. Die Prognose bei Hirnabszess hat sich in den letzten Jahrzehnten deutlich verbessert mit einer Reduktion der Mortalität auf etwa 10 % (Brouwer et al. 2014). Patienten mit Bewusstseinsalteration bei Aufnahme, multiplen Vorerkrankungen und Abszessruptur in den Subarachnoidalraum haben die schlechteste Prognose (Helweg-Larsen et al. 2012). Häufigste Spätfolge bei Überlebenden ist eine symptomatische Epilepsie.

10.6 Septische Herdenzephalitis

Bei diesem Krankheitsbild handelt es sich um bakterielle herdförmige Enzephalitiden, deren Erreger im Rahmen einer Bakteriämie entweder akut durch Absiedelung von Bakterien (metastatisch, durch einen Streuherd an beliebiger Stelle) oder durch Einschwemmung von bakterienhaltigen Mikrothromben (embolisch, fast immer durch Endokarditis) verursacht werden.

▶ Bei der septisch-metastatischen Herdenzephalitis handelt es sich um eine Absiedelung von Bakterien an beliebiger Stelle. Bei der septisch-embolischen Herdenzephalitis kommt es zu einer Einschwemmung bakterienhaltiger Mikrothromben bei Endokarditis.

Septisch-embolische Herdenzephalitiden treten häufig im Zusammenhang mit einer Endokarditis infolge von Drogenabusus oder bei Immunsuppression auf und werden entsprechend der üblichen Endokarditiserreger zumeist von vergrünenden Streptokokken oder S. aureus verursacht (probatorische antibiotische Therapieregime siehe oben, Abschn. 10.5, Übersicht „Antibiotikatherapie bei Hirnabszess"). Im Blut finden sich bei nahezu allen Patienten erhöhte Entzündungsparameter. Die Erregeranzucht gelingt zumeist aus der Blutkultur. Wird eine Lumbalpunktion durchgeführt, kann man eine meningitisähnliche Konstellation mit granulozytärer Pleozytose, erhöhtem Gesamtprotein mit Schrankenfunktionsstörung und Erhöhung von Laktat bei erniedrigter Glukose finden. Die Liquorkulturen bleiben fast immer negativ. Weitere septische Absiedelungen können kutan (Osler-Knötchen, Janeway-Läsionen) und am Augenhintergrund auftreten. Erstere eignen sich auch zum Erregernachweis.

Die neurologischen Symptome sind abhängig vom betroffenen Gefäßterritorium und können aufgrund einer akut eingetretenen Herdsymptomatik einem Schlaganfall ähneln. Häufig lassen sich CT- oder MR-tomografisch multiple Infarkte nachweisen, die zur hämorrhagischen Transformation neigen, was neben der oft zu späten Erkennung des Krankheitsbildes mit zur hohen Letalität beiträgt. Andere septische Krankheitsbilder wie Osteomyelitiden oder Phlegmone können auch zu solchen Infarkten führen, dies ist jedoch im Vergleich zur Endokarditis eine Rarität. Die Prognose ist ungünstig, sowohl die Mortalität als auch die Rate an Spätfolgen ist bei *septischembolischer Herdenzephalitis* im Vergleich zur septisch-metastatischen Herdenzephalitis hoch. Da die Symptome zumeist apoplektiform auftreten, kann es im Rahmen unter der Verdachtsdiagnose eines akuten Schlaganfalls eingeleiteten systemischen Thrombolyse oder auch bei therapeutischer Heparinisierung aus anderen Indikationen heraus zu letalen zerebralen Blutungen kommen.

▶ Antikoagulation ist bei septisch-embolischer Herdenzephalitis kontraindiziert bzw. sehr streng abzuwägen.

Septisch-metastatische Enzephalitiden hingegen sind nicht durch Thrombembolien, sondern durch reinen bakteriellen Erregereinstrom verursacht. Die histologischen Veränderungen durch den Erregereinstrom (sog. pyoseptische Herde) entziehen sich der Bildgebung und können neuropathologisch nachgewiesen werden. Die Klinik ist variabel, die Patienten bieten jedoch häufig ein septisches Bild, das sich bei raschem Therapiebeginn unter adäquater antibiotischer Behandlung gut zurückbilden kann, sodass die Prognose insgesamt häufig gut ist. Das Krankheitsbild ist – bedingt durch Nichterkennen in der Bildgebung – vermutlich unterdiagnostiziert.

Antibiotische Initialtherapie bei Verdacht auf Herdenzephalitis
- *Antibiotische Initialtherapie bei noch nicht gesichertem Erreger:* 3-mal 4 g Cefotaxim (oder 2-mal 2 g Ceftriaxon) + 1-mal 600 mg Rifampicin
- *Bei Katheterinfektion als Fokus oder künstlicher Herzklappe:* 2-mal 1 g Vancomycin + 1-mal 600 mg Rifampicin oder 3-mal 5 g Fosfomycin
- *Bei Pseudosmonas aeruginosa:* 3-mal 2 g Ceftazidim oder 3-mal 2 g Meropenem

---

10.7 Sepsis

Infektionen zählen zu den häufigsten Komplikationen bei Intensivpatienten. Die häufigsten Infektionsquellen sind neben der Lunge und dem Urin, Venenverweilkatheter, Nasennebenhöhlen (insbesondere bei intubierten Patienten), Wunden, Drainagen und das Abdomen. Je nach Ausprägung der systemischen Entzündungsreaktion sprach man nach Sepsis-2-Definiton bis 2017 von einem *SIRS* („systemic inflammatory response syndrome"), welches durch eine Körpertemperatur > 38 °C oder < 36 °C, eine Tachykardie > 90/min, eine Leukozytose > 12.000/µl oder eine Leukopenie < 4000/µl, eine Atemfrequenz > 20/min oder arteriellen Kohlendioxidpartialdruck ($paCO_2$) < 32 mmHg gekennzeichnet ist. Nach Revison der Leitilinien bedeutet eine Sepsis eine lebensbedrohliche Organdysregulation im Sinne einer fehlgeleiteten Wirtsantwort auf

Tab. 10.2 Sequential Organ Failure Assessment, SOFA-Score. Wird ein Punktwert von 2 oder mehr erreicht oder bei einem Anstieg von 2 oder mehr Punkten innerhalb von 24 h, ist mit einem komplikativen Verlauf zu rechnen

Organsystem	Parameter	0 Punkte	1 Punkt	2 Punkte	3 Punkte	4 Punkte
Atmung	paO_2/FiO_2 [mmHg]	> 400	≤ 400	≤ 300	≤ 200 und Atemunterstützung	≤ 100 und Atemunterstützung
Gerinnung	Thrombozyten 1000/µl	> 150	≤ 150	≤ 100	≤ 50	≤ 20
Leber	Bilirubin [mg/dl]	< 1,2	1,2–1,9	2,0–5,9	6,0–11,9	≥ 12
Herz/Kreislauf	Hypotension MAP [mmHg]	Keine	< 70	Dopamin oder Dobutamin	Dopamin oder Noradrenalin in mittlere Dosis	Dopamin oder Noradrenalin in hoher Dosis
ZNS	GCS [Punkte]	15	13–14	10–12	6–9	5 und weniger
Niere	Krea [mg/dl]	< 1,2	1,2–1,9	2,0–3,4	3,5–4,9	Über 5

eine Infektion durch einen pathogenen Erreger. Die Schwere einer Sepsis kann am SOFA("sequential organ failure assessment)-Score (Tab. 10.2) ermittelt werden. Einen kurzen Überblick gibt bereits der sog. quick SOFA (qSOFA), bei dem der systolische Blutdruck (geforderter Normwert > 100 mmHg), Atemfrequenz (geforderter Normwert < 22) und Glasgow Coma Scale (geforderter Normwert 15) einfließen. Sind 2 oder mehr pathologische Werte errreicht, ist mit einem schweren Verlauf zu rechnen. Beim septischen Schock ist nach Sepsis-3-Definiton die Ausschüttung von Laktat im Serum zwingend, ferner ist die Gabe von Vasopressoren zur Aufrechterhaltung eines arteriellen Mitteldruckes von über 65 mmHg erforderlich (Singer et al. 2016).

paO_2 arterieller Kohlendioxidpartialdruck, FiO_2 inspiratorische Sauerstofffraktion, ZNS Zentralnervensystem, GCS Glasgow Coma Scale, Krea Kreatinin

Das Risiko, eine Sepsis zu entwickeln, steigt mit zunehmendem Alter an. Etwa die Hälfte aller Patienten auf Intensivstationen leiden an einer nosokomialen Infektion und sind somit sepsisgefährdet. Risikofaktoren zur Entwicklung einer Sepsis sind neben einer Bakteriämie und einem Alter > 65 Jahren ein Diabetes mellitus, eine maligne Grunderkrankung, Immunsuppression, Pneumonie oder vorangegangene Hospitalisierungen. Die Mortalität steigt in Abhängigkeit des Schweregrads der Sepsis auf bis zu 52 % an. Bei jüngeren Patienten < 44 Jahre und ohne Vorerkrankungen ist die Mortalität mit 10 % am niedrigsten (Kaukonen et al. 2014). Signifikant prognoseverschlechternd wirken sich Hypothermie, Leukopenie, Hyperchloridämie und Hyperkoagulabilität aus (Haase et al. 2015; Neyra et al. 2015). Auch der Ausgangsfokus für die Sepsis ist prognostisch entscheidend: Uroseptische Geschehen sind mit einer geringeren Mortalität assoziiert im Vergleich zu Septitiden, die von einem pulmonalen oder gastrointestinalen Fokus ausgehen (Leligdowicz et al. 2014). Erwartungsgemäß ist eine Sepsis durch nosokomiale Keime mit einer höheren Letalität verbunden als solche mit Pathogenen, die außerhalb des Krankenhauses erworben wurden.

Die höchste Priorität in der Behandlung der Sepsis hat eine *möglichst frühzeitige antibiotische Therapie („hit hard, hit early")*, die bereits als kalkulierte Therapie den mutmaßlichen Erreger anhand von Alter und Vorgeschichte sowie identifiziertem Sitz der Infektion adressiert, neben der Ausschöpfung *supportiver Therapiemaßnahmen* wie beispielsweise ausreichende Flüssigkeitssubstitution, da septische Patienten als Folge der entzündlich bedingten Vasodilatation und kapillären Schrankenstörung nahezu immer hypovolämisch sind (Ferrer et al. 2014). Eine ausreichende *Oxygenierung* ist unumgänglich und sollte zunächst durch die Bereitstellung von Sauerstoffzufuhr oder in Abhängigkeit des Gesamtzustandes über nicht-invasive Nasen- oder Gesichtsmasken gewährleistet werden. Eine Intubation und maschinelle Beatmung kann notwendig werden, wenn sich der Patient im Rahmen des septischen Geschehens respiratorisch durch vermehrt notwendige Atemarbeit erschöpft. Zudem können sich in diesem Zusammenhang häufigen septischen Enzephalopathien und die Vigilanzminderung negativ auf den Atemantrieb auswirken.

Entscheidend ist zudem, eine ausreichende Perfusion und Sauerstoffversorgung der Organe und somit Organdysfunktion zu gewährleisten und die Letalität zu senken, weshalb ein arterieller Mitteldruck von 65 mmHg aufrechterhalten werden sollte (arterieller Mitteldruck = [(diastolischer Druck × 2) + systolischer Druck]/3).

▶ Notwendiger arterieller Mitteldruck bei Sepsis: 65 mmHg.

Dieses Ziel sollte frühzeitig innerhalb der ersten 6 h nach Beginn des Geschehens verfolgt werden. Die Aufrechterhaltung der Mitteldrucks wird versucht, zunächst mit Flüssigkeitssubstitution zu erzielen, positive Bilanzen von mehreren Litern sind in diesem Zusammenhang durchaus möglich. Die Ausfuhr sollte ≥ 0,5 ml/kg/h betragen. Ergänzend kann auch der zentralvenöse Druck als Orientierung herangezogen werden, dieser sollte 8–12 mmHg betragen oder die zentralvenöse Sättigung (> 70 % bei Messung aus dem zentralen Venenkatheter, ZVK). Indirekte klinische Hinweise auf eine Hypoperfusion ergeben anhand von kalter Haut, einer Tachykardie > 90/min und einer Oligo- bzw. Anurie. Diese Zeichen können teilweise durch Vorerkrankungen (z. B. periphere arterielle Verschlusskrankheit, pAVK) oder Vormedikation (z. B. β-Blocker) kaschiert werden. Hier ist die Bestimmung des Laktats hilfreich: ein erhöhter Laktatwert > 2 mmol/l kann ebenfalls Ausdruck einer relevanten Hypoperfusion sein, Laktatwerte > 4 mmol/l sind stets Ausdruck einer schweren Sepsis, nach Sepsis3-Definition bereits für den septischen Schock. Auch ansteigende Kreatinin- oder Bilirubinwerte können Ausdruck einer organgefährdenden Hypoperfusion sei (siehe oben SOFA-Score, Tab. 10.2). Die ideale Menge an Flüssigkeitssubstitution ist nicht bekannt, in großen Sepsisstudien wurden zumeist etwa 2–4 l/24 h substituiert (Investigators et al. 2014). Nach aktueller Leitlinienempfehlung der Deutschen Sepsisgesellschaft werden kristalloide Lösungen präferiert.

Eine große vergleichende Studie zur Behandlung eines septischen Schocks unter Optimierung der 4 Parameter „zentralvenöse Sauerstoffsättigung, zentralvenöser Druck, arterieller Mitteldruck und Urinausscheidung" im Vergleich zur alleinigen Berücksichtigung von „arteriellem Mitteldruck und Urinausscheidung" im Vergleich zur „alleinigen Flüssigkeitssubstitution" ohne Berücksichtigung aller dieser Parameter ergab keinen Unterschied in der Mortalität zwischen den einzelnen Gruppen (ProCESS Investigators et al. 2014). Erfreulicherweise hat jedoch die Mortalität von Sepsispatienten insgesamt über die Jahrzehnte abgenommen. Als mögliche Erklärung für die Negativergebnisse der großen Studien wurde diskutiert, dass vermutlich indirekt trotzdem alle 4 Parameter berücksichtigt wurden, allgemeine eine frühere antibiotische Behandlung erfolgte und darüber hinaus ein besseres Verständnis des Krankheitsbildes durch intensive Erforschung gewonnen wurde.

Erst wenn unter Normovolämie eine Hypotension persistiert, sollten *Vasopressoren* zum Einsatz kommen. Hier wird eine Primärtherapie mit Noradrenalin angeraten. In einer Vergleichsstudie konnte zwar kein signifikanter Unterschied auf das Gesamtüberleben zwischen Noradrenalin und Dobutamin gefunden werden, unter Letzterem gab es jedoch mehr unerwünschte Nebenwirkungen (De Baker et al. 2010), so das Letzteres bei der zumeist vorhandenen Hyperkontraktilität des Myokards eher keine Nachteile mit sich bringt.

Zur Optimierung des Sauerstoffangebots erscheint es aus pathophysiologischen Überlegungen heraus sinnvoll, einen möglichst normalen Hämoglobin(Hb)-Wert anzustreben. Tatsächlich hat sich in Studien jedoch ergeben, dass eine Transfusion von *Erythrozytenkonzentraten* (EK) erst ab einem Hb < 7 g/dl prognostisch sinnvoll ist: Der Vergleich von Transfusionen von EK entweder ab einem Hb < 7 g/dl oder bereits ab einem Hb < 9 g/dl ergab bei ersterem Regime nicht nur eine Halbierung der Anzahl an Tranfusionsbedürftigen um 50 %, sondern auch keinen signifikanten Unterschied bezüglich ischämischer Ereignisse (Holst et al. 2014), sodass eine Transfusion erst ab einem Hb < 7 g/dl propagiert wird. Letztlich muss anhand von Alter, Vorerkrankungen und Gesamtprognose individuell entschieden werden, ob eine Transfusion in Betracht kommt.

Die *antibiotische Therapie*, welche die eigentlich kausale Therapie der Sepsis darstellt, sollte nach der Lokalisation des vermuteten oder nachgewiesenen Fokus ausgerichtet werden und sollte empirisch die häufigsten typischen Erreger abdecken. Bei der Wahl des Antibiotikums sollten darüber hinaus die Vorerkrankungen des Patienten (ggf. Dosisreduktion bei Niereninsuffizienz), evtl. antibiotische Vorbehandlungen sowie die Tatsache, ob eine Infektion außerhalb oder innerhalb des Krankenhauses erworben wurde, Berücksichtigung finden. Es existieren Daten die nahelegen, MRSA (methicillinresistenter Staphylococus aureus) bei schwer kranken Patienten als verursachender Keim auch bei Erwerb der Infektion außerhalb des Krankenhauses mit zu berücksichtigen. Hier sollte Vancomycin als Mittel der 1. Wahl zum Einsatz kommen, Alternativen sind Daptomycin oder Linezolid. Große Studien liegen hierzu noch nicht vor.

Der rechtzeitige Beginn der antibiotischen Behandlung innerhalb der ersten 6 h ist prognostisch entscheidend (Gaieski et al. 2010). Die Applikation zu einem noch früheren Zeitpunkt scheint dagegen nicht langfristig vorteilhaft zu sein (Sterling et al. 2015). Neben Abstrichen von möglicherweise infizierten Wunden oder Operationsiten sollen Blutkulturen (aus 2 venösen Punktionen von unterschiedlicher Stelle oder einer venösen Punktion und einer aus einem zentralen Katheter) gewonnen werden, um den verursachenden Keim nachzuweisen. Es liegen für einzelne therapeutische Regimes keine Vergleichsstudien vor. Üblicherweise wird Vancomycin mit einem Carbapenem (Meropenem oder Imipenem) oder 3.-Generations-Cephalosporin kombiniert. Bei Hinweisen auf eine Pseudomonadenbesiedelung sollte zusätzlich zu Vancomycin ein 3.- oder 4.-Generations-Cephalosporin (Ceftazidim oder Cefepime) oder ein Carbapenem oder ein Ureidopenicillin (Piperacillin) angewandt werden. Bei MRSA-Verdacht sollte eine Behandlung mit Linezolid oder Daptomycin Anwendung finden. Weitere Maßnahmen zur Keimeradikation wie beispielsweise Entfernung infizierter Katheter oder anderer Fremdkörper wie Osteosynthesematerial, Gelenkersatz oder die Drainage von Abszessen gehören ebenfalls dazu.

Durch Messung des Procalcitonins gewinnt man Hinweise darauf, ob eine bakterielle Infektion und Sepsis vorliegen und wiederholte Messungen eignen sich zur Verlaufskontrolle, ob eine antibiotische Therapie wirksam ist. Dieser Marker ist jedoch nicht immer zuverlässig in der Lage, zwischen einer bakteriell bedingten Sepsis und einer septischen Konstellation ohne bakteriellen Befall zu unterscheiden: in einer Metaanalyse wurde eine Sensitivität von 77 % und eine Spezifität von 79 % erreicht (Wacker et al. 2013). Es mehren sich Hinweise darauf, dass die Bestimmung von TREM-1 („triggering receptor expressed on myeloid cells"; ein Mitglied der Immunglobulinfamilie, der in der Präsens von Bakterien hochreguliert ist) bei Patienten mit Sepsis mit einer Sensitivität von 96 % und Spezifität von 89 % eine bakteriell bedingte Sepsis voraussagen kann. Die Bestimmung dieses Faktors hat jedoch noch keinen Einzug in die Routinediagnostik gehalten.

Es gab in der Vergangenheit zahlreiche Versuche in Studien mit adjuvanter Behandlung von Substanzen, die zusätzlichen Nutzen bezüglich des Verlaufs der Sepsis und der Letalität erzielen sollten. Weder eine adjuvante Therapie mit Selen, noch rekombinantem aktivierten Protein C, Antithrombin III, Erythropoetin, Ibuprofen, Wachstumshormon, Prostaglandinen, Pentoxifyllin, hoch dosiertes N-Acetylcystein oder GCSF („granulocytes-colony stimulating factor") konnten nachhaltige Effekte erzielen und erhielten somit keinen Einzug in die Leitlinien als Empfehlung. Weitgehende Einigkeit besteht dahingehend, dass eine Low-dose-Thromboseprophylaxe erfolgen soll. Stark erhöhte Glukosewerte können mit Insulin gesenkt werden, allerdings ist hier der optimale Rahmen nicht eindeutig. Die meisten Autoren favorisieren Glukosespiegel zwischen 140 und 180 mg/dl.

Für weitere Details wird auf die Leitlinie Prävention, Diagnose, Therapie und Nachsorge der Deutschen Sepsis Gesellschaft verwiesen (https://www.sepsis-gesellschaft.de/leitlinien/).

Literatur

American Thoracic Society; Centers for Disease Control and Prevention; Infectious Diseases Society of America. American Thoracic Society/Centers for Disease Control and Prevention/Infectious Diseases Society of America: controlling tuberculosis in the United States. Am J Respir Crit Care Med. 2005;172(9):1169–227.

Arlotti M, Grossi P, Pea F, Tomei G, Vullo V, Derosa FG, Diperri G, Nicastri E, Lauria FN, Carosi G, Moroni M, Ippolito G, GISIG (Gruppo Italiano di Studio sulle Infezioni Gravi) Working Group on Brain Abscesses. Consensus document on controversial issues for the treatment of infections of the central nervous system: bacterial brain abscesses. Int J Infect Dis. 2010;14(Suppl 4):S79–92.

Auburtin M, Wolff M, Charpentier J, Varon E, Le Tulzo Y, Girault C, Mohammedi J, Renard B, Mourvillier B, Bruneel F, Ricard JD, Timsit JF. Detrimental role of delayed administration and penicillin-nonsusceptible strains in adult intensive care unit patients with pneumococcal meningitis: the PNEUMNOREA prospective multicenter study. Crit Care Med. 2006;34:2758–65.

Baunbæk-Knudsen G, Sølling M, Farre A, Benfield T, Brandt CT. Improved outcome of bacterial meningitis associated with use of corticosteroid treatment. Infect Dis Ther. 2015;11:1–6.

van de Beek D, de Gans J, Spanjaard L, Weisfelt M, Reitsma JB, Vermeulen M. Clinical features and prognostic factors in adults with bacterial meningitis. N Engl J Med. 2004;351(18):1849.

Brouwer MC, Thwaites GE, Tunkel AR, van de Beek D. Bacterial meningitis 1. Dilemmas in the diagnosis of acute community-acquired bacterial meningitis. Lancet. 2012;380:1684–92.

Brouwer MC, McIntyre P, Prasad K, van de Beek D. Corticosteroids for acute bacterial meningitis. Cochrane Database Syst Rev. 2013;(6):CD004405. https://doi.org/10.1002/14651858.CD004405.pub4. Update in: Cochrane Database Syst Rev. 2015;(9):CD004405. https://doi.org/10.1002/14651858.CD0

Brouwer MC, Coutinho JM, van de Beek D. Clinical characteristics and outcome of brain abscess: systemic review and meta-analysis. Neurology. 2014;82(9):806.

De Baker D, Briston P, Devrient J, Madl C, Chochrad D, Aldecoa C, Brasseur A, Defrance P, Gottignies P, Vincent JL, SOAP II Investigators. Comparison of dopamine and norepinephrine an the treatment of shock. N Engl J Med. 2010;362(9):779–89.

Eisen DP, Hamilton E, Bodilsen J, Koster-Rasmussen R, Stockdale AJ, Miner J, et al. Longer than 2 hours to antibiotics is associated with doubling of mortality in a multinational community-acquired bacterial meningitis cohort. Sci Rep. 2022;12(1):672.

Ferrer R, Martin-Loeches I, Phillips G, Osborn TM, Townsend S, Dellinger RP, Artigas A, Schorr C, Levy MM. Empiric antibiotic treatment reduces mortality in severe sepsis and septic shock from the first hour: results from a guideline-based performance improvement program. Crit Care Med. 2014;42(8):1749–55.

Gaieski DF, Mikkelsen ME, Band RA, Pines JM, Massone R, Furia FF, Shofer FS, Goyal M. Impact of time to antibiotics on survival in patients with severe sepsis or septic shock in whom early goal-directed therapy was initiated in the emergency department. Crit Care Med. 2010;38:1045–53.

Glimaker M, Johansson B, Grindborg Ö, Bottai M, Lindquist L, Sjölin J. Adult bacterial meningitis: earlier treatment and improved outcome following guideline revision promoting prompt lumbar puncture. Clin Infect Dis. 2015;60:1162–9.

Haase N, Ostrowski SR, Wetterslev J, Lange T, Moller MH, Tousi H, Steensen M, Pott F, Soe-Jensen P, Nielsen J, Hjortrup PB, Johanssen PI, Perner A. Thromboelastography in patients with severe sepsis: a propective cohort study. Intensive Care Med. 2015;41(1):77–85.

Helweg-Larsen J, Astradsson A, Richhall H, Erdal J, Laursen A, Brennum J. Pyogenic brain abscess, a 15 year survey. BMC Infect Dis. 2012;12:332.

Hjalmarsson A, Blomqvist P, Sköldenberg B. Herpes simplex encephalitis in Sweden, 1990–2001: incidence, morbidity, and mortality. Clin Infect Dis. 2007;45(7):875.

Holst LB, Haase N, Wetterslev J, Wernerman J, Guttormsen AB, Karlsson S, Johansson PI, Aneman A, Vang ML, Winding R, Nebrich L, Nibro HL, Rasmussen BS, Lauridsen JR, Nielsen JS, Oldner A, Pettilä V, Cronhjort MB, Andersen LH, Pedersen UG, Reiter N, Wiies J, White JO, Russell L, Thornberg KJ, Hjortrup PB, Müller RG, Möller MH, Steensen M, Rjäder I, Kilsand K, Odeberg-Wernerman S, Sjobo B, Bundgaard H, Thyo MA, Lodahl D, Maerkdahl R, Albeck C, Illum D, Kruse M, Winkel P, Perner A, TRISS Trial Group; Scandinavian Critical Care Trials Group. Lower versus higher hemoglobin threshold for transfusion in septic shock. N Engl J Med. 2014;371(15):1381–91.

Imöhl M, Reinert RR, Tulkens PM, van der Linden M. Penicillin susceptibility breakpoints for Streptococcus pneumoniae and their effect on susceptibility categorisation in Germany (1997–2013). Eur J Clin Microbiol Infect Dis. 2014;33:2035–40.

Investigartor's, ProCESS; Yealy DM, Kellum JA, Huang DT, Barnato AE, Weissfeld LA, Pike F, Terndrup T, Wang HE, Hou PC, LoVecchio F, Filbin MR, Shapiro NI, Angus DC. A randomized trial of protocol-based treatment of early septic shock. N Engl J Med.

2014;370(18):1683–1693. https://doi.org/10.1056/NEJMoa1401602. Epub 2014 Mar 18. PMID: 24635773; PMCID: PMC4101700.

Jakobsen A, Skov MT, Larsen L, Trier Petersen P, Brandt C, Wiese L, et al. Herpes Simplex Virus 2 Meningitis in Adults: a prospective, nationwide, population-based cohort study. Clin Infect Dis. 2022;75(5):753–60.

Jung K, Goerdt C, Lange P, Blocher J, Djukic M, Gerber J, Spreer A, Nau R, Otto M, Schmidt H. The use of S100B and Tau protein concentrations in the cerebrospinal fluid for the differential diagnosis of bacterial meningitis: a retrospective analysis. Eur Neurol. 2011;66:128–32.

Kasanmoentalib ES, Brouwer MC, van der Ende A, van de Beek D. Hydrocephalus in adults with community-acquired bacterial meningitis. Neurology. 2010;75(10):918–23.

Kaukonen KM, Bailey M, Suzuki S, Pilcher D, Bellomo R. Mortality related to servere sepsis and septic shock among critically ill patients in Australia and New Zealand, 2000–2012. JAMA. 2014;311(13):1308.

Koelman DLH, Brouwer MC, Ter Horst L, Bijlsma MW, van der Ende A, van de Beek D. Pneumococcal Meningitis in Adults: A Prospective Nationwide Cohort Study Over a 20-year Period. Clin Infect Dis. 2022;74(4):657–67.

Leligdowicz A, Dodek PM, Norena M, Wong H, Kumar A, Kumar A. Co-operative antimicrobial therapy of septic shock database research group. Association between source of infection and hospital mortality in patients who have septic shock. Am J Respir Crit Care Med. 2014;189(10):1204.

Lepur D, Barsic B. Community-acquired bacterial meningitis in adults: antibiotic timing in disease course and outcome. Infection. 2007;35(4):225–31.

Nau R, Soto A, Brück W. Apoptosis of neurons in the dentate gyrus in humans suffering from bacterial meningitis. J Neuropathol Exp Neurol. 1999;58:265–74.

Nau R, Djukic M, Spreer A, Eiffert H. Bacterial meningitis: new therapeutic approaches. Expert Rev Anti-Infect Ther. 2013;11(10):1079–95.

Naucler P, Huttner A, van Werkhoven CH, Singer M, Tattevin P, Einav S, et al. Impact of time to antibiotic therapy on clinical outcome in patients with bacterial infections in the emergency department: implications for antimicrobial stewardship. Clin Microbiol Infect. 2021 Feb;27(2):175–81.

Neyra JA, Canepa-Escaro F, Li X, Manllo J, Adams-Huet B, Yee J, Yessayan L, Acute Kidney Injury in Critical Illness Study Group. Association of hyperchloremia with hospital mortality in critically ill septic patients. Crit Care Med. 2015;43(9):1938–44.

Ratnaike TE, Das S, Gregson BA, Mendelow AD. A review of brain abscess surgical treatment – 78 years: aspiration versus excision. World Neurosurg. 2011;76(5):431–6.

Sheybani F, Figueiredo AHA, Brouwer MC, van de Beek D. Vertebral osteomyelitis in bacterial meningitis patients. Int J Infect Dis. 2021;111:354–9.

Singer M et al. The third international consensus definitions for sepsis and septic shock (Sepsis-3). JAMA. 2016;315:801–10.

van Soest TM, Chekrouni N, van Sorge NM, Brouwer MC, van de Beek D. Bacterial meningitis presenting with a normal cerebrospinal fluid leukocyte count. J Infect. 2022;84(5):615–20.

Sterling SA, Miller WR, Pryor J, Puskarich MA, Jones AE. The impact of timing of antibiotics on outcomes in severe sepsis and septic shock: a systematic review and meta-analysis. Crit Care Med. 2015;43(9):1907–15.

Thigpen MC, Whitney CG, Messonnier NE, Zell ER, Lynfield R, Hadler JL, Harrison LH, Farley MM, Reingold A, Bennett NM, Craig AS, Schaffner W, Thomas A, Lewis MM, Scallan E, Schuchat A, Emerging Infections Programs Network. Bacterial meningitis in the United States, 1998–2007. N Engl J Med. 2011;364(21):2016.

Thwaites GE, van Toorn R, Schoeman J. Tuberculous meningitis: more questions, still too few answers. Lancet Neurol. 2013;12(10):999–1010.

Wacker C, Prkno A, Brunkhorst FM, Schlattmann P. Procalcitonin as a diagnostic marker for sepsis: a systematic review and meta-analysis. Lancet Infect Dis. 2013;13(5):426–35.

Westman G, Aurelius E, Ahlm C, Blennow K, Eriksson K, Lind L, et al. Cerebrospinal fluid biomarkers of brain injury, inflammation and synaptic autoimmunity predict long-term neurocognitive outcome in herpes simplex encephalitis. Clin Microbiol Infect. 2021;27(8):1131–6.

Teil III

Besondere Notfallsituationen

11 Psychiatrische Notfälle

M. Paulzen und M. Augustin

Inhaltsverzeichnis

11.1 **Einführung** 263

11.2 **Definition** 265

11.3 **Epidemiologie** 266

11.4 **Notfallpsychiatrisch relevante Syndrome und Störungen** 266

11.5 **Allgemeine Verhaltensweisen in einer psychiatrischen Notfallsituation** ... 266

11.6 **Diagnostik in der Akutsituation** 267

11.7 **Rechtliche Grundlagen** 268

11.8 **Pharmakotherapie** 270
    11.8.1 Pharmakotherapie in der Notfallsituation 270
    11.8.2 Pharmakotherapie in speziellen Notfallsituationen 274

Literatur 280

11.1 Einführung

Psychiatrische Notfälle als Teil der präklinischen Medizin, Notaufnahmen, somatischen wie psychiatrischen Kliniken sind oftmals gekennzeichnet durch besonders schwierige Umstände.

M. Paulzen (✉)
Alexianer Zentrum für seelische Gesundheit Aachen/Gangelt, Alexianer Aachen GmbH, Aachen, Deutschland
e-mail: m.paulzen@alexianer.de

M. Augustin
Evangelische Hochschule Rheinland-Westfalen-Lippe, Bochum, Deutschland
e-mail: marc.augustin@evh-bochum.de

Meist, aber eben nicht ausschließlich, treten sie an präklinischen Orten auf und stellen Situationen mit unmittelbar einsetzenden oder relevant werdenden, häufig mit einem Gefährdungspotenzial einhergehenden psychopathologischen Symptomen dar. Die Grundlage einer hochwertigen Versorgung bildet deren differenzialdiagnostische Einordnung und schnellstmögliche Versorgung unter Berücksichtigung aller relevanten medizinischen und juristischen Aspekte (Neu 2015).

Dabei sind psychiatrische Notfälle nicht nur häufig, ihre Anzahl nimmt offensichtlich kontinuierlich zu (Pajonk et al. 2020). Sie umfassen z. B. akute psychomotorische Erregungszustände, suizidale Krisen, Verwirrtheitssyndrome oder Intoxikationen mit psychotropen Substanzen. Sie kommen in psychiatrischen Fachkrankenhäusern, in Allgemeinkrankenhäusern, vor allem aber auch in vorgelagerten Bereichen wie dem Rettungsdienst oder in Praxen häufig vor und stellen für alle Beteiligten eine große Herausforderung dar. Teilweise sind sie lebensbedrohlich und müssen sofort behandelt werden.

Die Behandlung psychiatrischer Notfälle ist durch ein hohes Maß an Interdisziplinarität gekennzeichnet. Psychiater sind häufig nicht die erste Kontaktperson. Sehr viel häufiger geschieht der Erstkontakt mit einem Hausarzt, dem Rettungsdienst oder einem Notarzt. Einhergehend mit einem seit Jahren zu beobachtenden Anstieg stationärer psychiatrischer Aufnahmen gibt es eine Vielzahl von Hinweisen, wonach die Anzahl psychiatrischer Notfälle ebenfalls gestiegen ist (Pajonk et al. 2020). Der überwiegende Anteil psychiatrischer Notfälle und Krisen entwickelt sich jedoch außerhalb psychiatrischer Einrichtungen (Abb. 11.1) und wird primär von Hausärzten, Rettungsdienst, Notärzten und in Notaufnahmen versorgt. Notärzte und Rettungsdienstmitarbeiter stehen der Herausforderung gegenüber, psychisch kranke Menschen oftmals auch ohne die Behandlungsbereitschaft der Betroffenen versorgen zu müssen. Die Einsatzhäufigkeit aufgrund psychischer Störungen beträgt konstant zwischen 10 und 15 %, was bedeutet, dass jährlich etwa 500.000 Patienten vom Notarzt und 1,5 Mio. Patienten in Notaufnahmen aufgrund eines psychiatrischen Notfalls versorgt werden müssen (Pajonk et al. 2020).

Der Stellenwert einer psychiatrischen Notfallversorgung ist hoch. Mit beinahe 15 % aller Notfälle sind psychiatrische Notfälle etwa gleich häufig wie neurologische und unfallchirurgische Notfälle und gehören zu den Top 5 hinsichtlich der Einsatzhäufigkeit von Notärzten im Rahmen medizinischer Notfälle (Pajonk und Messer 2009). Innerhalb der Gruppe psychiatrischer Notfälle stellen Alkoholintoxikationen die größte Gruppe dar, gefolgt von Erregungszuständen und Suizidalität (Pajonk et al. 2002).

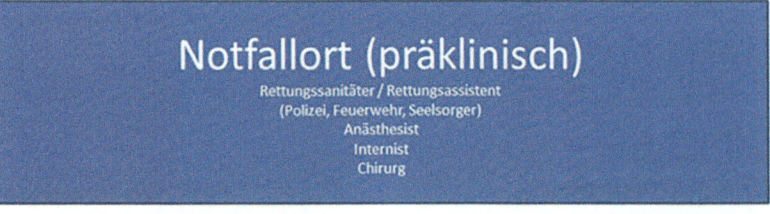

Abb. 11.1 Einsatzorte und beteiligte Personen im Falle psychiatrischer Notfälle. (Mod. nach Pajonk et al. 2020)

11.2 Definition

Unabhängig von psychischen Krankheiten geraten gelegentlich Menschen unverhofft und schicksalshaft in persönlich psychosoziale Krisensituationen. Zwar stellen diese (noch) keine psychiatrische Notfallsituation dar, münden aber oftmals in eine solche (Laux und Berzewski 2011). Ein medizinischer Notfall wird definiert als akuter lebensbedrohlicher Zustand durch Störung der Vitalfunktionen oder als Gefahr einer plötzlich eintretenden irreversiblen Organschädigung (Pschyrembel 2023). Gleichwohl reicht diese sehr eng gefasste Definition nicht aus, um die Vielzahl unterschiedlicher medizinischer Notfälle abzudecken. Einer weitergehenden Definition zufolge darf dann von einem Notfall ausgegangen werden, wenn „plötzlich und unerwartet eine wesentliche gesundheitliche Schädigung zu befürchten ist, die unverzüglich in einer besonderen Behandlungseinrichtung (z. B. einem Krankenhaus) versorgt werden muss, auch wenn noch keine unmittelbare Lebensgefahr besteht, und bei der eine Versorgung durch niedergelassene Ärzte definitiv nicht ausreicht" (Pajonk et al. 2020).

Eine Grenzziehung zwischen einem „Akutfall" und einem „Notfall" kann nicht allgemeingültig getroffen werden, sondern hängt vom jeweiligen Einzelfall ab. Von einem psychiatrischen Notfall spricht man dann, wenn das akute Auftreten oder die Exazerbation einer bestehenden psychischen Störung zu einer unmittelbaren Gefährdung von Leben und Gesundheit des Betroffenen und/oder seiner Umgebung führt und/oder einer akuten Therapie bedarf (Pajonk et al. 2000).

Von den psychiatrischen Notfällen (Tab. 11.1) kann die Notfallsituation als akuter Krankheitszustand, bei dem keine Lebensbedrohung und keine erheblichen Organfunktionsstörungen bestehen, abgegrenzt werden. Hierzu zählen unter anderem krisenhafte Entwicklungen in der Folge unerwarteter belastender Ereignisse, wenn Ereignisse und Lebensumstände auf einen Menschen einwirken, die dessen Belastungsfähigkeit im Sinne seiner psychophysischen Ressourcen und seine Bewältigungsstrategien übersteigen und seine psychische und soziale Integrität hochgradig gefährdet ist. Psychopathologische Symptome und Verhaltensauffälligkeiten führen zu einer Beeinträchtigung der psychosozialen Funktionsfähigkeit (Pajonk et al. 2020), diagnostisch zeigt sich meist das Bild einer akuten Belastungsreaktion im Sinne der Diagnosekriterien psychischer Störungen der Weltgesundheitsorganisation (ICD-10). Naturkatastrophen, Großschadensereignisse oder der plötzliche Verlust geliebter Menschen zählen zu den Ursachen.

Psychiatrische Notfälle sind oftmals durch eine Prodromalphase gekennzeichnet, die in eine Form krisenhafter Zuspitzung mit psychomotorischer Erregung, Aggressivität oder Suizidalität übergehen kann. Der psychiatrische Notfall ist dann nicht durch einen konkret erheb- und operationalisierbaren Befund definiert. Vielmehr bestehen beobachtbare Verhaltensauffälligkeiten, Störungen der psychosozialen Interaktion und psychopathologische Auffälligkeiten.

Tab. 11.1 Psychiatrische Notfälle in der präklinischen Notfallmedizin. (Mod. nach Pajonk et al. 2020 und Kardels et al. 2007)

Absolute Notfallindikation Notarztindikation	Relative Notfallindikation Keine dringliche Notarztindikation
Erfolgter Suizidversuch Konkrete Suizidpläne oder -vorbereitungen Hochgradiger Erregungszustand Aggressivität/Gewalttätigkeit im Rahmen psychischer Erkrankungen Konkrete Fremdtötungsabsichten im Rahmen psychischer Erkrankungen Schwere Intoxikationen Delir	Verwirrtheit Entzugssyndrome ohne Delir Suizidgedanken ohne konkrete Pläne Angst und Panik Akute Belastungsreaktion

11.3 Epidemiologie

Verschiedene Faktoren legen die Annahme nahe, dass die Häufigkeit psychiatrischer Notfälle in den letzten Jahren gestiegen ist. Ursächlich mag sein, dass in vielen Regionen die ambulante Versorgungssituation unzureichend ist, Erkrankungen lange unentdeckt bleiben und erst auffällig werden, wenn sich ein Notfall hieraus entwickelt hat. Die Verkürzung der stationären Verweildauer in psychiatrischen Einrichtungen und der hierdurch erhöhte Anteil nur teilstabilisierter Patienten im Übergang in ein ambulantes Versorgungssystem, das hierfür nicht ausgelegt ist, könnte die Häufigkeit beeinflussen (Pajonk et al. 2020).

Aufgrund einer steigenden Lebenserwartung erhöht sich zudem der Anteil gerontopsychiatrischer Patienten, immer umfangreichere somatische Interventionsmöglichkeiten (Transplantationschirurgie, komplexe chirurgische Eingriffe) oder komplexe pharmakologische Therapien mit hohem Interaktionspotenzial erhöhen die Wahrscheinlichkeit lebensbedrohlicher Störungen (z. B. delirante Syndrome). Darüber hinaus ist eine beobachtbare Zunahme exzessiven Substanzkonsums sowohl legaler als auch illegaler Stoffe mit einer erhöhten Anzahl von Notfällen verbunden. Schließlich spielen psychosoziale Belastungsfaktoren mit erhöhter Stressbelastung, hoher Arbeitsbelastung oder soziale Isolation eine Rolle für die Zunahme psychiatrischer Notfälle. In den zurückliegenden Jahren entstand zudem ein steigender Bedarf an psychiatrischer Notfallversorgung für Flüchtlinge und Migranten und auch die Auswirkungen der Coronapandemie haben zu einem hohen Maß an psychischer Belastung geführt (Pajonk et al. 2020; Storm 2023).

11.4 Notfallpsychiatrisch relevante Syndrome und Störungen

Das Spektrum notfallpsychiatrisch relevanter Syndrome und Störungen ist vielfältig und umfasst Suizidalität, Erregungszustände, delirante Syndrome, einhergehend mit Bewusstseinsstörungen und Verwirrtheit, Intoxikationen in suizidaler Absicht oder aufgrund akzidenteller Ursache und weitergehende substanzassoziierte Störungen wie Entzugssyndrome, paranoid-halluzinatorische Syndrome, manische Syndrome, Stupor und Katatonie, Angststörungen oder auch psychosoziale Krisen und Traumatisierungen. Hinzu kommen noch die durch Psychopharmaka ausgelösten Notfälle wie akute Dystonien/Frühdyskinesien, ein malignes neuroleptisches Syndrom oder auch ein zentrales Serotoninsyndrom, eine Lithiumintoxikation oder ein anticholinerges Syndrom.

> **Notfallpsychiatrisch relevante Syndrome**
> - Suizidalität
> - Psychomotorische Erregungszustände
> - Delirante Syndrome
> - Bewusstseinsstörungen
> - Intoxikationen
> - Substanzassoziierte Störungen wie Entzugssyndrome
> - Paranoid-halluzinatorische Syndrome
> - Manische Syndrome
> - Stupor
> - Medikamentös induzierte Notfälle

11.5 Allgemeine Verhaltensweisen in einer psychiatrischen Notfallsituation

Aufgrund der Häufigkeit und klinischen Besonderheit psychiatrischer Notfälle im präklinischen Bereich sowie in Notaufnahmen stellt der Umgang mit derartigen Situationen eine besondere Herausforderung für jeden klinisch tätigen Arzt oder das medizinische Fachpersonal dar. Neben nichtpharmakologischen Kompetenzen wie einem ruhigen und sicheren Auftreten, einer beruhigenden Zuwendung, der für den Patienten wahrnehmbaren Gewissheit, ernst genommen zu werden, einer wohlwollend direktiven Gesprächsführung mit dem Ziel eines „down talkings" und einer konsequenten Handlungsbereitschaft, stellen sehr gute (psycho-)pharmakologische Kompetenzen eine wesentliche Säule im Umgang mit psychiatrischen Akutsituationen dar (Pajonk et al. 2020).

Einer möglicherweise notwendigen medikamentösen Behandlung des psychiatrischen Notfalls sollten folgende Maßnahmen vorausgehen (Müller und Benkert 2023; Müller und Lange-Asschenfeldt 2012; Henkel und Schneider 2016):

- Abschätzen einer akuten Eigen- oder Fremdgefährdung durch den Patienten
- Ausschluss einer unmittelbaren vitalen Bedrohung durch internistische/chirurgische (Grund-)Erkrankung
- Vorläufige diagnostische Einschätzung des Notfallsyndroms (vermutete zugrunde liegende Störung, u. a. durch Fremdanamnese wie z. B. durch Polizei, Angehörige oder durch Verhaltensbeobachtung)
- Festlegung der Behandlungsstrategie und -modalität (freiwillig vs. unfreiwillig)

11.6 Diagnostik in der Akutsituation

Wie auch im somatischen Bereich, so verbleibt für die Diagnostik im Rahmen psychiatrischer Notfälle nur ein begrenzter Zeitrahmen. Neben der Einschätzung einer vitalen Gefährdung müssen Aspekte wie eine bestehende Eigen- oder Fremdgefährdung eingeschätzt werden. Darüber hinaus muss eine somatische versus eine psychiatrische sowie eine ambulante gegenüber einer stationären Behandlungsbedürftigkeit geklärt und gegebenenfalls. gegeneinander abgewogen werden. Schwierigkeiten beim Erkennen, Bewerten und bei der diagnostischen Einordnung psychopathologischer Symptome bzw. akuter psychiatrischer Syndrome ergeben sich insbesondere für den psychiatrisch unerfahrenen Untersucher dadurch, dass psychiatrische Patienten sich oftmals nicht in vergleichbarem Umfang und einer allgemeinen Verständlichkeit als Hilfesuchende zu erkennen geben. Zudem sind einige Symptome eines akuten psychiatrischen Syndroms, weil sie zum Kontinuum normalen menschlichen Verhaltens gehören können, nicht immer direkt zu erkennen (Neu 2015).

In jeder (prästationären) Untersuchungssituation müssen ein (orientierender) psychischer Untersuchungsbefund ebenso wie eine vollständige körperlich-neurologische Untersuchung erfolgen. Wichtige *Leitsymptome* psychischer Störungen in der Akutsituation sind (Neu 2015):

- Bewusstseinsstörungen
- Antriebsstörungen
- Orientierungsstörungen
- Angst
- Selbstgefährdung
- Symptome wie Mutismus, Stupor oder Dissoziation

Eine *Bewusstseinsstörung* ist immer ein Hinweis auf eine akute Funktionsstörung des Gehirns. Bei einer verminderten Vigilanz erfordert sie eine Abklärung, ob es sich um ein normalphysiologisches Phänomen wie Müdigkeit handelt oder ob eine quantitative Bewusstseinsstörung in den Dimensionen von Wachheit bis Koma vorliegt (Neu 2015). Eine Operationalisierung kann mittels der gebräuchlichen Glasgow Coma Scale erfolgen. Bewusstseinsstörungen können auf vielfältige Ursachen zurückzuführen sein. Hierzu zählen Intoxikationen, ein Entzug von Alkohol oder Drogen, ein Zustand nach einem epileptischen Anfall, ein Schädel-Hirn-Trauma, ein zerebraler Prozess bis hin zu einer Meningitis, eine metabolische Störung, ein Herz-Kreislauf-Versagen oder ein Delir.

Antriebsstörungen fallen meist schon im Zusammenhang mit einer orientierenden Beobachtung auf. So zeichnet sich eine Antriebssteigerung meist durch eine vermehrte allgemeine Aktivität aus, Unruhe und Getriebenheit bis hin zur Enthemmung und Erregung können das Bild prägen. Eine Verminderung der Antriebslage zeigt sich meist durch Bewegungsarmut, -verlangsamung und fehlende Spontanität. Erregung als wichtiges Leitsymptom ist problemlos durch Verhaltensbeobachtung zu erkennen, obgleich die diagnostische Einordnung schwierig sein kann, da Erregung bekanntlich auch zum normalen psychophysischen Verhalten gehören kann.

Orientierungsstörungen beziehen sich auf die Orientierung zu Zeit, Ort, zur eigenen Person und zur Situation. Eine Orientierungsstörung kann gelegentlich durch eine reine Verhaltensbeobachtung offensichtlich werden, manchmal zeigt sie sich aber erst im Rahmen einer gezielten Exploration. Wesentliches Kriterium zur Differenzierung eines nicht-akuten von einem akuten Bild ist der Zeitpunkt des Eintretens der Symptomatik (Neu 2015). Mögliche Ursachen einer Orientierungsstörung können ein Delir, eine Intoxikation, ein Entzugssyndrom, ein demenzielles Syndrom, ein konvulsives Ereignis, eine affektive Störung wie eine Depression oder ein zerebrales Ereignis sein. Hinzu kommen noch die Möglichkeit einer Arzneimittelwirkung oder einer metabolischen Störung (Neu 2015).

Mutismus, Stupor oder Dissoziation sind gekennzeichnet durch ein vermindertes oder aufgehobenes Sprechen sowie eine fehlende oder inadäquate Reaktion auf Ansprache. *Mutismus* zählt dabei zu den Antriebsstörungen und wird abgegrenzt vom willentlichen Schweigen (Arbeitsgemeinschaft für Methodik und Dokumentation in der Psychiatrie, AMDP 2023). *Stupor* benennt einen Zustand mit deutlich verminderter bis hin zu aufgehobener Aktivität. Ein Patient kann in dieser Situation Vorgänge seiner Umwelt mit besonderer Empfindlichkeit wahrnehmen, ist aber nicht imstande, sich aktiv daran zu beteiligen (AMDP 2023). Hauptmerkmal der *Dissoziation* ist eine Unterbrechung von normalerweise integrativen Funktionen des Gedächtnisses, der Identität oder der Wahrnehmung der Umwelt (Neu 2015). Ursächlich für dissoziative Zustände sind meist Persönlichkeitsstörungen wie die Borderline-Störung oder eine Traumafolgestörung. Stupor findet sich häufig bei depressiven Erkrankungen oder bei schizophrenen Störungen, während ein Mutismus bei beinahe allen psychiatrischen Krankheitsbildern vorkommen kann und auf eine besondere Schwere der Erkrankung hindeuten kann (Neu 2015).

Soweit möglich, sind *laborchemische Untersuchungen* wie die Bestimmung der Blutglukose (Erregungszustand bei Hypoglykämie) oder auch die Atemalkoholkontrolle in der Akutsituation durchzuführen. Von besonderer Wichtigkeit ist eine gründliche *Anamnese* – soweit möglich –, da diese es am besten erlaubt, Beschwerdeursachen richtig zuzuordnen. Die somatische Abklärung von Patienten mit psychischen Erkrankungen in der Akut- und Notfallmedizin wird ebenso wie in der Regelversorgung als „medical clearing" bezeichnet (Schwerthöffer et al. 2016) und umfasst neben einer umfassenden körperlich-neurologischen Untersuchung eine Pulsmessung, die Bestimmung von Blutdruck und Sauerstoffsättigung, Temperaturmessung und EKG-Ableitung, sowie im Verlauf eine Analyse von Blutbild, Elektrolyten, Leber- und Nierenwerten, C-reaktivem Protein (CRP), Protein und Gerinnungsparametern (Beerhorst et al. 2012).

Im Falle *akuter Suizidalität* (siehe unten) stellt die direkte, wertneutrale und einfühlsame Nachfrage das wichtigste Element zur Erkennung und Einschätzung von Suizidalität dar.

11.7 Rechtliche Grundlagen

Neben den Grundkenntnissen hinsichtlich der diagnostischen Einschätzung und der Einleitung einer symptomorientierten Therapie psychiatrischer Notfälle ist die Kenntnis der rechtlichen Rahmenbedingungen zur Behandlung psychisch Kranker auch bei Ärzten anderer Fachrichtungen sowie bei Mitarbeitern der Rettungsdienste oder der Feuerwehr besonders wichtig. Eine Besonderheit ergibt sich zudem dadurch, dass bei psychiatrischen Akuterkrankungen die Krankheitseinsicht und Kooperationsbereitschaft der Patienten eingeschränkt sein können und in akuten Gefährdungssituationen auch Behandlungen gegen den ausgesprochen (natürlichen) Willen betroffener Patienten erfolgen können und bisweilen freiheitsentziehende Maßnahmen eingeleitet werden müssen. Wichtig in diesem Zusammenhang ist der Unterschied zwischen dem natürlichen Willen, einem Rechtsbegriff, der die tatsächlich vorhandenen Absichten, Wünsche, Wertungen und Handlungsintentionen eines Menschen umfasst, und dem freien Willen, also demjenigen Willen, der nicht durch eine psychische Krankheit unfrei ist. Die beiden entscheidenden Kriterien in der Rechtsprechung für einen freien Willen sind die Einsichtsfähigkeit des Betroffenen und dessen Fähigkeit, nach dieser Einsicht zu handeln.

Die wichtigsten rechtlichen Grundlagen im Rahmen psychiatrischer Akutsituationen umfassen den rechtfertigenden Notstand (§ 34 des Strafgesetzbuches, StGB), das PsychKG (Gesetz über „Schutz" und „Hilfen" für psychisch kranke Menschen, Psychisch-Kranken-Gesetze, als Landesgesetz teilweise auch als „Unterbringungsgesetz" oder als „Freiheitsentziehungsgesetz" bezeichnet), sowie das im Jahr 2023 reformierte Betreuungsrecht (§§ 1814–1881) des BGB (Bürgerliches Gesetzbuch).

> **Rechtliche Grundlagen im psychiatrischen Notfall (nach Mavrogiorgou et al. 2011; Henking 2022)**
> - Der *rechtfertigende Notstand* (§ 34 StGB) erlaubt ärztlich indizierte Behandlungsmaßnahmen
>   – Zur Abwendung von Gefahr im Notfall
>   – Auch ohne Einwilligung des Patienten
> - *PsychKG* (öffentlich-rechtliche Unterbringung)
>   – Regelt die Unterbringungsmodalitäten („Zwangseinweisung")
>   – Ist bundesländerspezifisch
>   – Unterbringung kann bei Eigen- oder Fremdgefährdung durch jeden Arzt und Bürger beim Gericht angeregt werden. Im PsychKG NRW beispielsweise betonen die Ausführungen eine akute und erhebliche Eigengefährdung oder Gefährdung bedeutender Rechtsgüter anderer
>   – Die Unterbringung erfolgt durch einen richterlichen Beschluss
> - *BGB* (Betreuungsrecht §§ 1814–1881)
>   – Bei krankheitsbedingtem Unvermögen des Patienten, seine Angelegenheiten zu regeln, kann eine Betreuung eingerichtet werden; wenn dies schon besteht, kann der Betreuer hinzugezogen werden
>   – Ein Antrag hierfür kann beim zuständigen Gericht eingereicht werden und wird meist nach fachärztlichem (psychiatrischem) Gutachten entschieden
>   – Die Betreuung kann zeitlich und für umschriebene Wirkungsbereiche (z. B. Gesundheitsfürsorge, Aufenthaltsbestimmung) begrenzt werden
>   – Innerhalb der rechtlichen Betreuung soll nur so viel Betreuung stattfinden, wie tatsächlich erforderlich ist

Außerhalb von Notfallsituationen bieten nach der Rechtsprechung des Bundesgerichtshofs weder die betreuungsrechtlichen noch die unterbringungsrechtlichen Vorschriften nach Landesrecht eine ausreichende Ermächtigungsgrundlage für die Zwangsbehandlung von psychisch erkrankten Menschen. In der Akutsituation eines psychiatrischen Notfalls greift unter Wahrung der Angemessenheit der Mittel der *rechtfertigende Notstand*, wenn ein sog. Rechtfertigungsgrund vorliegt. Der rechtfertigende Notstand (§ 34 StGB) setzt eine gegenwärtige, dabei nicht anders abzuwendende Gefahr für Leib und Leben des Patienten voraus. Hierbei sind das bedrohte Rechtsgut und der Grad der Gefahr gegen das zu verletzende Rechtsgut und der Grad seiner Beeinträchtigung abzuwägen. Es muss das bedrohte Rechtsgut wesentlich überwiegen. In der Rechtsprechung des Bundesgerichtshofes (BGH) übernimmt jeder Arzt, der die Behandlung eines Patienten übernimmt, eine sog. Garantenstellung. Es kann auf diesem Wege eine Körperverletzung oder eine fahrlässige Tötung durch Unterlassen begangen werden, indem der Garant (z. B. der Notarzt) Maßnahmen unterlässt, die ihm möglich wären, um das Fortschreiten einer Erkrankung oder den Eintritt des Todes zu verhindern.

Insbesondere im Rahmen psychiatrischer Notfallsituationen dürfen in Situationen einer akuten (erheblichen) *Eigen- oder Fremdgefährdung* dringend erforderliche (unterbringungsähnliche) freiheitsentziehende Maßnahmen vorgenommen oder weitergeführt werden. Zu den sog. unterbringungsähnlichen Maßnahmen zählt z. B. auch eine *Fixierung* (vgl. rechtfertigender Notstand). Generell ist bei Fixierungen Folgendes zu beachten (Steinert und Hirsch 2019):

- Zwangsmaßnahmen wie Fixierungen sollten eine Ausnahmesituation darstellen und sind nur durchzuführen, wenn Situationen anders nicht zu bewältigen sind.
- Grundsätzlich soll die Maßnahme angewandt werden, die am wenigsten in die Rechte des Betroffenen eingreift (Unterbringung in gefahrlosen Raum, Festhalten statt Fixierung).
- Bei absehbar nicht nur kurzfristigen (weniger als 30 min) oder sich regelmäßig wiederholenden Fixierungen ist vorab eine gerichtliche Genehmigung einzuholen bzw. im Notfall nachträglich nach Anwendung der Fixierung.
- Für die Dauer der Fixierung bedarf es einer ständigen personellen, d. h. 1:1-Betreuung.
- Mindestens alle 15 min sollte kontinuierlich eine Vitalzeichenkontrolle erfolgen.
- Regelmäßiges Überprüfen des Sitzes der Gurte (mindestens alle 15 min), Achten auf Druckstellen. Verwendung von geeignetem Fixiermaterial, keine Klettbänder oder Mullbinden.
- Lückenlose Dokumentation durch Führen eines Fixierprotokolls.

Kasuistik
Ein 30-jähriger Mann unbekannter Identität wird von Passanten an einer Bushaltestelle nicht ansprechbar aufgefunden. Umgehend wird der Rettungsdienst verständigt. Die Vitalzeichen sind unauffällig, der Blutzuckerwert liegt mit 90 mg/dl im Normalwertbereich. Der Mann riecht stark nach Alkohol. Unter i.v.-Volumensubstitution mit einer kristalloiden Lösung wird der Patient in die Notaufnahme eines nahe gelegenen Krankenhauses verbracht. Hier zeigt sich eine Blutalkoholkonzentration von 3,3 Promille. Ein weiteres Substanzscreening verbleibt negativ. Rasch kommt der Mann zu sich und wird zunehmend aggressiv, was sich vor allem hindernd auf die Arbeit des ZNA(Zentrale Notaufnahme)-Personals auswirkt. Er ist überdies gang- und standunsicher. Bei weiterhin normalen Blutzuckerwerten und Kreislaufstabilität wird dem Patienten empfohlen, sich ruhig zu verhalten und auszuschlafen. Da die Appelle keine Wirkung zeigen, erfolgt nach ärztlicher Untersuchung die Einleitung einer Unterbringung gemäß PsychKG NRW, indem das ärztliche Zeugnis an die zuständige Ordnungsbehörde übermittelt wird. Mit Rückbestätigung einer sofortigen Unterbringung gemäß § 14 PsychKG NRW wird der Patient gegen seinen Willen in die psychiatrische Abteilung des Krankenhauses untergebracht. Grundlage der später richterlich genehmigten Unterbringung gemäß § 1 PsychKG NRW war damit eine akute erhebliche Gefährdung bedeutender Rechtsgüter anderer aufgrund einer psychischen Krankheit (hier Alkoholintoxikation bei Alkoholabhängigkeit).

11.8 Pharmakotherapie

Möglichst sollte aufgrund verfügbarer Informationen eine erste syndromale Verdachtsdiagnose gestellt werden, anhand derer sich die psychopharmakologische Behandlung orientiert. Nichtpharmakologische Maßnahmen wie verbale Deeskalation oder eine Reizabschirmung sollten immer begleitend angewendet werden. Im Rahmen einer verbalen Deeskalation erscheint hilfreich, wenn nur eine Person das Gespräch mit dem Patienten führt. Im Falle der Anwendung einer pharmakologischen Behandlungsstrategie sollte – soweit möglich – der Patient in die Entscheidung mit einbezogen werden. In jedem Fall sind bei der Anwendung eines Psychopharmakons die rechtlichen Grundlagen zu beachten (Abschn. 11.7).

11.8.1 Pharmakotherapie in der Notfallsituation

Antipsychotika
Antipsychotika (Tab. 11.2) sind Substanzen, die eine antipsychotische Wirkung besitzen, d. h.

Tab. 11.2 Antipsychotika für (präklinische) psychiatrische Notfallsituationen. (Nach Pajonk et al. 2020; Müller und Benkert 2023; Müller und Lange-Asschenfeldt 2012)

Substanz	Indikation/Zulassung	Dosierung	Besonderheiten	Vorsicht/Nachteil
Haloperidol (z. B. Haldol®)	Psychotische und delirante Zustandsbilder Psychomotorische Unruhe	i.m./p.o.: 5–10 mg, bei älteren Patienten geringer (zunächst 0,5–1,5 mg) Höchstdosis in Akutsituationen besser nicht über 15–20 mg	Hohes Wirkpotenzial, v. a. in niedrigerer Dosis und bei kurzer Anwendung relativ gute kardiovaskuläre Verträglichkeit Hohes EPS-Risiko v. a. in hohen Dosisbereichen Kombination mit BZD möglich Mittel der Wahl bei Erregungszuständen im Rahmen von (Alkohol-) Intoxikationen	QTc-Verlängerung möglich, Frühdyskinesien. Intravenöse Gabe wird laut Fachinformation nicht empfohlen. Nur bei Monitorüberwachung (Risiko ventrikuläre Arrhythmien!)
Risperidon (z. B. Risperdal®)	Schizophrenie; manische Episoden; Kurzzeitbehandlung (bis 6 Wochen) von anhaltender Aggressivität bei Patienten mit mäßiggradiger bis schwerer Alzheimer-Demenz (wenn Risiko für Eigen- und Fremdgefährdung)	p.o.: initial 1–2 mg Höheres Lebensalter/Demenz: 0,25–1 mg Höchstdosis 12 mg	Als Schmelztablette/Saft verfügbar; keine i.m.-Präparation für die Akutbehandlung Antipsychotisch-beruhigende Eigenschaften, keine anticholinergen Eigenschaften	EPS, orthostatische Hypotonie möglich, auch QTc-Verlängerung, Prolaktinanstieg
Olanzapin (z. B. Zyprexa®)	Psychotische Zustandsbilder Psychomotorische Unruhe bei Schizophrenie und Manie	i.m. 2,5–5 mg als Einzeldosis; max. 20 mg/Tag p.o.: initial 10–20 mg	Problemloser Übergang in p.o.-Erhaltungstherapie Schnell lösliche p.o.-Applikationsform (Velotab) verfügbar, geringeres EPS-Risiko	QTc-Verlängerung möglich, selten Bei i.m.-Behandlung schnelle Umstellung auf p.o.-Applikation anstreben Keine i.v.-Applikation. Kombination mit parenteralem BZD wird nicht empfohlen. Cave: Kombination mit Alkohol
Aripiprazol (z. B. Abilify®)	Agitiertheit und Verhaltensstörungen bei Schizophrenie oder manischen Episoden bei Bipolar-I-Störung	i.m. 9,75 mg als Einzeldosis, ggf. auch niedrigere Dosis von 5,25 mg (0,7 ml) bei Vormedikation Wiederholung nach 2 h möglich, maximal 3 Injektionen innerhalb von 24 h Höchstdosis 30 mg/Tag Gabe nur wenige Tage	Keine bedeutsame Verlängerung des QTc-Intervalls Schnell lösliche p.o.-Applikationsform möglich	Schnelle Umstellung auf p.o.-Applikation anstreben Vorsicht bei Kombination mit BZD und anderen Psychopharmaka, aber wahrscheinlich beste Verträglichkeit der i.m.-atypischen Antipsychotika mit BZD

(Fortsetzung)

Tab. 11.2 (Fortsetzung)

Substanz	Indikation/Zulassung	Dosierung	Besonderheiten	Vorsicht/Nachteil
Loxapin (z. B. Adasuve®)	Leichte bis mittelschwere Agitiertheit bei Schizophrenie und bipolarer Störung	9,1 mg zur Inhalation ggf. nach 2 h zweite Dosis, max. 2 Inhalationen/Tag	Einziges Inhalationspräparat Anwendung nur im Krankenhausumfeld unter Aufsicht von medizinischem Fachpersonal	Bronchodilatatorische Therapie mit β-Sympathomimetikum muss verfügbar sein (Bronchospasmus)
Promethazin (z. B. Atosil®)	Unruhe und Erregungszustände im Rahmen psychiatrischer Grunderkrankungen	p.o./i.m./i.v.: initial in der Regel 25 mg, Wiederholung nach 2 h, maximal kurzzeitig 200 mg/Tag bei schweren Unruhe- und Erregungszuständen	Gut sedierende Eigenschaften ohne merkliche antipsychotische Wirkung, Kombination mit Haloperidol i.m. in Akutsituationen evaluiert	QTc-Zeit Verlängerung möglich, häufig Mundtrockenheit, anticholinerge Wirkungen *Cave*: Vorsicht bei Intoxikationen mit Alkohol oder anderen Psychopharmaka, Senkung Krampfschwelle
Melperon (z. B. Eunerpan®)	Dämpfung leicht- bis mittelgradiger psychomotorischer Unruhe und Erregungszustände	p.o.: initial 50–100 mg, nicht mehr als 400 mg/24 h	Gute sedierende Eigenschaften bei mäßiger antipsychotischer Wirkung, fehlende anticholinerge Eigenschaften	QTc-Zeit Verlängerung, orthostatische Dysregulation, potenter Cytochrom-2D6-Blocker, *Cave*: Interaktionen
Pipamperon (z. B. Dipiperon®)	Schlafstörungen, psychomotorische Erregungszustände	40–120 mg, nicht mehr als 360 mg/24 h	Gute sedierende Eigenschaften, geringe antipsychotische Wirkung, fehlende anticholinerge NW, gut geeignet für ältere Patienten	Teilweise orthostatische Hypotonie möglich, keine parenterale Applikation

BZD Benzodiazepine, *EPS* extrapyramidalmotorische Störungen, *i.m.* intramuskulär, *i.v.* intravenös (auch per infusionem), *NW* Nebenwirkungen, *p.o.* orale Applikation gegen psychotische Symptome wirken, ohne dabei das Bewusstsein und die intellektuellen Fähigkeiten wesentlich zu beeinflussen. Die Patienten gelangen in einen Zustand von relativer Indifferenz gegenüber ihrer Umwelt, die psychomotorische Erregung wird vermindert, die innere Spannung und Angst verringert und der Antrieb reduziert. Akute psychotische Episoden werden vom Patienten als weniger quälend erlebt (Pajonk et al. 2006).

Benzodiazepine

Benzodiazepine (BZD; Tab. 11.3) stellen die dominierende Gruppe angstlösender Psychopharmaka dar. Sie verfügen dabei über einen anxiolytischen und sedierenden Effekt. In der psychiatrischen Notfallsituation gehören BZD zu den wichtigsten Arzneimitteln. Bei psychiatrischen Notfällen sollten BZD monotherapeutisch bei ausgeprägter Erregung, vor allem bei fehlenden Hinweisen auf eine Alkohol- oder Sedativaintoxikation zum Einsatz kommen. Bei in der Notfallsituation meist unklaren Intoxikationszuständen sollten Benzodiazepine wegen des hohen Risikos einer Atemdepression nicht gegeben werden. Besonderes Augenmerk bezüglich einer Atemdepression ist auch bei der i.v.-Gabe zu legen. Zur Sedierung und Anxiolyse wird meist Lorazepam als relativ kurz wirksames BZD empfohlen. Bei älteren Patienten führt ein nicht zu vernachlässigendes Delirrisiko zu einer zurückhaltenden Anwendungsbereitschaft.

Tab. 11.3 Benzodiazepine für (präklinische) psychiatrische Notfallsituationen (nach Pajonk et al. 2020; Müller und Benkert 2023; Müller und Lange-Asschenfeldt 2012)

Lorazepam (z. B. Tavor®)	Psychomotorische Unruhe, Adjuvans bei stärkerer Agitation (v. a. Kombination mit Haloperidol) Angstzustände, Akute Suizidalität	i.v./i.m.: initial 0,5–1 mg p.o.: initial 1–2,5 mg ggf. Wiederholung alle 60 min, nicht mehr als 7,5 mg/24 h	Relativ kurze HWZ (12–16 h), keine aktiven Metaboliten Gut steuerbar	Hypotonie und Atemdepression, insbesondere in hohen Dosen und bei i.v.-Gabe i.v.-Applikation sehr langsam (nicht mehr als 2 mg/min)! Tavor pro injectione® muss bei 2–8 °C gelagert werden Keine Gabe bei Intoxikationen!
Diazepam (z. B. Valium®)	Symptomatische Behandlung von akuten und chronischen Spannungs-, Unruhe- und Angstzuständen	Initial 5–10–20 mg p.o./i.m./i.v. Höchstdosis 60 mg/Tag, Ausnahme in der symptomgesteuerten Alkohol-Entzugsbehandlung.	Lange HWZ (bis zu 200 h), aktiver Metabolit; rasche Wirkung, lang anhaltend, schlecht steuerbar; Kumulationsgefahr	*Cave*: Hypotonie und Atemdepression möglich, insbesondere in hohen Dosen und bei i.v.-Gabe i.v.-Applikation sehr langsam! Schlechte Resorption bei i.m. Gabe. Keine Gabe bei Intoxikationen!
Midazolam (z. B. Dormicum®)	Keine psychiatrische Indikation bzw. Zulassung	Keine Verabreichung	KI: akute Alkohol-, Schlafmittel- oder Psychopharmakaintoxikation	Keine Indikation bei psychiatrischen Notfällen Keine Gabe bei Intoxikationen!

HWZ Halbwertszeit, *i.m.* intramuskulär, *i.v.* intravenös (auch per infusionem), *NW* Nebenwirkungen, *p.o.* orale Applikation, *KI* Kontraindikation

11.8.2 Pharmakotherapie in speziellen Notfallsituationen

Akute Suizidalität

Suizidalität subsumiert alle Erlebens- und Verhaltensweisen von Menschen, die in Gedanken, durch aktives Handeln oder passives Unterlassen oder durch Handeln lassen den Tod anstreben bzw. als mögliches Ergebnis einer Handlung in Kauf nehmen (DGPPN et al. 2022; Wolfersdorf et al. 2015). Suizidalität stellt eine akute psychiatrische Notsituation in der Regel im Kontext einer psychischen Erkrankung und psychosozialen Notsituation dar und ist damit Ausdruck eines psychiatrischen Notfalls (Wolfersdorf und Etzersdorfer 2022). Zu den Risikogruppen (sog. „high-risk groups") zählen psychisch Kranke, vor allem depressiv Kranke, junge schizophren erkrankte Männer, Suchtkranke (Drogen, Alkohol), Menschen mit Suizidalität in der Vorgeschichte sowie Menschen jeglichen Alters und Geschlechtes in schwierigen, belastenden, nicht erträglichen Lebenssituationen (Arbeitslosigkeit, Scheidung, ältere Männer, z. B. nach Verwitwung oder Menschen mit chronischen Schmerzsyndromen) (Wolfersdorf et al. 2015; Neuner und Schneider 2017).

> **Wichtige, mit dem Begriff Suizidalität verbundene Begrifflichkeiten**
> - Suizid = absichtliche Selbsttötung
> - Suizidversuch = Selbsttötung kann beabsichtigt sein oder „nur" Ausdruck eines Wunsches nach Ruhe sein
> - Parasuizid = Impuls, sich zu verletzen ohne konkrete Tötungsabsicht
> - Suizidideen = Nachdenken über Tod, Entwicklung von Todesideen bis hin zu Plänen
> - Erweiterter Suizid = Tötung der eigenen und fremder Personen.

Mindestens 90 % aller Suizide stehen in einem Zusammenhang mit einer psychischen Erkrankung, wobei etwa drei Viertel aller Suizide angekündigt werden und jeder Hinweis auf Suizidalität entsprechend ernst zu nehmen ist. Weil Suizidversuche mindestens 10-mal häufiger sind als vollendete Suizide (Suizidrate in Deutschland ca. 11 Fälle pro 100.000 Einwohner/Jahr), stellt die akute Suizidalität alleine zahlenmäßig die Notfallversorgung vor eine erhebliche Herausforderung.

Psychopathologische Auffälligkeiten als *Risikofaktoren* suizidalen Verhaltens sind (Neuner und Schneider 2017):

- Schwere depressive Zustände
- Gefühl einer Hilflosigkeit oder eines Ausgeliefertseins
- Erleben bedrohlicher Umweltveränderungen, Wert- und Orientierungsverlust
- Hoffnungslosigkeit, fehlende Zukunftsperspektive
- Gefühl von Wertlosigkeit und Schuld
- Quälende Unruhe, Getriebenheit, massive Anspannung
- Psychotische Angst- und Panikzustände
- Einfluss imperativen Stimmenhörens mit Suizidaufforderung
- Wahnhaft-depressive Symptomatik als Zeichen generalisierter und höchster Einengung
- Paranoide Verfolgungsängste mit existenziellem Bedrohtheitserleben.

In der Notfallsituation einer akuten suizidalen Krise (Suizididee, drängende Suizidabsicht mit Handlungsdruck) ist neben einem wertneutralen ruhigen Gespräch meist immer eine begleitende Psychopharmakotherapie indiziert: Benzodiazepine wie Lorazepam oder atypische sedierende Antipsychotika wie Olanzapin (auch in der i.m.-Formulierung) oder die orale Gabe von Quetiapin (Wolfersdorf et al. 2015). Seit Ende 2019 ist in Deutschland zudem Esketamin (Spravato®) in Form eines Nasesprays zugelassen (Einzeldosis 28 mg). Gemäß Fachinformation gilt, dass Spravato® in Kombination mit einer oralen antidepressiven Therapie bei erwachsenen Patienten mit einer mittelgradigen bis schweren Episode einer Major Depression als akute Kurzzeitbehandlung zur schnellen Reduktion depressiver Symptome, die nach ärztlichem Ermessen einem psychiatrischen Notfall entsprechen, angewendet wird. Die empfohlene Dosierung im Rahmen der akuten Kurzzeitbehandlung eines psychiatrischen Notfalls beträgt 84 mg (3-mal 28 mg) 2-mal wöchentlich für 4 Wochen.

Für konkrete medizinische Notfallsituationen kommt der Frage nach der sog. Freiverantwortlichkeit einer Suizidhandlung keine praktische Bedeutung zu.

▶ Die Rettung nach einem Suizidversuch oder die Verhinderung einer Suizidhandlung (unter Beachtung des immer vor gehenden Eigenschutzes) ist bei den in der Regel im Notfall geringen zur Verfügung stehenden Hintergrundinformationen unabdingbar und damit ethisches und ärztliches Gebot. Bei Suizidgefährdung ist das Ziel aller Maßnahmen, eine dauerhafte Beobachtung zu gewährleisten und suizidale Handlungen zu verhindern. Diese (Zwangs-)Maßnahmen müssen schonend und im Rahmen der Verhältnismäßigkeit durchgeführt werden (Hambrecht und Venzlaff 2021).

Indikationen für eine *stationäre Einweisung* bei Suizidalität sind in Anlehnung an die S3-Leitlinie/Nationale VersorgungsLeitlinie Unipolare Depression (DGPPN et al. 2022):

- Akute Suizidgefährdung
- Medizinische Versorgungsnotwendigkeit nach einem Suizidversuch
- Behandlungsnotwendigkeit der zugrunde liegenden psychischen Störung
- Unsicherheit bezüglich einer hinreichend zuverlässigen Einschätzung der Suizidalität
- Fehlen einer tragfähigen therapeutischen Beziehung
- Fortbestehen von Suizidalität trotz initial adäquater Behandlung

(Akute) psychomotorische Erregungszustände

Agitiertheit und psychomotorische Unruhe bis hin zu akuten Erregungszuständen gehören zu den häufigsten psychiatrischen Notfallsituationen. Meist sind Antrieb und Motorik gesteigert, Merkmale wie Gereiztheit, Affektschwankungen, Sitzunruhe, zielloses Umherschreiten, Aggressivität bis hin zum Kontrollverlust kennzeichnen die akute Situation (Tab. 11.4).

Das *Ursachenspektrum*, die syndromale Ausprägung von akuten Erregungszuständen und die pharmakologischen Behandlungsoptionen sind dabei vielfältig (Tab. 11.5). Grundsätzlich empfiehlt sich in jeder Situation akuter Erregungszustände das Einhalten gewisser Verhaltensregeln. So sollte ein ausreichender und adäquater Abstand gewahrt bleiben, nur eine Person sollte das Gespräch führen, die sich durch ein ruhiges und sicheres Auftreten auszeichnet. Der Patient sollte ernst genommen werden, und mithilfe einer beruhigende Zuwendung sollte zunächst versucht werden, die Situation verbal zu deeskalieren.

▶ Grundsätzlich gilt aber, dass der Selbstschutz der Beteiligten immer Vorrang hat.

Tab. 11.4 Charakteristika des akuten Erregungszustands. (Nach Mavrogiorgou und Juckel 2015)

Steigerung von Antrieb und Psychomotorik	Psychomotorische Erregung mit starkem Bewegungsdrang *Cave:* Wechsel von Ruhe und Erregung
Affektive Enthemmung und Gereiztheit	Angst, Panik, Gespanntheit, Gereiztheit, zielgerichtete Aggressionen bis hin zum ungezielten aggressiven Verhalten, blindwütiges Toben, inadäquat gesteigertes Selbstwertgefühl
Kontrollverlust evtl. mit raptusartigen Gewalttätigkeiten („Gespanntheit")	Unvorhergesehenes raptusartiges Auftreten vor allem aggressiver Verhaltensweisen, evtl. ausgelöst durch unspezifische oder belanglose Reize
Weitere Psychopathologie	Formale Denkstörungen, Wahn, Halluzinationen, Bewusstseinsstörungen, Orientierungsstörungen
Vegetative Begleitsymptome	RR-Anstieg, Tachykardie, Hyperthermie, Schwitzen, gastrointestinale Symptome

Tab. 11.5 Empfehlungen zur Behandlung von Erregungszuständen. (Nach Müller und Benkert 2023 auf der Grundlage von Wilson et al. 2012)

Unklarer oder komplexer Erregungszustand	Psychotischer Erregungszustand bei bekannter psychischer Grunderkrankung	Delir ohne Hinweise auf Entzug (Alkohol, BZD) oder Intoxikation	Delir mit Hinweisen auf Entzug (Alkohol, BZD)	Intoxikation mit zentralnervös stimulierenden Substanzen (v. a. Amphetamine, Kokain)	Intoxikation mit zentralnervös dämpfenden Substanzen (v. a. Alkohol)
Kein Hinweis auf Intoxikation, Entzug oder Delir	1. AAP p.o. – Risperidon 1–2 mg – Olanzapin 5–10 mg	Internistische Basisbehandlung, BZD vermeiden	1. Clomethiazol p.o. oder Lorazepam p.o. oder Diazepam p.o.	1. BZD (Lorazepam, Diazepam) p.o.	BZD vermeiden
Ohne psychotische Symptome: Lorazepam, Diazepam	2. KAP p.o. – Haloperidol 2–10 mg und Lorazepam	1. AAP p.o.(KAP p.o.) – Risperidon 1–2 mg – Olanzapin 5–10 mg – Haloperidol ≤ 5 mg			1. Haloperidol p.o. 2–10 mg
Mit psychotischen Symptomen: Wie beim psychotischen Erregungszustand	3. KAP i.m.(p.inh.) – Haloperidol 2–10 mg i.m. + Lorazepam, Loxapin p.inh. – Zuclupenthixolacetat 50–150 mg i.m. 1- bis 2-malige Wiederholung alle 2–3 Tage	2. KAP i.m. – Haloperidol 3–10 mg	2. Lorazepam oder Diazepam i.m. oder langsam i.v.	2. Lorazepam oder Diazepam i.m. oder langsam i.v.	2. Haloperidol i.m. 2–10 mg
	4. AAP i.m. – Olanzapin 10 mg – Aripiprazol 5,25–9,75 mg	3. ggf. AAP i.m. – Aripiprazol 5,25–9,75 mg	ggf. + Haloperidol p.o. oder i.m. 1–10 mg/Tag bei psychotischen Symptomen + Clonidin s.c./p.o. bei vegetativem Hyperarousal		

BZD Benzodiazepine, *AAP* Atypische Antipsychotika, *KAP* konventionelle Antipsychotika

Die Behandlung eines Delirs ist wenig empirisch abgesichert, auch wenn seit einigen Jahren eine S1 Leitlinie der Deutschen Gesellschaft für Neurologie (Maschke et al. 2020) existiert, sodass die Empfehlung für AAP oder KAP gleichberechtigt scheint. Die American Psychiatric Association (APA) empfiehlt in ihrer Leitlinie aus dem Jahr 1999 Haloperidol, die britischen NICE Guidelines empfehlen ebenfalls eine niedrigdosierte Gabe von Haloperidol. Wahrscheinlich bestehen die besten Erfahrungen mit Haloperidol

Hinsichtlich des Einsatzes einer syndromorientierten Psychopharmakotherapie müssen die entsprechenden Rechtsgrundlagen beachtet werden.

Die Notfalltherapie bei unklaren psychomotorischen Erregungszuständen ohne Hinweis auf ein delirantes Syndrom, eine Intoxikation oder ein Entzugssyndrom sollte in der Basistherapie mit einem *Antipsychotikum* erfolgen (Müller und Benkert 2023). Als geeignete Antipsychotika gelten Risperidon 2 mg p.o., Haloperidol 5–10 mg p.o. oder i.m., ggf. 1- bis 2-malige Wiederholung im Abstand von 30 min. Bei älteren Patienten sowohl Risperidon als auch Haloperidol in niedrigerer Dosierung (0,5–2 mg). Als Alternativen bieten sich Olanzapin 10–20 mg p.o., Aripiprazol 9,75 mg i.m. oder auch Olanzapin in intramuskulärer Formulierung an. Im Falle fehlender psychotischer Symptome oder als Komedikation ist vor allem Lorazepam 1–2 mg p.o. (sinnvoll: Expidet-Formulierung) hilfreich. Auch eine parenterale Gabe von BZD ist möglich, dann aber nicht in Kombination mit Olanzapin i.m. Eine maximale Tagesdosierung von 7,5 mg Lorazepam sollte nicht überschritten werden.

Da Erregungszustände häufig mit einer starken Sympathikusaktivierung verbunden sind, kommen vermehrt auch zentrale *Sympathikolytika* wie Clonidin oder Dexmedetomidin zum Einsatz. Deren agonistische Wirkung an α_2-Adrenorezeptoren führt zu einer verminderten Freisetzung von Noradrenalin, wodurch eine schlafähnliche Sedierung erreicht wird. Dexmedetomidin wirkt offensichtlich anxiolytisch, analgetisch und im Vergleich zu BZD weniger deliriogen (Müller und Benkert 2023).

Grundsätzlich gilt bei aggressiven Patienten für den Fall, dass eine verbale Deeskalation nicht zur Herstellung einer ausreichenden Sicherheit beiträgt, das Prinzip einer „rapid tranquilization" (RT), womit die schnelle Sedierung erregter und gewalttätiger Patienten mit zu diesem Zwecke geeigneten Psychopharmaka gemeint ist (Pajonk und D'Amelio 2009; Dubin und Feld 1989). Die Therapie sollte dabei entweder mit einem Antipsychotikum wie Haloperidol oder mit einem Benzodiazepin wie Lorazepam oder mit einer Kombination aus beidem erfolgen.

Erregungszustände, die ihre Ursache in der Einnahme *zentralnervös dämpfender Substanzen* haben (Alkohol, BZD), sollten in keinem Fall mit der Gabe eines Benzodiazepins behandelt werden. Die Unterscheidung zwischen Alkoholentzugssymptomen und einer akuten Intoxikation mit Alkohol ist jedoch nicht immer einfach. Die Unsicherheit ist in der akuten Notfallsituation meist nicht zu beseitigen, was die Notwendigkeit zur Zurückhaltung beim Einsatz zentral dämpfender Psychopharmaka unterstreicht. Insbesondere sei auf die fehlende Indikation zur Gabe des häufig angewandten Midazolams (Tab. 11.2) hingewiesen. Auch Lorazepam sollte im Falle einer Alkohol- oder Benzodiazepinintoxikation keine Anwendung finden.

In der Indikation der Behandlung eines Erregungszustands bei (unklarer) Intoxikation mit *psychotropen Substanzen* bestehen klinisch die besten Erfahrungen mit Haloperidol (p.o. oder i.m.), vor allem vor dem Hintergrund einer nicht gewollten Atemdepression. Hinweise für einen bevorzugten Einsatz von neueren Antipsychotika wie Risperidon oder Olanzapin gibt es bislang nicht. Hingegen sind bei Intoxikation mit Stimulanzien, Kokain oder sonstigen zentralnervös stimulierenden Substanzen Benzodiazepine bevorzugt einzusetzen. Da sich in der Akutsituation eines psychiatrischen Notfalls aber die genaue syndromale Zuordnung nicht abschließend klären lässt, sollte unter dem Gebot eines zurückhaltenden Einsatzes zunächst gemäß dem Vorgehen bei einer unklaren Intoxikation vorgegangen werden.

Delirante Syndrome

Unter einem deliranten Syndrom oder Delir versteht man eine akute organische Psychose mit unterschiedlicher, meist multifaktorieller Genese. Als Leitsymptome gelten Bewusstseins-, Aufmerksamkeits- und kognitive Störungen wie mnestische Störungen oder Verwirrtheit sowie Desorientiertheit und meist eine auftretende psychomotorische Unruhe.

Oftmals treten Halluzinationen oder eine erhöhte Suggestibilität hinzu, das klinische Bild kann sehr vielschichtig und symptomreich sein. Zwei Ausprägungstypen lassen sich unterscheiden: das *hyperaktive* und das *hypovigilant-hypoaktive delirante Syndrom*, wobei die Übergänge fließend sind. Charakteristisch ist die Entwicklung bis hin zu einem Vollbild binnen kürzester Zeit, ebenso wie eine Fluktuation in der Ausprägung (Müller und Benkert 2023).

▶ Jedes Delir ist ein akuter, lebensbedrohlicher Zustand und erfordert eine Krankenhausbehandlung, wobei eine kontinuierliche Überwachung der Vitalparameter dringend geboten ist.

Zur Notfalltherapie eines deliranten Syndroms gehören neben einer internistischen Basistherapie, die u. a. eine Flüssigkeitszufuhr bei Exsikkose, wenn nötig einen Elektrolytausgleich (Hyponatriämie als Ursache), eine kardiale Stabilisierung sowie ggf. eine Sauerstoffzufuhr. Medikamentös sollte gemäß dem Prinzip „primum non nocere" eine Beschränkung auf das Notwendigste, insbesondere der Verzicht auf anticholinerg wirksame Substanzen erfolgen. Zur psychopharmakologischen Basistherapie deliranter Syndrome ist in Abhängigkeit einer möglichen psychomotorischen Erregung mit niedrigen Dosen eines Antipsychotikums beispielsweise mit 0,5–1 mg Risperidon oder Haloperidol 1–2 mg zu beginnen. Auch eine parenterale Gabe von Haloperidol in niedriger Dosierung (1–2 mg i.m., 2- bis 4-stündlich) unter deutlicher Unterschreitung der Zulassungsgrenze ist denkbar. Anticholinerge Substanzen sollten dringend vermieden werden, auch Benzodiazepine besitzen insbesondere bei älteren Patienten ein erhebliches deliriogenes Potenzial; selbiges gilt für Opioide oder Antihistaminika, die ebenfalls delirante Syndrome verstärken können (Müller und Benkert 2023).

Gemäß den Ausführungen in der S1 Leitlinie Delir und Verwirrtheitszustände inklusive Alkoholentzugsdelir der Deutschen Gesellschaft für Neurologie (Maschke et al. 2020) sollten konventionelle Antipsychotika (KAP) wie Haloperidol oder atypische Antipsychotika (AAP) wie Risperidon bzw. Ziprasidon nur mit großer Zurückhaltung eingesetzt werden. Die Aufenthaltsdauer auf der Intensivstation werde dadurch nicht verkürzt. Medikamentöse Strategien zur Delirvermeidung beschränkten sich auf das Absetzen von Risikomedikationen und die Vermeidung von Psychopharmaka und Substanzen mit anticholinerger Wirkung. Demnach haben neben der medikamentösen Therapie nichtpharmazeutische Konzepte zur Delirprävention und -therapie eine mindestens so große Evidenz, insbesondere bei einer vorbestehenden Demenzerkrankung.

Notfälle durch zentralwirksame Pharmaka

▶ Notfallrelevante Syndrome, die sich bei einer Überempfindlichkeit, Überdosierung oder einer Intoxikation mit Psychopharmaka ergeben, können potenziell letal sein und bedürfen einer raschen Diagnosestellung und Einleitung entsprechender Maßnahmen.

Als *akute Dystonien* bzw. Frühdyskinesien bezeichnet man akute extrapyramidalmotorische Störungen, die durch die Einnahme von zumeist dopaminantagonistisch wirkenden Psychopharmaka (Antipsychotika) ausgelöst werden. Zungenkrämpfe mit Sprechstörungen, Schluckkrämpfe, Blickkrämpfe oder Verkrampfungen der Halsmuskulatur mit Kopfschiefstellungen stellen eine häufig auftretende Symptomatik dar. In der Akuttherapie erfolgen entweder die orale oder die (langsame!) intravenöse Gabe des Anticholinergikums Biperiden (Akineton®).

Das *maligne neuroleptische Syndrom* (MNS) ist eine sehr seltene unerwünschte Wirkung einer Antipsychotikatherapie – sehr selten sind aber auch andere Auslöser möglich, wie z. B. Antidepressiva vom Typ der selektiven Serotonin-Rückaufnahmehemmer (SSRI). Klinisch imponieren die Kardinalsymptome Rigor, Akinese, Temperaturerhöhung; oftmals ist die Kreatinkinase zudem sehr stark erhöht. Ebenso werden fluktuierende Bewusstseinsstörungen bis hin zum Koma sowie autonome Funktionsstörungen mit Tachykardie, Hypertonus, Schwitzen sowie Tachy- oder Dyspnoe beobachtet. Wichtigste Bestandteile der Notfalltherapie des MNS sind das Absetzen der Antipsychotika, eine (parenterale) Flüssigkeitszufuhr sowie eine intensivmedizinische Überwachung. Die pharmakologische Behandlung sieht vor allem die Gabe von Lorazepam (p.o., i.v.) max. 7,5 mg/24 h vor, ggf. kann die Gabe von Dantrolen aus der Gruppe der Muskelrelaxanzien (i.v., 2,5 mg/kg KG) erfolgen, Weiterbehandlung mit 10 mg/kg KG in 24 h. Alternativen hierzu bilden die Gabe von Bromocriptin oder Amantadin, bei Erfolglosigkeit der Behandlung sollte eine Elektrokonvulsionsbehandlung (EKT) in Erwägung gezogen werden.

Beim *zentralen Serotoninsyndrom* kommt es zu seltenen unerwünschten Wirkungen von Psychopharmaka mit serotonerger Wirkkomponente. Es tritt überwiegend innerhalb 24 h nach Applikation, Dosiserhöhung oder Beginn einer Kombinationsbehandlung auf. Die klinische Trias besteht aus Fieber (Tachykardie, Hypertonie), neuromuskulären Symptomen (Tremor, Myoklonien, Hyperreflexie) und psychopathologischen Auffälligkeiten (delirante Symptome, Desorientiertheit). In den meisten Fällen reicht das Absetzen der Medikation zur Behandlung aus, ggf. sollten symptomorientiert Kühlung, Volumensubstitution oder eine Sedierung mit Lorazepam 1–2,5 mg p.o., ggf. i.v. erfolgen. In seltenen Fällen einer Beschwerdepersistenz kann die Gabe von Cyproheptadin (off-label) erfolgen, selten besteht die Notwendigkeit einer intensivmedizinischen Überwachung.

Eine Überdosierung bzw. *Intoxikation mit anticholinerg wirksamen Pharmaka* (z. B. trizyklische Antidepressiva, Clozapin) kann zu einem potenziell lebensbedrohlichen zentralen anticholinergen Syndrom führen. Klinisch imponiert es durch anticholinerge Symptome wie trockene Haut, Hyperthermie, Mydriasis, Harnverhalt, Obstipation, Tachykardie und/oder durch eine agitierte Verlaufsform mit deliranter Symptomatik (Unruhe, Verwirrtheit, Halluzinationen, Orientierungsstörungen), gelegentlich treten auch zerebrale Krampfanfälle auf. Die Therapie besteht in einem Absetzen der anticholinergen Substanz sowie bei der agitierten Verlaufsform in der Gabe von BZD oder Antipsychotika bei Persistenz der Symptome bzw. schwergradiger Ausprägung der Symptomatik.

Bei Lithiumplasmakonzentrationen > 1,2 mmol/l, gelegentlich auch bereits in niedrigeren Konzentrationsbereichen, kann es Symptomen einer *Lithiumintoxikation* kommen. Diese zeigt sich mit den Symptomen Übelkeit, Erbrechen, Durchfall, einem grobschlägigen Händetremor, einer psychomotorischen Verlangsamung, Vigilanzminderung und Abgeschlagenheit sowie Schwindel, Dysarthrie und Ataxie. Im Verlauf können Symptome wie Rigor, Hyperreflexie, Faszikulationen, zerebrale Krampfanfälle, Bewusstseinstrübungen bis hin zum Koma auftreten. Die notfallmäßige Behandlung besteht in einer primären Detoxifikation durch Magenspülung sowie einer sekundären Detoxifikation durch Infusion isotoner Kochsalzlösung, Hämodialyse bzw. Hämofiltration (Paulzen et al. 2023).

Fazit für die Praxis
- Psychiatrische Notfallsituationen sind sehr häufig und nehmen in ihrer Anzahl noch zu.
- Das Spektrum notfallpsychiatrisch relevanter Syndrome und Störungen ist vielfältig. Insbesondere Suizidalität und akute Erregungszustände stellen häufige und bedrohliche Notfallsituationen dar.
- Nichtpharmakologische Maßnahmen wie verbale Deeskalation oder Reizabschirmung sollten immer begleitend angewendet werden. Hilfreich ist, wenn nur eine Person das Gespräch mit dem Patienten führt, dieser soll sich ernst genommen fühlen.
- Die pharmakotherapeutische Behandlung erfolgt auf der Basis einer ersten syndromalen Verdachtsdiagnose.
- Rechtsgrundlage beim behandlungsunwilligen Patienten mit krankheitsbedingt fehlendem freiem Willen kann der rechtfertigende Notstand gemäß § 34 des Strafgesetzbuches sein oder ein entsprechendes Landesunterbringungsgesetz, soweit die rechtlichen Voraussetzungen zur Anwendung in der Notfallsituation bereits vorliegen.
- Wenn eine verbale Deeskalation und Krisenintervention nicht erfolgreich ist,

wird ein entschlossenes und koordiniertes Vorgehen erforderlich.
- Im Fall akuter Erregungszustände kann oftmals erst durch eine geeignete psychopharmakologische Intervention („rapid tranquilization") eine Beruhigung des Patienten erzielt werden.
- Bei der Auswahl von Psychopharmaka sind die Aspekte hohe Sicherheit (Verträglichkeit, Zulassung), hohe Wirksamkeitswahrscheinlichkeit in Bezug auf die Zielsymptomatik sowie hohe Applikationssicherheit und kurze Wirklatenz wichtig.

Interessenskonflikt

Die Autoren erklären, dass sie sich bei der Erstellung des Beitrages von keinen wirtschaftlichen Interessen leiten ließen und dass keine potenziellen Interessenkonflikte vorliegen. M. Paulzen erhielt in den letzten 2 Jahren Honorare für Vortrags- und Beratungsleistungen der folgenden Firmen: Lundbeck, Neuraxpharm, Idorsia, Janssen, Otsuka, Recordati, Rovi. Er ist stellvertretender Sprecher des Referats Psychopharmakologie der Deutschen Gesellschaft für Psychiatrie und Psychotherapie, Psychosomatik und Nervenheilkunde e. V., DGPPN.

Literatur

AMDP, Arbeitsgemeinschaft für Methodik und Dokumentation in der Psychiatrie. Das AMDP-System – Manual zur Dokumentation des psychischen Befundes in Psychiatrie, Psychotherapie und Psychosomatik (AMDP). 11. Aufl. Göttingen: Hogrefe; 2023.

Beerhorst K, Kardels B, Beine K. Medical Clearance bei psychiatrischen Symptomen. Notfall+ Rettungsmedizin. 2012;15(4):338–41.

DGPPN, KBV, AWMF, AkdÄ, BPtK, BApK, DAGSHG, DEGAM, DGPM, DGPs, DGRW. Hrsg. für die Leitliniengruppe Unipolare Depression. S3-Leitlinie/Nationale VersorgungsLeitlinie Unipolare Depression. 2022.; www.depression.versorgungsleitlinien.de. Letzter Zugriff am 26.09.2024.

Dubin WR, Feld JA. Rapid tranquilization of the violent patient. Am J Emerg Med. 1989;7(3):313–20.

Hambrecht M, Venzlaff U. Psychiatrische Begutachtung von Suizidhandlungen. In: Venzlaff U, Foerster K, Dressing H, Habermeyer E, Herausgeber. Psychiatrische Begutachtung. München Jena: Urban & Fischer; 2021. S. 793–810.

Henkel K, Schneider F. Notfälle. Klinikmanual Psychiatrie, Psychosomatik und Psychotherapie. Berlin Heidelberg New York: Springer; 2016. S. 605–20.

Henking T. Die Reform des Betreuungsrechts. Nervenarzt. 2022;93(11):1125–33.

Kardels B, Kinn M, Pajonk F-GB. Akute psychiatrische Notfälle: ein Leitfaden für den Notarzt-und Rettungsdienst. Stuttgart: Thieme; 2007.

Laux D-PG, Berzewski H. Notfallpsychiatrie. Psychiatrie, Psychosomatik, Psychotherapie. Berlin Heidelberg New York: Springer; 2011. S. 2717–49.

Maschke M. et al., Delir und Verwirrtheitszustände inklusive Alkoholentzugsdelir, S1-Leitlinie. In: Deutsche Gesellschaft für Neurologie, (Hrsg) Leitlinien für Diagnostik und Therapie in der Neurologie. 2020. www.dgn.org/leitlinien. Zugegriffen am 26.08.2023.

Mavrogiorgou P, Juckel G. Erregungszustände. Nervenarzt. 2015;86(9):1111–9.

Mavrogiorgou P, Brüne M, Juckel G. Ärztlich-therapeutisches Vorgehen bei psychiatrischen Notfällen. Dtsch Arztebl Int. 2011;108:222–30.

Müller MJ, Benkert O. Pharmakotherapie psychiatrischer Notfallsituationen. In: Benkert H, Herausgeber. Kompendium der Psychiatrischen Pharmakotherapie. Berlin Heidelberg New York: Springer; 2023.

Müller MJ, Lange-Asschenfeldt C. Pharmakotherapie psychiatrischer Notfallsituationen. Handbuch der Psychopharmakotherapie. Berlin Heidelberg New York: Springer; 2012. S. 1123–35.

Neu P. Diagnose und Differenzialdiagnostik psychiatrischer Akut-und Notfallsituationen. Nervenarzt. 2015;86(9):1091–6.

Neuner I, Schneider F. Suizidalität. In: Schneider F (Hrsg.) Facharztwissen Psychiatrie, Psychosomatik und Psychotherapie. 2. Auflage. 2017, S. 615–624.

Pajonk F, D'Amelio R. Erregungszustände, Aggression und gewalttätiges Verhalten im Notarzt-und Rettungsdienst. Der Notarzt. 2009;25(02):41–8.

Pajonk F, Messer T. Psychiatrische Notfälle. Psychiatrie und Psychotherapie. up2date. 2009;3(04):257–76.

Pajonk F, Poloczek S, Schmitt T. Der psychiatrische Notfall. Notfall & Rettungsmedizin. 2000;3(6):363–70.

Pajonk F, Bartels H, Grünberg K, Moecke H. Psychiatrische Notfälle. Notfall & Rettungsmedizin. 2002;5(2):110–5.

Pajonk F, Stoewer S, Kinn M, Fleiter B. Psychopharmakotherapie in der Notfallmedizin. Notfall+ Rettungsmedizin. 2006;9(4):393–402.

Pajonk F, Messer T, Berzewski H. S2k-Leitlinie Notfallpsychiatrie. Berlin/Heidelberg: Springer; 2020.

Paulzen M, Gründer G, Benkert O. Medikamente zur Behandlung bipolarer Störungen. In: Benkert H, Herausgeber. Kompendium der Psychiatrischen Pharmakotherapie. Berlin Heidelberg New York: Springer; 2023.

Pschyrembel. Klinisches Wörterbuch. Berlin: De Gruyter; 2023.

Schwerthöffer D, Beuys D, Hamann J, Messer T, Pajonk F-G. Versorgung psychiatrischer Notfälle in psychiatrischen Kliniken in Deutschland. Psychiatr Prax. 2016;43(07):367–73.

Steinert T, Hirsch S. S3-Leitlinie Verhinderung von Zwang: Prävention und Therapie aggressiven Verhaltens bei Erwachsenen. Berlin: Springer; 2019.

Storm A, Hrsg. DAK Gesundheitsreport 2023. 2023; ISBN 978-3-86216-994-8.

Wilson MP, Pepper D, Currier GW, Holloman GH Jr, Feifel D. The psychopharmacology of agitation: consensus statement of the American Association for Emergency Psychiatry Project BETA Psychopharmacology Workgroup. West J Emerg Med. 2012;13(1):26.

Wolfersdorf M, Etzersdorfer E. Suizid und Suizidprävention. Stuttgart: Kohlhammer; 2022.

Wolfersdorf M, Schneider B, Schmidtke A. Suizidalität: ein psychiatrischer Notfall, Suizidprävention: eine psychiatrische Verpflichtung. Nervenarzt. 2015;86(9): 1120–9.

Kinderneurologische Notfälle

12

A. van Baalen

Inhaltsverzeichnis

12.1	Vorbemerkungen	283
12.2	Akute Bildgebung	285
12.3	Schädel-Hirn-Trauma (SHT)	286
12.4	Synkopen	287
12.5	Juveniler Schlaganfall	288
12.6	Fieberkrampf und Varianten	289
12.7	Epileptischer Anfall und Status epilepticus	290
12.8	Akute Gangstörung	292
12.9	Akute Sehminderung	293
12.10	Akuter Strabismus	294
12.11	Lehrreiche Kasuistiken	295
	Literatur	300

12.1 Vorbemerkungen

Bei Kindern, insbesondere wenn sie sehr jung oder behindert sind, sind wir bei der Erhebung der Anamnese meistens auf die Beobachtung und Angaben der Eltern oder Bezugspersonen angewiesen. Wenn sie über den Zustand des Kindes besorgt sind, obwohl es eigentlich nicht sehr beeinträchtigt wirkt, dann sollte dies zunächst einmal *ernst genommen* werden, auch wenn sie sich bezüglich einer möglichen Ursache irren können, denn sie kennen ihr Kind, wenn es ihm besser geht.

Dass sehr junge oder behinderte Kinder nicht sagen können, was ihnen fehlt, erschwert die zeitgerechte und richtige Diagnosestellung, insbesondere wenn kinderneurologische Erfahrung fehlt. Hier helfen im klinischen Alltag 2 alte Merksätze aus der Neonatologie:

A. van Baalen (✉)
Klinik für Kinder- und Jugendmedizin,
Universitätsklinik Schleswig Holstein – Campus Kiel, Kiel, Deutschland
e-mail: Andreas.vanBaalen@uksh.de

- Anfänger können noch so „unerfahren" sein, sie müssen nur genau sein.
- In der Medizin werden selten echte Fehler gemacht, aber oft das Richtige zu spät. Deswegen bleiben Sie „dran" am Kind!

Das heißt, wenn eine gravierende neurologische Ursache aufgrund der Anamnese und der Symptomatik nicht ausgeschlossen werden kann oder Unsicherheit besteht, dann muss zeitnah alles dafür getan werden, die Ursache zu klären. Andererseits sollte bei einer Symptomatik, die sicher eine gravierende neurologische Ursache ausschließt, nicht sicherheitshalber die komplette Diagnostik durchgeführt werden, da dieses Vorgehen nicht nur das Kind, sondern auch das Personal und das Budget für Diagnostik unnötig belastet. Als Beispiel sei ein vitales Kind, das aufgrund eines Schädel-Hirn-Traumas und altersentsprechender Abwehr zur Magnetresonanztomografie (MRT) sediert oder narkotisiert werden soll, genannt. Es sollte am Ende des Arbeitstages Ziel sein, nicht möglichst viele negative Befunde, sondern einen positiven Befund zu haben.

▶ Es sollte um die richtige Diagnose „gerungen" und immer von der schwerwiegendsten neurologischen Ursache ausgegangen werden, solange sie differenzialdiagnostisch in Betracht zu kommt und nicht ausgeschlossen ist.

Wann eine Diagnostik erforderlich ist, ist sowohl von der Schwere der Symptomatik als auch von der Häufigkeit und Schwere der differenzialdiagnostisch in Betracht zu ziehenden Erkrankung abhängig (Abb. 12.1). So ist in der Regel bei Kopfschmerzen ohne neurologische Symptomatik keine zerebrale Bildgebung erforderlich. Allerdings soll ja bekanntlich jede Regel auch Ausnahmen haben, die nur dann nicht durch das

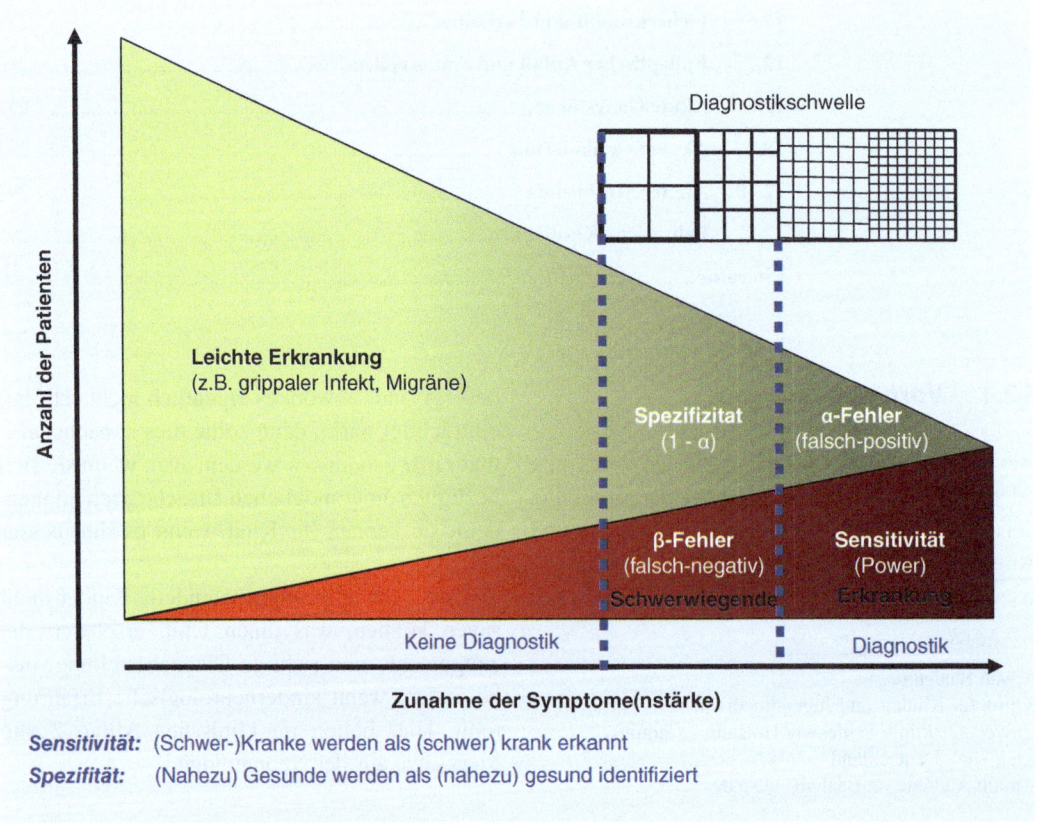

Abb. 12.1 Diagnosefehler in Abhängigkeit von Häufigkeit und Schwere der Erkrankung

12 Kinderneurologische Notfälle

"Netz fallen", wenn die Diagnostik großzügig bzw. engmaschig veranlasst wurde. Die angepasste „Maschenöffnungsgröße" anzuwenden ist eines der schwierigsten ärztlichen Aufgaben und tagtägliche Herausforderung, insbesondere bei den uns anvertrauten Kindern. Hier zählt nicht nur Erfahrung, denn im Verlauf der ärztlichen Tätigkeit gibt es immer wieder unerwartete Befunde. Von herausragender Bedeutung und beruhigend ist, wenn der Allgemeinzustand des Kindes, der sich oft mit einem Blick erfassen lässt, nicht wesentlich beeinträchtigt ist.

Übersichtlich und dadurch erleichtert wird die Vorgehensweise beim kinderneurologischen Notfall, dass nur *4 diagnostische Maßnahmen* bedacht werden müssen:

- Bei Fieber oder anderen Infektionszeichen: *Lumbalpunktion*
- Bei persistierender neurologischer Symptomatik (z. B. Anisokorie) oder Zustand nach Trauma: zerebrale Bildgebung – Ultraschall, kraniale Computertomografie (CCT), MRT)
- Bei Bewusstseinsstörung, z. B. epileptischer Anfall: *Blutgasanalyse (BGA)* mit *Blutzucker* und *Elektrolyten* (Natrium, Kalzium)
- Bei Jugendlichen: ggf. zusätzlich *Drogenscreening*

Bei jedem kinderneurologischen Notfall muss jede dieser diagnostischen Optionen zeitnah erwogen werden. Insbesondere muss man sich darüber im Klaren sein, welche eindeutigen Hinweise einen Verzicht auf die jeweilige Diagnostik (jetzt) zulassen. Dies sollte mit Uhrzeit dokumentiert werden.

> **Tipps**
> - Im Kindesalter ist bei Verdacht auf Meningitis keine augenärztliche Untersuchung zum Ausschluss einer Stauungspapille vor Lumbalpunktion sinnvoll, da bei Meningitis die Einklemmungsgefahr sehr gering ist und die Liquordiagnostik ohne Verzögerung durchgeführt werden sollte, zumal eine fehlende Stauungspapille eine akute Hirndrucksteigerung nicht sicher ausschließt.
> - Pupillomotorik sofort beim Erstkontakt überprüfen!
> - Damit die zerebrale Bildgebung zeitnah erfolgen kann, an Transportwege denken und intensivmedizinische Maßnahmen vor dem Transport so kurz wie möglich oder verschieben, wenn möglich (z. B. Katheteranlagen).
> - Eine Elektroenzephalografie (EEG) ist meistens entbehrlich (außer beim nonkonvulsiven Status epilepticus), da unspezifisch; so sind z. B. Blutzucker- und Elektrolytbestimmung oder zerebrale Bildgebung zielführender.
> - Häufig wird zu wenig dokumentiert, insbesondere wenn, wann und warum auf Diagnostik verzichtet wurde, was ggf. Jahre später schwerer zu rekonstruieren ist und als Befunderhebungs- oder Dokumentationsfehler vor Gericht gewertet werden kann.
> - Bei akuten Ereignissen, die oft bei der Vorstellung in der Notfallambulanz bereits vorüber sind, erleichtern Handyvideos durch die Eltern die Diagnosestellung, sodass Eltern dazu ermuntert werden sollten, das nächste Ereignis mit ihrem Handy zu dokumentieren.

12.2 Akute Bildgebung

In der Kindernotaufnahme muss nicht selten entschieden werden, ob eine zerebrale oder spinale Bildgebung erforderlich ist. Dies vor dem Hintergrund, dass dafür gegebenenfalls eine Sedierung oder Narkose erforderlich ist und dass keine Zeit durch suboptimale organisatorische Abläufe verloren werden sollte.

▶ Obligat: Umgehende Bildgebung bei anhaltender oder sich nicht bessernder bzw. nicht gebesserter neurologischer Symptomatik bei Eintreffen in der Kindernotaufnahme!

- *Leichtes/mildes Schädel-Hirn-Trauma (GCS 13–15):* Bildgebung *fakultativ bei isoliertem Erbrechen*
- *Hemiplegische Migräne*: im Gegensatz zum Schlaganfall entwickeln sich die Symptome *nicht schlagartig* und die assoziierten Symptome treten *nacheinander* auf (Sehstörung, Kopfschmerzen, Übelkeit)
- *Kopfschmerzen*: 1. Episode sehr starker und anhaltender Kopfschmerzen z. B. bei Sinusvenenthrombose
- *Sehstörungen*: Pseudotumor cerebri durch Sinusvenenthrombose bei Mastoiditis
- *Ataxie*: vor allem bei kleinen Kindern
- *Hirnnervenparese*: nicht bei isolierter peripherer Fazialisparese, aber wenn mehrere Hirnnerven betroffen sind (z. B. zusätzliches Schielen durch eine Abduzensparese bei einem Hirnstammtumor) oder bei Ptosis
- *Guillain-Barré-Syndrom (GBS)*: Bildgebung immer bei sensiblem Querschnitt, Blasen-/Mastdarmfunktionsstörung oder Liquoreiweiß > 2,5 g/l zum Ausschluss eines spinalen Tumors oder eines (spontanen) spinalen epiduralen Hämatoms (*SSEH*)
- *Epileptischer Anfall*: die Dauer des Anfalls korreliert (naturgemäß) mit der Dauer der postiktalen Symptomatik, d. h. ein wenige Minuten dauernder Anfall hat eine postiktale Parese oder Aphasie zur Folge, die ebenfalls nur weniger Minuten dauert, sodass keine EEG, sondern eine umgehende Bildgebung erforderlich ist

12.3 Schädel-Hirn-Trauma (SHT)

Häufig werden Kinder nach leichtem Schädel-Hirn-Trauma (GCS 13–15), dass ohne Bewusstseinsverlust einherging, vorgestellt, weil sie im weiteren Verlauf erbrochen haben und müder sind. Die S2k-Leitlinie „Das Schädel-Hirn-Trauma im Kindes- und Jugendalter" gibt Konsensusempfehlungen wann eine zerebrale Bildgebung und eine stationäre Überwachung erfolgen soll (Dohna-Schwake et al. 2023):

- *Isoliertes Erbrechen* oder isolierte, leichte Kopfschmerzen sind *meistens* harmlos
- Posttraumatische (Frühest-)*Anfälle* erfordern eine zerebrale Bildgebung und stationäre Überwachung
- Die *Sturzhöhe* (> 1 m) korreliert mit der Verletzungsschwere
- *Sofort Bildgebung* bei initial, aktuell aber *nicht mehr bewusstseinsklarem* Kind!
- *Schweres Schädel-Hirn-Trauma (GCS < 9)*: rasche und verlässliche Bildgebung nur mit CCT (*akutes Subduralhämatom eindeutiger erkennbar als mit MRT!*)
- *CCT obligat*:
  – Koma/Bewusstlosigkeit
  – Anhaltende Bewusstseinstrübung
  – Fokale neurologische Störungen (z. B. Paresen)
  – V. a. Schädelimpressionsfraktur, Schädelbasisfraktur und offene Schädelverletzungen
- *CCT fakultativ* (MRT bei stabilem Kind wegen Strahlenschutz zu bevorzugen, wenn dadurch kein Zeitverlust):
  – Mittelschweres Schädel-Hirn-Trauma (GCS 9–12)
  – Schwerwiegender Unfallmechanismus
  – Starke, anhaltende Kopfschmerzen
  – Wiederholtes Erbrechen
  – Intoxikation mit Alkohol, Drogen
  – Hinweis auf Gerinnungsstörung
  – Mit ventrikuloperitonealem(VP)-Shunt versorgte Kinder
  – Bei unklaren Angaben zur Vorgeschichte

▶ Blutungen können dem sonografischen Nachweis entgehen, sodass eine unauffällige Sonografie eine Blutung nicht sicher ausschließt. Die Sonografie darf eine klinisch indizierte weitere Bildgebung nicht ersetzen oder verzögern.

- An *Kindesmisshandlung* denken, wenn berichteter Unfallhergang und Verletzungen nicht zusammenpassen

- *Stationäre Überwachung*: wann?
  - GCS < 14
  - Andauernde/starke Kopfschmerzen
  - Wiederholtes Erbrechen
  - Wechselnde oder fortschreitende Symptomatik
  - Verändertes Verhalten (< 2 Jahre)
  - Bewusstlosigkeit > 5 s
  - Schwerer Unfallmechanismus
  - Schädelfraktur
  - Hirndruckzeichen
  - Bei Kleinkindern im Zweifelsfall großzügige Indikation zur Einweisung
- *Stationäre Überwachung*: wie lange und wie?
  - Dauer der stationären Überwachung ist abhängig von der Dauer der Symptomatik, mindestens 24 h, aber wichtig ist die erste Nacht, denn
  - Intrakranielle Blutungen führen fast immer in den ersten 6–12 h nach Trauma zu klinischen Symptomen, sodass eine Entlassung am Vormittag nach unauffälliger Überwachung möglich ist, wenn die Eltern darauf hingewiesen wurden ihr Kind bei Verschlechterung sofort wieder vorzustellen
  - GCS: für 2 h alle 30 min, in den folgenden 2 h stündlich, anschließend alle 2 h

12.4 Synkopen

Erfahrungsgemäß wird bei einem Kind nach einer Synkope durch einen Kinderkardiologen ein EKG und durch einen Kinderneurologen eine EEG veranlasst, je nachdem, wer das Kind zuerst sieht. Diese unterschiedlichen diagnostischen Herangehensweisen verdeutlichen die möglichen Differenzialdiagnosen. Synkopen können wie epileptische Anfälle aussehen, wenn sie durch eine zerebrale Minderperfusion mit Konvulsionen (= Kloni) einhergehen und werden dann als *konvulsive Synkopen* bezeichnet, die aber nur wenige Sekunden dauern, während epileptische Anfälle mit Kloni meistens mehrere Minuten dauern (Tab. 12.1).

▶ Synkopen durch Trigger (z. B. langes Stehen, Sehen von Blut, Schmerzen oder medizinische Eingriffe) oder nach körperlicher Belastung sind verdächtig auf vasovagale Synkopen. Zum Ausschluss kardialer Synkopen durch Arrhythmien oder bei positiver Familienanamnese für plötzlichen Herztod sollte immer ein EKG durchgeführt werden. Synkopen während körperlicher Belastungen sind verdächtig auf kardiale Synkopen!

Tab. 12.1 Unterschiede zwischen Synkopen und epileptischen Anfällen. (Nach Bayram et al. 2016)

Symptome	Synkope	Epileptischer Anfall
Auslöser	Häufig	Selten
Aura	Häufig (vegetativ: z. B. Blässe, Übelkeit)	Selten
Hautfarbe	Blässe	Zyanose oder Rötung
Tageszeit	Nur im Wachen	Auch im Schlaf
Bewusstseinsverlust	Meistens < 1–2 min	Oft > 5 min
Bewegungen	< 15 s, arrhythmisch	Meistens längere Dauer, rhythmisch
Beginn der Bewegungen	Nach dem Fallen	Bereits im Stehen
Tonusverlust	Vorhanden	Selten
Zungenbiss	Selten	Häufig
Einnässen	Selten	Häufig
Erholung rasch möglich	Rasch, aber Aufstehen erst spät möglich	Lange Verwirrtheit, Aufstehen rasch möglich
Beschwerden danach	Übelkeit, Erbrechen, Blässe	Kopf- und Muskelschmerzen

12.5 Juveniler Schlaganfall

Weil der Schlaganfall im Kindesalter nicht häufig ist, fehlt es an Erfahrung und optimalen Versorgungsstrukturen. Das erste deutschsprachige Handbuch zum kindlichen Schlaganfall (Gerstl et al. 2019) widmet sich allen Fragen der medizinischen Versorgung und gibt eine rasche und präzise Orientierung mit Handlungsanleitungen:

- *„Time is Brain"* gilt bei Kindern genauso wie bei Erwachsenen. Nur rund jedes 3. Kind erholt sich nach einem Schlaganfall vollständig, bei einem Großteil kommt es zu langfristigen neurologischen Beeinträchtigungen wie einer Halbseitenlähmung oder einer Epilepsie.
- *„Es fehlt an Awareness"*. Sei es die Familie, Rettungs- und Pflegepersonal oder Mediziner, beim Kind werde nicht sofort an einen Schlaganfall gedacht. Noch dazu gibt es im Kindesalter mehr Differenzialdiagnosen für Schlaganfallsymptome als bei Erwachsenen. In einer Studie zeigte sich, dass > 90 % der Kinder als erste Anzeichen fokale Ausfallerscheinungen wie Halbseitenlähmung, Gesichtslähmungen oder plötzlich auftretende Sprachstörungen entwickelten.
- Ein auffälliger präklinischer *FAST*-Test (*Fazialisparese, Armparese, Sprachstörung, Time*: sofort Notarzt, wenn ein Leitsymptom vorhanden) sollte auch bei Kindern immer an einen Schlaganfall denken lassen und Anlass für eine sofortige Bildgebung sein. Auch dann, wenn gleichzeitig eher unspezifische Beschwerden wie Übelkeit oder Kopfschmerzen oder auch Anfälle auftreten. Allerdings ist der FAST-Test bei Kindern weniger sensitiv, sodass der „beFAST"-Test (b = *Balance*/Gangunsicherheit, e = *Eyes*/Sehstörungen) zur Ersteinschätzung von Kindern entwickelt und als „*Munich Early Recognition of Childhood Stroke*" (*MERCS*)-Tool zur neurologischen Erstbeurteilung in der Notaufnahme ergänzt wurde:
  - Vorherige Woche gesund
  - Epileptischer Anfall
  - Kopfschmerzen
  - Bewusstsein: wach, benommen, schläfrig, komatös
  - Sprache: verständlich, nicht verständlich, Wort oder Satz nachsprechen lassen
  - Versteht und befolgt Aufforderungen
  - Meningismus
  - Mimik, faziale Parese: Grimassieren, Zähne zeigen, Augen zusammenkneifen, Stirn runzeln
  - Koordination: Finger-Nase-, Finger-Finger-Versuch
  - Gesichtsfeld (Fingerperimetrie), Sehen (Verschwommensehen)
  - Kraft im Arm, Parese: Armvorhalteversuch, Händedruck (gekreuzt)
  - Reflexe
  - Gehen, Gangbild, Balance
- Eine zentrale Rolle spielt auch die Ursachenforschung: 40 % der Kinder in einer Studie wiesen mindestens 2 Risikofaktoren auf. Die Hauptursachen für Schlaganfälle im Erwachsenenalter spielen beim kindlichen Schlaganfall keine Rolle. Vielmehr sind es Blutgerinnungsstörungen, Herzerkrankungen, entzündliche Veränderungen der Hirngefäße, schwere Infektionen, Stoffwechselstörungen oder genetische Ursachen.
- *Bildgebung: Die MRT ist 1. Wahl beim Kind, weil die CCT beim frühen Infarktnachweis und bei der Abgrenzung möglicher Differenzialdiagnosen weniger sensitiv ist!*
- Nicht nur bei den Symptomen und Ursachen, sondern auch bei der *Akutbehandlung* des kindlichen Schlaganfalls gibt es Unterschiede: es gibt keine Studien zu Lysetherapie und Thrombektomie. Die Entscheidung für Lyse oder Thrombektomie als „Off-Label-Therapie" ist eine Einzelfallentscheidung in einem multidisziplinären Team nach Analyse der Risiken und Vorteile. Wenn Lysetherapie oder Thrombektomie keine Option sind, sollte die Antithrombose mit unfraktioniertem oder niedermolekularem Heparin oder Acetylsalicylsäure (ASS) begonnen werden, welche je nach Ursachenklärung gewechselt werden kann (Gerstl et al. 2020).

▶ „Das oberste Ziel muss sein, die Zeit bis zur Diagnose und zum Therapiebeginn zu verringern, damit auch der Einsatz von Lysetherapie und mechanischer Thrombektomie grundsätzlich möglich ist. In der Postakutphase ist die Verringerung der hohen Rezidivrate von im Mittel rund 30 % bei Kindern eine unserer Prioritäten."

12.6 Fieberkrampf und Varianten

Anstatt „Fieberkrampf" wird auch der Begriff „Krampfanfall bei Fieber" verwendet, um auszudrücken, dass z. B. eine Meningitis oder Enzephalitis und bei einer Gastroenteritis Hypoglykämien oder Elektrolytstörungen ursächlich sein können. Dies sind tatsächlich die wichtigsten behandelbaren Differenzialdiagnosen und sollten daher immer in die diagnostischen Erwägungen miteinbezogen werden. Die wichtigste Frage ist daher, was die Ursache des Fiebers ist. Bei Fieberkrämpfen sind es überwiegend banale Atemwegsinfektionen. Am sichersten ist es, bei jedem (auch bei Rezidiven!) Fieberkrampf bzw. „Krampfanfall bei Fieber" zu überlegen, warum ich auf eine Lumbalpunktion verzichten kann bzw. welche Symptomatik gegen eine Meningitis oder Enzephalitis spricht, weil z. B. das Kind in wenig beeinträchtigtem Allgemeinzustand ist. Eine Hypoglykämie und Elektrolytstörungen sollten rasch bei fortbestehender neurologischer Symptomatik ausgeschlossen werden.

Zugrunde liegende Hirnfehlbildungen, Stoffwechselstörungen (z. B. Mitochondriopathie durch *POLG*-Mutation) oder andere genetische Ursachen (z. B. *CDKL5*-Defizienz, *PCDH9*-Epilepsie, Dravet-Syndrom) gehen meist nicht mit einer normalen psychomotorischen Entwicklung einher und im weiteren Verlauf (oft bereits im 1. Lebensjahr) treten häufig auch afebrile Anfälle auf, sodass dann eine weitergehende Diagnostik sinnvoll ist.

Wenn eine Meningitis oder Enzephalitis ausgeschlossen werden kann und es sich somit um einen Fieberkrampf handelt, sollte dieser Begriff als Diagnose auch verwendet werden, da Fieberkrämpfe bei ca. 4 % aller neurologisch gesunden Kinder im Alter von ca. 6 Monaten bis 6 Jahren (am häufigsten zwischen 18 und 24 Lebensmonaten) auftreten (Vestergaard und Christensen 2009) und daher viel häufiger sind als „Krampfanfälle bei Fieber". Man könnte also fast von einer „Kinderkrankheit" sprechen, die nahezu immer eine normale Prognose hat. Dies müssen insbesondere die äußerst besorgten Eltern erfahren, die regelhaft befürchten, dass ihr Kind beim Fieberkrampf stirbt oder dass Hirnschäden aufgetreten sind. Dass dies nicht der Fall ist, können die Eltern an der meistens raschen und kompletten neurologischen Normalisierung ihres Kindes selbst erkennen, sodass sie darauf aufmerksam gemacht werden sollten.

Trotz Fieberkrämpfe in der Anamnese eines Kindes kann der erneute febrile Anfall auch einmal doch durch eine intrakranielle Entzündung verursacht worden sein.

Daher sollte bei jedem *einfachen* oder *komplizierten* (> 15 min, fokal oder mehrere innerhalb von 24 h) Fieberkrampf folgendermaßen vorgegangen werden (Sadleir und Scheffer 2007; Subcommittee on Febrile Seizures 2011):

- Fokussuche
- Lumbalpunktion bei klinischem Verdacht auf Meningitis oder Enzephalitis
  - Komplizierte Fieberkrämpfe sind bei Meningitis oder Enzephalitis häufiger
  - Meningismus (kann bei Säuglingen fehlen!)
  - Somnolenz oder Lethargie (reduzierte Vigilanz)
  - Neurologisches Defizit
- Antibiotikavorbehandlung kann Symptomatik einer Meningitis verschleiern!
- Nicht gegen Haemophilus influenzae Typ b (Hib) oder Pneumokokken geimpfte Säuglinge haben ein erhöhtes Meningitisrisiko!
- EEG: überbewertet, auch bei komplizierten Fieberkrämpfen, da nicht spezifisch und ohne ausreichenden prädiktiven Wert
- Beratung
  - Beruhigung und Aufklärung der Eltern, da meistens harmlos und gute Prognose
  - Diazepam Rektaltube (Säuglinge > 4 Monate 5 mg oder Körpergewicht > 15 kg 10 mg) bei Fieberkrampf > 5 min (aber nach einem 1. febrilen Status epilepticus sofort nach Beginn des Fieberkrampf-

rezidivs, da die Rezidivrate beim prolongiertem 50–70 % anstatt 30 % beim einfachen Fieberkrampf beträgt!)
  – Antipyrese: als Fieberkrampfrezidivprophylaxe erwiesenermaßen ungeeignet (Antipyretika sind keine Antiepileptika!)
- 2. *Fieberkrampf > 5 min* trotz Diazepam Rektaltube: dann Diazepam oder Clobazam bereits bei nächstem Fieber (= intermittierende Prophylaxe) möglich; allerdings sind die Studienergebnisse uneinheitlich
- Bei *häufigen Fieberkrampfrezidiven*
  – Intermittierende oder Dauertherapie: mehr Nach- als Vorteile und keine hinreichende Evidenz
  – Bei abnormaler psychomotorischer Entwicklung evtl. MRT oder/und genetische Diagnostik
- *Prognose*: abzuwarten,
  – wenn das Kind neurologisch unauffällig ist
  – und keine afebrilen Anfälle hat.
- Harmlose, aber wenig bekannte, Varianten
  – Fieberdelir oder Fieberhalluzinationen, Fiebersynkopen, Schüttelfrost (d. h. für Eltern wie ein epileptischer Anfall aussehende Ausnahmezustände)
  – Febrile Myoklonien: nicht epileptisch!
  – Benigne (infantile) afebrile und febrile epileptische Anfälle bei milder Gastroenteritis

Fazit
- Fokale oder lange Fieberkrämpfe können auch bei ansonsten gesunden Kindern auftreten (Kimia et al. 2010).
- Jedoch ist bei einem febrilen Status epilepticus ≥ 30 min, einem neurologischem Defizit oder bei postiktaler Schläfrigkeit das Risiko einer Meningitis erhöht (Batra et al. 2011).
- Daher ist das Vorgehen vor allem vom Zustand des Kindes vor und nach dem Fieberkrampf abhängig!
- Vorsicht bei Säuglingen!
- Die S1-Leitlinie „Fieberkrämpfe im Kindesalter" gibt eine systematische Übersicht (Kurlemann und Muhle 2021).

12.7 Epileptischer Anfall und Status epilepticus

Der Status epilepticus ist nicht häufig (jährliche Inzidenz ca. 10–150/100.000 Kinder), sodass er immer wieder eine Herausforderung in Bezug auf rasche und adäquate Diagnostik und Therapie ist. Außerdem ist die Evidenz zur Definition und Therapie des Status epilepticus insbesondere im Kindesalter gering (Schubert-Bast und Strzelczyk 2019). Gerade bei Kindern ist es wichtig, die richtige Balance zwischen Gewinn und Risiken der Therapie zu finden, deshalb:

- Die Zusammenarbeit zwischen Kinderneurologie und Intensivmedizin ist erforderlich.
- Ein zuvor festgelegtes Protokoll mit Zeiten und Dosen erleichtert die prompte und richtig dosierte Medikamentengabe.
- Die Prähospitaltherapie ist bereits wichtig, da die Zeit mitentscheidend ist, um einem Status epilepticus vorzubeugen!
- Firstline-Therapie: 1. Midazolam (bukkal) oder Diazepam (rektal) → 2. Rivotril oder Midazolam (i.v.), keine 3. Gabe eines Benzodiazepins, weil nicht effektiver, aber nebenwirkungsreicher (Apnoen)!
- Secondline-Therapie: z. B. Phenytoin (kontraindiziert bei Absencen und Myoklonien!), Phenobarbital (erfahrungsgemäß besonders effektiv bei infektgetriggerten Anfällen), Valproat (am effektivsten in höherer Dosis und kürzerer Zeit gegeben: 30–40 mg/kg in ≤ 10 min!) oder Levetiracetam (hat die wenigsten Nebenwirkungen, aber Heilversuch; unverdünnte Gabe möglich!)
- Intensivtherapie: „vollkommen evidenzfreie Zone" (Shorvon 2012), z. B. Midazolam (weil wenig Nebenwirkungen und gut steuerbar) + Propofol (aber Propofol-Infusionssyndrom = PRIS bei hoch dosierter und mehrtägiger Gabe möglich)
- Polytherapie tierexperimentell effektiv als Monotherapie: i.v. *und* enteral, *je* 2–3 antisuppressive Medikamente
- Kontinuierliche EEG, insbesondere zur Therapiesteuerung und beim nonkonvulsiven Status epilepticus (NCSE) oder psychogenem

Anfall, alternativ evtl. amplitudenintegriertes EEG (aEEG), das in der Neonatologie bei asphyktischen Neugeborenen vor Hypothermie zur Anwendung kommt
- Hochdosisphenobarbital anstatt Thiopental beim „febrile infection-related epilepsy syndrome" (FIRES)
- Ketamin (NMDA(N-Methyl-D-Aspartat)-Antagonist) evtl. im Verlauf effektiver als Midazolam
- Immuntherapie (Hochdosiscortison/Immunglobuline; Anakinra bei FIRES)
- Suche nach neuronalen Autoantikörpern
- Ketogene Diät (früher Therapiebeginn)
- evtl. Lidocain, milde (32–35 °C) Hypothermie, Hochdosismagnesium, Epilepsiechirurgie zu erwägen
- Neugeborene: 1. Phenobarbital, 2. Levetiracetam (Heilversuch), 3. Vitamin-B_6-Versuch

▶ Die Prognose kann trotz wochenlanger Komatherapie gut sein, obwohl sie möglicherweise dadurch auch verschlechtert werden kann (Sutter 2015).

Hypothese: Weil es mehr anfallssuppressive Medikamente (früher „Antiepileptika" oder „Antikonvulsiva") als Wirkmechanismen gibt, ist es möglicherweise nicht so wichtig womit,

- sondern wie schnell,
- mit welchen Dosen
- und mit welchen Risiken behandelt wird!

▶ Medikamentöse Prophylaxe und Therapie des Status epilepticus rasch und richtig dosieren!

Kieler Protokoll
- Uhrzeit notieren
- Vitalzeichen: Atmung, Puls/Blutdruck, Pulsoximetrie, EKG, BGA), ggf. Reanimation (ABC)
- Neurostatus: Bewusstsein (GCS), Pupillenreflexe, Muskeltonus und -eigenreflexe
- Klärung und – wenn möglich – *Therapie der Ursache*
  - Intravenöser Zugang
  - Blutzucker und Elektrolyte (BGA)
  - Lumbalpunktion bei Infektionshinweisen
  - MRT/CCT bei fokal neurologischen Symptomen oder unbekannter Ursache
  - ggf. Drogenscreening
- Parallel dazu *symptomatische Therapie*
  - Midazolam: 0,2–0,3 mg/kg bukkal oder intranasal, wenn kein i.v.-Zugang
  - 5 min warten (von Beginn der Gabe gemessen und zwischenzeitlich nächstes Medikament ausrechnen und aufziehen lassen!)
  - Clonazepam (Rivotril) [a]: 0,01–0,05 mg/kg als Bolus i.v. (max. 0,5–1 mg = ½–1 Mischampulle; 2 ml = 1 mg!) oder
  - Midazolam 0,15 mg/kg i.v. (*cave:* 2 Ampullengrößen: 5 mg/5 ml und 15 mg/3ml!) als Bolus i.v. (max. 10 mg) oder/und
  - Phenobarbital (Luminal): 1-mal 10 mg/kg (1:10 verdünnt mit 0,9 % Natriumchlorid, NaCl) als langsamer Bolus i.v. (max. 200 mg)
  - 5 min warten und Intensivstation informieren
  - Keine 3. Benzodiazepingabe (kein zusätzlicher Effekt außer Ateminsuffizienz!)
  - Levetiracetam (Keppra) [a]: 40 mg/kg (verdünnt in 10–100 ml 0,9 %NaCl oder minimal verdünnt 1:1 oder auch unverdünnt möglich!) als Kurzinfusion (10 ml/5 min.) oder/und
  - Valproat: 30 mg/kg (1:10 verdünnt mit 0,9 % NaCl) als Kurzinfusion (nicht länger als 5–10 min!)
  - ggf. auf Intensivstation verlegen (nicht bei komplex-fokalem oder Absencestatus)
- *Intensivstation*
  - Sicherung der Vitalfunktionen
  - Valproat oder Levetiracetam[a], wenn noch nicht versucht
  - Lacosamid (Vimpat) [a]: 10 mg/kg (unverdünnt) als Kurzinfusion (15 min)

- Spätestens jetzt Verlegung auf Intensivstation (bei komplex-fokalem oder Absencestatus)
- Midazolam
  - 0,2 mg/kg + 0,1 mg/kg/h (ca. 2 µg/kg/min) i.v.
  - Alle 5 min: 0,2 mg/kg Bolus und Steigerung der Dauerinfusionsrate um 0,1 mg/kg/h bis max. 1 mg/kg/h (ca. 20 µg/kg/min)
- Propofol (kombiniert mit Midazolam)
  - 2 mg/kg, dann 2 mg/kg/h i.v.
  - Alle 5 min: Steigerung der Dauerinfusionsrate um 1 mg/kg/h bis max. 10 mg/kg/h
- Ketamin
  - 1 mg/kg + 1 mg/kg/h i.v.
  - Alle 5 min: Steigerung der Dauerinfusionsrate um 1 mg/kg/h bis maximale Rate von 5 mg/kg/h erreicht ist
- Thiopental
  - 5 mg/kg, dann 2 mg/kg/h i.v.
  - Alle 30 min: 2 mg/kg Bolus und Steigerung der Dauerinfusionsrate um 1 mg/kg/h bis max. 10 mg/kg/h
- Kontinuierliche EEG
  - Um nonkonvulsiven Status epilepticus zu erkennen
  - Zur Therapiesteuerung
- Orale anfallssuppressive Medikamente (ASM): mehrere kombiniert und sondiert
- Ketogene Diät: frühzeitig erwägen und auch parenteral möglich
- *Neugeborene/Säuglinge*
  - Phenobarbital (Luminal): 1-mal 20 mg/kg als (1:10 verdünnt mit 0,9 % NaCl) als langsamer Bolus i.v.
  - Levetiracetam (Keppra) [a]: 30 mg/kg (1:10 verdünnt mit 0,9 % NaCl) als Kurzinfusion (5–10 min)
  - Vitamin B_6 versuchen: 100 mg unverdünnt als Bolus i.v. (mögliche Nebenwirkung: Apnoe!)

[a]Heilversuch, da für diese Indikation nicht zugelassen

12.8 Akute Gangstörung

Abweichungen vom altersentsprechenden Gangbild können ein weites Spektrum an möglichen Ursachen haben. Bei den meisten Kindern mit akuter Gangstörung handelt es sich um ein Hinken aufgrund einer banalen und selbstlimitierenden Ursache (z. B. Überlastung, Verstauchung, „Hüftschnupfen"). Aber in einigen Fällen ist eine Gangstörung nicht harmlos (Sawyer und Kapoor 2009). Zwei Fragen sind für die Differenzialdiagnose wichtigsten:

- Gibt es *Schmerzen*? Dann gilt es die Schmerzen zu lokalisieren und eher nach Ursachen des Bewegungsapparates (Knochen, Gelenke, Bindegewebe: Druckschmerz?) zu suchen und z. B. nach einem vorausgegangenen Trauma zu fragen. Auch an eine Kindesmisshandlung muss gedacht werden, wenn kein adäquates Trauma berichtet wird oder die Verletzungen atypisch sind.
- Gibt es eine assoziierte *neurologische Symptomatik*? Bei akuter Gangstörung mit neurologischer Symptomatik (z. B. Sehstörung, Ataxie) ist sofort eine zerebrale und/oder auch spinale Bildgebung, sowie ggf. eine Lumbalpunktion erforderlich, vor allem, wenn diese auch noch bei der Vorstellung in der Notfallambulanz fortbesteht. Vom Bewusstseins- und Reflexstatus hängt die diagnostische Reihenfolge ab.

Insbesondere Kleinkinder können oft noch nicht äußern, dass sie Kopfschmerzen haben, sondern sie zeigen bei erhöhtem intrakraniellem Druck z. B. nur eine Änderung des Wesens und/oder des Appetits. Eine Stauungspapille ist ein Spätzeichen eines erhöhten intrakraniellen Drucks und tritt bei noch nicht geschlossenen Fontanellen und Schädelnähten nicht auf, da ein Druckausgleich über ein zu rasches Kopfumfangswachstum stattfindet.

Auch die spinale Bildgebung hat einen hohen diagnostischen Stellenwert, um nicht z. B. eine Myelitis, Traumafolgen oder einen Tumor zu spät zu erkennen, damit kein bleibender und möglicherweise vermeidbarer Querschnitt daraus resultiert! Es ist vorgekommen, dass bis zum Auftreten von neurologischer Symptomatik tumorbedingte Rückenschmerzen ohne Bildgebung als psychogen fehlgedeutet und psychotherapeutisch behandelt wurden.

Ursachen einer akuten Gangstörung
- *Schmerzen*
  - Ossär, artikulär: Trauma, Überbeanspruchung, Osteomyelitis, Arthritis
  - Intraabdominell: Appendizitis
- *Neurologische Symptomatik – zentral*[a]
  - Schlaganfall: z. B. plötzliche Fallneigung bei einem Kleinkind
  - Hirntumor: Kopfschmerzen, (morgendliches Nüchtern-)Erbrechen, Sehstörung, Schielen, Ataxie
  - Migräne mit Aura
    - Kopfschmerzen (frontal)
    - Übelkeit und Erbrechen (Hirnstamm)
    - Sehstörungen (Sehrinde)
    - Zusätzliche neurologische Symptomatik (sensomotorischer Kortex), z. B. cheiroorale Hemihypästhesie oder Hemiplegie
  - Akute disseminierte Enzephalomyelitis (ADEM): steroidsensible monophasische schwere polysymptomatische Enzephalopathie mit Pyramidenbahnzeichen und großen entzündlichen Läsionen der weißen Hirnsubstanz (nicht periventrikulär wie bei der multiplen Sklerose) nach banalem Infekt oder Impfung
  - Zerebellitis: z. B. postinfektiös (Varizellen) vermehrtes Fallen, Ataxie
  - Neuritis vestibularis: extremer Drehschwindel, Übelkeit, Erbrechen, Nystagmus, Fallneigung im Sitzen und Stehen (Rumpfataxie)
- *Neurologische Symptomatik – spinal*
  - (Transverse) Myelitis, A.-spinalis-anterior-Syndrom: Paresen, sensibles Niveau, Blasen- und Mastdarmstörung
  - Guillain-Barré-Syndrom (Polyradikulonneuritis): schmerzhafte aufsteigende symmetrische schlaffe Lähmung, aber kein sensibler Querschnitt!
  - Spinal oder vertebral: Entzündung, Tumor oder Blutung (z. B. nach Trauma)
- *Psychogen*: auch bei Kleinkindern möglich!

[a] Die multifokale Symptomatik spricht gegen eine singuläre Pathologie, sodass die in Betracht kommende Symptomatik abgefragt werden sollte. Die komplette Reversibilität der neurologischen Symptomatik innerhalb weniger Stunden ist außerdem wegweisend für die klinische Diagnose.

12.9 Akute Sehminderung

Akute oder rasch progrediente Sehminderung bei Kindern erfordert frühzeitiges Erkennen und dann dringliche Diagnostik und Behandlung. Die Ätiologie hängt von den betroffenen Abschnitten des visuellen Systems ab:

- Augapfel
- Sehnerv
- Chiasma opticum
- Retrochiasmale Sehbahn (Sehstrahlung und Sehrinde)

Obwohl bei Schulkindern eine psychogene Ursache sehr häufig sind, sollte sie als letztes erwogen werden. Eine Sehstörung nur auf einem Auge kann übersehen werden. Ein akuter vollständiger aber vorübergehender Visusverlust kann bei einer Epilepsie oder Migräne auftreten.

Eine rasch progrediente Visusminderung kann folgende Ursachen haben:

- Netzhauterkrankung
- Optikusneuritis
- Kortikale Blindheit

Das diagnostische Vorgehen bei einer akuten oder rasch progredienten Sehstörung hängt von der Symptomatik, assoziierten Beschwerden und dem ophthalmoskopischen Befund der Sehnervpapille ab. Es bedarf der Zusammenarbeit zwischen Augenarzt, Kinderarzt und Kinderneurologen. Bei Netzhautblutungen sollte zuerst an ein Trauma gedacht werden, z. B. an das Schütteltrauma im Rahmen einer Kindesmisshandlung! Eine Papillenschwellung kann Hinweis auf einen erhöhten intrakraniellen Druck oder eine Papillitis bei Optikusneuritis sein. Bei unauffälligem ophthalmologischem Befund sollten Systemerkrankungen – z. B. hoher oder niedriger Blutdruck, posteriores reversibles Enzephalopathiesyndrom (PRES), Thrombophilie – und (sub-)kortikale Insulte (z. B. entzündliche, infektiöse, vaskuläre oder metabolische Ursachen) ausgeschlossen werden bevor eine psychogene Sehstörung diagnostiziert wird (Doummar et al. 2004).

▶ Im dringlichen Fall ist die zerebrale Bildgebung die beste Möglichkeit, einen Hirntumor zu erkennen und das visuelle System darzustellen.

▶ *Tipp*: Die direkte Spiegelung des Augenhintergrundes mit einem elektrischen Augenspiegel ist relativ einfach (zu üben) und sollte jeder Kinderarzt beherrschen, z. B. wenn Kinder wegen länger bestehenden Kopfschmerzen vorgestellt werden (*Merke: eine fehlende Stauungspapille schließt einen akuten Hirndruck nicht aus!* Es braucht Zeit bis der Liquor entlang der Sehnervenscheiden in die Papillen gelangt)

12.10 Akuter Strabismus

Schielen ist bei Kindern häufig (2–4 %) (O'Dowd 2013). Behinderte Kinder (z. B. mit Hirnblutung und infantiler Zerebralparese) schielen noch viel häufiger. Schielen kann primär (angeboren) oder sekundär (erworben) sein. Sekundäres Schielen hat oft eine neurologische Ursache (z. B. intrakranielle Tumoren, Schädel-Hirn-Trauma, Infektionen, Autoimmunkrankheiten).

▶ Akuter Strabismus ist bei Schulkindern selten (primär) und erfordert weitere neurologische Diagnostik.

Wenn sich das Schielen akut entwickelt, dann ist die entscheidende Frage, ob es sich um ein *Begleitschielen* (Strabismus concomitans), bei dem das schielende Auge das führende Auge in alle Blickrichtungen begleitet, sodass der Schielwinkel immer konstant ist, oder um ein *Lähmungsschielen* (Strabismus incomitans) handelt, bei dem der Schielwinkel durch Lähmungen eines oder mehrerer äußerer Augenmuskeln nicht in allen Blickrichtungen gleich ist, sondern in der Zugrichtung der gelähmten Muskel zunimmt. Während das Begleitschielen durch eine Entwicklungsstörung der sensomotorischen Koordination bedingt ist und sich regelhaft im frühen Kindesalter als primäres Schielen manifestiert, hat das Lähmungsschielen als sekundäres Schielen akute (erworbene) Ursachen.

Ursachen des sekundären Schielens
- *Neurogen*
  - Intrakranielle Tumore: z. B. Kleinhirn, Pons, Corpus callosum, Hypothalamus
  - Intrakranielle Blutung: z. B. sekundär nach Herzoperation oder bei Trauma (an Kindesmisshandlung denken!)
  - Intrakranielle Ischämien: posteriore Thalamusinfarkte
  - Intrakranielle Infektionen
  - Erhöhter intrakranieller Druck: Abduzens-, Trochlearis- oder Okulomotoriusparesen durch intrazerebralen Tumor, Hydrozephalus (z. B. Sonnenuntergangsphänomen durch Okulomotoriusparese)
  - Läsionen der Augenmuskelnerven: z. B. entzündlich (Bakterien, Viren, Borrelien), nach Infektionen oder Impfungen („benign aquired isolated abducens nerve palsy")

- Autoimmunkrankheiten: Myasthenia gravis, Diabetes mellitus, Morbus Basedow (endokrine Orbitopathie)
- Toxine und Schmermetallvergiftungen
- Sehschwäche (Amblyopie)
• *Myogen*
  - Myositis
  - Tumor
• *Mechanisch*
  - Einklemmung des M. rectus inferior bei Orbitabodenverletzung infolge einer Blow-out-Fraktur
  - Intraokuläre Blutung nach Trauma (an Kindesmisshandlung denken!)

Bei der Anamnese sind der Schwangerschafts- und Geburtsverlauf sowie die bisherige psychomotorische Entwicklung wichtig. Von Bedeutung ist auch, ob es in der Vorgeschichte maligne oder autoimmunvermittelte Erkrankungen, Expositionen oder Impfungen gegeben hat und ob das Kind bisher immer gesund gewesen ist oder ob es unerklärt krank gewesen war. Es sollte nach einem kürzlichen Trauma, insbesondere des Kopfes, der Orbita oder der periorbitalen Region gefragt werden. Alle früheren augenärztlichen Untersuchungsbefunde sind wichtig.

Eine genaue Beschreibung des Symptombeginns und assoziierter Symptomatik, z. B. Gangstörungen, Nystagmus, Sehschwäche oder Schielen sind relevant, ebenso der Verlauf, z. B. ob der Strabismus konstant oder intermittierend (Frequenzänderung, Abhängigkeit von der Blickrichtung oder Zunahme bei Müdigkeit) ist.

Die augenärztliche und detaillierte orthoptische (Schiel-)Untersuchung ist wesentlich, um zu entscheiden, ob und welche weitere Diagnostik notwendig ist. Ein zusätzlicher Nystagmus ist bei dienzephalen Tumoren oder Arnold-Chiari-Malformationen möglich. Die Abduzensparese hat einen geringen lokalisatorischen Stellenwert. Die Beteiligung mehrerer Hirnnerven, z. B. gleichzeitige Fazialis- und Abduzensparese, sollte eher an einen Hirnstammtumor als an eine Polyneuritis cranialis denken lassen.

Kongenitale Schwächen der Augenmuskelnerven, die bisher kompensiert waren, lassen sich oft auf Familienfotos, z. B. an einer kompensatorische Kopfschiefhaltung, bereits in jungem Alter erkennen. Eine Myasthenia gravis kann ebenfalls zum – oft tageszeitlich abhängigen – Schielen führen.

▶ Latentes Begleitschielen kann sich manchmal auch plötzlich manifestieren! Es sollten aber auf jeden Fall andere Ursachen für einseitige oder asymmetrische Sehschwäche augenärztlich ausgeschlossen werden, besonders bei sehr jungen Kindern (z. B. Katarakt, Uveitis, Frühgeborenenretinopathie, Retinoblastom).

Aufgrund der schwerwiegenden Konsequenzen (auch für das intakte Sehen!) sollte bei akutem Strabismus das Kind immer sorgfältig augenärztlich und neurologisch untersucht werden. Demgegenüber erfordert ein abwartendes Verhalten, dass zu allererst eine doch nicht akute, sondern bereits lang bestehende zugrunde liegende Störung dokumentiert (z. B. durch alte Fotos) werden kann.

▶ Neu aufgetretenes Schielen kann schwerwiegende intrakranielle oder intraokuläre Ursachen haben!

12.11 Lehrreiche Kasuistiken

Fall 1: Kopfschmerzen und Erbrechen

Ein 6-jähriges Mädchen wird 3 Wochen zuvor geschubst und fällt nach vorne auf die Knie. In der darauffolgenden Nacht 3-malig erbrochen, eine Woche später fingen Kopfschmerzen an, die so stark waren, dass das Kind weinte und von der Schule abholt werden musste. Nach Vorstellung bei der Kinderärztin erfolgte die Vorstellung bei einer Osteopathin, die Verspannung an der Halswirbelsäule feststellte und dort manipulierte. Anschließend kam es zum starken Erbrechen. Wegen anhaltender Kopfschmerzen eine Woche später nochmalige osteopathische Behandlung, wieder gefolgt von Erbrechen. Seit einer Woche durchgehend sehr müde und schlapp, Kopfschmerzen insbesondere abends, plötzliches Augenzwinkern, keine Sehstörungen angegeben. Am Aufnahmetag Vorstellung beim Augenarzt, der Stauungspapillen links > rechts feststellte, sodass die Einweisung bei Verdacht auf erhöhten Hirndruck erfolgte. Es erfolgte unmittelbar nach Aufnahme bei dem ansonsten neurologisch unauffälligen Mädchen eine MRT-Untersuchung, die den Verdacht auf ein Plexuspapillom in den Seitenventrikeln mit Verlegung der Foramina Monroi, einer Infiltration des Septum pellucidum und einer Verdrängung des Thalamus links nach kaudal ergab. Es zeigten sich außerdem ein konsekutiver Liquoraufstau mit druckbedingten paraventrikulären Ödemen, Optikusscheidenhydrops, exkavierter Hypophyse und Kompression der venösen Sinus als Zeichen eines deutlich erhöhten intrakraniellen Drucks ohne Hinweis auf eine transtentorielle Herniation oder Traumafolgen (Abb. 12.2). ◄

Fall 2: Rezidivierendes Erbrechen und Vigilanzminderung nach mildem SHT

Ein 4-jähriger Junge hatte vor 7 Wochen einen Fahrradunfall. Am Folgetag entwickelte er Erbrechen, seitdem tägliches Unwohlsein und an 2/3 der Tage Erbrechen. Wenige Tage vor Aufnahme Behandlung in einer auswärtigen Kinderklinik mit Verdacht auf Gastroenteritis. Nach der Entlassung 2 Tage besserer Allgemeinzustand. Am Aufnahmetag erneut starke Müdigkeit, Erbrechen, Lichtscheue und Vigilanzminderung. Bei Aufnahme schlechter Allgemeinzustand, Stöhnen, Hände vor das Gesicht haltend, erscheint vigilanzgemindert, blass, Hautturgor reduziert. In der daraufhin sofort durchgeführten MRT-Untersuchung zeigt sich rechtshemisphäral raumfordernd ein subdurales Hygrom mit deutlichen Zeichen einer intrakraniellen Hypertension und Mittellinienverlagerung nach links (Abb. 12.3). ◄

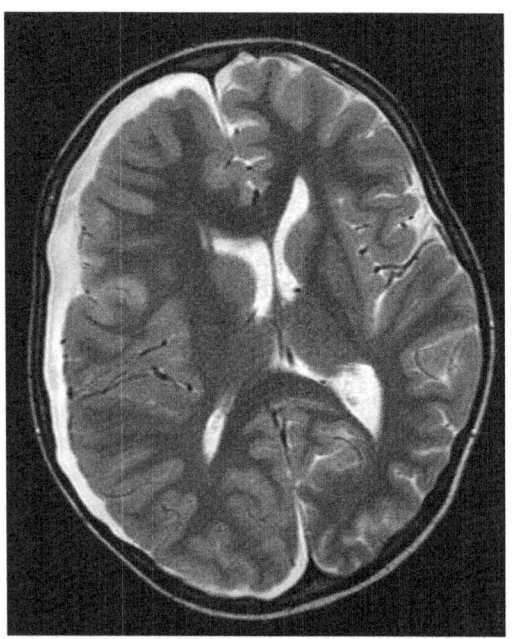

Abb. 12.2 Magnetresonanztomografie (MRT) des Gehirns mit subduralem Hygrom rechts und Mittellinienverlagerung nach Schädel-Hirn-Trauma (SHT)

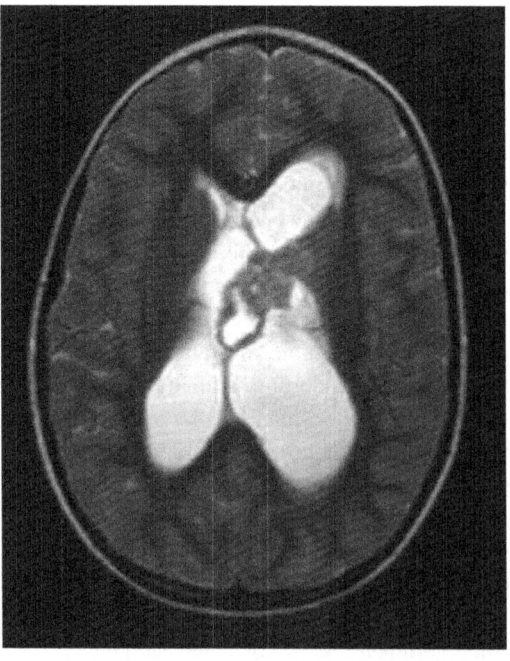

Abb. 12.3 Magnetresonanztomografie (MRT) des Gehirns mit Verdacht auf Plexuspapillom und ausgeprägtem Liquoraufstau

Fall 3: Postiktale Parese

An einem Freitag wird ein 3-jähriger Junge von seiner Mutter in einer Durchgangstür liegend gefunden, nachdem er vorher noch mit seinem Bruder ganz normal gespielt hatte und kein Geräusch zu hören war, obwohl die Mutter nur wenige Meter entfernt war. Die Augen des Kindes waren offen, aber keine Reaktion auf Ansprache. Beim Hochnehmen fällt auf, dass der rechte Mundwinkel nicht gehoben werden kann, der rechte Arm und das rechte Bein schlaff sind. Der Junge hat in einer Urinpfütze gelegen. Danach war der Junge noch sehr schlapp, ungewöhnlich müde und teilnahmslos und wurde in der Kinderklinik vorgestellt. Bei der Blutentnahme an der rechten Hand wehrte sich der Junge mit guter Kraft, allerdings beim Händedruck Kraftgrad rechts 3/5 und links 5/5, ansonsten keine neurologischen Defizite, auch keine Fazialisparese mehr. Wenige Stunden später war auch die Kraftminderung verschwunden, sodass der Verdacht auf eine Todd-Parese nach anamnestisch plausibel erscheinendem epileptischen Anfall geäußert wurde und nach dem Wochenende am Montag eine EEG abgeleitet wurde, die einen unauffälligen Befund ergab, sodass am Folgetag eine MRT durchgeführt wurde, die akute Infarkte im Nucleus lentiformis und Nucleus caudatus links zeigte (Abb. 12.4). Die daraufhin durchgeführte Thrombophiliediagnostik ergab Normalbefunde. In der Familie gibt es 2 Mitglieder, die um das 50. Lebensjahr herum einen Schlaganfall erlitten hatten. ◄

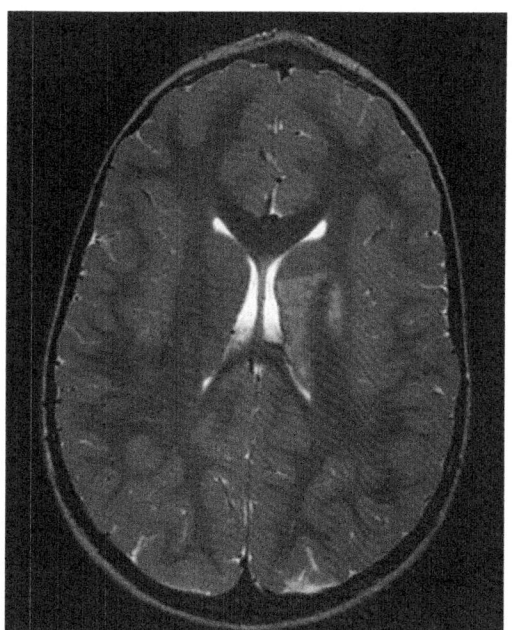

Abb. 12.4 Magnetresonanztomografie (MRT) des Gehirns mit akuten Infarkten in den Basalganglien links

Fall 4: Abduzensparese und Papillenödeme

Manifestation eines Diabetes mellitus bei einem 3-jährigen Mädchen. Drei Tage später 2 kurze epileptische Anfälle bei Blutzuckerwerten von 241 und 246 mg/dl. EEG und MRT ergaben Normalbefunde. Kurz darauf Abduzensparese rechts und deshalb 3 Wochen später Vorstellung beim Augenarzt, der den Verdacht auf ein Ödem beider Papillen äußerte. Im Verlauf persistierende Zephalgien, sodass nach 4 Wochen erneut eine augenärztliche Untersuchung erfolgte, die eine Abduzensparese rechts und akute Stauungspapillen beidseits ergab, sodass noch am gleichen Tag eine MRT-Untersuchung bei dem ansonsten neurologisch unauffälligen und wenig beeinträchtigten Mädchen erfolgte. Es zeigten sich Zeichen eines erhöhten intrakraniellen Druckes bei Thrombose im Sinus sigmoideus links, mutmaßlich auf dem Boden einer Mastoiditis, sowie eine Störung des venösen Abflusses bei gleichzeitiger Kompression des Sinus transversus rechts (Abb. 12.5). ◄

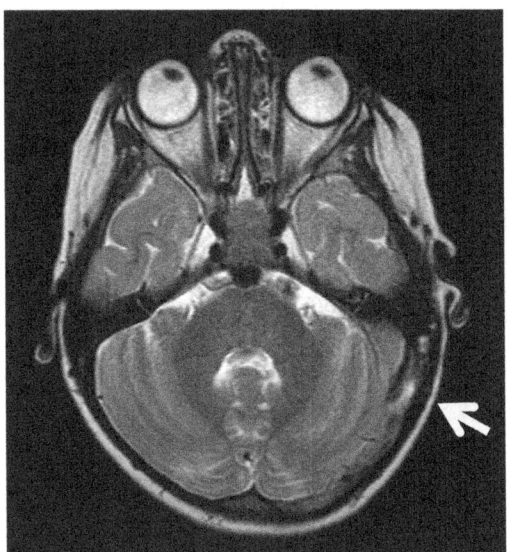

Abb. 12.5 Magnetresonanztomografie (MRT) des Gehirns mit Thrombose im linken Sinus sigmoideus (*Pfeil*)

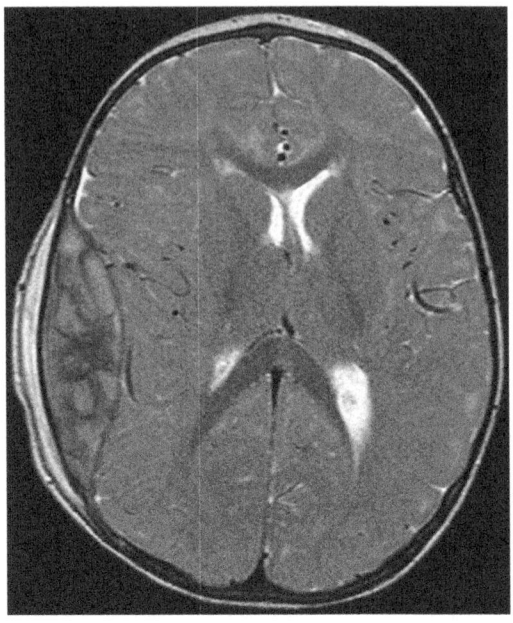

Abb. 12.6 Magnetresonanztomografie (MRT) des Gehirns mit raumforderndem Epiduralhämatom rechts nach Schädel-Hirn-Trauma (SHT)

Fall 5: Rezidivierendes Erbrechen und starke Kopfschmerzen/Unruhe nach mildem SHT Ein 21 Monate alter Junge wird in der Kindernotaufnahme vorgestellt, nachdem er 24 h zuvor beim Hochziehen am Sofatisch auf Laminatboden geprallt sei. Er habe sofort geweint. In der darauffolgenden Nacht Unruhe und immer wieder nur für 1 h geschlafen. Am Vormittag 5-malig erbrochen, wenig getrunken und gegessen, sehr ängstlich gewesen und zudem starke Schmerzen. Der neurologische Aufnahmebefund ist normal. Sonografisch und in der anschließenden MRT-Untersuchung zeigt sich ein raumforderndes Epiduralhämatom rechtshemisphäral, am ehesten auf dem Boden einer nicht wesentlich dislozierten rechts parietalen Kalottenfraktur mit beginnender Liquorzirkulationsstörung, sodass eine Evakuation erfolgte (Abb. 12.6).

Fall 6: Akute stärkste Kopfschmerzen und Verdacht auf Migräne Beim Besuch eines Schulfreundes entwickelt ein 10-jähriger Junge plötzlich heftige frontale Kopfschmerzen und schreit über mehrere Minuten, dann sackt er in sich zusammen und sitzt auf dem Boden, erbricht und ist sehr verschwitzt, danach schläfrig und nicht orientiert, reagiert auf Ansprache, wirkt postiktal laut Notarzt. Bei Aufnahme Verdacht auf Migräne, GCS 14, desorientiert, kein fokalneurologisches Defizit, hält die Augen außer bei Aufforderung stets geschlossen. Im weiteren Verlauf wiederholtes Erbrechen, vermehrte Müdigkeit, keine wesentliche Besserung am nächsten Tag und nach ca. 24 h fragliche Fazialisschwäche, daraufhin MRT-Untersuchung, die einen großen eingebluteten, raumfordernden Hirntumor links temporoparietal mit Mittellinienverlagerung sowie oberer und unterer Einklemmung und beginnender Liquorzirkulationsstörung zeigte, sodass eine notfallmäßige Tumorextirpation erfolgte, postoperativ homonyme Hemianopsie und vorübergehende Wortfindungsstörung (Abb. 12.7).

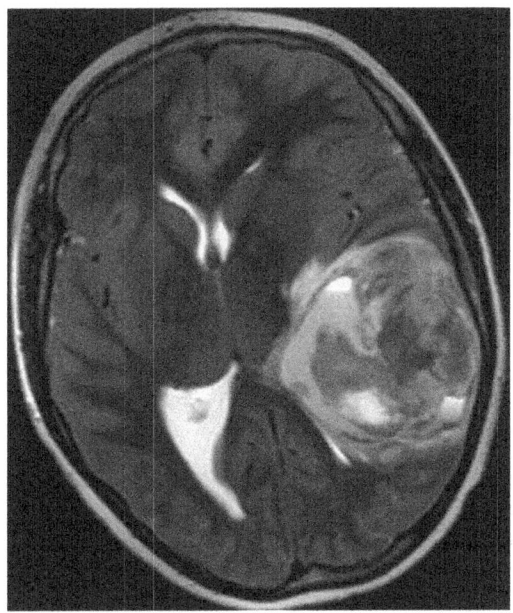

Abb. 12.7 Magnetresonanztomografie (MRT) des Gehirns mit eingeblutetem Hirntumor links und Mittellinienverlagerung

Fall 7: Ptosis und Gangunsicherheit Ein 2-jähriges Mädchen wird wegen des Verdachts auf eine kongenitale Myasthenia zum Mestinontherapieversuch vorgestellt, weil sie seit mehreren Monaten eine beidseitige Ptosis, eine allgemeine Schwäche und eine Essstörung hat. Der Mestinontherapieversuch zeigt keine Besserung der Symptomatik. Es fällt jedoch eine zunehmende Unsicherheit beim Gehen auf. Deshalb wird die bereits länger geplante Bildgebung vorgezogen. Die MRT-Untersuchung zeigt eine in die mittlere und hintere Schädelgrube einwachsende zystische Raumforderung mit proteinreichem Sekret mit Kompression der Hypophyse, des 3. Ventrikels sowie Verlagerung und Kompression der infratentoriellen Strukturen mit randständigen Suszeptibilitätsartefakten, z. B. passend zu Verkalkungen, und soliden Anteilen, konsekutive deutliche Liquorzirkulationsstörung; Bild z. B. passend zu einem adamantinösen Kraniopharyngeom (Abb. 12.8).

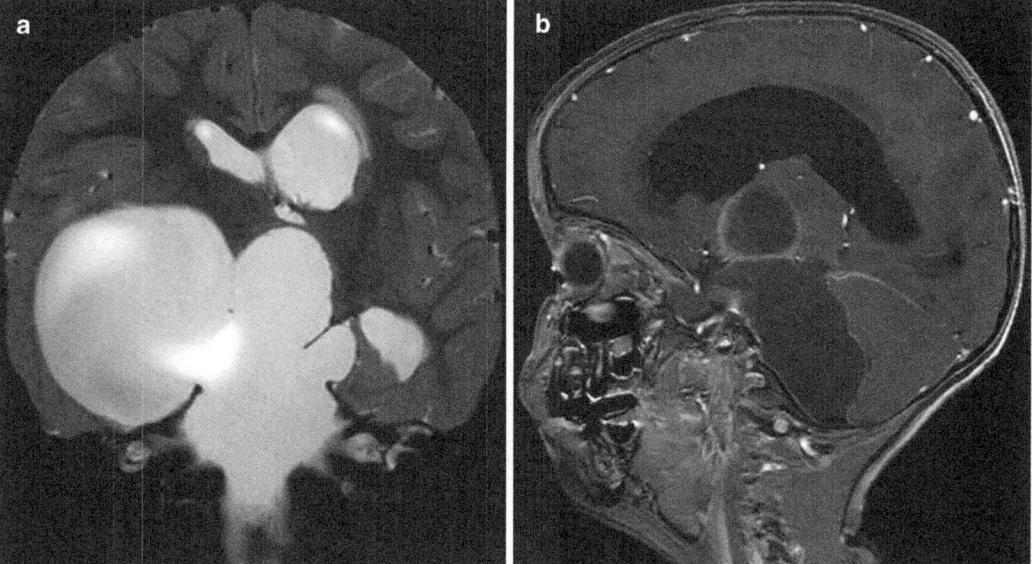

Abb. 12.8 a, b Magnetresonanztomografie (MRT) des Gehirns mit zystischer Raumforderung (**a**) und Liquorzirkulationsstörung (**b**)

Literatur

Batra P, Gupta S, Gomber S, et al. Predictors of meningitis in children presenting with first febrile seizures. Pediatr Neurol. 2011;44:35–9.

Bayram AK, Pamukcu O, Per H. Current approaches to the clinical assessment of syncope in pediatric population. Childs Nerv Syst. 2016;32:427–36.

Dohna-Schwake C, Rellensmann G, Mauer U et al. S2k-Leitlinie „Das Schädel-Hirn-Trauma im Kindes- und Jugendalter". AWMF Leitlinien-Register. 2023; 24–018.

Doummar D, Roussat B, Pelosse B, et al. Management of acute visual loss in children. Arch Pediatr. 2004;11:1384–8.

Gerstl L, Borggräfe I, Felderhoff-Müser U, et al. Pediatric Stroke Manual. Stuttgart: Kohlhammer; 2019.

Gerstl L, Bonfert MV, Heinen F, et al. Childhood arterial ischaemic stroke: clinical presentation, risk factors and management. Hamostaseologie. 2020;40:165–73.

Kimia A, Ben-Joseph EP, Rudloe T, et al. Yield of lumbar puncture among children who present with their first complex febrile seizure. Pediatrics. 2010;126:62–9.

Kurlemann G, Muhle H. S1-Leitlinie „Fieberkrämpfe im Kindesalter". AWMF Leitlinien-Register: 022-005. 2021.

O'Dowd C. Evaluating squints in children. Aust Fam Physician. 2013;42:872–4.

Sadleir LG, Scheffer IE. Febrile seizures. BMJ. 2007;334:307–11.

Sawyer JR, Kapoor M. The limping child: a systematic approach to diagnosis. Am Fam Physician. 2009;79:215–24.

Schubert-Bast T, Strzelczyk A. Therapie des akuten konvulsiven Anfalls und Status epilepticus im Kindesalter. Z Epileptol. 2019;32:116–25.

Shorvon S. Guidelines for status epilepticus: are we there yet? Neurocrit Care. 2012;17:1–2.

Subcommittee on Febrile Seizures; American Academy of Pediatrics. Clinical practice guideline–febrile seizures: guideline for the neurodiagnostic evaluation of the child with a simple febrile seizure. Pediatrics. 2011;127:389–94.

Sutter R. Conflicting clinical implications of therapeutic coma for status epilepticus. Crit Care Med. 2015;43:1144–5.

Vestergaard M, Christensen J. Register-based studies on febrile seizures in Denmark. Brain and Development. 2009;31:372–7.

Teil IV

Sonstiges: Wichtige Schnittstellen, kardiopulmonale Reanimation, Kasuistiken

Telemedizin im Kontext neurologischer Notfälle

13

Frank Höpken und Jens Litmathe

Inhaltsverzeichnis

13.1 Definition „Telemedizin"	304
13.2 Prähospitale Versorgung neurologischer Notfälle	304
13.3 Telenotarzt	305
13.4 Verlagerung der spezifischen Diagnostik in die Präklinik	307
13.5 Interhospitale Telemedizinanwendungen bei neurologischen Notfällen	307
13.6 Telemedizinanwendungen bei stationärer und ambulanter neurologischer Behandlung	308
13.7 Ausblick	309
Literatur	309

F. Höpken (✉)
Ärztlicher Leiter Rettungsdienst, Kreis Wesel – Fachdienst 32, Wesel, Deutschland
e-mail: frank.hoepken@evkwesel.de

J. Litmathe
Klinik für Akut- und Notfallmedizin, Rettungszentrum, Evangelisches Krankenhaus Wesel GmbH, Wesel, Deutschland
e-mail: Jens.Litmathe@evkwesel.de

13.1 Definition „Telemedizin"

In der modernen, digital geprägten medizinischen Gegenwart prägt die Begrifflichkeit „Telemedizin" in vielen Disziplinen die aktuelle Diskussion um zukünftige Chancen von Diagnostik und Therapie. Vom Wortstamm her (griechisch τηλε = fern) bedeutet dies zunächst, medizinische Leistungen mit örtlichem Abstand vom Patienten zu erbringen. So beinhaltet der Begriff Telemedizin verschiedene ärztliche Versorgungskonzepte, welche über eine räumliche Entfernung hinweg erbracht werden.

Die Wissenschaftlichen Dienste des Deutschen Bundestages definieren Telemedizin als ein Hilfsmittel zur Überwindung größerer Entfernungen bei medizinischen Sachverhalten. Darunter wird die Bereitstellung bzw. Anwendung von medizinischen Dienstleistungen mithilfe von Informations- und Kommunikationstechnologien, sodass medizinische Daten und Informationen für Prävention, Diagnose, Behandlung und Weiterbetreuung von Patienten übertragen werden. Ziel der Telemedizin soll insbesondere eine Verbesserung der Qualität, Wirtschaftlichkeit und Transparenz der medizinischen Versorgung darstellen (Wissenschaftliche Dienste des Deutschen Bundestags 2011).

Da im allgemeinen Sprachgebrauch eine erhebliche Unschärfe der Begrifflichkeit besteht und in der öffentlichen Diskussion häufig die fachliche Grundlage und die Bezüge unklar bleiben, hat die Bundesärztekammer den Kontext zu eHealth (electronic Health, WHO) eingeordnet und die Begrifflichkeit definiert:

> „Telemedizin ist ein Sammelbegriff für verschiedenartige ärztliche Versorgungskonzepte, die als Gemeinsamkeit den prinzipiellen Ansatz aufweisen, dass medizinische Leistungen der Gesundheitsversorgung der Bevölkerung in den Bereichen Diagnostik, Therapie und Rehabilitation sowie bei der ärztlichen Entscheidungsberatung über räumliche Entfernungen (oder zeitlichen Versatz) hinweg erbracht werden. Hierbei werden Informations- und Kommunikationstechnologien eingesetzt." (Telemedizinische Methoden in der Patientenversorgung 2015)

Die Herausforderungen im Gesundheitssektor, welche durch wirtschaftliche Krisen, Mangel an Fachpersonal, gestiegene Qualitätsanforderungen, wachsenden Versorgungsbedarf, den demografischen Wandel, Zentrumsmedizin und Versorgungsproblemen insbesondere im ländlichen Bereich zunehmen, sind groß. Digitale Lösungen mit telemedizinischen Prozessen können eine Unterstützung der Problematik bieten, sind aber intersektoral zum jetzigen Zeitpunkt häufig nur unzureichend vernetzt. So ist erklärtes Ziel deutscher Politik, Telemedizin voranzubringen, so trat 2015 das E-Health-Gesetz in Kraft, das unter anderem die Förderung telemedizinischer Leistungen beinhaltet.

Im Mai 2018 wurde die (Muster-) Berufsordnung-Ärzte (MBO-Ä) dahingehend geändert, dass eine ausschließliche Fernbehandlung im Einzelfall erlaubt ist, „wenn dies ärztlich vertretbar ist und die erforderliche ärztliche Sorgfalt insbesondere durch die Art und Weise der Befunderhebung, Beratung, Behandlung sowie Dokumentation gewahrt wird und die Patienten oder der Patient auch über die Besonderheiten der ausschließlichen Beratung und Behandlung über Kommunikationsmedien aufgeklärt wird" (Bundesärztekammer 2019).

Die rasante Entwicklung der Künstlichen Intelligenz (KI) wird Einzug in die digitale Struktur des Gesundheitswesens nehmen und auch im Bereich der Telemedizin in den kommenden Jahren zunehmend Einfluss nehmen. Dies wird Chancen und Risiken beinhalten, aktuelle Entwicklungen regulatorischer Anforderungen gilt es zu beobachten und Ergebnisse kritisch zu bewerten.

Dieser Artikel erhebt nicht den Anspruch der Vollständigkeit der sich rasant verändernden, sich weiterentwickelnden Telemedizin. Vielmehr zeigt er anhand von Beispielen von Anwendungen im neurologischen Fachgebiet auf.

13.2 Prähospitale Versorgung neurologischer Notfälle

Rettungsdienstliche Versorgung in Deutschland hat in den letzten Jahren einen erheblichen qualitativen Wandel durchlaufen. Dies ist zum einen durch eine strukturierte ärztliche Weiterbildung mit Facharztniveau, zum anderen durch eine Professionalisierung des nichtärztlichen Rettungsdienstfachpersonals bedingt. Mit Einführung des Berufsbildes des Notfallsanitäters wurde 2014 ein neuer Gesundheitsfachberuf geschaffen, der bei der notfallmedizinischen Versorgung von Notfallpatienten neue Qualitätsstandards gesetzt hat.

Zeitlich parallel konnte im Jahr 2014 im Rettungsdienst der Stadt Aachen das erste Telenotfallmedizinsystem in die bundesdeutsche Notfallrettung integriert werden. Das Konzept des Telenotarztes wird inzwischen als sinnvolles, ergänzendes Strukturelement angesehen, um einen Rettungsdienst zukunftsfähig aufzustellen (Schröder et al. 2022). So wurde im bevölkerungsstärksten Bundesland, Nordrhein-Westfalen, im Februar 2020 eine Absichtserklärung des Gesundheitsministeriums, den Krankenkassen, den kommunalen Spitzenverbände und den Landesärztekammern eine gemeinsame Absichtserklärung zum flächendeckenden Ausbau des Telenotarztsystems im ganzen Land unterzeichnet (Ministerium für Arbeit, Gesundheit und Soziales des Landes Nordrhein-Westfalen 2020). Bisher ist nur in wenigen Bundesländern kein telemedizinischer Ausbau geplant.

13.3 Telenotarzt

Auch ein „Telenotarzt" ist begrifflich nicht standardisiert. Telenotfallmedizinsysteme stehen in unterschiedlichen Ausbaustufen zur Verfügung. Diese reichen vom einfachen Telefonat bis hin zu integrierten Systemkomponenten mit Echtzeitübertragung sämtlicher erhobener Befunde unter Nutzung von Bild, Ton und Video (Schröder et al. 2023). Durch eine curriculare Fortbildung wurde mittlerweile von den Ärztekammern in NRW ein qualitativer Standard geschaffen, um den Telenotarzt dazu zu qualifizieren, verantwortlich und ggf. abschließend – z. B. im Rahmen der Delegation von Maßnahmen an vor Ort tätige Notfallsanitäter – die Behandlung des Notfallpatienten durchzuführen (Curriculum Qualifikation 2020). Die Bundesärztekammer erarbeitet derzeit zudem ein entsprechendes bundesweites Curriculum „Telenotarzt" für eine entsprechende einheitliche Qualifikation (Positionierung der Bundesärztekammer 2023).

Ziel von Telenotarztsystemen ist es, ärztliche Expertise und rechtssichere Entscheidungskompetenz über eine Entfernung hinweg an eine Einsatzstelle zu bringen, sodass die Qualität der Patientenversorgung zusätzlich gehalten oder gar verbessert werden kann.

Telenotarztsysteme fokussieren sich aber nicht auf bestimmte Krankheitsbilder, sie bieten den Notfallsanitätern vor Ort aber die Möglichkeit, jederzeit – an 7 Tagen pro Woche und 24 h pro Tag – eine fachliche Expertise der eigenen Fachlichkeit hinzuzuziehen. Bei neurologischen Krankheitsbildern lässt sich die Hinzuziehung eines Telenotarztes insbesondere das Krankheitsbild des Schlaganfalls sowie des zerebralen Krampfleidens feststellen. Über eine gesicherte Verbindung werden dem Telenotarzt die im Rettungswagen erhobenen Vitalparameter (wie Blutdruck, Sauerstoffsättigung, EKG) in Echtzeit übertragen. Der Notfallsanitäter informiert per strukturierter Übergabe zudem den Telenotarzt über Anamnese und Befunde, welche gemeinsam per geschützter Kommunikation erörtert werden können. Zusätzlich können Fotos oder ein Live-Video übertragen werden, sodass der Telenotarzt ein vollständiges Bild erheben kann. Dieser kann therapeutische und medikamentöse Maßnahmen anordnen, die der Notfallsanitäter aufgrund seiner Ausbildung beherrscht und umsetzen kann.

Eine Hinzuziehung des Telenotarztes birgt weitere Vorteile: So kann dieser aufgrund der eigenen Expertise bereits eine qualifizierte Voranmeldung in der geeigneten Klinik vornehmen, sodass eine reibungslose Übernahme in der Zielklinik erfolgen kann. Die Zurverfügungstellung der im Rettungswagen (RTW) erhobenen, ärztlich ausgewerteten, in einem standardisierten Protokoll vorab übermittelten Parameter, können den weiteren Prozess deutlich zeitlich verkürzen und die benötigte Ressource direkt zur Verfügung stellen.

Abb. 13.1 fasst synoptisch die wichtigsten Systembestandteile der Telenotfallmedizin zusammen.

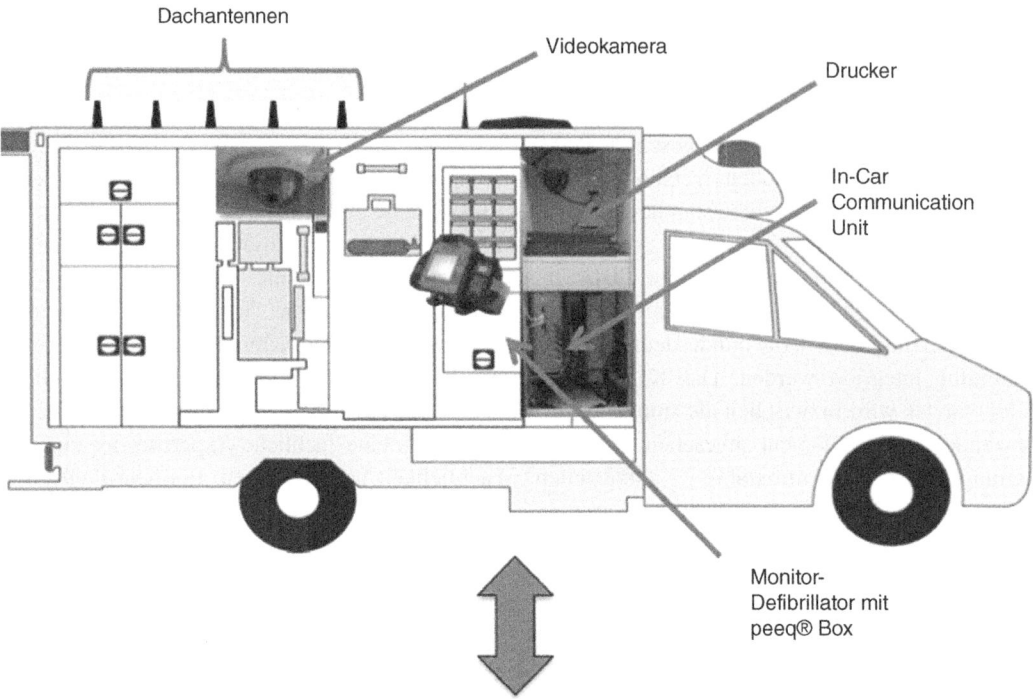

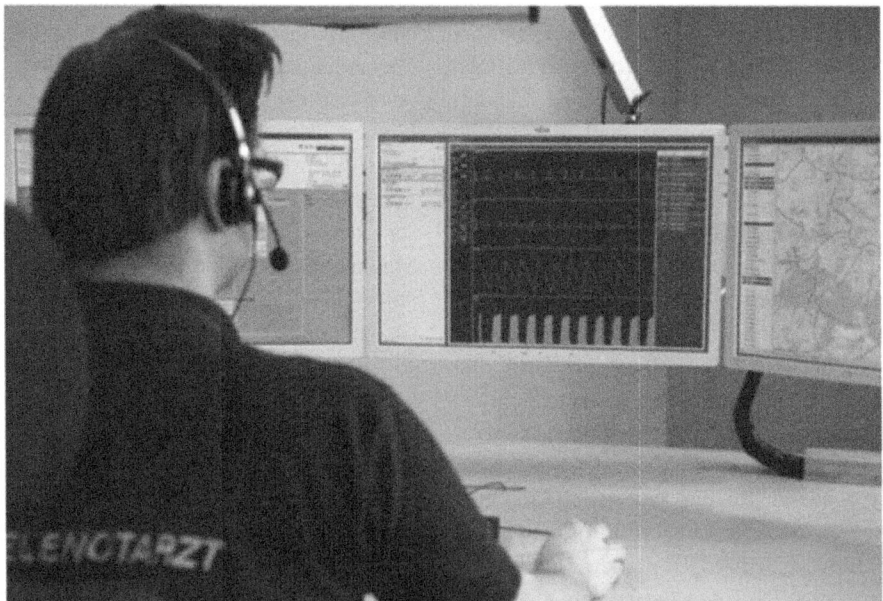

Abb. 13.1 Systembestandteile der Telenotfallmedizin

13.4 Verlagerung der spezifischen Diagnostik in die Präklinik

Neben der aktuellen Entwicklung, flächendeckend Telenotarztsysteme einzuführen, bestehen seit den frühen 2000er-Jahren mehrere Projekte zur Verkürzung des therapiefreien Intervalls beim Schlaganfall. So konnte erfolgreich das Akutversorgungskonzept „Stroke Angel" in mehreren Flächenkreisen eingeführt werden, wo Untersuchungsdaten bei Verdacht auf einen Schlaganfall aus dem RTW über einen tragbaren Computer (PDA) eingegeben und über eine Mobilfunkverbindung an eine Stroke Unit übertragen wurden. Durch die telemedizinischen Vorabinformation können Prozesse bei der Übergabe und der Weiterversorgung der Patienten in der Klinik optimiert werden (Ziegler et al. 2008). In einer neuen, prospektiven Kohortenstudie 2021 konnte ein Zusammenhang zwischen der Einsparung an Zeit und der Verwendung einer prähospitalen Checkliste und Schlaganfallskala, die telemedizinisch in die Klinik übermittelt wurde, gezeigt werden (Zentrum für Telemedizin 2021). Die Studie kam zu dem Ergebnis, dass Patienten mit dem Stroke Angel eine signifikant kürzere Zeit bis zur ersten Bildgebung (Door-to-CT) und eine signifikant kürzere Zeit bis zur Thrombolyse (Door-to-Needle) hatten. Die Chance, eine Thrombolyse innerhalb von 20 min nach Ankunft in der Klinik zu erhalten, war mit dem Stroke Angel doppelt so hoch. Der Zeitvorteil resultierte in einer 40 % höheren Thrombolyserate (Zentrum für Telemedizin 2021).

Im Rahmen innovativer Versorgungsprojekte bei Schlaganfallpatienten wurde zunächst 2008 im Saarland, dann 2011 in Berlin ein Projekt einer mobilen STROKE-Unit (MSU, Berlin: Stroke-Einsatz-Mobil, STEMO) begonnen. Diese Fahrzeuge verfügen neben der rettungsdienstlichen Grundausstattung über einen mobilen Computertomografie , ein Point-of-care-Labor sowie die Möglichkeit der telemedizinischen Kommunikation (Lerch 2020). In begleitenden Studien konnte eine signifikant kürzere Zeit zwischen Notruf und Beginn einer Thrombolyse und eine höhere Rate lysierter Schlaganfallpatienten gezeigt werden (Ebinger et al. 2014).

Zur Bewertung des logistisch und finanziell erheblich anspruchsvollen Projekts kann nicht nur die schnellere Verfügbarkeit einer Thrombolyse, sondern die Frage der signifikanten Verbesserung des Patientenoutcomes nach 3 Monaten (bleibende Behinderung, Mortalität), gewertet werden. Nachdem sich initial weder im Saarland noch in Berlin ein solcher Effekt belegen ließ, konnte sich in der 2020 publizierten, prospektiven, nichtrandomisierten Berliner B-PROUD-Studie gezeigt werden, dass die Wahrscheinlichkeit eines schlechten funktionellen Outcomes in der STEMO-Kohorte signifikant geringer war (Rohmann et al. 2023). In wieweit die Daten außerhalb von Ballungsräumen jedoch übertragbar wären, bleibt umstritten (Diener 2023). Mit telemedizinischer fachärztlicher neurologischer Expertise könnte aber eine Option bestehen, die Kosten und Personalressourcen zu senken und eine weitere Ausweitung des Einsatzgebietes möglich zu machen (Müller 2023).

Eine MSU könnte jedoch mittels prähospitaler CT-Angiografie einen weiteren wertvollen Zeitvorteil generieren, wodurch ein betroffener Patient direkt in eine Klinik mit interventioneller Neuroradiologie verbracht werden könnte. Eine weitere Option böte eine MSU bei Patienten mit intrazerebraler Blutung, die präklinisch mittels kranialer CT (CCT) vom ischämischen Insult unterschieden, frühzeitig Blutdrucksenkung, Einsatz gerinnungsaktiver Substanzen und eine adäquate Klinikzuweisung zur neurochirurgischen Intervention erfolgen könnte.

13.5 Interhospitale Telemedizinanwendungen bei neurologischen Notfällen

Die etablierte, evidenzbasierte Akuttherapie beim akuten Schlaganfall stellt in Akutkliniken hoher Versorgungsstufe mit neurologischem Schwerpunkt meist kein Problem dar. Insbesondere in ländlichen Regionen besteht diesbezüglich aber eine kritische Limitation für die Versorgung von

Schlaganfallpatienten in Krankenhäusern der Grund- und Regelversorgung. Eine Weiterverlegung über lange Distanzen ist zwangsläufig mit erheblichem Zeitaufwand verbunden, der die Erfolgsrate der zeitsensitiven Therapien verringert. Schon in den frühen 2000er-Jahren entstanden Konzepte zur telemedizinisch unterstützten Behandlungsführung. Die Erfassung von Schlaganfallsymptomen zusammen mit den digital übertragenen Bildern einer Computertomografie ermöglichen eine zuverlässige Ferndiagnose. (Hacke 2021)

Mit Einbindung der Telemedizin in ein Konzept einer spezialisierten Behandlungseinheit (TeleStroke-Unit) mit netzwerkinternem Qualitätsmanagement kam es in Deutschland zu einer entscheidenden Weiterentwicklung. Es zeigte sich, dass Patienten mit ischämischen Schlaganfällen telemedizinisch ähnlich häufig und sicher wie in etablierten Stroke Units mit einer intravenösen Thrombolyse (IVT) behandelt werden konnten (Schwab et al. 2007). In einer kontrollierten Vergleichsstudie stellte sich eine deutliche Verbesserung des funktionellen Outcomes (Audebert et al. 2006) in Kliniken mit Telemedizinkonzept dar, sodass dieses Konzept bereits 2006 in die Regelversorgung in Bayern überführt wurde. Mittlerweile trägt die telemedizinische Schlaganfallversorgung in sog. Telestroke-Netzwerken in vielen ländlichen Regionen regelhaft zur Versorgungssicherheit bei und sichert nebenbei bei einem vielerorts immer kritischeren Fachkräftemangel neurologische Expertise (Hacke 2021).

Die Telestroke-Netzwerke sind in der Kommission „Telemedizinische Schlaganfallversorgung" der Deutschen Schlaganfall-Gesellschaft zusammengeschlossen. Ziel der Kommission ist es, Lösungen für die speziellen Herausforderungen der Telestroke-Behandlung zu entwickeln und durch eine Kooperation gemeinsam den besten Weg für optimale Erfüllung der hohen Anforderungen an die Telestroke-Behandlung zu suchen (https://www.dsg-info.de/aus-den-kommissionen/ o. J.).

Seit 2015 steht mit der endovaskulären Thrombektomie (EVT) eine weitere hocheffektive Behandlung des akuten ischämischen Schlaganfalls zur Verfügung. Aufgrund hoher Strukturvoraussetzungen und Qualitätsansprüche steht die EVT jedoch nur in ausgewiesenen Zentren rund um die Uhr zur Verfügung. Einen Zugang zur Thrombektomie zu gewährleisten setzt eine gute Patientenselektion und ein optimiertes Verlegungsmanagement innerhalb von Netzwerkstrukturen voraus. Eine gute Patientenselektion ist über eine telemedizinische Beurteilung für diese hocheffektive Standardtherapie möglich (Barlinn et al. 2021).

13.6 Telemedizinanwendungen bei stationärer und ambulanter neurologischer Behandlung

Auch außerhalb der Schlaganfallbehandlung haben in neurologischen Kliniken telemedizinische Projekte Einzug gehalten. So können bei Epilepsiepatienten bzw. Patienten mit anfallsartig auftretenden Symptomen Herausforderungen hinsichtlich der Diagnose oder Therapie bestehen, die spezieller epileptologischer Expertise bedürfen. So wurde beispielsweise mit dem Modellprojekt Tele-Epileptologie Ruhr (TE Ruhr) eine telemedizinische Infrastruktur in einem universitären Epilepsiezentrum für die Metropolregion Ruhr mit allgemeinneurologischen Akutkliniken aufgebaut. Es zeigte, dass die technische Etablierung einer teleepileptologischen Konsilplattform erfolgreich möglich ist, zeigte aber auch technische und organisatorische Herausforderungen telemedizinischer Anwendungen auf (Sigrid Mues et al. 2021).

Von November 2021 bis Februar 2022 erfolgte eine Machbarkeitsstudie der Klinik für Neurologie der Charité, bei der neue, tragbare Sensortechnologien und automatisierte Datenanalysemethoden Möglichkeiten für Video-EEG-Langzeituntersuchungen nach dem Goldstandard im ambulanten Bereich ermöglichen. Das ambulante Langzeit-Video-EEG (AL-VEEG) nutzte innovative, tragbare Video-EEG-Monitoringsysteme, welche zusammen mit einer durch künstliche Intelligenz unterstützten Datenanalyse den von Anfallsleiden betroffenen Patienten einen schnelleren, effizienteren und sektorübergreifenden Zugang zu einer Goldstandarddiagnostik in der häuslichen Umgebung ermöglichten (Meisel et al. 2022).

Auch im Bereich der schlafbezogenen Atmungsstörungen (SBAS) wie der Insomnie zeigen sich größere Patientengruppen unzureichend versorgt, hier bietet die telemetrische Durchführung der Polygrafie sowie Polysomnografie, die so im ambulanten Bereich durchführbar ist. Auch bei Therapieeinleitung und Überwachung sowohl von Patienten mit Insomnie als auch bei Patienten mit Überdrucktherapie bei schlafbezogenen Atmungsstörungen bieten digitale Techniken erhebliches Potenzial (Nilius et al. 2022).

Weltweit fehlt es an Einrichtungen für eine ambulante Neurorehabilitation. Ein eklatantes Versorgungsproblem ist die ambulante Weiterversorgung von Patienten mit neurologischen Erkrankungen nach stationärem Aufenthalt in Rehabilitationskliniken. Die Erfolge gehen häufig schon nach kurzer Zeit verloren. Es konnte aber in zahlreichen Untersuchungen gezeigt werden, dass die Effektivität einer Telerehabilitation über Videokommunikation mit der einer konventionellen Therapie vergleichbar ist. Sowohl physiotherapeutische als auch sprach- und ergotherapeutische Behandlungen können erfolgreich mit Telerehabilitation im häuslichen Umfeld durchgeführt werden (Meyding-Lamadé et al. 2022).

13.7 Ausblick

Die Verfügbarkeit großer digital gespeicherter Datenmengen sowie die Entwicklung einer Hardware zur Parallelisierung von Rechenprozessen mit entsprechenden Schnittstellen werden zukünftig für die künstliche Intelligenz (KI) methodisch komplexe Sachverhalte auf Basis großer Datenmengen zu erfassen und zu lösen sein. Insbesondere supervidiertes, nichtsupervidiertes und bestärkendes Lernen werden als Methoden eine zentrale Rolle einnehmen.

In der Intensivmedizin können schwerkranke Patienten mit einem komplexen Monitoring versehen werden. Hiermit ließen sich Vorhersagemodelle trainieren, um somit in der Lage zu sein, früher auf Veränderungen zu reagieren. So ließen sich bereits Stunden im Voraus Zustandsänderungen ermitteln und eine Prognose über den Verlauf erstellen. Ein solcher Ansatz wäre somit spezifischer als die der Beurteilung der direkten Alarme, weil durch die KI Erfahrungswissen unermüdlich mit ins Kalkül gezogen wird. Auf der neurologischen Intensivstation kann mittels KI zur Vorhersage von Hirndruck, Vasospasmen, Bewusstsein oder Outcome in der Zukunft eine große Unterstützung geleistet werden. Allerdings gibt es aktuell wenig prospektive klinische Studien zur Anwendung von KI.

Literatur

Audebert HJ et al. Effects of the implementation of a telemedical stroke network: the Telemedic Pilot Project for Integrative Stroke Care (TEMPiS) in Bavaria, Germany. Lancet Neurol. 2006;5(9):742–8.

Barlinn J, Winzer S et al. (2021) Telemedizin in der Schlaganfallversorgung – versorgungsrelevant für Deutschland. Nervenarzt 92:593-601

Bundesärztekammer. Dtsch Arztebl. 2019;116:A-230/B-194/C-194.

Curriculum Qualifikation Telenotarzt der Ärztekammern Nordrhein und Westfalen-Lippe vom 13.08.2020. (2020). https://www.akademie-wl.de/fileadmin/akademie/dokumente_curricula_artikel/curriculum_qualifikation_telenotarzt_stand_13.08.2020.pdf. Zugegriffen am 04.11.2023.

Diener HC. Die Praktikabilität außerhalb von Ballungsräumen ist fraglich. InFo Neurologie + Psychiatrie 2023; 25:12

Ebinger M et al. Effect of the use of ambulance-based thrombolysis on time to thrombolysis in acute ischemic stroke: a randomized clinical trial. JAMA. 2014;311(16):1622–31.

Hacke W. Telemedizinische Versorgung beim Schlaganfall, Nervenarzt 202192:591-592

https://www.dsg-info.de/aus-den-kommissionen/. Deutsche Schlaganfall Gesellschaft. Zugegriffen am 06.11.2023. (o. J.)

Lerch S. Die mobile Stroke Unit. Cardiovasc. 2020;20:28–30.

Meisel C Holtkamp M Vock S. Ambulantes Langzeit-Video-EEG als neuer diagnostischer Ansatz in Deutschland: Ergebnisse einer Machbarkeitsstudie Nervenarzt. 2022. https://doi.org/10.1007/s00115-022-01412-0

Meyding-Lamadé U, Bassa B, Tibitanz P, et al. Telerehabilitation: von der virtuellen Welt zur Realität –

Medizin im 21. Jahrhundert. Nervenarzt 2021. 2022;92:127–36.

Ministerium für Arbeit, Gesundheit und Soziales des Landes Nordrhein-Westfalen (2020) „Absichtserklärung zum Telenotarzt-System in Nordrhein-Westfalen". Verbände der Krankenkassen, der kommunalen Spitzenverbände, der Ärztekammern Nordrhein und Westfalen-Lippe sowie des Ministeriums für Arbeit, Gesundheit und Soziales des Landes Nordrhein-Westfalen. https://www.land.nrw/pressemitteilung/telenotarzt-system-wird-flaechendeckend-nordrhein-westfalen-etabliert. Zugriffsdatum 26.09.2024.

Müller T (2023)Mobile Stroke Unit mit akzeptablen Kosten. https://www.springermedizin.de/apoplex/abrechnung/mobile-stroke-unit-mit-akzeptablen-kosten/23835518. Zugegriffen am 04.11.2023

Nilius B·Schröder M· Richter M (2022): Aktuelle Entwicklungen in der Schlafforschung und Schlafmedizin – eine Einschätzung der AG „Telemedizin und Telemonitoring" Somnologie 26:181-183

Positionierung der Bundesärztekammer zur Neunten Stellungnahme der Regierungskommission: Reform der Notfall- und Akutversorgung: Rettungsdienst und Finanzierung. Seite 2, Stand: 17.10.2023. (2023) https://www.bundesaerztekammer.de/fileadmin/user_upload/BAEK/Politik/Programme-Positionen/Positionen_der_Bundesaerztekammer_zur_Notfallreform.pdf. Zugegriffen am 30.08.2024

Rohmann JL, Piccininni M, Ebinger M, et al. Effect of mobile stroke unit dispatch in all patients with acute stroke or TIA. Ann Neurol. 2023;93:50–63.

Schröder H, Borgs C, Sommer A, Carduck T, Felzen M, Beckers S. Telenotfallmedizin: Qualitätsmanagement vollkommen neu gedacht? Notfall Rettungsmed. 2022;25:385–7.

Schröder H, Beckers S, Borgs C, Rossaint R, Felzen M. Update Telenotfallmedizin, Status quo und Ausblick. Anaesthesiologie. 2023;72:506–17.

Schwab S, Vatankhah B, Kukla C, et al. Longterm outcome after thrombolysis in telemedical strokecare. Neurology. 2007;69(9):898–903.

Sigrid Mues S, Grönheit W, Wehner T, Wellmer J. Tele-Epileptologie Ruhr: Zwischenevaluation eines telemedizinischen Modellprojektes. Z Epileptol. 2021;34:311–7.

Telemedizinische Methoden in der Patientenversorgung – Begriffliche Verortung, erarbeitet von der AG-Telemedizin und beschlossen vom Vorstand der Bundesärztekammer am 20.03.2015. (2015). https://www.bundesaerztekammer.de/fileadmin/user_upload/_old-files/downloads/pdf-Ordner/118._DAET/118DAETBeschlussprotokoll20150515.pdf. Zugriffsdatum 26.09.2024.

Wissenschaftliche Dienste des Deutschen Bundestags, Aktueller Begriff Telemedizin, Nr. 15/11 vom 11. Mai 2011. (2011)

Zentrum für Telemedizin 2021., https://www.ztm.de/informieren/blog/stroke-angel-daten-international-veroeffentlicht. Zugegriffen am 04.11.2023

Ziegler V, Rashid A, Müller-Gorchs M, Kippnich U, Hiermann E, Kögerl C, Holtmann C, Siebler M, Griewing B. Einsatz mobiler Computing-Systeme in der präklinischen Schlaganfallversorgung. Anaesthesist. 2008;57:677–85.

Ökonomische Aspekte der neurologischen Notfallmedizin

14

Thomas Warnke

Inhaltsverzeichnis

14.1 Aktuelle Herausforderungen der Notfallversorgung am Krankenhaus 311
14.2 Auftrag der Notfallversorgung in verschiedenen Versorgungsstufen/ Ist eine Notfallpraxis am Krankenhaus sinnvoll? 313
14.3 Entwicklung von Fallzahlen und Betten – Ausgaben der Gesetzlichen Krankenversicherungen (GKV) 318
14.3.1 Gesundheitsausgaben in der BRD 2021 318
14.3.2 Aktuelle Finanzierungsituation am Krankenhaus 318
14.3.3 Die aktuelle Notfallstufenvergütungsvereinbarung des gemeinsamen Bundesausschusses (G-BA) vom 10.12.2018 320
14.4 Chancen und Risiken der Krankenhausreform; Bewertung des aktuellen Eckpunktepapiers der Regierungskommission 321
14.5 Erlösverteilung und Abrechnung in der ZNA, Deckungsbeitragsrechnung, Fazit 322
14.5.1 Basis- Deckungsbeitrags(DB)-Rechnung 323
14.6 Zusammenfassung 324
Literatur 325

14.1 Aktuelle Herausforderungen der Notfallversorgung am Krankenhaus

Interdisziplinäre Notaufnahmen haben sich in Deutschland erst seit ca. 2017 etabliert. Ursache ist die sektorale Abgrenzung zwischen ambulanter und stationärer Notfallversorgung. Für die ambulante Notfallversorgung ist gemäß Vorgaben des Sozialgesetzbuches (SGB) V, § 75 die kassenärztliche Vereinigung (KV) zuständig. Die KV hat damit einen Sicherstellungauftrag auch außerhalb der üblichen Sprechstundenzeiten. Patienten sollten jederzeit einen KV- Notdienst aufsuchen können. Auch zugelassene Krankenhäuser sind mit Ausnahmen zum Notdienst verpflichtet. Hier ist im Notfall insbesondere die stationäre Aufnahme und Behandlung zu gewährleisten. In verschiedenen Bundesländern kam es zu Neu-

T. Warnke (✉)
Abteilungsleiter Medizincontrolling, Städtisches Klinikum Braunschweig gGmbH,
Braunschweig, Deutschland
e-mail: t.warnke@skbs.de

strukturierungen der Notfallversorgung, in dem die „KV-Notfallpraxis" an das Krankenhaus verlagert wurde. Damit wird die Notaufnahme in diesen Regionen zum ersten Anlaufpunkt.

Einige Krankenhäuser (KHs) haben Kooperationsverträge mit den KVen dahingehend geschlossen, dass die KHs die Notfallversorgung außerhalb der üblichen Sprechstundenzeiten selbstständig übernehmen und organisieren.

Zunehmend erschwert wird die Situation durch Migranten und Flüchtlinge, die das System der sektoralen Grenzen nicht kennen, ebenso haben viele Hilfesuchende keinen eigentlichen Hausarzt mehr. Die zentrale Notaufnahme (ZNA) ist an 24 h und 365 Tagen im Jahr erreichbar. Somit erklärt sich die steigende Anzahl an Notfallpatienten in den Notaufnahmen der Krankenhäuser.

40–50 % der Notfälle in einer ZNA werden stationär aufgenommen. Bei diesen Patienten ist das Verhältnis Kosten/Erlössituation durch die Abrechnung einer Fallpauschale weitgehend gesichert (Abb. 14.1). Bei ambulant behandelten Patienten besteht aufgrund der hohen Vorhaltkosten der Notaufnahme in Bezug auf die zu erzielenden Erlöse über eine KV-Abrechnung nach „EBM" (einheitlicher Bewertungsmaßtab) eine große Deckungslücke!

In den deutschen ZNA besteht ein deutlicher Personalmangel in allen Bereichen.

Im Unterschied zu anderen Abteilungen des Krankenhauses existiert bislang kein Fachabteilungsschlüssel für eingerichtete bettenführende Notaufnahmen. In der Notaufnahme gilt bisher keine PPuvG (Pflege-Personaluntergrenzenverordnung: Bundesgesundheitsministerium(BMG)-Sachstand 22.10.2022). Bis auf die Zuschläge zu den Notfallstufen (des gemeinsamen Bundesausschuss, G-BA) besteht für die Notaufnahmen keine zusätzliche Erlösmöglichkeit außerhalb der KV-Notfallabrechnung.

Zum Zeitpunkt der Erstellung des Beitrages zeigt sich gesundheitspolitisch ein erheblicher Umbruch in der Patientenversorgung im Krankenhaus, und das aufgrund des erheblichen Kostendrucks auf allen Seiten. Nach aktuellem Sachstand werden die Bundesländer hier in die Verantwortung gehen müssen, eine wohnortnahe Notfallversorgung planerisch sicher zu stellen. Derzeit geht man davon aus, dass ca. 300–500 Krankenhäuser in ein „IGZ" (Integriertes Gesundheitszentrum) ohne Notfallversorgungsauftrag transformiert werden sollen. Die Verteilung der investiven Mittel der Bundesländer würde sich dadurch erheblich verändern, da IGZ eben nicht entsprechende, kostenintensive Strukturen vorhalten sollen und damit größere Plankrankenhäuser finanziell profitieren könnten.

Die Gesamtzahl der „Notfallpatienten" in der Bundesrepublik hat in den letzten Jahren erheblich zugenommen. Die Zahlen des statistischen Bundesamtes belegen dieses:

Die Zahl der behandelten Patienten im KV-Bereitschaftsdienst und die Zahl der Notaufnahmen im KH sind von 24,9 Mio. in 2009 auf 27,8 Mio. in 2019 (+12 %) gestiegen.

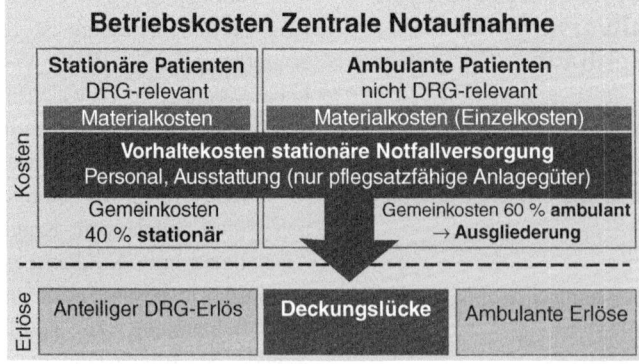

Abb. 14.1 Ausgliederung nichtfallpauschalenrelevanter Kosten in der zentralen Notaufnahme (ZNA). *DRG* Diagnosis Related Groups

Die Anzahl der behandelten Notfallpatienten in den KV- Bereitschaftsdiensten hat sich jedoch von 10,1 Mio. in 2009 auf 8,8 Mio. in 2019 reduziert (−12 %)!

Die Anzahl der Notaufnahmen im Krankenhaus (ambulant oder stationär behandelt) ist im gleichen Zeitraum von 14,9 Mio. auf 19,1 Mio. angestiegen (+19 %)

Innerhalb der Kliniken ist wiederum die Zahl der ambulant behandelten Notfallpatienten weniger stark angestiegen (+24 %) als die der stationär aufgenommenen Patienten (+33 %).

Das hat unterschiedliche Ursachen.

Die Hausarztpraxen werden derzeit überrannt. Die Wartezeiten auf einen Facharzttermin im KV-Bereich haben deutlich zugenommen. Das neu eingeführte Vergabesystem über „116117" funktioniert nur unzureichend. Die Wartezeiten auf Facharzttermine sind mit mehreren Wochen bis Monate erheblich. Daher wandern Patientenströme unmittelbar in die Notaufnahmen der Krankenhäuser.

Die demografische Entwicklung mit zunehmender Überalterung sowohl der Patienten als auch der Mangel an Fachpersonal bei Leistungserbringern (insbesondere auch bei der KV) ist ebenso Teil des Problems.

Die Auswirkungen der Coronapandemie hat für die Jahre 2020–2022 insgesamt eine Reduktion der Inanspruchnahme der Notaufnahmen durch die Bevölkerung gezeigt. 2023 als das Jahr nach „Corona" wird nach Meinung des Autors neue Zahlen aufzeigen.

Die derzeitige Finanzierung der Betriebskosten in den Krankenhäusern über Fallpauschalen (DRGs) kann die entstehenden Kosten nicht decken. Über 60 % aller Krankenhäuser gaben für 2023 (in 2024 über 80 %) an, voraussichtlich ein negatives Geschäftsergebnis erzielen. Es drohen Insolvenzen insbesondere der kleineren, kirchlichen und frei-gemeinnützigen Krankenhäuser. Die Gründe sind vielfältig, treibender Faktor ist jedoch die aktuelle hohe Inflation (Energie) bis Mitte 2024 und die gestiegenen Personalkosten durch hohe Tarifabschlüsse, die sich in den gegenwärtigen Fallpauschalen nicht widerspiegeln.

Die resultierenden Fragen werden sein:

Wie sind von den Patienten die notwendigen Notfallversorgungseinheiten in (noch) angemessener Zeit zu erreichen?

Sind die umliegenden Häuser ausreichend darauf vorbereitet?

14.2 Auftrag der Notfallversorgung in verschiedenen Versorgungsstufen/Ist eine Notfallpraxis am Krankenhaus sinnvoll?

Krankenhäuser halten je nach bestehendem Versorgungsauftrag eine entsprechende Notaufnahme vor. Etwa 1200 Krankenhäuser (KH) von insgesamt 1887 KHs (Zahlen Destatis 2021) nehmen in Deutschland an der Notfallversorgung teil. Der große, überwiegende Anteil der Krankenhäuser, die die Aufgaben der Grund- und Regelversorgung übernehmen, hat eine Notaufnahme nach Kriterien des G-BA der Stufe 1. Erweiterte oder umfassende Notfallversorgung halten rund 420 KHs vor (Zahlen des BMG 2023).

In Zukunft wird nach umgesetzter Krankenhausreform eine Änderung der Krankenhauslandschaft inklusive der Notfallversorgung zu verzeichnen sein.

Die Einführung der Level-1i-KHs/IGZ (Krankenhäuser ohne Notfallversorgung) oder auch „regionales Gesundheitszentrum" genannt wird zu einer Abnahme des Angebotes der Notfallversorgungseinheiten führen. Die IGZ erhalten nach derzeitigem Stand weder Vorhaltebudgets noch Pflegebudgets (Abb. 14.2).

Nach ursprünglicher Rechnung fallen rund 30 % aller deutschen KHs in die Kategorie zu möglichen IGZ. Das genaue Leistungsspektrum dieser „Gesundheitszentren" ist bisher ebenso unbekannt wie deren genaue Finanzierung. Das Lable „Krankenhaus" soll für IGZ formal erhalten bleiben. Somit wären auch investive Mittel der Länder für die IGZ möglich.

Insbesondere größere Kliniken mit einer Fachabteilung Neurologie haben eine „Stroke Unit", mehr oder weniger ausgerichtet an dem gültigem Operationen- und Prozedurenschlüssel (OPS)

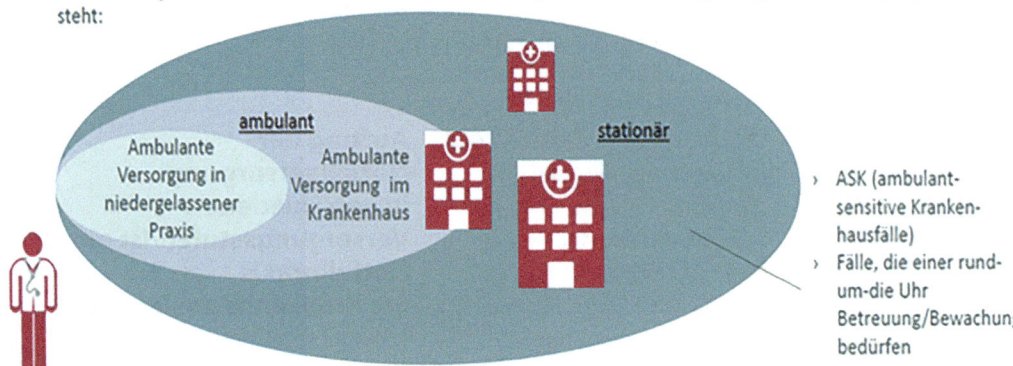

Abb. 14.2 Aus den Vorschlägen der Regierungskommission

(OPS-Systematik) mit entsprechenden Vorgaben zu Struktur- und Mindestmerkmalen.

Die Abrechnung einer sog. „neurologischen Komplexbehandlung" ist damit möglich.

Nur wenige Stroke Units (344 nach Aussage der Deutschen Schlaganfallgesellschaft zum 01.07.2023) sind zertifiziert. Davon sind 149 überregionale Stroke Units mit hoher Struktur- und Qualitätsanforderung. Eine Zertifizierung hat erlöstechnisch keine Auswirkung, jedoch sind die regional organisierten Rettungsdienste angehalten, Patienten mit neurologischer Symptomatik in solche Notfalleinheiten mit zertifizierter Stroke Unit zu verbringen.

Bei größeren Krankenhäusern mit Notfallversorgungsstufe 2 oder 3 ist die eine neurologische Fachabteilung obligat sowie explizit Primärdiagnostik und auch die Initialtherapie des Schlaganfalls immanent gefordert.

Die Regelungen des G-BA der Notfallstufen berücksichtigen auch spezielle Notfallversorgungangebote wie die Schwerverletztenversorgung in Traumazentren, die Kindernotfallversorgung, die Versorgung von Schlaganfällen sowie die Versorgung von Durchblutungsstörungen am Herzen.

Die notwendige Personalausstattung der Notaufnahmen, die einen Zuschlag erhalten, wird weitgehend über die Vorgaben des G-BA geregelt (G-BA o. J.).

Für die Stufe 1 und 2 gelten folgende Vorgaben: Anzahl und Qualifikation des vorzuhaltenden Fachpersonals in der Basisnotfallversorgung:

Krankenhäuser der Basisnotfallversorgung stellen die folgenden Qualifikationen des Fachpersonals sicher:

1. Es sind jeweils ein für die Notfallversorgung verantwortlicher Arzt und eine Pflegekraft benannt, die fachlich, räumlich und organisatorisch eindeutig der Versorgung von Notfällen zugeordnet sind und im Bedarfsfall in der zentralen Notaufnahme verfügbar sind.
2. Der unter Nummer 1 genannte Arzt verfügt über die Zusatzweiterbildung „Klinische Notfall- und Akutmedizin" und die unter Nummer 1 genannte Pflegekraft verfügt über die Zusatzqualifikation „Notfallpflege", sobald die jeweiligen Qualifikationen in diesem Land verfügbar sind.
3. Es ist jeweils ein Facharzt im Bereich Innere Medizin, Chirurgie und Anästhesie innerhalb von maximal 30 min am Patienten verfügbar.
4. Das unter den Nummern 1–3 genannte Personal nimmt regelmäßig an fachspezifischen Fortbildungen für Notfallmedizin teil.

Das Konzept des G-BA hat damit hohe Anforderungen an die Personalausstattung, da diese in allen Notfalleinheiten 24/7 vorgehalten müssen

(Abb. 14.3). Dieses hat vor allem für die Krankenhäuser der Grund- und Regelversorgung erhebliche Bedeutung, da nach den Vorgaben des G-BA entsprechende Fachärzte und Fachpflegepersonal rund um die Uhr in der Notaufnahme verfügbar sein müssten. Durch die Formulierung der „30 min am Patienten verfügbar" sind nach gültigem Tarifrecht entweder Fachärzte im Schichtbetrieb oder im Bereitschaftsdienst vorzuhalten. Sogenannte Rufdienste für diese Fachärzte/Fachpersonal Pflege in der Notaufnahme sind auch nach Interpretation des Medizinischen Dienstes (MD) nicht mehr möglich (siehe Begutachtungsleitfaden des MD; www.md-bund.de).

Damit ist nach gültigem Tarifrecht eine hohe Anzahl an Fachärzten für alle Krankenhäuser mit Notfallversorgung nach G-BA-Richtlinien vorzuhalten. Dieses ist bei derzeitigem Personalmangel und Finanzierungssituation kaum/nicht hinreichend abbildbar.

Sollten die Zuschläge der Notfallversorgung bei negativem MD-Prüfergebnis durch die Kostenträger ausgesetzt werden kommt „on Top" quasi als Strafe ein Abschlag von 60 €/stationärem Fall hinzu. Damit sollten sich Träger und die jeweilige Klinikleitung unbedingt kritisch auseinandersetzen.

Jüngst erschien im Juli 2023 eine Studie aus dem UKE (Universitätsklinik Hamburg Eppendorf) zur Verzahnung einer Notaufnahme mit einer allgemeinmedizinischen Notfallpraxis (NFP) (Bessert und Oltrogge-Abiry 2023).

Diese Studie greift inhaltlich auf die aktuell durch den G-BA vorgestellte Reform der Notfallversorgung vor: Ersteinschätzungsverfahren (G-BA: Beschluss o. J.).

Kernaussage ist dabei, dass eine allgemeinmedizinisch geführte Notfallpraxis in räumlicher Nähe zur Notaufnahme zu einer Reduktion von ambulant behandelten Patienten führt, ebenso zu kürzeren Behandlungszeiten und weniger Behandlungsabbrüchen in der Notaufnahme. Das Ersteinschätzungsverfahren nach Vorgaben des G-BA ist unter Erlösgesichtspunkten erneut kritisch zu bewerten, da eine Gegenfinanzierung der Ersteinschätzung bisher nicht angegeben wurde und diese Ersteinschätzungsverfahren von besonders geschultem Pflegepersonal durchgeführt werden soll (Abb. 14.4). Das bindet erfahrene Mitarbeiter der Pflege und führt zu weiterem Personalbedarf in der Notaufnahme. Die Pflege in den Notaufnahmen der Stufe 1 (Basisnotfallversorgung) gelten als Funktionsdienst (da in der Regel nicht bettenführend) und sind damit nicht über das Pflegebudget gegenfinanziert. Das Ersteinschätzungsverfahren des G-BA vom Juli 2023 wurde vom BMG als „rechtswidrig" eingestuft, und kommt somit derzeit nicht zur Anwendung. Der G-BA leitete gegen den Beschluss des BMG juristische Schritte ein!

Die Richtlinie zur Ersteinschätzung muss zum Zeitpunkt der Erstellung des Beitrages noch vom BMG genehmigt werden. Die G-BA-Richtlinie zur Ersteinschätzung in Notaufnahmen wurde gegen die Stimmen der Deutschen Krankenhausgesellschaft durchgesetzt.

Sollte diese Richtlinie verabschiedet werden, müssen sich alle Leistungserbringer spätestens ab 1.Juni 2024 an diese Vorgaben halten. Sanktionen sind bisher nicht genannt. Jedoch ist in der 4. Stellungnahme der Regierungskommission „für eine moderne und bedarfsgerechte Krankenhausversorgung" ein Satz enthalten, der Sanktionen benennt. „Für jede Stunde, in der eine Notaufnahme die Facharzterreichbarkeit (nach G-BA-Kriterien) nicht erfüllt oder sich von der Annahme von Patienten abmeldet (z. B. in IVENA oder bei der Leitstelle), ist eine Ausgleichszahlung des Krankenhauses zu leisten." (Regierungskommission o. J.)

Weiter in Planung ist die Einführung einer neuen Versorgungs- und Vergütungsform. Diese soll im Rahmen eines neuen § 115 f entwickelt werden. Das IGES-Gutachten hatte zu solchen Behandlungen mögliche Rahmenbedingungen erstellt (Abb. 14.5). (IGES-Institut 2022)

Dazu sollen über den neuen § 115f des SGB V sog. „Hybrid-DRGs" entwickelt werden. Dazu hatten die Selbstverwaltungspartner einen Auftrag zur Ausgestaltung der Leistungsbeschreibung bis zum 31.03.2023. Diese konnte jedoch nicht konsentiert werden, sodass es hier zu einer Ersatzvornahme des BMG voraussichtlich bis zum Ende des Jahres 2023 kommen wird. Hier könnte ein gewisser Benefit für die Notaufnahmen mit einer Kurzliegerstation resultieren. Das bleibt abzuwarten.

Gestuftes System von Notfallstrukturen
Anforderungen (ohne Module)

Vorgabe	Stufe		
	Basisnotfallversorgung	Erweiterte Notfallversorgung	Umfassende Notfallversorgung
Art und Anzahl Fachabteilungen	Jeweils ein Facharzt/eine Fachärztin im Bereich Innere Medizin, Chirurgie und Anästhesie innerhalb von maximal 30 Minuten am Patienten verfügbar	zusätzlich 4 Fachabteilungen der Kategorien A und B*; mindestens 2 davon aus Kategorie A	zusätzlich 7 Fachabteilungen der Kategorien A und B*; mindestens 5 davon aus Kategorie A
Notaufnahme	Zentrale Notaufnahme (ZNA) unter anderem mit Einschätzung der Behandlungspriorität spätestens 10 Minuten nach Eintreffen (3 Jahre Übergangszeit)	zusätzlich Beobachtungsstation für Kurzlieger (maximal 24 Stunden) mit mindestens 6 Betten	
Intensivkapazität	Intensivstation mit mindestens 6 Intensivbetten, davon mindestens 3 mit Beatmungsmöglichkeit	Intensivstation mit mindestens 10 Intensivbetten mit Beatmungsmöglichkeit	Intensivstation mit mindestens 20 Intensivbetten mit Beatmungsmöglichkeit
Medizinisch-technische Ausstattung	• Schockraum • 24-stündige Verfügbarkeit von Computertomographie (auch in Kooperation)	wie Basisstufe plus grundsätzlich zu jeder Zeit (24 Stunden an 7 Tagen pro Woche) Verfügbarkeit von: • notfallendoskopischer Intervention oberer Gastrointestinaltrakt • perkutaner koronarer Intervention • Magnetresonanztomographie • Primärdiagnostik Schlaganfall und Initialtherapie	
Transport bzw. Verlegung	Möglichkeit der Weiterverlegung auch auf dem Luftweg	Hubschrauberlandestelle	
Ambulant	Soll-Vorgabe: Kooperation gemäß § 75 Abs. 1b Satz 2 SGB V mit Kassenärztlicher Vereinigung		

* Kategorie A: Neurochirurgie, Orthopädie und Unfallchirurgie, Neurologie, Innere Medizin und Kardiologie, Innere Medizin und Gastroenterologie, Frauenheilkunde und Geburtshilfe
Kategorie B: Innere Medizin und Pneumologie, Kinder- und Jugendmedizin, Kinderkardiologie, Neonatologie, Kinderchirurgie, Gefäßchirurgie, Thoraxchirurgie, Urologie, Hals-Nasen-Ohrenheilkunde, Augenheilkunde, Mund-, Kiefer-, Gesichtschirurgie, Innere Medizin und Hämatologie und Onkologie

Abb. 14.3 Grafik der Notfallstrukturen: www.g-ba.de/downloads

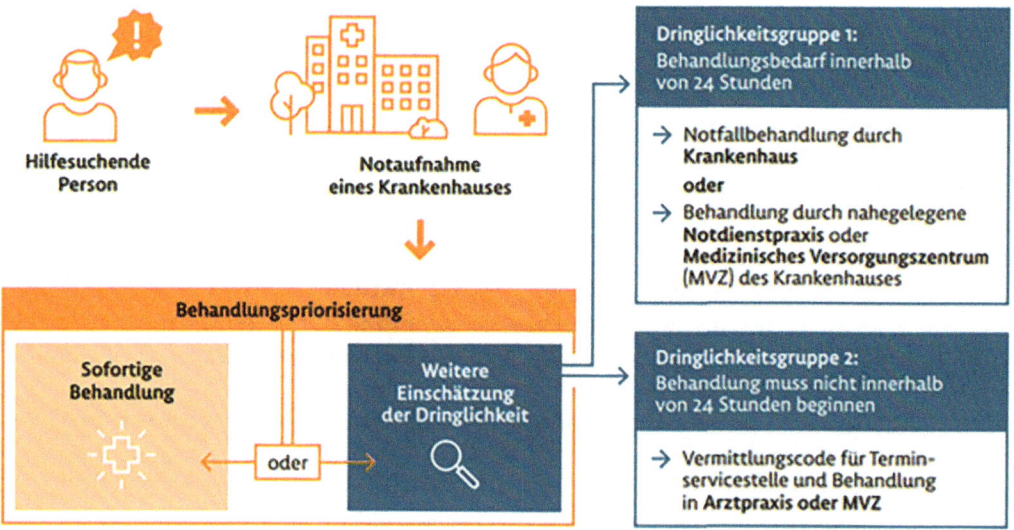

Abb. 14.4 Grafik zum Ersteinschätzungsverfahren Notaufnahmen

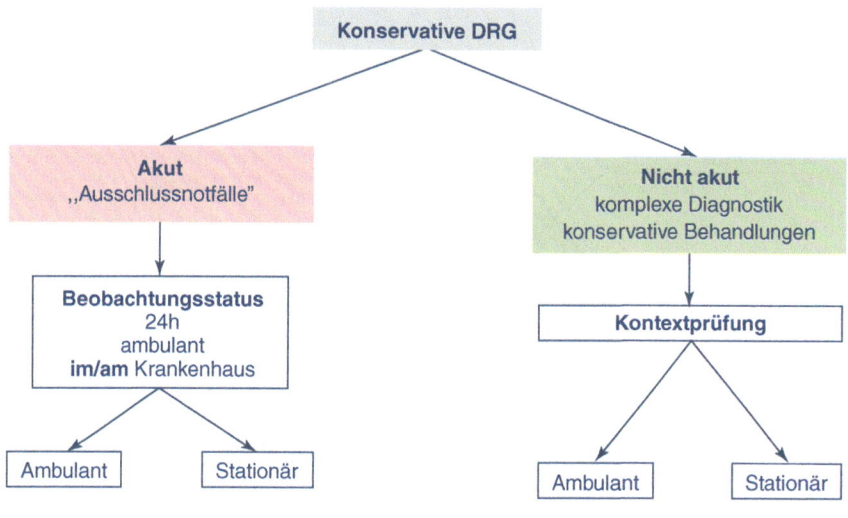

Abb. 14.5 Schema aus dem IGES-Gutachten 3.2022

14.3 Entwicklung von Fallzahlen und Betten – Ausgaben der Gesetzlichen Krankenversicherungen (GKV)

14.3.1 Gesundheitsausgaben in der BRD 2021

465,7 Mrd. € wurden 2021 für „Gesundheit" ausgegeben. Der Anteil der Gesundheitsausgaben am Bruttoinlandsprodukt beträgt in der BRD derzeit 13,0 %. (Zahlen des Statistischen Bundesamtes) (Abb. 14.6)

Alle bisher durchgeführten Änderungen in der Gesetzgebung des SBG V und insbesondere auch die Einführung der DRGs (Fallpauschalensystem) haben eine Kostendämpfung *nicht* erwirken können. Im Gegenteil, der Anteil am Bruttoinlandsprodukt der Gesundheitsausgaben hat in den letzten Jahren stetig zugenommen.

Durch die Einführung des Fallpauschalensystems im Jahr 2003 hat sich die Krankhauslandschaft in der BRD verändert. Die Anzahl der Krankenhäuser, aber auch die Verweildauern haben sich in Deutschland deutlich reduziert, konsekutiv ebenso die Anzahl der aufgestellten Betten. Die Anzahl der stationären Fälle hat sich dagegen deutlich erhöht, ebenso die Ausgaben der GKV von 1991–2021 für stationäre Behandlungen quasi verdreifacht.

In den Jahren 2020 und in 2021 ist ein Rückgang der stationären Fälle im KH-Bereich zu verzeichnen gewesen. Dieses war bedingt durch die Coronapandemie, die Auswirkungen wirken noch bis ins Jahr 2022 hinein (Abb. 14.7).

14.3.2 Aktuelle Finanzierungsituation am Krankenhaus

Die Notfallmedizin hat durch die Vorhaltung von entsprechenden Strukturen am Krankenhaus eine hohe, gesellschaftliche Bedeutung und ist Teil der „Daseinsvorsorge". Die derzeitige Finanzierung der Vorhaltekosten ist jedoch aus KH-Sicht nicht ausreichend. Die gegenwärtige leistungsabhängige

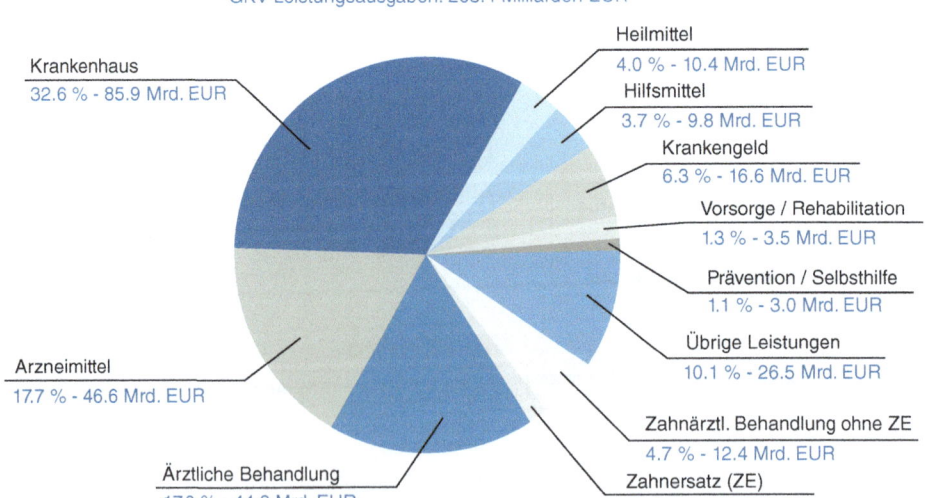

Abb. 14.6 Offizielle Zahlen des VDEK (vdek-Basisdaten des Gesundheitswesens o. J.)

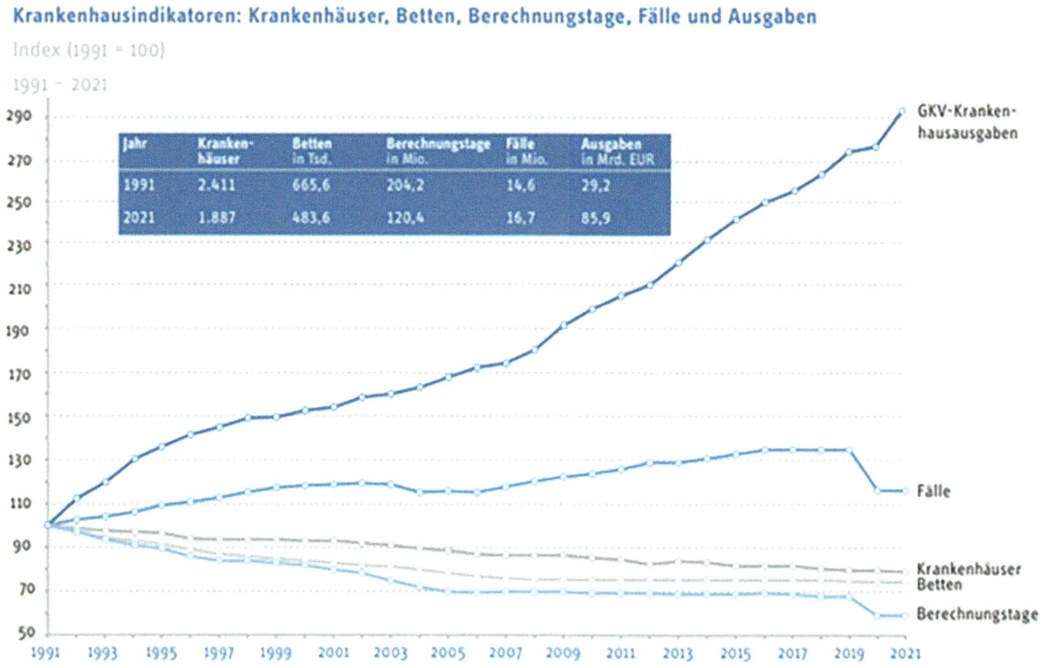

14 Ökonomische Aspekte der neurologischen Notfallmedizin

Krankenhausindikatoren: Krankenhäuser, Betten, Berechnungstage, Fälle und Ausgaben
Index (1991 = 100)
1991 – 2021

Jahr	Kranken-häuser	Betten in Tsd.	Berechnungstage in Mio.	Fälle in Mio.	Ausgaben in Mrd. EUR
1991	2.411	665,6	204,2	14,6	29,2
2021	1.887	483,6	120,4	16,7	85,9

Abb. 14.7 Zahlen des VDEK 2023. (vdek-Basisdaten des Gesundheitswesens o. J.)

Vergütung als Anteil einer fallmengenabhängigen Leistungsvergütung wird dem Wesen von Vorhalteleistungen nicht gerecht, da täglich 24/7-Vorhalteleistungen erbracht werden, auch wenn keine Behandlung erfolgt! Die jährlich gezahlten, gestaffelten Vergütungen der Notfallversorgungsstufen (entsprechend Level I–III) reicht bei Weitem nicht aus, entsprechende Personalkosten und Strukturkosten abzudecken. Allein eine einzige Facharztstelle muss jährlich mit mindestens 130.000 € Kosten (Brutto) kalkuliert werden.

Die Vergütung **neurologischer** ambulanter Fälle in der Notfallversorgung ist bei höherer Komplexität derzeit ebenso nicht kostendeckend, da der Einheitliche Bewertungsmaßstab „EBM" als Grundlage der ambulanten Abrechnung entsprechende Strukturen und Personalkosten im Krankenhaus nicht berücksichtigt. Für eine „ambulante" Notfallversorgung mit vorliegender Krankenhausverordnung/Einweisungsschein kann pauschal eine Summe von 114,03 € nach § 115a (prästationäre Versorgung) abgerechnet werden. Ohne Einweisungsschein können „ambulante" Behandlungen/Leistungen nach EBM ca. 45–50 € über die Kassenärztliche Versorgung (KV) je nach erbrachter Leistung abgerechnet werden. Besondere bildgebende Leistungen – Computertomografie (CT)/Magnetresonanztomografie (MRT) bei V. a. auf Schlaganfall – können gesondert fakturiert werden, spielen in der Realität jedoch kaum eine Rolle, da bei (Notfall-)Patienten mit vorhandenem Verdacht auf einen Schlaganfall, die stationäre Krankenhausaufnahme medizinisch ausreichend begründet ist. Die Fallpauschalen sind an dieser Stelle je nach durchgeführter Leistung (Stroke Unit? => neurologische Komplexbehandlung) wesentlich besser bewertet und gehen mit Erlösen in 2023 ab (mindestens) 3130 € (inklusive Pflegeentgeltwert plus Zulagen) einher.

14.3.3 Die aktuelle Notfallstufenvergütungsvereinbarung des gemeinsamen Bundesausschusses (G-BA) vom 10.12.2018

Die Zuschlagshöhe je Notfallstufe und nähere Ausgestaltung der Zuschläge:

Die Rahmenbedingungen sind durch die Einteilung des gemeinsamen Bundessauschusses (GB-A) vorgegeben.

Die Strukturvorgaben des G-BA werden vom Medizinischen Dienst der jeweiligen Bundesländer in den Krankenhäusern vor Ort gründlich geprüft.

Derzeit werden im Losverfahren deutschlandweit die Strukturen der Notfallaufnahmen vom MD geprüft und sollen binnen 5 Jahren überall abgeschlossen sein (beginnend ab 2020–2025, verzögert durch die Coronapandemie).

Die Zuschläge zur gestuften Notfallversorgung sind jährlich bei den Budgetverhandlungen der Krankenhäuser mit den Kostenträgern zu vereinbaren. Es gibt nach G-BA-Vorgabe derzeit 3 Stufen:

Sofern die Vertragsparteien nach § 11 Krankenhausentgeltgesetz (KHEntgG) die Teilnahme eines Krankenhausstandortes vereinbart haben

1.) an der Basisnotfallversorgung (Stufe 1), ist eine jährliche Zuschlagspauschale in Höhe von 153.000 € für diesen Krankenhausstandort zu vereinbaren,
2.) an der erweiterten Notfallversorgung (Stufe 2), ist eine jährliche Zuschlagspauschale in Höhe von 459.000 € für diesen Krankenhausstandort zu vereinbaren,
3.) an der umfassenden Notfallversorgung (Stufe 3) nach § 1 Absatz 1 Satz 2 Nummer 1 Buchstabe c, ist eine jährliche Zuschlagspauschale in Höhe von 688.500 € für diesen Krankenhausstandort zu vereinbaren.

Die Einteilungen der Notfallstufen nach G-BA-Vorgabe können auf der Internetseite des G-BA eingesehen werden: „Gestuftes System von Notfallstrukturen in Krankenhäusern" www.g-ba.de (G-BA o. J.).

Zusätzlich besteht die Möglichkeit, besondere Module für eine Notfallversorgung zu vereinbaren.

Sollte ein zugelassenes KH an seinem Standort (hier gilt jeder Standort separat!) keine Notfallversorgung nach dem oben genanntem gestuften Modell durchführen bzw. kein weiter genanntes Modul (z. B. Schwerverletztenversorgung, Schlaganfallversorgung, Spezialversorgung, Durchblutungsstörungen am Herzen, Kindernotfallversorgung) vorhalten, ist ein Abschlag von 60 € je abgerechnetem stationärem Fall einzupreisen. Dieses betrifft insbesondere die Fachkliniken.

Das Modul Kindernotfallversorgung kann gemeinsam mit einer der allgemeinen Stufen vereinbart werden oder mit einem der Module nach Absatz 1 Satz 2 Nummern 2, 4 und 5. Die Module Schlaganfallversorgung und Durchblutungsstörungen am Herzen können ebenso gemeinsam vereinbart werden.

Die vereinbarten Zuschläge werden jährlich auf die abgerechneten stationären Fälle entsprechend der Vereinbarung von den Kostenträgern bezahlt.

In Sonderfällen – zum Beispiel aufgrund regionaler Besonderheiten – können die Bundesländer in ihrem Krankenhausplan Krankenhäuser oder Einrichtungen zudem als Spezialversorger ausweisen (§ 26 Notfallstufenregelungen). Diese gelten dann als besondere Einrichtungen und nehmen budgetneutral an der strukturierten Notfallversorgung teil, d. h. es werden keine Abschläge erhoben, sollte eine eigene „Notaufnahme" an diesem Standort nicht vorgehalten werden. Es werden aber auch keine weiteren Zuschläge gezahlt, da die Vorhaltekosten für die Notfallversorgung für diese Krankenhäuser oder Einrichtungen bereits über andere Finanzierungsregelungen vergütet werden.

Zum 01.01.2023 hat der Gesetzgeber die Möglichkeit der tagesstationären Behandlung nach § 115e eingeführt. Diese besagt, dass bei entsprechender Indikation zur Krankenhausbehandlung eine mindestens 6-stündige Aufenthaltsdauer und entsprechender Inanspruchnahme pflegerischer oder ärztlicher Tätigkeiten von mindestens 50 % der Aufenthaltsdauer, eine Abrechnung einer Fallpauschale (DRG) mit kleinem Abschlag möglich sei. So die Kernaussage des Verordnungsgebers. Die Selbstverwaltungspartner waren dazu aufgerufen, die näheren Einzelheiten zur Ausgestaltung des § 115e zu formulieren. Im März 2023 wurde nach zähem Ringen eine Dokumentationsvereinbarung der Spitzengremien der Selbstverwaltung, der Deutschen Krankenhausgesellschaft (DKG)/GKV/Privaten Krankenkassen (PKV) veröffentlicht, die quasi die tagesstationäre Behandlung nach § 115e für den Großteil der Kliniken unattraktiv werden ließ, da die Hürden zur Abrechnung hoch und die ärztlichen Haftungsfragen im Wesentlichen ungeklärt blieben. Daneben war eine mögliche Fahrkostenübernahme für den Großteil aller Patienten ausgeschlossen. Die Fahrkosten zum Krankenhaus und zurück sollen von den Patienten übernommen werden. Die konkrete Ausformulierung der Abrechnung über den § 301 Datensatz wurde erst zum 01.08.2023 ermöglicht. Auf Leistungserbringerseite wird eine hohe MD-Prüfquote dieser Fälle erwartet, da insgesamt ein ambulantes Potenzial auf Kostenträgerseite vermutet wird. Ausgeschlossen wurden per se alle Notfallbehandlungen ohne Einweisungsschein, teilstationäre Behandlungen und AOP-Leistungen nach § 115b (Leistungen aus dem Katalog des ambulanten Operierens) sowie alternative Leistungserbringung wie z. B. über ASV (ambulante spezialärztliche Versorgung). Somit findet sich hier für die Notaufnahmen keine ausreichende Möglichkeit, tagesstationäre Behandlungen wie im § 115e formuliert, nach dem Fallpauschalensystem abzurechnen.

14.4 Chancen und Risiken der Krankenhausreform; Bewertung des aktuellen Eckpunktepapiers der Regierungskommission

Durch die Aufgaben des Bundesländer in der Krankenhausplanung zur Sicherstellung der Patientenversorgung sind Konflikte mit der Bundesregierung zur Finanzierung vorprogrammiert. Die vom BMG beabsichtigte große „Krankenhausreform" mit avisiertem Datum zum 01.01.2027 würde eine drastische Änderung der bisherigen Finanzierungssituation der Betriebskosten über Fallpauschalen bedeuten. Es würden sog. „Vorhaltepauschalen" gezahlt werden; damit sollen fallzahlunabhängig bis zu 60 % der Gesamtkosten des Krankenhauses gedeckt werden. Diese richten sich wiederum nach den strukturellen Eigenheiten des Krankenhauses. Die lang diskutierte Einteilung der Krankenhäuser zu Vorhaltepauschalen nach „Leveln" parallel zu den Notfallstufen des G-BA konnte sich aufgrund des Widerstandes der Bundesländer zunächst nicht durchsetzen. Über das Krankenhaustransparenzgesetz (in Kraft getreten im März 2024) wurde jedoch durch das BMG eine solche Einteilung nach Leveln gegen den Widerstand der Bundesländer definiert. Eine Einteilung der KHs nach bzw. mit sog. Leistungsgruppenprinzip ist beschrieben, ähnlich dem bereits eingeführten System in Nordrhein-Westfalen im Jahr 2022. Am 30.7.2023 einigten sich Bund und Länder auf das Eckpunktepapier zur Gesundheitsreform. Dazu gab es mehrere Umsetzungsvorschläge und Stellungnahmen von allen beteiligten Seiten. Die Ausführungen in der 5. Stellungnahme der Regierungskommission sind kritisch zu hinterfragen, insbesondere die darin formulierten Zahlen und Schlussfolgerungen sind nicht stringent (siehe auch Gutachten Prof. Dr. E. Raab, Beispiel: Schlaganfallmortalität: Ermittelte Zahlen sind viel zu hoch und entsprechen nicht den offiziellen Zahlen des statistischen Bundesamtes; Raab o. J.). Das Bundeskabinett hat am 15.5.2024 den Entwurf für die Krankenhausreform beschlossen. (Nachzulesen auf der Homepage des BMG)

Ziel der Reform ist offenbar eine Konzentration der Krankenhäuser mit hoher Strukturqualität, Quantität (Fallmenge) und schließlich auch Ergebnisqualität. Die Einführung der Level 1i/IGZ (Integrierte Gesundheitszentren) Krankenhäuser ohne Notfallversorgung wird zu einer Abnahme des Angebotes der Notfallversorgungseinheiten führen. Die IGZ erhalten nach derzeitigem Stand weder Vorhaltebudgets noch Pflegebudgets.

Die resultierende Frage wird sein, wie die Bundesländer das Eckpunktepapier analysieren

Krankenhäuser
nach Bettenzahl
2021

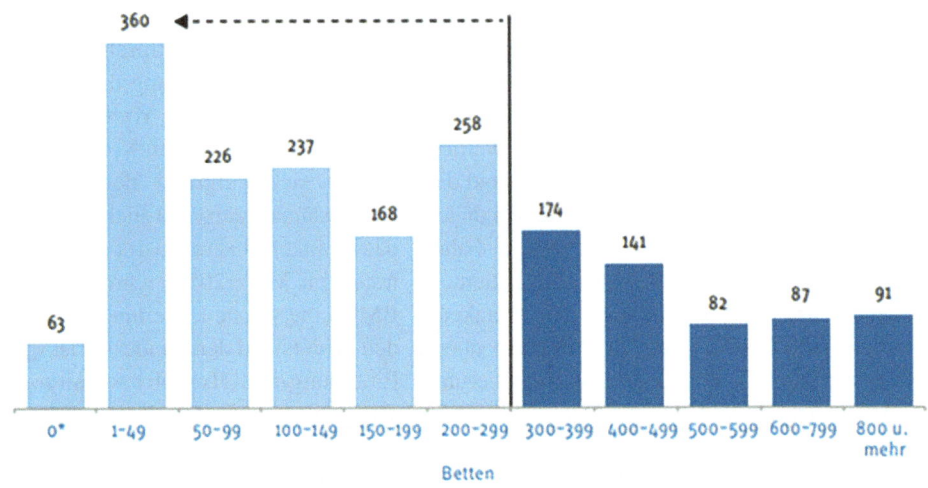

Abb. 14.8 Zahlen des statistischen Bundesamtes 2021

und ab 2025 die „Reform" planerisch umsetzen, und wie sind danach von den Patienten die notwendigen Notfallversorgungseinheiten (noch) in angemessener Zeit zu erreichen?

Sind die umliegenden Häuser ausreichend darauf vorbereitet?

Die Zukunft der Krankenhausfinanzierung ist weiterhin ungewiss.

Die DKG als Vertreterin der Krankenhäuser verlangte aktuell ein" Vorschaltgesetz", das die Schieflage der Krankenhäuser kurzfristig verbessern soll. Dieses wurde vom BMG abgelehnt (Abb. 14.8).

14.5 Erlösverteilung und Abrechnung in der ZNA, Deckungsbeitragsrechnung, Fazit

Alle Krankenhäuser verzeichnen derzeit einen erheblichen Kostendruck. Krankenhäuser sind daher gezwungen, innovative Organisations- und Entscheidungsstrukturen zu etablieren, um auf Dauer kostendeckend arbeiten zu können. Ein möglicher Ansatz hierfür aus betriebswirtschaftlicher Sicht ist der sog. Profit-Center-Ansatz: Ein Krankenhaus wird dabei auf weitgehend autonome Teilbereiche aufgeteilt. Zwischen diesen Teilbereichen herrscht enge Interaktion. Für jede solche Organisationsstruktur können ihr gesamter Erlös, aber auch die Kosten, die sie verursacht haben, dargestellt werden. Hierdurch ist der Periodenerfolg (z. B. halbjährlich) einer selbstständigen Einheit abbildbar. Wesentliche Merkmale solchen Vorgehens sind:

- Prozessoptimierung,
- Ergebnisverantwortung,
- Autonomie, insbesondere in Bezug auf die Erreichung von Zielvorgaben.

Durch eine solche dezentrale Gestaltung kann folgendes erzielt werden:

- Steigerung der Wirtschaftlichkeit
- Erhöhung der Motivation
- Erhöhte Bereitschaft zur Innovation

Wesentliche Vorteile einer Restrukturierung im Sinne von Profit-Center-Lösungen sind:

14 Ökonomische Aspekte der neurologischen Notfallmedizin

- Gesteigertes Kostenbewusstsein,
- verursachergerechte Kostenzurechnung,
- mögliche Erfolgsbeteiligung der Mitarbeiter als besonderes Anreizsystem zum wirtschaftlichen Arbeiten.

Als potenzielle Nachteile sind zu nennen:

- Konflikte zwischen Ergebnisverantwortung und Entscheidungskompetenz
- Zusatzqualifikation bei Mitarbeitern erforderlich
- Zielkonflikte zwischen einzelnen Fachbereichen

Profit-Center-Lösungen mit eigenem medizinischen und/oder ökonomischen Abteilungsmanager (z. B. Klinikdirektor/Chefarzt/leitender Arzt) sind besonders gut geeignet für die bettenführenden Krankenhausabteilungen, also auch für die teils komplexen Strukturen neurologischer Akutkliniken und bettenführender Notfallaufnahmen. (Notfallstufe 1 und 2)

Nachdem zentrale Notaufnahmen jedoch Abteilungen in einem Krankenhaus mit hoher Querschnittsfunktion sind, also Patienten aus den verschiedensten Fachbereichen versorgt werden müssen, gestaltet sich das Dasein als selbstständige Erlös-/Kosteneinheit (EKE) schwierig. Hinzu kommt, dass durch die unzureichende Abbildung der Notfallmedizin im DRG-System eine direkte Vergütung im Kontext der EKE selbst bei Vorhalten einer angeschlossenen Aufnahmestation mit Beatmungsmöglichkeit erschwert wird. Erlöse werden u. U. somit als interne Erlöse der bettenführenden Fachabteilungen angesehen. Ferner ist auch die Leistungserbringung bei sonstigen Sekundärleistungen (z. B. Radiologie, Labor) in der ZNA nicht (immer) autonom. Als Alternative ergibt sich die Umlage auf die Gemeinkosten des Gesamtklinikums oder auch die interne Leistungsverrechnung mit den bettenführenden Fachabteilungen, je nach zuvor durchgeführter Diagnostik/Therapie und Zuweisung. Hier sind gerade die häufig frequentierten Kliniken wie die Neurologie in der Pflicht. Letztlich bleibt es jedoch das Ziel, die ZNA als selbstständig geführte Notfallklinik/Abteilung mit eigener Kostenstelle zu führen. Der Trend in der deutschen Krankenhauslandschaft weist auch inhaltlich klar in diese Richtung. Oft praktizierter ökonomischer Lösungsansatz ist eine Verrechnung zwischen ZNA und Neurologie mithilfe der *Deckungsbeitragsrechnung* wie folgendes Beispiel veranschaulicht.

14.5.1 Basis- Deckungsbeitrags(DB)-Rechnung

Die bereichsbezogene, 3-stufige Deckungsbeitragsrechnung rechnet alle in einer Periode (Monat) angefallenen direkten und indirekten Kosten den einzelnen Bereichen zu. Als direkte Kosten eines Bereiches sind die Personal- und Sachkosten zu verstehen, die den jeweiligen Kostenstellen verursachungsgerecht (direkt) zugeordnet werden können. Die indirekten Kosten – z. B. Labor, Radiologie, ZOP (Zentral-OP), Raum, Verwaltung – werden den Kostenstellen des Bereiches mithilfe von Umlage- und Verteilungsschlüsseln zugerechnet. Bei der Wahl der Schlüssel erfolgt eine Orientierung am InEK-Handbuch zur Kalkulation von DRG-Fallkosten.

Dem entsprechend gibt der Deckungsbeitrag 1 an, in welchem Umfang durch die erzielten Erlöse die direkten Kosten des Bereiches abgedeckt werden.

Der Deckungsbeitrag 2 zeigt auf, in welchem Umfang die erzielten Erlöse die direkten Kosten und die indirekten Kosten der durch den Bereich in Anspruch genommenen Funktionsbereiche (ZOP, Operative/medizinische Intensivmedizin, Labor, Radiologie, andere Kliniken) abdecken.

In der letzten Stufe, Deckungsbeitrag 3, wird dargestellt, welchen Beitrag der jeweilige Bereich zur Kostendeckung der medizinischen und nichtmedizinischen Infrastruktur leistet.

Beispiel: Stationärer Fall Neurologie über die Notaufnahme

Die intern in Anspruch genommenen Leistungen (Radiologie, Labor usw.) aus der ZNA werden bei stationärer Aufnahme des Falles auf die neurologische Station auch der Neurologie zugeordnet.

Für die Leistungen (ärztliche, pflegerische, Arzneimittel usw.) der Notaufnahme wird je stationärem Fall eine Pauschale (ambulante Vorleistung Standard) abgerechnet.

Die Kosten aus der internen Leistungsverrechnung (IBLV) gehen in den DB2 ein. Dieser wird noch einmal unterteilt in den DB2a und DB2b. Der DB2a enthält die Kosten aus der Produktverrechnung.

Der DB2b enthält die Kosten aus der Neutralisation der Dienstleister. Diese Kosten oder auch Erlöse werden über den prozentualen Anteil der Inanspruchnahme (Produktverrechnung) der jeweiligen Klinik an der gesamten Inanspruchnahme umgelegt. ◄

14.6 Zusammenfassung

1.) Eine interdisziplinäre Notaufnahme als ein Teil der Daseinsvorsorge ist bei zunehmenden Aufkommen von Notfallpatienten notwendig. Sie sollte möglichst eine selbstständige Struktur mit eigener ärztlicher und pflegerischer Leitung und eigener Kostenstelle sein. Mit dem Vorhalten einer gut funktionierenden ZNA gelingt es, Patientenströme schnell und kostengünstig in ambulante und stationäre Bereiche zu steuern. Eine ZNA mit klar geregelten Prozessen trägt einen wesentlichen Anteil an der Außendarstellung und dient letztendlich auch der Patientenakquise.
2.) ZNA sind medizinische Abteilungen eines Krankenhauses mit hohem neurologischem Patientenanteil. Daher sollte möglichst auch die neurologische Expertise im festangestellten Personal einer ZNA vorhanden sein.
3.) Der ärztliche Leiter einer ZNA benötigt eine breite klinische Ausbildung und sollte intensivmedizinisch geschult sein.
4.) Qualitativ hochwertiges Personal ist teuer. Die Finanzierung des Personals in der Notaufnahme als eigenständige Einheit ist in den zu erzielenden Erlösen derzeit nicht ausreichend und bleibt aufgrund der Anforderungen und bestehender sektoralen Strukturgrenzen weiterhin unzureichend.
5.) Innerklinische Verrechnungen zwischen ZNA und Neurologie als wichtiger partnerschaftlicher bettenführender Abteilung sind in der Kosten-/Erlösrechnung die zurzeit favorisierten Lösungsansätze (innerbetriebliche Leistungsverrechnung)
6.) Zunehmende Rationalisierung mit Schließung von Krankenhausbetten macht eine sinnvolle Akquise auch neurologischer Patienten immer wichtiger, insbesondere bei überregionalem Versorgungsauftrag (überregional zertifizierte Stroke Unit). Daher kommt es in Zukunft entscheidend auf Leistungsvergleiche mit anderen Kliniken und auf ein dezidiertes Risiko- und Qualitätsmanagement an. Die hierfür anwendbaren Leitlinien haben einen langen Prozess der Entwicklung durchlaufen und sind heutzutage für die Verwendung im klinischen Sektor zugeschnitten.

Fallbeispiel eines typische Streitfalles ambulante vs. stationäre Vergütung

Eine 72-jährige Patientin wird mit akutem Drehschwindel in Begleitung des Rettungsdienstes in eine ZNA mit vorgehaltener neurologischer Klinik im Gesamthaus gebracht. In der Erstuntersuchung zeigen sich ausgeprägte Schwindelsymptome als anhaltender Drehschwindel verbunden mit starker Übelkeit. Die klinische Diagnostik bestehend aus Kopfimpulstest, Nystagmusprüfung und Skew Deviation (siehe auch Kap. 2 Schwindel) kann nicht mit letzter Sicherheit eine Kleinhirn- oder Hirnstammischämie ausschließen. Somit erfolgt eine initiale Schnittbildgebung mittels CCT und aufgrund von begleitendem Vorhofflimmern (VHF, bekannt) auch mittels CT-Angiografie. Diese Untersuchungen erbringen keinen Nachweis einer akuten Ischämie. Dadurch, dass der Schwindel erst wenige Stunden besteht und somit noch ein potenzielles Lysezeitfenster vorhanden ist, wird eine ergänzende MRT durchgeführt. Auch hier ergibt sich kein Ischämienachweis. Die Patientin wird auf die Aufnahmestation aufgenommen und erhält neben der kristalloiden Volumeninfusion die auch antivertiginöse Behandlung mit Dimenhydrinat. Nach einer Behandlung von insgesamt 14 h bessern sich die Symptome und bei der Diagnose einer peripheren Vestibulopathie wird die Patienten entlassen. In einer MD-Prüfung wird der Fall als ambulanter Fall eingestuft, obwohl die Patientin im Bereich der Aufnahmestation einer bettenführenden, stationären Einrichtung des Hauses zugeordnet war. Als Grund wird eine unter 24-stündige Behandlung im Krankenhaus angeführt.

Erfolgt in einem solchen Falle die Vergütung ambulant nach einheitlichem Bewertungsmaßstab (EBM), so ist mit erheblichen Verlusten zu rechnen, da die veranlasste Diagnostik die EBM-Maßstäbe erheblich überschreitet. Hier hat es in der jüngsten Vergangenheit immer wieder auch gerichtliche Klageverfahren gegeben und der Weg der Hybrid-DRGs (siehe oben) könnte hier in Zukunft zu einer leistungsgerechten Vergütung beitragen. ◄

Literatur

Bessert B, Oltrogge-Abiry J. Verzahnung einer Notaufnahme mit einer allgemeinmedizinischen Notfallpraxis. Deutsches Ärzteblatt. 2023;120:29–30.

G-BA: Regelungen des G-BA zu einem gestuften System von Notfallstufen in Krankenhäusern gemäß 3136c Absatz 4 des SGB V vom 19.04.2018. (o.J.).

G-BA: Beschluss „Richtlinie des G-BA zur Ersteinschätzung des Versorgungsbedarfs in der Notfallversorgung gemäß §120 Absatz 3b SGB V (Ersteinschätzungsrichtlinie) vom 06.07.2023. (o.J.).

IGES-Institut: Gutachten nach § 115b Abs. 1a SGB V, März 2022. https://www.kbv.de/media/sp/IGES_AOP_Gutachten_032022.pdf. Zugegriffen am 30.08.2024. (2022).

Raab E. Vorstandsvorsitzende Deutsche Gesellschaft für Medizincontrolling e.V.: Kritische Würdigung der Analyse der Regierungskommission zur Verbesserung von Qualität und Sicherheit der Gesundheitsversorgung. (o.J.).

Regierungskommission: vierte Stellungnahme des BMG : Reform der Notfall- und Akutversorgung in Deutschland Integrierte Notfallzentren und Integrierte Leitstellen: www.bundesgesundheitsministerium.de. (o.J.).

vdek-Basisdaten des Gesundheitswesens 2023; 27. Auflage der Broschüre. (o.J.).

Neurologische Aspekte der kardiopulmonalen Reanimation

15

Jens Litmathe

Inhaltsverzeichnis

15.1	Vorbemerkungen – Historie	328
15.2	Ursachen des Kreislaufstillstandes	328
15.3	**Leitliniengerechte Reanimation – Erwachsene**	329
15.3.1	Basic Life Support (BLS)	329
15.3.2	Advanced Life Support (ALS)	330
15.4	**Leitliniengerechte Reanimation – Kinder**	332
15.5	**Abbruch/Fortführung der Reanimation**	332
15.6	**Neurologisch relevante Pathophysiologie und Symptome nach Reanimation**	332
15.7	**Weitere Therapieprinzipien**	335
15.8	**Klinische Diagnostik, biochemische Marker**	336
15.9	**Bildgebung**	338
15.10	**Klinische Situationen post reanimationem**	341
15.11	**Langzeitverlauf**	342
15.12	**Ethische Aspekte**	346
15.13	**Fazit/Kernaussagen**	346
	Literatur	346

J. Litmathe (✉)
Klinik für Akut- und Notfallmedizin,
Rettungszentrum, Evangelisches Krankenhaus Wesel
GmbH, Wesel, Deutschland
e-mail: Jens.Litmathe@evkwesel.de

© Der/die Autor(en), exklusiv lizenziert an Springer-Verlag GmbH, DE, ein Teil von Springer
Nature 2024
J. Litmathe (Hrsg.), *Neurologische Notfälle*, https://doi.org/10.1007/978-3-662-68824-3_15

15.1 Vorbemerkungen – Historie

Galten der ärztliche Berufsstand und somit auch die Anfänge der Notfallmedizin noch bis ins Mittelalter als wenig angesehen, weil ja gegen vermeintliche Verfügungen Gottes vorgegangen wurde, entwickelten sich v. a. durch kriegerische Auseinandersetzungen (z. B. Napoleonische Feldzüge) im 19. Jahrhundert erste Konzepte zur Versorgung Schwerstverletzter. Insbesondere in Bezug auf Wiederbelebungsmaßnahmen galt der besondere Fokus dem Beinaheertrinken: Hier wurden noch indirekte Thoraxexkursionen durch Armbewegungen wie sie bis in 20. Jahrhundert propagiert wurden favorisiert, während Peter Safar vor fast 60 Jahren die Mund-zu-Mund-Beatmung als die effektivere Methode zur Luftinsufflation erkannte. Etwa zeitgleich entwickelte sich das Konzept der Herzdruckmassage sowie konsekutiv die Kombination aus beidem. Heutzutage werden die Reanimationsguidelines schon lange in regelmäßigen Abständen von der *American Heart Association (AHA)* überarbeitet und publiziert. Ähnliche Empfehlungen werden von European Resuscitation Council (ERC) erarbeitet und in 5-jährigen Zyklen aktualisiert. Zudem erfolgt eine übergreifende evidenzbasierte Bewertung der Empfehlungen der einzelnen Länder- und Fachgesellschaften durch das International Liaison Committee on Resuscitation (ILCOR) – die ILCOR Consensus Statements. Diese dienen wiederum als Grundlage der regelmäßigen nationalen Anpassungen. Auf die in Europa geltenden Empfehlungen wird im weiteren Text Bezug genommen.

15.2 Ursachen des Kreislaufstillstandes

Hier stehen die kardialen Ursachen klar im Vordergrund; in der Basisliteratur werden diese mit über 80 % betitelt. Unter ihnen ist wiederum der Myokardinfarkt als führender Grund zu sehen (Youness et al., 2016). Ferner spielen zwar primäre rhythmuswirksame Erkrankungen (z. B. Long-QT-Syndrom, Brugada-Syndrom) eine Rolle, zahlenmäßig fallen sie jedoch eher geringer ins Gewicht. Als extrakardiale Ursachen sind vor allem Lungenembolien und Verletzungen mit Volumenmangelsituationen z. B. im Rahmen von Polytraumen zu nennen, aber auch zerebrovaskuläre Ursachen, die mit einer Beeinträchtigung des Atemantriebes einhergehen (z. B. Hirnstamminsulte) sind von Bedeutung. Weiterhin spielen Intoxikationen, primär pulmonale Ursachen (z. B. Pneumothorax mit Mediastinalverlagerung) sowie Ersticken oder Ertrinken eine Rolle.

▶ Sowohl für den Notarztdienst wie auch in der Notaufnahme ist die Differenzierung möglicher Ursachen eines Kreislaufstillstandes von großer Bedeutung. Vor allem die primäre Rhythmusanalyse (Kammerflimmern versus Asystolie versus elektromechanischer Entkopplung, d. h. pulslose elektrische Aktivität) lässt Rückschlüsse auf die Dauer des Kreislaufstillstandes zu, da Kammerflimmern oft im Rahmen akuter myokardialer Ischämien als Erstsymptom auftritt.

In epidemiologischen Studien geht man in Deutschland von ca. 80.000–100.000 Fällen des plötzlichen Herztodes pro Jahr aus, das sind etwa 250 Ereignisse pro Tag. Die Rate innerklinischer Ereignisse variiert von 150–350 Ereignissen pro 100.000 aufgenommene Patienten (Nolan, 2005).

Tab. 15.1 fasst die wesentlichen Ursachen mit ihren Häufigkeiten zusammen:

Neurologisch bedeutsame Akutfolgen des Kreislaufstillstandes sind der Bewusstseinsverlust nach ca. 10 s und nach 30–60 s das Sistieren der Atmung. Umgekehrt kommt es beim primä-

Tab. 15.1 Ursachen des Kreislaufstillstandes nach dem European Resuscitation Council (ERC) 2005. (Mod. nach. Ziegenfuß, 2011)

Ursache	Prozentualer Anteil
Kardiale Grunderkrankung	82
Pulmonal	4
Zerebrovaskulär	2
Trauma	3
Ersticken, Ertrinken	2
Intoxikationen	2

ren Atemstillstand, z. B. im Rahmen von Ertrinkungsunfällen nach 3–10 min zum Herz-/Kreislaufstillstand sowie zum Erlöschen des Bewusstseins. Pathophysiologisch ist dies vor allem auf die zunächst noch vorhandenen Adenosintriphosphat(ATP)-Reserven und somit das vorerst erhaltene Membranpotenzial zurückzuführen. Nach 10 min zerebraler Anoxie tritt der intravitale Hirntod mit massiver Schwellung, Stauungsblutungen sowie der Ausbildung hyaliner Mikrothromben als pathologisch anatomischen Substrat ein.

15.3 Leitliniengerechte Reanimation – Erwachsene

Die grundsätzlichen Maßnahmen lassen sich nach dem ABC-Schema einprägen:

A: *Atemwege freimachen*
B: *Beatmen*
C: *Circulation, Compression*
D: *Drugs, kreislaufwirksame Medikamente*
E: *EKG-Analyse*
F: *Defibrillation bei entsprechendem Rhythmus*

Waren dies die früher abfolgenden Maßnahmen des damals gültigen Algorithmus, so wird heute nach Basic Life Support (BLC) und Advanced Life Support (ALS) unterschieden. Diese aktuellen Vorgaben des ERC sollen hier nur kurz rekapituliert werden; sie sind Gegenstand allgemein notfallmedizinischer Standardwerke und zudem auf der Homepage https://www.erc.edu/ eingehend dargestellt.

15.3.1 Basic Life Support (BLS)

Den Basisnahmen kommt enorme Bedeutung zu, da der professionelle Rettungsdienst in Abhängigkeit von der jeweiligen Region oft erst nach 10 min vor Ort sein kann; umso wichtiger ist die Schulung von Laien: Die Überlebensrate und letztlich auch die neurologische Prognose können durch suffiziente Laienreanimationen auf das 2- bis 3-Fache gesteigert werden.

Im Wesentlichen geht es zunächst darum, Bewusstlosigkeit und Atemstillstand zu erkennen; dies sollte nicht länger als 10 s dauern und kann durch laute Ansprache oder „Rütteln" an den Schultern (Bewusstsein) sowie durch Beobachtung von Thoraxexkursionen, Hören von Atemgeräuschen oder Fühlen von Atemluftbewegungen mit der sensiblen Haut des eigenen Unterarms oder der Wange (Fehlen der Atemventilation) erfolgen. Ein bewusstes Ertasten des Karotispulses im Hinblick auf die Diagnosesicherung des Kreislaufstillstandes hat sich als zeitverzögernd erwiesen und wird daher nicht mehr empfohlen. Zudem ist die Wahrscheinlichkeit, durch unnötige Thoraxkompressionen Schaden zuzufügen sehr viel geringer als die Wahrscheinlichkeit einer infausten Prognose durch Verzögerung von Reanimationsmaßnahmen. Die Aktivierung des Rettungsdienstes ist für die Bedeutung der Prognose und des neurologischen Outcome von enormer Bedeutung, da letztlich nur durch diesen eine definitive Versorgung durchführbar ist. Eine Alarmierung sollte also bereits bei Feststellen der Bewusstlosigkeit erfolgen. Der allgemeine Ablauf des BLS ist hier (Abb. 15.1) schematisch wiedergegeben:

Automatische externe Defibrillatoren (AED) sind in öffentlichen Räumen mittlerweile weit verbreitet und können prinzipiell von Laien be-

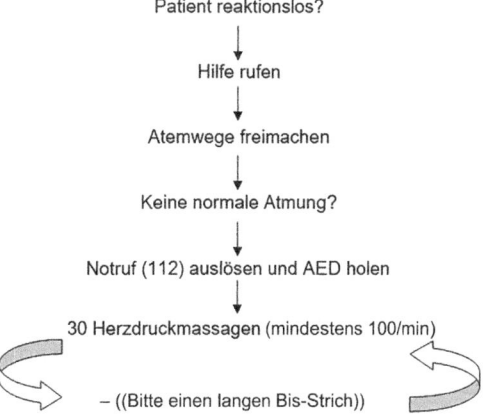

Abb. 15.1 Allgemeiner Basic Life Support(BLS)-Algorithmus nach European Resuscitation Council (ERC)-Empfehlungen 2021; *AED* automatischer externer Defibrillator

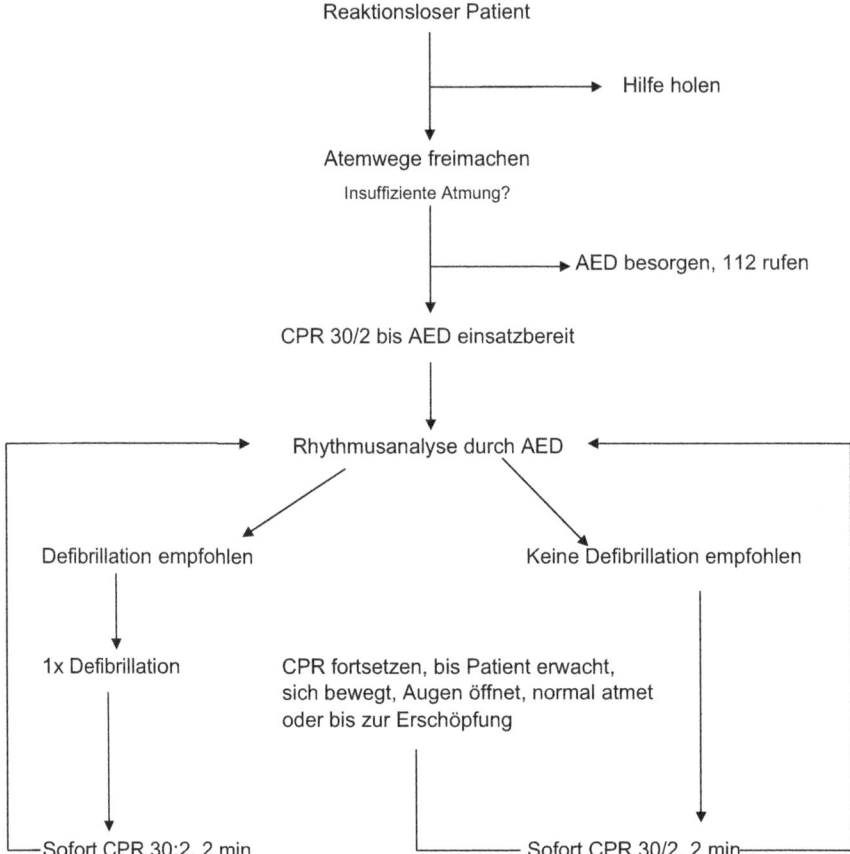

Abb. 15.2 Basic Life Support(BLS)-Maßnahmen, sobald automatischer externer Defibrillator (AED) verfügbar, nach European Resuscitation Council(ERC)-Empfehlungen 2021; *CP*R kardiopulmonale Reanimation

dient werden. Sobald dieser angebracht ist, gilt folgendes Schema (Abb. 15.2):

15.3.2 Advanced Life Support (ALS)

Die Herzdruckmassage ist vergleichbar zum BLS und nur dann effektiv und somit wichtigste Voraussetzung bzw. Minimierung neurologischer Folgen mit mindestens 100 Aktionen pro Minute und einer Eindringtiefe von etwa 5 cm. Diesbezüglich sind Liedrhythmen zur Einhaltung der geforderten Frequenz (z. B. „staying alive") hilfreich. Der Erfolg der Herzdruckmassage kann vom im professionellen Team z. B. durch Karotispulskontrolle überprüft werden. Zur Vermeidung von Ermüdungen („rescuer`s fatigue") und somit ineffektiver Reanimation ist wechselndes Personal bei den Thoraxkompressionen zu empfehlen. Ferner sollen mechanische Reanimationshilfen eingesetzt werden (z. B. Autopulse®, Fa. Zoll, Abb. 15.3).

Weiterhin ist die Atemwegssicherung zwar zur Vermeidung von Hypoxiefolgen von großer Bedeutung; sie sollte jedoch nur von geübtem Personal vorgenommen werden und darf die Herzdruckmassage nicht länger als 10 s unterbrechen. Der Stellenwert der endotrachealen Intubation ist hoch, noch wichtiger ist jedoch die Aufrechterhaltung einer ausreichenden Zirkulation, sodass der Herzdruckmassage die höchste Bedeutung in Bezug auf eine möglichst günstige Langzeitprognose beigemessen wird. Alternative Wege des Airway-Managements beim Versagen der konventionellen Zugangswege sind die Larynxmaske (nicht geeignet bei Atemwegs-

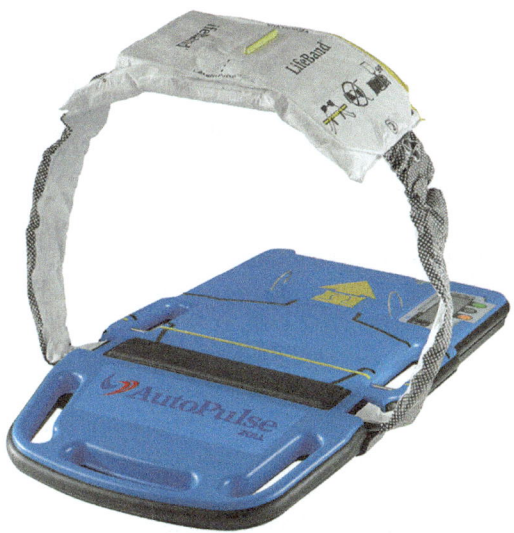

Abb. 15.3 Automatisches Gerät zur Thoraxkompression mit definierter Frequenz und Eindringtiefe, Autopuls®. (Mit freundlicher Genehmigung der Fa. Zoll)

schwellungen) oder ösophagusblockierende Kombituben (ebenfalls ungeeignet bei Atemwegsschwellungen). Bei nicht behebbarer Verlegung der Atemwege oder vollständig geschwollener Stimmritze ist eine Notfallkoniotomie indiziert. Auch hierzu sind einsatzfertige, handelsübliche Sets verfügbar (z. B. Melker-Notfall-Krikothyrotomie).

Abb. 15.4 zeigt den grundsätzlichen Algorithmus beim ALS:

Die Herzdruckmassage erfolgt ohne Unterbrechung, sobald der Atemweg gesichert ist. Dies unterstreicht die allerwichtigste Forderung nach zerebraler Perfusion. Als Notfallmedikamente sind Adrenalin 1 mg alle 3–5 min (Erstgabe nach 3. Defibrillation sowie Amiodaron 300 mg als Erstgabe und 150 mg als repetitive Gabe bei VF/VT) vorgesehen; analog hierzu kann seit 2021

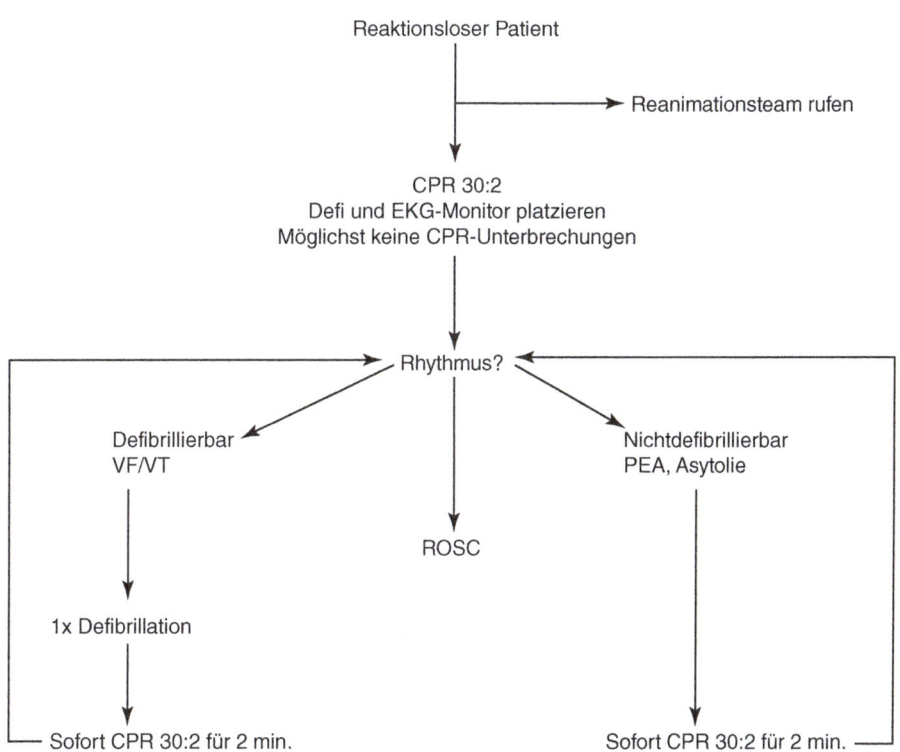

Abb. 15.4 Allgemeiner Ablauf des Advanced Life Support (ALS) nach European Resuscitation Council(ERC)-Empfehlungen 2021; *CPR* kardiopulmonale Reanimation, *VF* Ventricular Fibrillation, Kammerflimmern / *VT* Ventrikuläre Tachykardie, *PEA* Pulslose elektrische Aktivität, *ROSC* Return of spontaneous circulation, Wiedererlangung der Kreislauftätigkeit

alternativ Lidocain (100 mg bzw. 50 mg als repetitive Gabe verwendet werden. Bei PEA/Asystolie erfolgt die Adrenalingabe umgehend nach Schaffung eines i.v.-Zuganges.

Reversible Ursachen des Kreislaufstillstandes müssen bedacht und nach Möglichkeit behandelt werden (Hypoxie, Hypovolämie/Blutung, Hypothermie, Hyper-/Hypokaliämie; Thrombembolie, Perikardtamponade, Pneumothorax, Intoxikationen).

15.4 Leitliniengerechte Reanimation – Kinder

Die Grundsätze unterscheiden sich nicht wesentlich von dem Vorgehen bei Erwachsenen. Unterschiede ergeben sich aus Körpergröße und Gewicht sowie bei der Neugeborenenreanimation. Wesentliche Unterschiede der Kinderreanimation sind die 5 initialen Beatmungen nach Feststellung des Atemstillstandes mit vorangehender einmütiger manueller Wiederbelebung. Im anschließenden Algorithmus erfolgt die Abfolge der Cardiopulmonale Renimation (CPR) Thoraxkompression zu Beatmung im 15:2-Modus. Auch bei Kindern sollen Laien ermutigt werden, mit dem für Erwachsene geltenden Algorithmus zu reanimieren.

Bei Schwangeren (Reanimationsursachen z. B. schwere Eklampsie, Schwangerschaftskardiomyopathie, Blutungen, Embolien) wird nach Leitlinien der American Heart Association (AHA) in leichter Linksseitenlage reanimiert, um nachteiligen Auswirkungen des Unterleibs auf den venösen Rückstrom zu begegnen.

▶ Das A und O der Wiederbelebung bei Erwachsenen und Kindern ist die manuelle Thoraxkompression. Neurologisch desaströse Ergebnisse sind in der Regel Folge unzureichender zerebraler Perfusion. Bei Kindern wird der Bedeutung der Hypoxie ein größerer Stellenwert beigemessen.

In vielen Regionen und Gebietskörperschaften (in der Regel über Kreise und kreisfreie Städte, z. B. Kreis Wesel, Städteregion Aachen, Stadt Duisburg) ist mittlerweile eine Erstreanimation von medizinisch geschultem Personal über die sog. Corhelper-App möglich. Hier wird ein registrierter Nutzer nach Nachweis seiner beruflichen Qualifikation oder eines aktuellen Erste-Hilfe-Kurses (nicht älter als 24 Monate) über das Mobiltelefon alarmiert, wenn im näher gelegenen Umkreis (meist < 1000 m) der Leitstelle ein Reanimationsfall bekannt wird. So ist der Corhelper oft vor dem Rettungsdienst (Zeit bis zum Eintreffen in ländlichen Regionen bis zu 12 min) vor Ort und kann qualifizierte Reanimationsbemühungen beginnen und somit einen wichtigen Beitrag zum Erhalt des Lebens und zur Minimierung neurologischer Folgen der Wiederbelebung beitragen. Das Corhelper-System ist eingebettet in die Kampagne „Systems Saving Lives" des European Resuscitation Councils.

15.5 Abbruch/Fortführung der Reanimation

Bei 40 min. persistierender Asystolie oder PEA kann eine Reanimation aus prognostischen Erwägungen in der Regel beendet werden. Sie wird im Regelfall nicht abgebrochen, solange Kammerflimmern vorliegt. Auch bei reversiblen Ursachen, wie

- Babituratintoxikationen (v. a. Barbiturate und β-Blocker)
- Hypothermie
- Stattgehabter Lysetherapie
- Lungenembolie

wird die Reanimation länger als 40 min durchgeführt.

15.6 Neurologisch relevante Pathophysiologie und Symptome nach Reanimation

Die häufigste Komplikation einer akuten zerebralen Schädigung, z. B. durch Perfusionsunterbrechung und/oder Hypoxie ist die Ausbildung eines Hirnödems. Durch die Volumenzunahme und die vermehrte Ausbildung parenchymatöser

Flüssigkeit kann dies zu einer Massenverschiebung im Extremfall bis zur Herniation führen. Ähnlich wie bei systemisch inflammatorischen Prozessen (vgl. SIRS-Sepsis-Begriff) kommt es in der Phase der Reperfusion nach der Low-flow-Phase unter Reanimation zu einer Hochregulation und Expression von Adhäsionsmolekülen, was zusätzlich zur bereits bestehenden Endothelschädigung zu einer Gefäßverstopfung auf Mikroebene führt und somit eine morphologische Parenchymschädigung begünstigt (Dirnagl et al., 1999).

In Abhängigkeit von Größe und Umfang der Hirnschädigung entwickeln sich auch die Dynamik und das Ausmaß einer diffusen Hirnschwellung: Nach Hypoxie kommt es insbesondere nach anhaltender CPR bereits nach einigen Stunden zur Ödembildung mit einem Maximum zwischen dem 3.und 5. Tag, was z. B. im Rahmen von Intoxikationen als Reanimationsursache durch diese weiter verstärkt werden kann. Andauernd hohe Hirndruckwerte über 30–40 mmHg sind in der Regel mit einer schlechten Prognose vergesellschaftet.

Die Zuordnung eines Komas zu einer stattgehabten CPR ist naheliegend. Weiterhin ist die Persistenz der neurologischen Ausfälle über 3–5 Tage hinaus auch als prognostisch ungünstig zu werten.

In der Frühphase zeigen sich häufig generalisierte, teils auch faziale Myoklonien (Lance-Adams-Syndrom). Der motorische Status insgesamt ist eingeschränkt (Glasgow Coma Scale, GCS, 3), allenfalls sind Streckreaktionen vorhanden. Ferner fallen Hirnstammreflexe (Korneal- und Pupillenreflex sowie vestibulookulärer Reflex) aus. Burst-Suppression- oder Niederspannungsmuster in der Elektroenzephalografie (EEG, siehe Abschn. 15.8) sowie beidseits fehlende somatosensorisch evozierte Potenziale (SSEP) des Medianus (siehe Abschn. 15.8) sind ebenfalls wegweisend.

Insgesamt lässt sich das Krankheitsbild der hypoxischen Enzephalopathie wie folgt charakterisieren:

▶ Bei der hypoxischen Enzephalopathie handelt es sich um eine globale zentrale Ischämie. Sie als Teil des sog. Postreanimationssyndroms zu verstehen, zu dem zusätzlich der Postreanimationsherzschaden, die systemischen Folgen von Ischämie und (u. U. überschießender) Reperfusion und die der Reanimation zugrunde liegenden Pathologie zu zählen sind (Hacke, 2015; Neumar et al. 2008).

Die insgesamt diffusen Schädigungen betreffen prognostisch und schwerpunktmäßig oft den Hippocampus, Neocortex, Thalamus, Kleinhirn und die Stammganglien.

Differenzialdiagnostisch abzugrenzen und deswegen im intensivmedizinischen Kontext nicht immer einfach in Bezug auf die Bewertung des aktuellen neurologischen Status sind konkurrierende, eine Vigilanzminderung begünstigende Prozesse wie z. B. urämische Symptome infolge eines akuten Nierenversagens, Überhänge analgosedierender Medikation oder Einflüsse im Rahmen eines posthypoxischen Leberausfalls.

Darüber hinaus lassen sich auch als unmittelbare Ursachen einer hypoxischen Enzephalopathie Sauerstoffmangelsituationen bei *erhaltenem* zerebralem Blutfluss (CBF), z. B. im Rahmen von CO-Intoxikationen oder beim therapierefraktärem Status asthmaticus abgrenzen.

Therapeutische Hypothermie nach Reanimation, weitere Therapieprinzipien
Bereits seit 2002 ist aus Untersuchungen der HACA-Studiengruppe bekannt, dass die therapeutische Hypothermie bei Patienten nach erfolgreicher Reanimation bei Kammerflimmern die Prognose wesentlich verbessern kann: Die an 137 Patienten dieser Untersuchung unter Narkose und Relaxation durchgeführte Kühlung auf 33+/−1 Grad Celsius Körperkerntemperatur zeigte eine Verbesserung des Outcome ohne wesentliches neurologisches Defizit von 39 auf 55 % (HACA Study Group 2002). In dem Editorial zu dieser Publikation umschrieb der 2003 verstorbene Vater der Reanimationsforschung, Peter Safar, mit den Schlagworten die Kernaussagen zur therapeutischen Hypothermie mit: „*So bald als möglich und mindestens 12 h*" (Safar et al. 2002). Es ist davon auszugehen, dass auch Kinder und Patienten mit anderen Initialrhythmen als Kammerflimmern davon profitieren. Der pathophysiologische Hintergrund der Kühlung

an sich ist in einer Senkung der zerebralen Stoffwechselrate (etwa 6 % pro abgesenkten Grad Celsius) zu sehen und senkt wahrscheinlich die oben beschriebenen Reperfusionsschäden signifikant ab. Die Wiedererwärmung sollte nicht schneller als 0,5 ° C/h erfolgen, einmal mehr, um Endothelschäden und somit systemisch inflammatorische Prozesse zu vermeiden.

Die Entscheidung zu therapeutischen Hypothermie muss auch nach den zuletzt 2021 revidierten Leitlinien des ERC frühzeitig, d. h. binnen 1–2 h nach Kreislaufstillstand getroffen werden, damit durch den frühen Beginn der höchste Benefit abgeschöpft werden kann. So kann bereits im Rettungswagen mit der Entkleidung und dem Nichtzudecken des Patienten die Kühlung eingeleitet werden. Auch nasse Tücher oder Eisbeutel erfüllen ihre Zwecke, sind ubiquitär vorhanden und somit schnell einsetzbar. Nicht eingesetzt werden sollten bereits im Rettungswagen gekühlte Infusionslösungen. Die Körperkerntemperatur soll möglichst kontinuierlich über den Blasenkatheter gemessen werden. Angestrebt wird nach den ERC-Leitlinien 2021 in den ersten 24 h nach dem Ereignis eine Körperkerntemperatur zwischen 32 und 36 ° C. Fieber muss in den ersten 72 h in jedem Fall vermieden werden. Da die Steuerbarkeit der externen Kühlung mitunter sehr schwierig ist, sind heutzutage standardmäßig extrakorporale Verfahren erhältlich, die eine intravasale Hypothermie durch Katheter gewährleistet, die von eiskalter Kochsalzlösung durchströmt werden und über exakte Rückkopplungen zur Temperaturregulation verfügen. Zudem können sie als zentrale Venenwege verwendet werden. Die nachstehenden Abb. 15.5, 15.6, 15.7 und 15.8 verdeutlichen die prinzipielle Anwendbarkeit.

Eine ausreichende Analgosedierung während der Hypothermie ist absolut indiziert. Kritisch zu sehen ist die intravasale Kühlung schließlich bei manifesten Gerinnungsstörungen oder Blutungsproblemen, etwa bei stattgehabten Reanimationen nach herzchirurgischen Eingriffen oder im Rahmen von Polytraumen. Hier muss individuell über die Relation zwischen Benefit und potenzieller Noxe entschieden werden. Ferner kann es unter systemischer Kühlung zu Rhythmusstörungen kommen, z. B. zu Bradykardien, die jedoch meist keiner weiterführenden Therapie bedürfen. Eine erhöhte Infektanfälligkeit unter Kühlung konnte bisher nicht nachgewiesen werden. Muskelzittern, insbesondere in Weaning-Phasen bei beginnend spontan atmenden Patienten steigert die CO_2-Produktion und erschwert die Atemarbeit bzw. unterhält die Azidoseneigung und begünstigt somit weitere zerebrale Schäden.

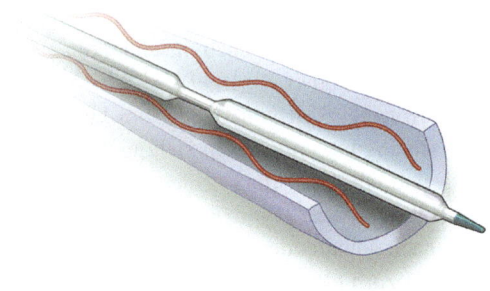

Abb. 15.5 Schematische Übersicht zum Flussprinzip eines intravasalen Kühlkatheters. (Mit freundlicher Genehmigung der Fa. Zoll)

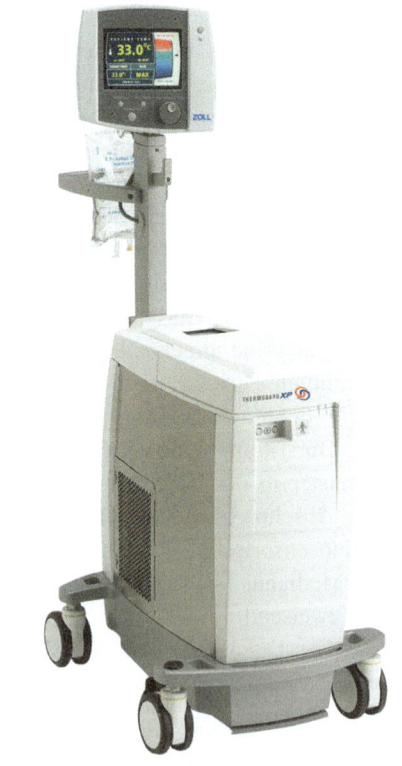

Abb. 15.6 Konsole mit Spülvorrichtung für eiskalte Kochsalzlösung zum Katheter mit Zieltemperaturvorgabe. (Mit freundlicher Genehmigung der Fa. Zoll)

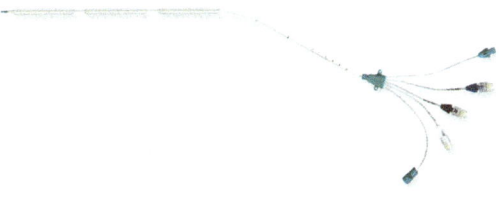

Abb. 15.7 Mehrlumenkatheter mit Anschlüssen für die Kühlflüssigkeit sowie den weiteren Lumina für die sonstige Medikamentenapplikation. (Mit freundlicher Genehmigung der Fa. Zoll)

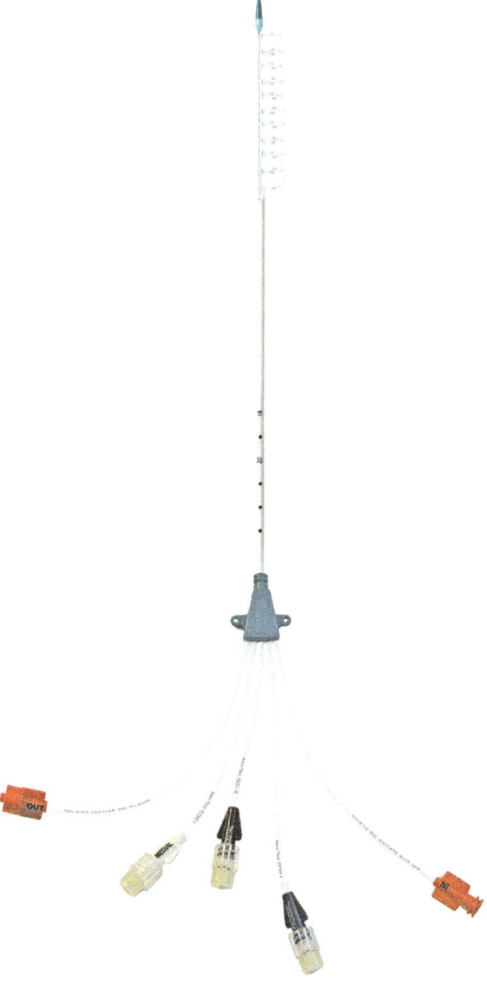

Abb. 15.8 Vergleichbarer Mehrlumenkatheter mit modifiziertem Gelkissen zur intravasalen Kühlung. (Mit freundlicher Genehmigung der Fa. Zoll)

15.7 Weitere Therapieprinzipien

Als weiteres therapeutisches Prinzip nach Reanimation steht die möglichst optimale venöse Drainage über die Jugularvenen im Vordergrund. Eine Oberkörperhochlagerung von etwa 30 Grad ist hierzu einfach und sicher durchführbar. Katheteranlagen, insbesondere solche mit stärkeren Lumina (z. B. Shaldon-Katheter zur Dialyse beim akuten Nierenversagen) sollten möglichst nicht in den Jugularvenen platziert werden. Subklaviapunktionen sind unter Berücksichtigung des Gerinnungsstatus sowie etwaig vorhandener Begleiterkrankungen – chronisch obstruktiver Lungenerkrankung (COPD), Lungenemphysem – vorzuziehen. Letztlich kommen auch Punktionen der V. femoralis als kurzfristige Ausweichmöglichkeit in Betracht. Motorische Entäußerungen werden entsprechend behandelt.

Hirndruckmessungen erfolgen im Rahmen von Lumbalpunktionen oder durch eine externe Ventrikeldrainage (EVD), wenn strukturelle Indikationen zur Anlage geboten sind, etwa im Rahmen einer Hirnblutung.

Die reflektorische systemisch arterielle Hypertonie des Hirndruckpatienten ist essenziell, um einen adäquaten zerebralen Perfusionsdruck (CPP) aufrechtzuerhalten. Gegebenenfalls sind auch bei normovolämen Patienten α-adrenerge Substanzen nötig, um den gewünschten systemarteriellen Druck zu erzielen (Noradrenalin).

Eine milde Hyperventilation führt durch die Erniedrigung des Partialdrucks von CO_2 (pCO_2) zu einer reaktiven Vasokontriktion und damit zu einer Abnahme des intrazerebralen Drucks (ICP). Eine Absenkung unter 30 mmHg führt allerdings unter Umständen zu einer reflektorischen Hypoperfusion, sodass tatsächlich nur eine milde Hyperventilation von Vorteil erscheint. Ein akutes Anheben des pCO_2 sollte zur Vermeidung einer reaktiven Hyperämie ebenfalls vermieden werden.

Ein fortbestehender Azidoseausgleich kann mit Puffersubstanzen (z. B. THAM) behandelt werden.

Eine dehydrierende Therapie mit Osmodiuretika (z. B. Mannitol) kann erwogen werden. In jedem Fall sind Bolusgaben einer kontinuierlichen Gabe vorzuziehen. Ein Anheben der Serumosmolarität auf bis zu 320 mosmol/l senkt den ICP. Darüber hinaus sollte aufgrund der Nebenwirkungen insbesondere bei nur geringem Hirndruck keine Osmotherapie erfolgen. Zu berücksichtigen ist hier die Nephrotoxizität in hohen Dosen (z. B. 0,5–0,75 g Mannit/kg KG bis zu 4-mal täglich). Dies hat insbesondere bei kritisch kranken Patienten nach Reanimation im drohenden Nierenversagen eine hohe Relevanz.

Ferner ist auf die Vermeidung ausgeprägter Hyperglykämien zu achten; grundsätzlich wird ein weitgehend normoglykämes Blutzucker(BZ)-Profil angestrebt, allerdings haben akzidentelle Hypoglykämien gerade nach stattgehabtem Kreislaufstillstand zusätzliche, teils fatale Auswirkungen.

Die Gabe von Glukokortikoiden kann nicht empfohlen werden. Bei Traumapatienten hat sich hierunter sogar ein schädlicher Effekt gezeigt (Roberts et al. 2004).

Durch Propofol- oder Barbituratnarkose (*cave*: kardiogener Schock, frischer Myokardinfarkt) lassen sich ungünstige Einflüsse wie Stresssituationen mit Pressen oder Husten vermeiden.

Eine dekompressive Karniotomie kommt nur bei fokal raumfordernden Prozessen in Betracht und spielt daher bei diffuser Hirnschwellung keine Rolle.

▶ Maßnahmen zur Hirndrucksenkung nach Kreislaufstillstand:

- Förderung der zerebral-venösen Drainage (Oberkörperhochlagerung, Vermeidung jugularvenöser Katheteranlagen)
- Milde Hyperventilation (pCO$_2$ 30–35 mmHg)
- Osmotherapie
- Normoglykämie
- Ausreichende Narkosetiefe, Auswahl der geeigneten Substanz

15.8 Klinische Diagnostik, biochemische Marker

Zur Abschätzung der Prognose wären frühzeitig klinische Zeichen und biochemische Marker wünschenswert, die dieses zuverlässig anzeigen.

Unter der Voraussetzung fehlender Störfaktoren (z. B. Narkose, Hypoglykämie) gelten folgende Eckpunkte für die Prognosebewertung:

- Ausbleiben jedweder Besserung über den 3. Tag post reanimationem hinaus.
- Vor Tag 3 können keine verlässlichen Aussagen getroffen werden.
- Die frühe Besserung des Gesamtbefundes zeigt eher eine günstige Prognose an.
- Eine bei Krankenhausaufnahme bestehende ausgeprägte Hyperglykämie (> 300 mg/dl) sowie eine persistierende Hypotension (RR systolisch < 90 mmHg) können die Prognose weiter beeinträchtigen.

Die Leitlinien der *Deutschen Gesellschaft für Neurologie* (Leitlinien der Deutschen Gesellschaft für Neurologie zur hypoxischen Enzephalopathie o. J.) zur hypoxischen Enzephalopathie sehen als negative Prädiktoren vor allem eine vorbestehende Hyperglykämie, Normo- oder Hyperthermie bei Kreislaufstillstand und lange Reanimationsdauern, d. h. über 30 min an.

- Keine Vigilanzzunahme binnen 3 Tagen
- Keine Prognoseabschätzung vor Ablauf von 72 h
- Multimodale Diagnostik (Klinik, Biomarker, Neurophysiologie mit EEG und SSEP. Einzelne Parameter haben keinen ausschließlichen Anspruch.
- Bilateral fehlende Pupillenreaktion auch noch nach 3 Tagen
- Einzelne Myoklonien haben keine Ausschließlichkeitsanspruch
- Ein Status epilepticus ist meist mit einer schlechten Prognose vergesellschaftet, ebenfalls ein Burst-Suppression-Muster im EEG oder anhaltende periodische Entladungen
- Eine erhaltene EEG-Reaktivität auf externe Reize spricht gegen eine schlechte Prognose.
- Bilateral fehlende kortikale Reizantworten der SSEP auch nach 72 h sind meist mit einem schlechten Outcome vergesellschaftet.

Die Abb. 15.9, 15.10 und 15.11 zeigen exemplarisch typische, mit einer schlechten Prognose einhergehende EEG-Muster:

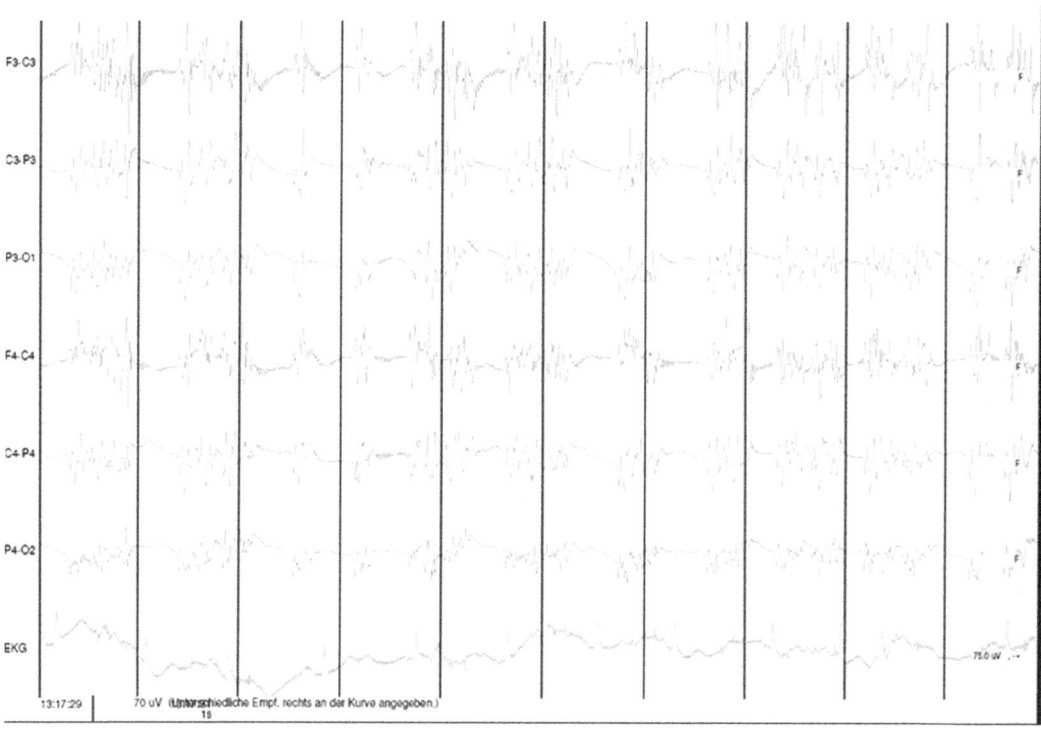

Abb. 15.9 Generalisierte, polymorphe epileptiforme Entladungen

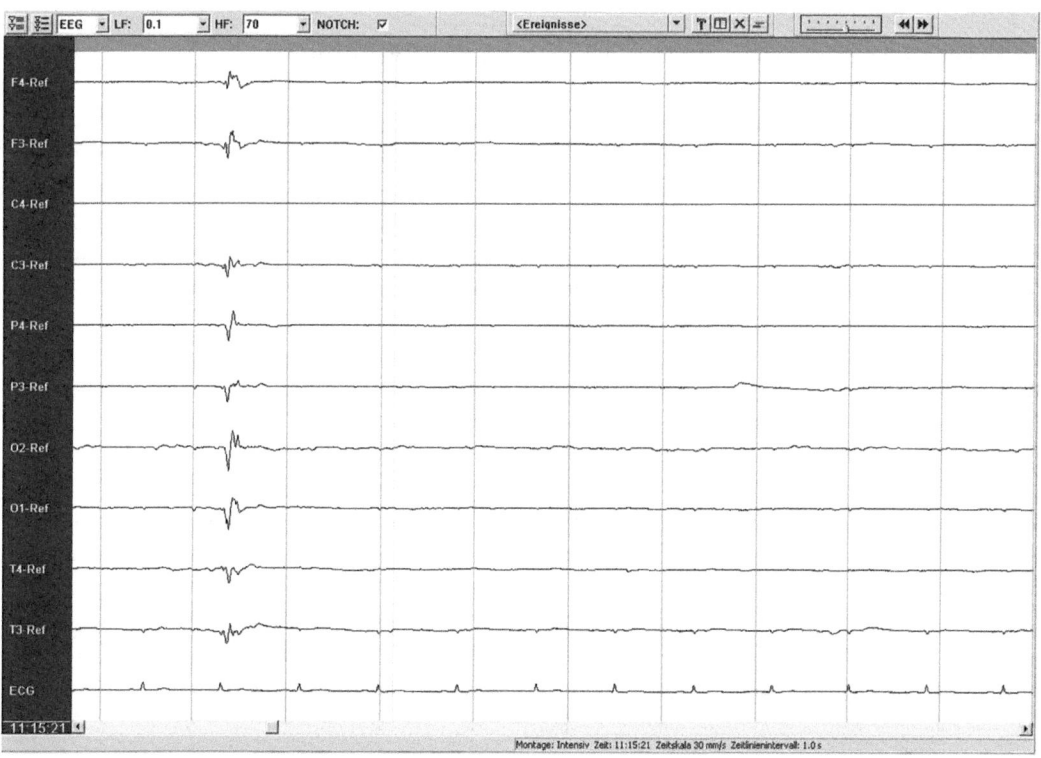

Abb. 15.10 Burst-Suppression-Muster

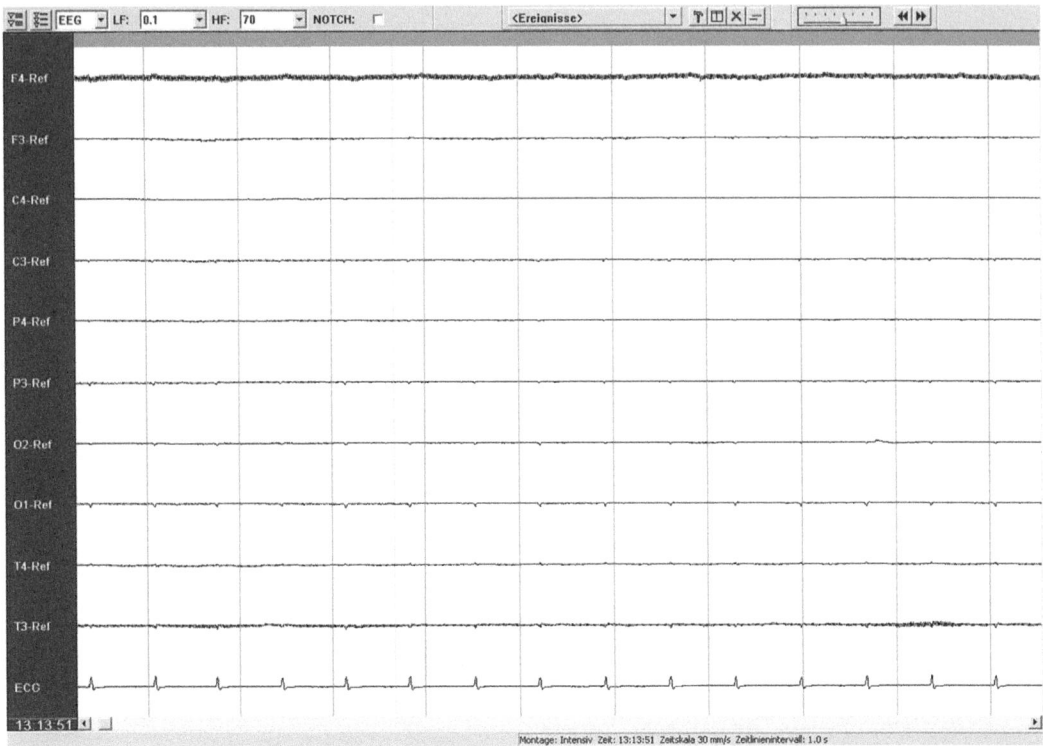

Abb. 15.11 Nulllinien-Elektroenzephalografie (EEG)

Zahlreiche Studien konnten solche elektrophysiologischen Indikatoren an teils größeren Patientengruppen (z. B. Rossetti et al. 2009, 2010) als Prädiktoren einer infausten Prognose identifizieren.

Als biochemische Marker können die neuronspezifische Enolase (NSE) sowie das Serumprotein S 100-B herangezogen werden. Absolute Cut-off-Werte sind zur Prognoseeinschätzung nicht vorhanden, NSE-Werte unter Normothermie von über 33 µg/l waren jedoch häufiger mit einer schlechten Prognose vergesellschaftet. Normwerte der NSE auch nach mehr als 3 Tagen nach dem Ereignis sprechen stark gegen ein schlechtes Outcome, sehr hohe Werte (über 90 ng/ml) dafür (Roberts et al. 2004). In jüngeren Studien konnte für einen weiteren Biomarker, dem Tau-Protein, eine gute Korrelation für das Outcome nach 6 Monaten post reanimationem belegt werden (Randall et al. 2013).

15.9 Bildgebung

Leicht verfügbar ist die konventionelle Computertomografie (kraniales CT, CCT). Hier wie auch in der sich meist im weiteren Verlauf anschließenden kranialen Magnetresonanztomografie (cMRT) stehen die Dokumentation der Hirnschwellung und das Ausmaß des Hirnödems im Vordergrund. In der CT ist die Gray-White-Matter-Ratio, also das Verhältnis von grauer zu weißer Substanz (GWR), und in der MRT das Ausmaß der Diffusionsstörung hinweisgebend. Da diese Befunde oftmals jedoch nicht sofort eindeutig sind, empfiehlt sich eine Wiederholung spätestens nach 96 h. Prognoseabschätzungen anhand der Bildbefunde sind insbesondere unter therapeutischer Hypothermie praktisch nicht möglich. Die höchsten Werte zur Spezifität wurden einmal mehr nur in Korrelation mit der klinischen Symptomatik erbracht (Wu et al. 2011).

Die folgenden Abb. 15.12, 15.13, 15.14, 15.15 und 15.16 zeigen Beispiele von Hirnschwellung und Ödembildung in Fällen von Out- of-Hospital-Cardiac-Arrest (OHCA).

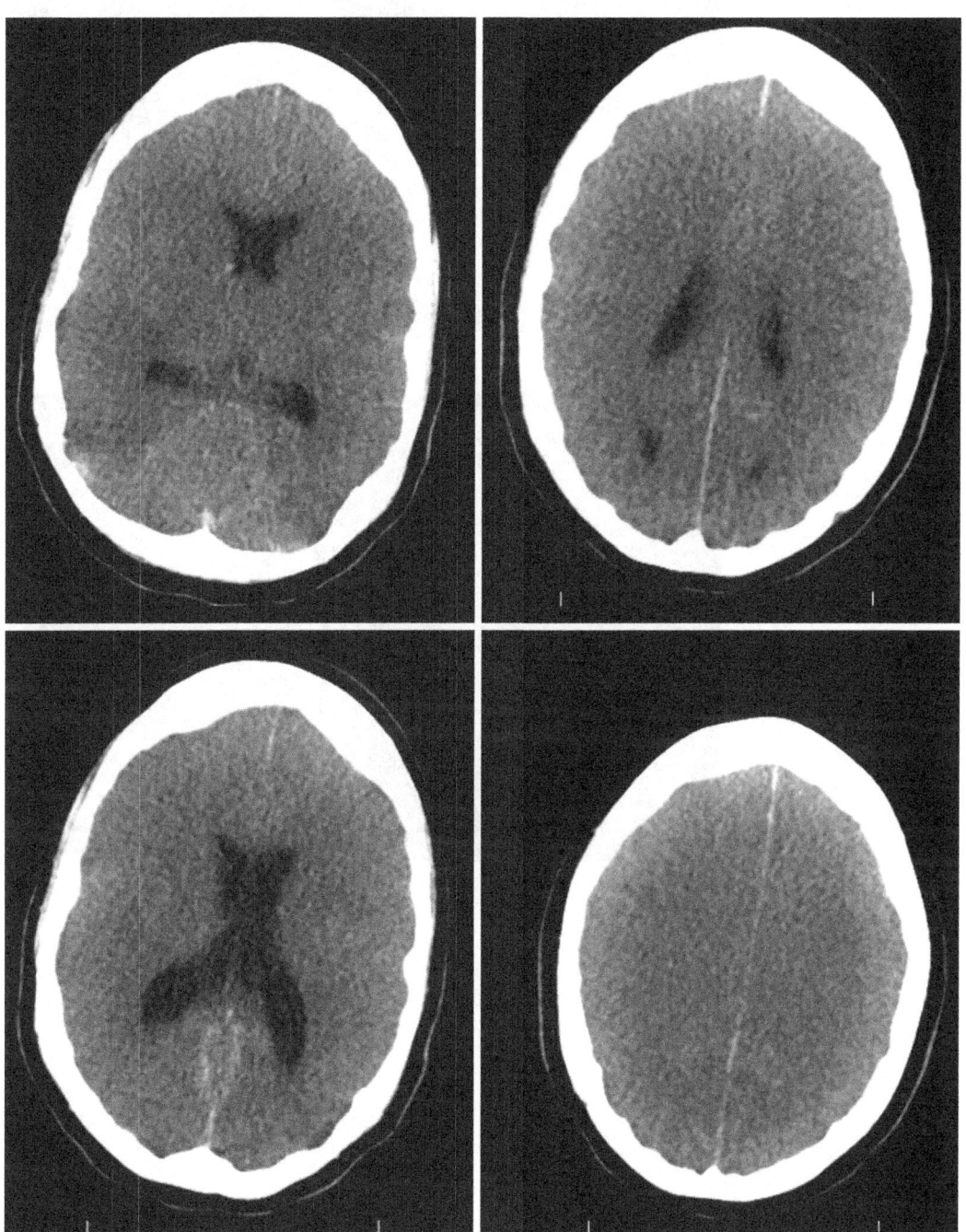

Abb. 15.12 Kraniale Computertomografie (CCT) 4 Tage nach globaler Hypoxie (Strangulation und Reanimation). Man sieht eine globale Hirnvolumenvermehrung mit fehlender Abgrenzbarkeit der Stammganglien. Zusätzlich ist das Rindenband nicht mehr vom Marklager zu differenzieren („Homogenisierung")

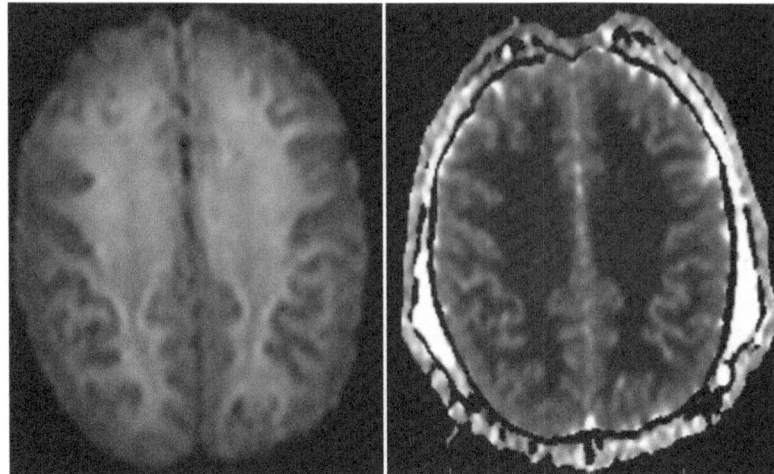

Abb. 15.13 Diffuse Marklagerhypoxie, generalisierte Schwellung und Ödembildung in Diffusion und ADC(Apparrent Diffusion Coefficient)-Map

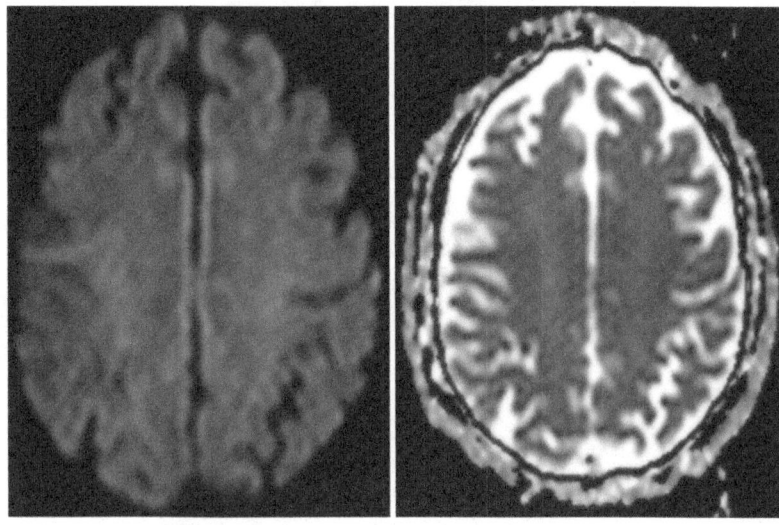

Abb. 15.14 Im Gegensatz hierzu praktisch Normalbefund nach kurzer Reanimation bei In-Hospital-Cardiac-Arrest (IHCA)

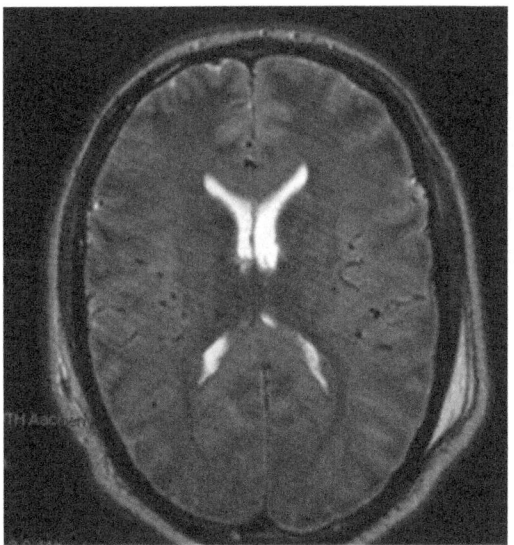

Abb. 15.15 T2-gewichtete Magnetresonanz(MR)-Darstellung mit beginnend aufgehobener Mark-Rinden-Differenzierung, schwieriger Abgrenzung der Stammganglienbereiche und insgesamt diffuser Schwellung

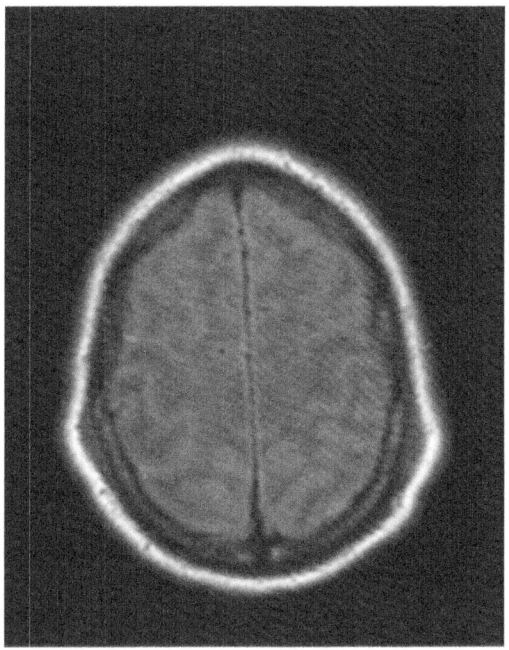

Abb. 15.16 Magnetresonanz(MR)-FLAIR(Fluid attenuated inversion recovery)-Sequenz des gleichen Patienten

15.10 Klinische Situationen post reanimationem

Wie bereits ausgeführt, sind neben den oben genannten EEG-Befunden persistierendes Koma und Frühmyoklonien in Bezug auf die Wiedererlangung des Bewusstseins mit einer schlechten Prognose einhergehend.

Folgende Situationen können klinisch nach wiedererlangtem Kreislauf beobachtet werden:

- Spontanes bzw. verzögertes *Wiedererwachen* mit oder ohne fokale(n) Defizite(n). Hier liegen häufig protrahierte Verläufe vor und zunächst bestehende Defizite zeigen oft Erholungspotenzial bis zur vollständig abgeschlossenen Rehabilitation. Besonders nach kurzer und effektiver Wiederbelebung ist eine Restitutio ad integrum möglich.
- Als diametral gegensätzlich hierzu ist für Zustände nach längeren Reanimationen und v. a. zusätzlich auch nichteffektiver Reanimation das *apallische Syndrom* möglich (Synonyme: Wachkoma, Coma vigile, persistierender vegetativer Status) Dies wird erkennbar, wenn der Patient nicht mehr vollständig komatös ist: Er öffnet die Augen, nimmt jedoch seine Umgebung nicht wahr und reagiert nicht auf Laute oder Aufforderungen (Synonym: „unresponsive wakefulness syndrome", SRW). Gerichtete Bewegungen sind nicht vorhanden, wohl aber ungerichtete oder Reflex-

bewegungen; diese sind häufig enthemmt und im Verlauf zunehmend. Diskonjugierte Bewegungen der Augenbulbi sind möglich. Ebenso fehlt der Lidschluss als Schutzreflex. Hirnstammreflexe können durchaus erhalten sein. Oft werden ein vermehrter Speichelfluss und Kau- oder Schmatzautomatismen beobachtet. Saug- und Greifreflexe sind positiv. Die Herz-Kreislauf-Funktion und die sonstigen vegetativen sind erhalten, oft jedoch unregelmäßig und enthemmt („vegetativer Status"). Der Schlaf-Wach-Rhythmus ist nicht mehr an die Tageszeiten gebunden. Die Diagnose kann frühestens nach Ablauf eines Monates gestellt werden. Remissionen noch nach bis zu einem Jahr sind beschrieben. Hier sind dann wieder zunehmend gerichtete Aktionen (z. B. willentliche Mundöffnung, Äußern von Wut oder Freude) möglich. Nach mehr als einem Jahr Persistenz des Coma vigile ist von einer Irreversibilität auszugehen.
- Zwischen beiden Situationen kann das Bewusstsein zwar nicht als ausgeschaltet aber maximal eingeschränkt bezeichnet werden, sog. „minimal conscious state" (MCS). Die Abschätzung der Gesamtprognose und Bewertung der Rückbildungsfähigkeit ist schwierig und ebenfalls an lange Zeitintervalle geknüpft.

▶ Lang anhaltende und besonders nichtleitliniengerechte Wiederbelebungsmaßnahmen münden nach Wiederkehr des Spontankreislaufs oft in desaströsen neurologischen Situationen, z. B. vegetativer Status, MCS. Dies ist im Langzeitverlauf mit hohen Kosten, einer enormen psychischen Belastung für die Angehörigen und einer erhöhten Inzidenz von Sekundärkomplikationen (z. B. respiratorassoziierte Pneumonien) verbunden.

Als weitere Ursachen außerhalb der CPR kommen als Ursachen einer schwerwiegenden Bewusstseinseinschränkung der Schlaganfall mit 31–38 % und das schwere Schädel-Hirn-Trauma mit 24–36 % in Betracht. Die CPR selbst ist im Formenkreis der hypoxisch ischämischen Enzephalopathie mit einer Inzidenz von 25–45 % zu sehen (Bender et al. 2023).

15.11 Langzeitverlauf

Die Wochen und Monate nach dem Ereignis Kreislaufstillstand sind besonders in der Frühphase von einer hohen Letalität geprägt: In einer Untersuchung an 1262 erfolgreich wiederbelebten Patienten, die einen In-Hospital-Cardiac-Arrest (IHCA) erlitten hatten, konnte gezeigt werden, dass das Risiko zu versterben, selbst nach Entlassung aus der Akutbehandlung während der ersten 90 Tage am höchsten ist. Eine hohe Mortalität zeigte sich auch bei solchen Patienten, die sich langfristig in der Akutbehandlung oder einem Hospiz befanden (Feingold et al. 2016). Hier spielen sicher die bereits oben erwähnten Sekundärkomplikationen und ein stark reduzierter Allgemeinzustand die größte Rolle.

Prinzipiell schließt sich eine Rehabilitationsmaßnahme mit multimodalen Ansätzen nach überlebtem Kreislaufstillstand an. Diese ist häufig als sog. Phase B, d. h. als Frührehabilitation mit noch notwendiger akutmedizinischer Unterstützung ausgestaltet. Zuvor sollten bei anhaltender Beatmungsnotwendigkeit ein Tracheostoma zur Langzeitbeatmung und ein dauerhafter Zugang zur Ernährung (z. B. perkutane enterogastrale Ernährungssonde, PEG, angelegt werden (Abb. 15.17 und 15.18). Beide sind prinzipiell rückverlagerungsfähig. Ist eine dauerhafte Beatmung prognostisch unumgänglich, empfiehlt sich die Anlage eines epithelialisierten,

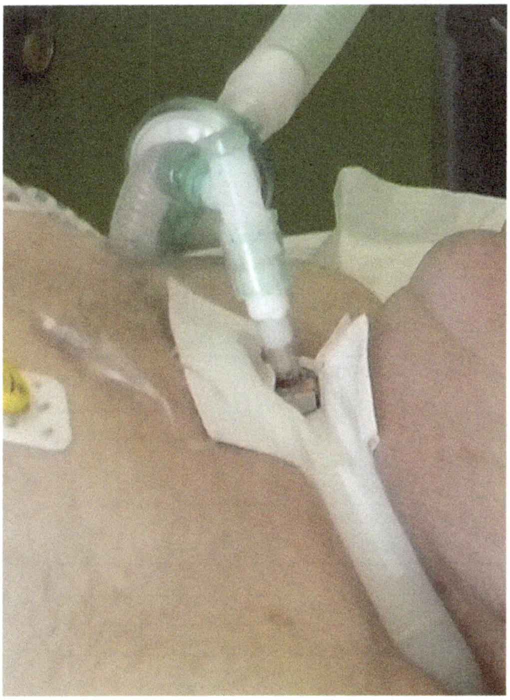

Abb. 15.17 Tracheostoma zur Langzeitbeatmung nach Reanimation

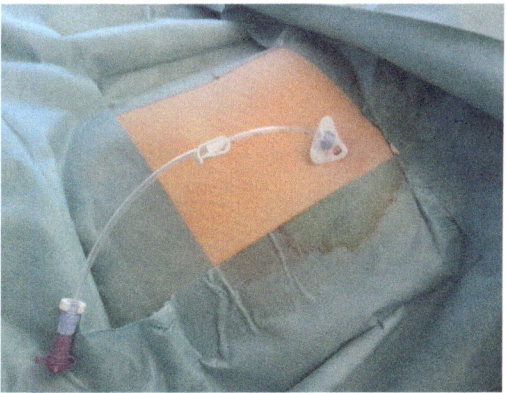

Abb. 15.18 Perkutaner enterogastraler Ernährungssonde (PEG) zur mittel- bis langfristigen Ernährung nach Reanimation

operativ angelegten Tracheostomas; ansonsten hat sich im intensivmedizinischen Kontext die Dilatationstracheotomie (z. B. nach Ciaglia) durchgesetzt.

In Situationen ohne erkennbares Rehabilitationspotenzial bleibt oft nur die Möglichkeit der Hospizunterbringung. In diesem Kontext ist gemessen an der neurologischen Gesamtprognose eine lückenlose Kooperation mit Angehörigen, ggf. gesetzlichem Vertreter unabdingbar. Auch häusliche oder Pflegeunterbringungen unter Zuhilfenahme ambulanter Pflegedienste sind möglich (vgl. sog. Beatmungs-WG). In jedem Fall ist die Kostenübernahme mit den Leistungsträgern zu klären. Kommt eine Frührehabilitation in Betracht, wird das etwaig vorhandene Rehabilitationspotenzial durch den Früh-Reha-Barthel-Index abgeschätzt. Hierin kommen die wichtigsten, aktuell vorhandenen kognitiven, vegetativen und motorischen Funktionen zum Ausdruck (Abb. 15.19).

In maximalversorgenden neurologischen Zentren werden Frührehabilitationsmöglichkeiten beispielsweise im Rahmen der Schlaganfallversorgung als Ccomprehensive Stroke Concepts vorgehalten, die auch für Patienten nach Reanimation sinnvoll genutzt werden können.

Frühreha-Barthel-Index (FRB)

Bitte Zutreffendes ankreuzen und Gesamtpunktzahl berechnen

A) FR-INDEX

	Nein	Ja	Punkte
intensivmedizinisch überwachungspflichtiger Zustand (z.B. veg. Krisen,...)	0	-50	
absaugpflichtiges Tracheostoma	0	-50	
intermittierende Beatmung	0	-50	
beaufsichtigungspflichtige Orientierungsstörung (Verwirrtheit)	0	-50	
beaufsichtigungspflichtige Verhaltensstörung (mit Eigen- und/oder Fremdgefährdung)	0	-50	
schwere Verständigungsstörung	0	-25	
beaufsichtigungspflichtige Schluckstörung	0	-50	
		Summe FR-Index:	

B) BARTHEL-INDEX

1. Essen und Trinken ("mit Unterstützung"), wenn Speisen vor dem Essen zurechtgeschnitten werden	nicht möglich	0
	mit Unterstützung	5
	selbstständig	10
2. Mobilität Umsteigen aus dem Rollstuhl ins Bett und umgekehrt (einschl. Aufsitzen im Bett)	nicht möglich	0
	mit Unterstützung	5
	selbstständig	10
3. Persönliche Pflege (Gesichtwaschen, Kämmen, Rasieren, Zähneputzen)	nicht möglich	0
	mit Unterstützung	0
	selbstständig	5
4. Benutzung der Toilette (An-/Auskleiden, Körperreinigung, Wasserspülung)	nicht möglich	0
	mit Unterstützung	5
	selbstständig	10
5. Baden/Duschen	nicht möglich	0
	mit Unterstützung	0
	selbstständig	5
6. Gehen auf ebenem Untergrund	nicht möglich	0
	mit Unterstützung	10
	selbstständig	15
6a. Fortbewegung mit dem Rollstuhl auf ebenem Untergrund (dieses Item nur verwenden, falls das Item 6 mit "nicht möglich" bewertet wurde)	nicht möglich	0
	mit Unterstützung	0
	selbstständig	5
7. Treppen auf-/absteigen	nicht möglich	0
	mit Unterstützung	5
	selbstständig	10
8. An-/Ausziehen (einschließlich Schuhebinden, Knöpfe schließen)	nicht möglich	0
	mit Unterstützung	5
	selbstständig	10
9. Stuhlkontrolle	nicht möglich	0
	mit Unterstützung	5
	selbstständig	10
10. Harnkontrolle	nicht möglich	0
	mit Unterstützung	5
	selbstständig	10

Barthel-Punktzahl (B): _____

Untersucher: _____ FR-Index (A): _____

FR-Barthel-Index-Gesamtzahl (A+B): _____

Abb. 15.19 Früh-Reha-Barthel-Index zur Feststellung des vorhandenen Rehabilitationspotenzials

Frühreha-Barthel-Index (FRB)

Bitte Zutreffendes ankreuzen und Gesamtpunktzahl berechnen

A) FR-INDEX

	Nein	Ja	Punkte
intensivmedizinisch überwachungspflichtiger Zustand (z.B. veg. Krisen,...)	0	-50	
absaugpflichtiges Tracheostoma	0	-50	
intermittierende Beatmung	0	-50	
beaufsichtigungspflichtige Orientierungsstörung (Verwirrtheit)	0	-50	
beaufsichtigungspflichtige Verhaltensstörung (mit Eigen- und/oder Fremdgefährdung)	0	-50	
schwere Verständigungsstörung	0	-25	
beaufsichtigungspflichtige Schluckstörung	0	-50	
Summe FR-Index			

B) BARTHEL-INDEX

1. Essen und Trinken

kann selbstständig eine feste Mahlzeit in üblicher Zeit zu sich nehmen; sollte i.d. Lage sein, erforderliche Hilfsmittel einzusetzen, Fleisch zu schneiden, Butter aufzustreichen u.s.w.	10	
Hilfe ist erforderlich (s. oben), Pat. isst selbst	5	
unmöglich	0	

2. Mobilität

a) Gehen in der Ebene

kann mind. 50 m gehen; Hilfsmittel wie Prothesen, Gehstützen können eingesetzt werden, jedoch kein Rollator; Gebrauch der Hilfsmittel selbstständig	15	
auf Hilfe oder Aufsicht angewiesen, mind. 50 m mit geringer Unterstützung	10	

b) Rollstuhlfahren

selbstständiger Gebrauch des Rollstuhls; sollte um Ecken, an Tisch, Bett oder Toilette fahren u. auf der Stelle drehen können; Mind.strecke 50 m	5	
immobil, auf Hilfe angewiesen	0	

3. Treppauf-/Treppabsteigen

bewältigt ein Stockwerk ohne Hilfe, Gebrauch von Geländer, Gehhilfe möglich	10	
benötigt Hilfe oder Aufsicht	5	
nicht möglich	0	

4. Transfer

a) benötigt keinen Rollstuhl

	15	

b) Transfer Rollstuhl - Bett und zurück

selbstständig in allen Bereichen, fährt sicher an das Bett, betätigt Bremsen, hebt die Fußstützen, wechselt in das Bett, legt sich nieder, kann allein aufrecht auf der Bettkante sitzen, die Position des Rollstuhls korrigieren; analog zurück	15	
geringe Hilfe o. Aufsicht durch 1 Person f. einen oder mehr. Teilschritte erforderlich	10	
kann an der Bettkante sitzen, muss aber von 1 oder 2 Personen aus dem Bett gehoben werden bzw. benötigt deutliche Hilfestellung	5	
unmöglich, keine Sitzbalance	0	

5. An-/Ausziehen

selbstständig beim Auswählen der Kleidung, An- und Ausziehen einschl. Verschlüsse und Schnürsenkel; Hilfsmittel werden selbständig angelegt	10	
benötigt Hilfe (z.B. bei Knöpfen, Reißverschluss); mind. die Hälfte des Aufwandes vom Pat. selbst geleistet in vernünftigem Zeitrahmen	5	
abhängig	0	

6. Persönliche Hygiene

kann sich Hände und Gesicht waschen, kämmen, Zähne putzen, rasieren, Make-up gebrauchen; Toilettenartikel können bereitgestellt werden	5	
nicht möglich bzw. mit Unterstützung	0	

7. Waschen

kann Voll- oder Duschbad nehmen; alle Handlungsschritte selbstständig	5	
nicht selbstständig möglich	0	

8. Toilettenbenutzung

selbstständig einschl. An-/Ausziehen, Kleidung reinhalten, Anus säubern	10	
tteilselbstständig, aber Hilfsperson nötig	5	
unselbstständig	0	

9. Harnkontrolle

kontinent Tag und Nacht; evtl. Gebrauch einer Harnableitung selbstständig	10	
gelegentliches Einnässen/Missgeschick (max. 1/Tag)	5	
inkontinent oder unselbstständig	0	

10. Stuhlkontrolle

kontinent, keine Missgeschicke	10	
gelegentliches Einkoten/Missgeschick (max. 1/Woche)	5	
inkontinent oder unselbstständig	0	

Untersucher:	Barthel-Punktzahl (B):	
	FR-Index (A):	
	FR-Barthel-Index-Gesamtzahl (A+B):	

Abb. 15.19 (Fortsetzung)

15.12 Ethische Aspekte

Ethische Gesichtspunkte gewinnen erst im Verlauf einer Behandlung nach stattgehabtem Kreislaufstillstand an Bedeutung. Sind sie im Notarzteinsatz zunächst praktisch noch bedeutungslos, stehen sie in Bezug auf mögliche Therapiebegrenzungen beispielsweise bei persistierendem Koma ganz im Vordergrund. Die aktuelle Rechtslage stellt den (mutmaßlichen) Patientenwillen ganz oben an. Die Selbstbestimmung des Menschen auch in Situationen, in denen sich jemand nicht mehr mitteilen kann, steht klar im Vordergrund. Daher ist aus ärztlicher Sicht der zuverlässig durch Angehörige transportierte Patientenwille ausschlaggebend für die weitere Therapie. Willensbekundungen des mutmaßlichen Patientenwunsches durch Dritte sind besonders hilfreich, wenn vorab festgelegt wurde, wer aus dem Umfeld des Patienten dessen Geschäfte im Falle einer andauernden Bewusstlosigkeit regeln soll. Hier sind folgenden Konstellationen denkbar:

- Vorab festgelegte Vorsorgevollmacht
- Vorab festgelegte Betreuungsverfügung, die bei anhaltender Unfähigkeit zur Willensbekundung beim Betreuungsgericht so, d. h. als gesetzliche Betreuung eingerichtet wird
- Einrichtung einer (reversiblen) gesetzlichen Betreuung auf ärztlichen Vorschlag nach Gespräch mit den nächsten Angehörigen aus deren Kreis
- Einrichtung einer (reversiblen) gesetzlichen Betreuung auf ärztlichen Vorschlag im Sinne einer Berufsbetreuung, wenn keine Angehörigen vorhanden sind, diese eine Betreuung nicht übernehmen möchten oder können

Insbesondere für die Durchführung von Wahleingriffen, z. B. Anlage einer perkutanen enterogastralen Ernährungssonde (PEG), Anlage einer dauerhaften Harnableitung, oder für solche mit verzögerter Dringlichkeit (z. B. Dilatationstracheotomie/operative Tracheotomien) sind gesetzliche Vertretungen praktisch unabdingbar.

15.13 Fazit/Kernaussagen

1.) Der Kreislaufstillstand ist häufig und tritt meistens aus kardialen Ursachen auf.
2.) Umgehende Einleitung von Wiederbelebungsmaßnahmen, auch durch Laien oder mithilfe von Corhelpern, können das neurologische Outcome verbessern.
3.) Je nach Ausmaß der Schädigung des Hirnparenchyms in Abhängigkeit von Dauer und Qualität der Reanimation sind vom spontanen Wiedererwachen bis zum apallischen Syndrom verschiedene klinische Zustände möglich.
4.) Prognoseabschätzungen werden überwiegend klinisch und unter Heranziehung biochemischer Marker (NSE) und bildgebender (CT, MRT) sowie apparativer Verfahren (z. B. Medianus-SEP) getroffen.
5.) Eine endgültige und detaillierte Prognoseabschätzung kann in der Regel nicht vor Ablauf von 6 Monaten getroffen werden.
6.) Eine therapeutische Hypothermie ist nach wie vor Bestandteil offizieller Empfehlungen, um die neurologische Prognose zu verbessern.

Literatur

Bender A et al. Neurologische Rehabilitation bei Koma und schwerer Bewusstseinsstörung im Erwachsenenalter. Dtsch Arztebl Int. 2023;120:605–12.
Dirnagl U et al. Pathobiology of ischemic stroke: an integrated review. Trend Neurosci. 1999;22:391–7.
Feingold P et al. Long-term-survival following in-hospital cardiac arrest: a matched cohort study. Resuscitation. 2016;99:72–8.
HACA Study Group. Therapeutic Hypothermia to improve the neurologic outcome after cardiac arrest. New Engl J Med. 2002;346:549–56.
Hacke W, Herausgeber. Neurologie. 14. Aufl. Heidelberg: Springer; 2015.
Leitlinien der Deutschen Gesellschaft für Neurologie zur hypoxischen Enzephalopathie (o.J.). https://dgn.org/leitlinie/132. Zugegriffen am 19.04.2023.
Neumar RW et al. International Liaison Committee on Resuscitation. Consensus Statement post cardiac arrest syndrome. Circulation. 2008;118:2452–83.

Nolan J. European resuscitation council guidelines for resuscitation 2005. Section 1. Introduction. Resuscitation. 2005;67(Suppl 1):S3–6.

Randall J, Mortberg E, Provuncher GK, Fournier DR, et al. Tau proteins in serum predict neurological outcome after hypoxic brain injury from cardiac arrest: results of a pilot study. Resuscitation. 2013;84:351–6.

Roberts I, Yates D, Sandercock P, et al. Effect of intravenous corticosteroids on death within 14 days in 10008 adults with clinically significant head injury (MRC CRASH trial): randomised placebo-controlled trial. Lancet. 2004;364:1321–8.

Rossetti AO et al. Predictors of awakening from postanoxic status epilepticus after therapeutic hypothermia. Neurology. 2009;72:744–9.

Rossetti AO et al. Prognostication after cardiac arrest and hypothermia: a prospective study. Ann Neurol. 2010;67:301–7.

Safar P et al. Therapeutic hypothermia after cardiac arrest. New Eng J Med. 2002;346:612–3.

Wu O et al. Predicting clinical outcome in comatose cardiac arrest patients using early non-contrast computertomography. Stroke. 2011;42:985–92.

Youness H et al. Review and outcome of prolonged cardiopulmonary resuscitation. Crit Care Pract 2016; Article ID 7384649.

Ziegenfuß T. Notfallmedizin. 5. Aufl. Heidelberg: Springer; 2011.

Fallstricke bei neurologischen Erkrankungen

16

P. Albrecht

Inhaltsverzeichnis

16.1	**Akinetische Krise bei Morbus Parkinson**	350
16.1.1	Bedeutung der akinetischen Krise in der neurologischen Notfallmedizin	350
16.1.2	Definition	350
16.1.3	Epidemiologie	350
16.1.4	Auslöser einer akinetischen Krise	350
16.1.5	Diagnose	351
16.1.6	Differenzialdiagnosen	352
16.1.7	Therapie	352
16.1.8	Zusammenfassung und Fallstricke bei der akinetischen Krise	353
16.2	**Amyotrophe Lateralsklerose**	354
16.2.1	Bedeutung der amyotrophen Lateralsklerose in der Notfallmedizin	354
16.2.2	Epidemiologie	354
16.2.3	Klinische Symptomatik und Verlauf	354
16.2.4	Diagnose	355
16.2.5	Differenzialdiagnosen	356
16.2.6	Therapie	356
16.2.7	Die ALS in der Notfallsituation	357
16.2.8	Therapieentscheidungen bei der ALS in der Notfallsituation	358
16.2.9	Zusammenfassung und Fallstricke bei der ALS in der Notfallsituation	359
16.3	**Myasthenia gravis**	359
16.3.1	Einleitung und Bedeutung für die Notfallmedizin	359
16.3.2	Epidemiologie	360
16.3.3	Pathophysiologie	360
16.3.4	Klinik	360
16.3.5	Diagnose	360
16.3.6	Differenzialdiagnose	363
16.3.7	Therapie	364
16.3.8	Myasthene Krise	367
16.3.9	Cholinerge Krise	370

P. Albrecht (✉)
Neurologische Klinik, Evangelisches Krankenhaus
Wesel, Wesel, Deutschland
e-mail: peter.albrecht@evkwesel.de

© Der/die Autor(en), exklusiv lizenziert an Springer-Verlag GmbH, DE, ein Teil von Springer
Nature 2024
J. Litmathe (Hrsg.), *Neurologische Notfälle*, https://doi.org/10.1007/978-3-662-68824-3_16

16.3.10 Fallstricke in der Notfallbehandlung der Myasthenia gravis 370
16.3.11 Zusammenfassung 371

Literatur 371

16.1 Akinetische Krise bei Morbus Parkinson

16.1.1 Bedeutung der akinetischen Krise in der neurologischen Notfallmedizin

Übersicht

Grundsätzlich handelt es sich beim idiopathischen Parkinsonsyndrom, wie bei den meisten degenerativen Erkrankungen, um eine um eine langsam voranschreitende Erkrankung. Entsprechend ist die Behandlung durch eine schrittweise Anpassung der Medikation und weiterer Therapien bei sorgfältiger klinischer Beobachtung im Langzeitverlauf gekennzeichnet.

Eine akinetische Krise stellt dagegen eine akute und vital bedrohliche Komplikation dar. Sie begegnet einem nicht nur in der Notaufnahme oder auf neurologischen Stationen, sondern auch auf den Stationen anderer Fachabteilungen, nicht selten nachts oder am Wochenende. Die Kenntnis dieser Komplikation und ihrer Behandlung gehören deshalb in den „Werkzeugkasten" jeden Arztes in der neurologischen Notfallmedizin.

Tab. 16.1 Einteilung des Schweregrades eines IPS nach Hoehn und Yahr. (Hoehn und Yahr 1998)

Grad	Hoehn und Yahr
I	Einseitige Symptomatik mit fehlender oder nur geringer funktioneller Behinderung
II	Beidseitige Symptomatik, keine Haltungsinstabilität
III	Beidseitige Symptomatik, geringe bis mäßige Behinderung mit leichter Haltungsinstabilität, noch körperlich selbstständig
IV	Starke Behinderung, Patient aber ohne Hilfe steh- und gehfähig
V	Ohne Hilfe an Rollstuhl oder Bett gebunden

Definitionsgemäß liegt in der akinetischen Krise ein Stadium V Hoehn und Yahr vor (siehe Tab. 16.1). Ein weiteres Merkmal ist Fieber, im angloamerikanischen Sprachgebrauch ist daher die Bezeichnung „parkinsonism-hyperpyrexia syndrome" gängig. Eine AK stellt eine akut lebensbedrohliche Komplikation des IPS dar. Die exakte Pathophysiologie in der Entstehung einer AK ist nicht eindeutig geklärt. Eine entscheidende Rolle spielt bei langjährigen Patienten mit einem IPS ein abrupter Entzug von L-Dopa in Kombination mit externen Faktoren (Huddleston und Factor 2013).

16.1.3 Epidemiologie

Die Prävalenz des IPS liegt in Deutschland bei ca. 5/1000 Einwohnern (Heinzel et al. 2018). Die Inzidenz einer AK wird auf 0,3 % geschätzt mit einer Mortalität von 4 % (Onofrj und Thomas 2005; Newman et al. 2009).

16.1.2 Definition

Neben dem Begriff „akinetische Krise (AK)" werden gelegentlich auch die Begriffe Parkinson-Krise oder die Bezeichnung malignes L-Dopa-Entzugssyndrom verwendet. Gekennzeichnet ist dieser Zustand bei Patienten, die an einem idiopathischen Parkinsonsyndrom (IPS) leiden, durch eine akute und massive Verschlechterung der Motorik, die über mindestens 48 h anhält.

16.1.4 Auslöser einer akinetischen Krise

Die Ursachen einer AK beim IPS lassen sich in 2 Kartegorien einteilen.

16 Fallstricke bei neurologischen Erkrankungen

1. Faktoren die in Zusammenhang mit der dopaminergen Medikation stehen.
2. Faktoren, die nicht in direktem Zusammenhang mit der Medikation stehen.

Eine Besonderheit stellen dabei Fälle dar, in denen ein IPS in Zusammenhang mit einer tiefen Hirnstimalation (THS) auftritt, z. B. im Rahmen von technischen Problemen (Artusi et al. 2016).

▶ Nicht nur Absetzen oder Reduktion der dopaminergen Medikation kann zu einer akinetischen Krise führen. Änderungen von Einahmeart, Einnahmezeitpunkt, Begleitmedikation oder die Einnahme zeitgleich mit eiweißreicher Kost können Auslöser sein. Tab. 16.2 zeigt eine Übersicht über mögliche Ursachen einer akinetischen Krise.

16.1.5 Diagnose

Die Diagnose ergibt sich aus der Anamnese und dem klinischen Bild. Darüber hinaus können Laborveränderungen die diagnostische Zuordnung stützen.

Anamnese
In der akinetischen Krise ist normalerweise keine Eigenanamnese erhebbar, sodass der Fremdanamnese die entscheidende Bedeutung zukommt. Grundsätzlich müssen 2 Punkte rasch geklärt werden:

- Welche Medikamente nimmt der Patient normalerweise ein? (Präparat?, Dosis?, Applikationsform? Einnahmezeitpunkt?) Wie war die Medikation in den letzten 48 h?
- Welche Symptome bestehen aufgrund des IPS normalerweise?

▶ Häufig können nur durch die Erhebung der Fremdanamnese die obigen Fragen beantwortet werden. Da es sich um einen Notfall handelt, sollte der Behandler auch nicht davor zurückschrecken, am Wochenende oder nachts Angehörige anzurufen. In vielen Fällen ist dies der einzige Weg, die relevanten Informationen zu erhalten.

Tab. 16.2 Potenzielle Ursachen einer akinetischen Krise

Potenzielle Ursachen einer akinetischen Krise	
Zusammenhang mit der Medikation	Andere Faktoren
• Abruptes Absetzen der Medikamente, z. B. vor einer Operation	• Dehydratation
• Wechsel der Medikamente, Änderung der Zeitpunkte der Einnahme	• Fieber
• Änderung der Begleitmedikation, z. B. Gabe von Neuroleptika	• Trauma
• Unsachgemäße Vorbereitung der Medikamente, z. B. Zerkleinern von Kombinationspräparaten	• Resorptionsstörung durch gastrointestinale Probleme (schwere Verstopfung, Diarrhöen, paralytischer Ileus, gastrointestinale Operationen)
• Einnahme mit eiweißhaltigen Lebensmitteln	• Infektion
• Technische Probleme bei THS	

THS tiefe Hirnstimulation

Klinischer Befund
Klinisch führend ist die akute Verschlechterung der vorbestehenden Parkinson-Symptomatik. Es besteht zumeist ein schweres akinetisches Syndrom, der Patient ist immobil, der Tonus generalisiert rigorartig erhöht. Daneben treten Fieber und in unterschiedlichem Ausmaß autonome Störungen auf. Eine Kommunikation mit dem Patienten ist in dieser Situation kaum möglich. Klinische Befunde die sich in der AK finden sind:

- Generalisiertes akinetisches Syndrom mit konsekutiv hochgradiger Immobilisierung
- Vigilanzminderung
- Rigorartige Tonuserhöhung der Extremitäten sowie Nacken- und Rumpfmuskulatur
- Dysphagie/Schluckstörung
- Dysarthrie/Sprechstörung
- Fieber
- Tachykardie
- Blutdruckentgleisungen mit Hyper- und Hypotension

Labor
Ein häufiger aber unspezifischer Befund ist eine Leukozytose. Signifikante Erhöhungen der Kreatinkinase (CK) sprechen für eine Rhabdomyolyse.

16.1.6 Differenzialdiagnosen

Die Leitsymptome einer AK finden sich sowohl bei Patienten in der Notaufnahme als auch bei Patienten die sich bereits einige Tage in stationärer Behandlung befinden. Verschlechterung motorischer Funktionen, Fieber, Vigilanzminderungen sowie autonome Störungen bei älteren Menschen können allerdings Ausdruck unterschiedlicher zugrunde liegender Pathologien sein. Die Kenntnis der Differenzialdiagnosen einer AK ist folglich von hoher Bedeutung, da sich hieraus entsprechend unterschiedliche Therapien ergeben.

- *Delir.* Delirante Syndrome haben eine hohe klinische Bedeutung. Bei hoher Prävalenz und Mortalität ist von einem großen Anteil an nichtdiagnostizierten deliranten Syndromen auszugehen (Gibb et al. 2020). Sie sind häufig multifaktoriell bedingt. Kennzeichen sind wechselnde qualitative und quantitative Bewusstseinsstörungen sowie Verwirrtheitszustände mit psychotischen Symptomen und autonomen Störungen. Insgesamt kann die Symptomatik sehr vielfältig sein, typisch ist die fluktuierende Ausprägung (Wilson et al. 2020). Man unterscheidet ein hyperaktives delirantes Syndrom von einem hypovigilant-hypoaktiven deliranten Syndrom („kaltes Delir"). Insbesondere Letzteres kann klinisch einer AK ähneln, zumal Patienten mit einer Parkinson-Erkrankung nicht selten auch ein Delir entwickeln.
- *Malignes neuroleptisches Syndrom (MNS).* Das MNS ist selten, ähnelt aber der AK klinisch stark, da pathophysiologisch Überschneidungen bestehen (Stotz et al. 2004). Auslöser eines MNS ist eine Reaktion auf Antipsychotika speziell auf Dopaminantagonisten. Korrespondierend zur Pathophysiologie stehen auch beim MNS Akinese, Temperaturerhöhung und autonome Störungen im Vordergrund (Tse et al. 2016). Die CK ist zumeist massiv erhöht. Ebenso wie die AK ist das MNS ein vital bedrohlicher Notfall, der eine intensivmedizinische Behandlung erforderlich macht.
- *Sepsis.* Basierend auf den Sepsis-3-Kriterien stellt die Sepsis eine lebensbedrohliche Organdysfunktion dar, der eine inadäquate Wirtsantwort auf eine Infektion zugrunde liegt (Seymour 2016). Bei Parkinson-Patienten, die an einer Sepsis erkranken, kann initial eine Verschlechterung der extrapyramidalen Symptome neben autonomen Störungen – insbesondere Hypotonie – im Vordergrund stehen. Eine Sepsis ist mit einer hohen Mortalität assoziiert ist, eine sofortige intensivmedizinische Therapie mit Behandlung des Infektionsfokus ist notwendig. Darüber hinaus ist zu beachten, dass umgekehrt Parkinson-Patienten, die primär aufgrund einer Sepsis auf der Intensivstation in Behandlung sind, eine AK entwickeln können. Häufigster Grund hierfür ist ein Weglassen der dopaminergen Medikation. Dies kann beispielsweise bei Umstellung auf eine vorübergehende parenterale Ernährung auftreten (siehe auch Kap. 10).

> Der Schlüssel zur Diagnose liegt neben der klinischen Untersuchung in der (Fremd-)Anamnese. Diese muss insbesondere die aktuelle und die bisherige medikamentöse Behandlung erfassen. Zusätzlich kann der klinische Kontext hinweisgebend sein. Die Abgrenzung zu den ebenfalls häufig vital bedrohlichen Differenzialdiagnosen kann eine Herausforderung darstellen.

16.1.7 Therapie

Im Wesentlichen sind 2 Behandlungsansätze zu verfolgen:

- Allgemeine Maßnahmen
- Behandlung mit dopaminergen Medikamenten

Allgemeine Maßnahmen
Die unten aufgeführten Maßnahmen sind unspezifisch, können aber, falls rechtzeitig eingeleitet, eine

rasche Stabilisierung des Patienten bewirken. Abhängig von der Ursache kann so in einzelnen Fällen bereits frühzeitig eine AK durchbrochen werden.

- Überwachung, frühzeitige Verlegung auf eine Intermediate Care Station (IMC) oder Intensivstation
- Fiebersenkung
- Behandlung einer Dehydratation/Flüssigkeitsgabe
- Behandlung von Schmerzen
- Thromboseprophylaxe
- Behandlung von Schluckstörungen/Aspirations- und Pneumonieprophylaxe
- Sicherstellen der Ernährung
- Dekubitusprophylaxe
- Behandlung von Begleiterkrankungen

Behandlung mit dopaminergen Medikamenten
Es ist darauf hinzuweisen, dass keine Evidenzen aus randomisierten kontrollierten Studien (RCT) zur Therapie der AK vorliegen. Falls die AK durch einen teilweisen oder vollständigen Entzug von dopaminergen Medikamenten entstanden ist, besteht die spezifische Therapie in der Gabe von entsprechenden Präparaten. Liegt keine höhergradige Dysphagie vor, sollte die vorbestehende dopaminerge Behandlung in einer zunächst reduzierten Dosis begonnen werden. Innerhalb der folgenden Tage kann dann weiter auf die Ursprungsdosis erhöht werden. In der klinischen Realität geht eine AK allerdings zumeist mit einer schweren Dysphagie einher. In dieser Situation kommen die unten aufgeführten Behandlungsoptionen in Frage. Abhängig vom individuellen Fall können Kombinationen dieser Behandlungsformen erforderlich sein. Die einzelnen Präparate bergen unterschiedliche Risiken, die es zu beachten gilt.

- Gabe von *löslichem L-Dopa* über eine *Magensonde*. Dabei sollte eine Tagesdosis von 4-mal 100 mg zunächst nicht überschritten werden. Ein ausreichender zeitlicher Abstand zu der Gabe von Sondenkost ist zu beachten.
- Alternativ kann *L-Dopa-Gel* mittels einer *Pumpe* verabreicht werden. Voraussetzung ist allerdings, dass eine Gabe über eine Sonde mit *jejunalem Schenkel* gewährleistet ist. Aus diesem Grund stellt die Behandlung mittels L-Dopa Gel über eine Pumpe in der überwiegenden Zahl der Fälle keine Option in der akuten Notfallbehandlung dar.
- *Amantadin i.v.* Die initiale Tagesdosis sollte nicht über 3-mal 200 mg liegen. Eine gefürchtete Nebenwirkung ist die Nephrotoxizität. Kontrollen der Nierenfunktion und ggf. Anpassung der Dosis bei Niereninsuffizienz sind erforderlich. Daneben wirkt Amantadin anticholinerg. Zur Erfassung von Reizleitungsstörungen sind EKG-Kontrollen indiziert. Außerdem birgt Amantadin ein hohes Psychoserisiko.
- *Apomorphin s.c.* Ähnlich wie bei L-Dopa-Gel stellt die Industrie Pumpensysteme für die Behandlung mit Apomorphin zur Verfügung. Der Vorteil liegt in der vergleichsweise einfacheren Applikationsform subkutan. Apomorphin wirkt emetisch, deswegen sollte zusätzlich Domperidon, zum Beispiel 3-mal 20 mg über eine Magensonde gegeben werden.
- *Rotigotin.* Für den Dopaminagonisten Rotigotin besteht die Möglichkeit einer *transdermalen* Applikation als *Pflaster*. Es stehen unterschiedliche Wirkstoffstärken von 1–8 mg/24 h zur Verfügung. Eine AK ist allerdings mit Rotigotin alleine nicht zu durchbrechen. Vor diesem Hintergrund ist der Vorteil in der Möglichkeit der Zusatzbehandlung bei Dysphagie zu sehen.

16.1.8 Zusammenfassung und Fallstricke bei der akinetischen Krise

- Die *akinetische Krise (AK)* beim idiopathischen Parkinsonsyndrom (IPS) ist ein *vital bedrohlicher Notfall*.
- Der Neurologe begegnet der AK nicht selten auf Stationen anderer Fachrichtungen.
- *Ursachen* sind neben abrupter Reduktion oder unsachgemäßer Gabe der dopaminergen Medikation externe Faktoren wie Dehydration, Infektion oder gastrointestinale Probleme.
- *Leitsymptome* sind eine rasche, hochgradige Verschlechterung des IPS mit generalisierter

Akinese, Bewusstseinsstörung und Fieber. Daneben können eine Reihe weiterer Symptome wie zum Beispiel autonome Störungen bestehen.
- Der Schlüssel zur *Diagnose* liegt neben der klinischen Untersuchung in der (Fremd-)Anamnese. Diese muss insbesondere die aktuelle und die bisherige medikamentöse Behandlung erfassen. Zusätzlich kann der klinische Kontext hinweisgebend sein.
- Die Abgrenzung zu den ebenfalls häufig *vital bedrohlichen Differenzialdiagnosen* kann eine Herausforderung darstellen.
- Der *entscheidende Schritt* im Management der AK ist das *Erkennen der auslösenden Faktoren*.
- Die *allgemeine Maßnahmen zur Behandlung* der AK umfassen *unter anderem Überwachung, Fiebersenkung, Flüssigkeitsgabe, Analgesie* und die Therapie von Begleiterkrankungen.
- Die *Auswahl* der Behandlung mit *dopaminergen Medikamenten* in der AK richtet sich nach dem *individuellen Fall*. Zu berücksichtigen sind Vormedikation, Möglichkeiten der Medikamentengabe, und Nebenwirkungsspektrum.

16.2 Amyotrophe Lateralsklerose

16.2.1 Bedeutung der amyotrophen Lateralsklerose in der Notfallmedizin

Die Notfallbehandlung bei einem Menschen, der an einer unheilbaren, fortschreitenden Erkrankung leidet, setzt eine ausreichende allgemeine Kenntnis dieser Erkrankung voraus. Nicht nur die diagnostische Einordnung möglicher Komplikationen und die Durchführung therapeutischer Maßnahmen können sich in der Notfallsituation schwierig gestalten. Auch die Führung des Patienten, der Angehörigen sowie des gesamten Behandlungsteams stellt vor diesem Hintergrund eine Herausforderung dar. Dieser Abschnitt gliedert sich deshalb in 2 Teile. Im 1. Teil wird ein allgemeiner Überblick über die Erkrankung gegeben. Im 2. Teil liegt der Fokus auf den spezifischen Aspekten der amyotrophen Lateralsklerose (ALS) für die Notfallmedizin. Es werden spezielle Fragestellungen und Probleme in diesem Kontext aufgezeigt.

16.2.2 Epidemiologie

Bei der ALS handelt es sich um die häufigste Motoneuronenerkrankung. Die Inzidenz der ALS in Europa liegt bei ca. 2,1–3,8 Neuerkrankungen pro 100.000/Jahr (Longinetti und Fang 2019). Es handelt sich um eine Erkrankung des höheren Lebensalters mit einem Erkrankungsgipfel zwischen 50 und 80 Jahren, die Wahrscheinlichkeit, an einer ALS zu erkranken, liegt bei ca. 1:400 (Rosenbohm et al. 2017).

16.2.3 Klinische Symptomatik und Verlauf

Der klinische Verlauf wird bestimmt durch den fortschreitenden Untergang motorischer Systeme, insbesondere der Vorderhornzellen. Im Verlauf kommt es zu progredienten Paresen. Man unterscheidet einen spinalen Beginn, bei dem initiale Paresen einer oder mehrerer Gliedmaßen im Vordergrund stehen, von einem bulbären Beginn mit Sprech- und Schluckstörungen. Die Paresen breiten sich im Verlauf der Erkrankung über den gesamten Körper aus. Typischerweise sind die Muskeleigenreflexe bei gleichzeitig vorliegender Atrophie der Muskulatur erhalten oder gesteigert. Positive Pyramidenbahnzeichen sind häufig, jedoch nicht obligatorisch. Zusätzlich können Faszikulationen der Muskulatur beobachtet werden, die in unterschiedlichen Stadien der Erkrankung und in unterschiedlicher Lokalisation auftreten. Insgesamt ergibt sich somit das charakteristische klinische Bild der ALS mit Vorliegen von Zeichen peripherer und zentraler Paresen. Ein geringer Anteil der Patienten zeigt zu Beginn der Erkrankung Zeichen einer frontotemporalen Demenz. Im weiteren Verlauf entwickeln einige Patienten kognitive Defizite, betroffen sind zunächst überwiegend frontale Funktionen. Die mittlere Überlebensdauer liegt bei ca. 2–4 Jahren nach Auftreten der Symptome. Patienten mit einer bulbären ALS-Form haben eine kürzere mittlere Überlebenszeit. Die meisten Patienten versterben an respiratorischen Komplikationen. Eine kausale Therapie steht nicht zur Verfügung, aus diesem Grund steht die symptomatische Behandlung im Vordergrund.

16.2.4 Diagnose

Grundlage der Diagnose sind Anamnese und klinischer Befund.

Anamnese
Die initialen Beschwerden bei noch nicht gestellter Diagnose einer ALS sind häufig unspezifisch. So berichten Patienten beispielsweise über Gefühlsstörungen und Schmerzen. Eine Gangstörung aufgrund von Beinparesen kann als „Schwindel" wahrgenommen werden. Der Beginn der Erkrankung lässt sich aufgrund des langsamen Fortschreitens retrospektiv oft nicht exakt erfassen. Patienten stellen manchmal zeitliche und ursächliche Zusammenhänge mit anderen Ereignissen her („Seit meinem Urlaub letzten Sommer kann ich nicht mehr richtig laufen", „Seitdem ich beim Zahnarzt war, sagt meine Frau, dass ich undeutlich spreche"). Viele Patienten haben sich zu diesem Zeitpunkt bereits bei mehreren Ärzten unterschiedlicher Fachrichtungen vorgestellt (HNO, Orthopädie etc.). Entscheidend für die Anamneseerhebung in der *Erstdiagnose* ist es, den progredienten Charakter der Erkrankung herauszuarbeiten. In der *Notfallsituation* führt zumeist bei bekannter Diagnose eine akute Verschlechterung der Atmung zur Vorstellung. Eine Eigenanamnese ist in dieser Situation häufig nicht ausreichend zu erheben. Hier kommt den fremdanamnestischen Angaben die entscheidende Bedeutung zu. Mögliche Quellen einer Fremdanamnese sind:

- Angehörige
- Behandelnde Neurologin/Neurologe
- Hausärztin/Hausarzt
- Pflegepersonal Heim oder ambulanter Pflegedienst

Klinisch-neurologischer Befund
Der Befund ist individuell variabel und abhängig vom zeitlichen Verlauf. Merkmale sind:

- Paresen. Sie sind das Leitsymptom der Erkrankung. Diese können symmetrisch, proximal oder distal lokalisiert sein. Eine ALS ohne Paresen gibt es nicht.
- Bulbäre Symptome. Dazu zählen:
  – Dysarthrie
  – Dysphagie
  – Faszikulationen und Atrophie der Zunge
  – Pathologisches Lachen und Weinen
  – Paresen der Gesichtsmuskulatur mit Veränderung der Mimik
- Tonuserhöhung und gesteigerte Muskeleigenreflexe sowie Pyramidenbahnzeichen als Ausdruck einer Schädigung des 1. Motoneurons.
- Atrophie und Faszikulationen als Ausdruck einer Schädigung des 2. Motoneurons.
- Im Verlauf gelegentlich neuropsychologische Veränderungen, insbesondere Einschränkungen frontotemporaler Funktionen.

Die klinischen Befunde bei der ALS können sowohl von Patient zu Patient als auch im Verlauf sehr unterschiedlich sein. So sind beispielsweise Pyramidenbahnzeichen nicht bei allen ALS-Patienten nachweisbar, Faszikulationen dagegen treten auch bei gesunden Menschen auf. Neuropsychologische Veränderungen sind nicht obligat.

Zusatzdiagnostik
Die Tragweite der Diagnose erfordert bei Verdacht auf eine ALS eine sorgfältige Abklärung. Grundlage der Diagnose ist der klinische Befund. Die Elektromyografie (EMG) ist als eine die Di-

agnose stützende Methode zu sehen (Ludolph et al. 2016). Die weiteren Zusatzuntersuchungen dienen den Ausschluss von Differenzialdiagnosen, der Erfassung des Ausgangsbefundes und können, in eingeschränktem Maß, Informationen zur Prognoseeinschätzung liefern. Folgende Untersuchungen werden empfohlen:

- EMG. Elektromyografisch lassen sich, abhängig vom Verlauf der Erkrankung, chronisch-neurogene Veränderungen in der betroffenen Muskulatur nachweisen.
- Zerebrale und spinale Magnetresonanztomografie (MRT). Insbesondere der Ausschluss spinaler Prozesse ist im klinischen Alltag relevant. Beispielsweise ist eine zervikale Myelopathie eine häufige und relevante Differenzialdiagnose.
- Liquor. Die Basisparameter der Liquordiagnostik sind bei der ALS in der Regel nicht wegweisend. Indikation für eine Lumbalpunktion ist der Ausschluss von Differenzialdiagnosen wie zum Beispiel eine Polyradikulitis.
- Lungenfunktion und Schluckdiagnostik.

Ungewöhnliche klinische Konstellationen und Verläufe sowie Auffälligkeiten in der Diagnostik sollten stets Anlass zur Diagnoseüberprüfung sein. In diesen Fällen müssen gegebenenfalls weitere Untersuchungen durchgeführt werden. Hierzu gehören beispielsweise erweiterte Labordiagnostik oder Muskelbiopsie. Eine Sonderstellung nimmt die genetische Testung ein. Sie stellt keine Routineuntersuchung dar. Die Durchführung sollte nach den aktuellen Leitlinien der Deutschen Gesellschaft für Neurologie (DGN) nur bei Patienten erfolgen, bei denen eine positive Familienanamnese vorliegt (Ludolph et al. 2021).

16.2.5 Differenzialdiagnosen

Beispiele für mögliche Differenzialdiagnosen der ALS sind:

- Zervikale Myelopathie
- Multifokale motorische Neuropathie (MMN)
- Einschlusskörperchenmyositis

Liegt das typische klinische Bild einer Beteiligung des 1. und 2. Motoneurons vor, also beispielsweise das Nebeneinander von Muskelatrophien und Spastizität der paretischen Muskulatur, bleibt wenig Raum für Differenzialdiagnosen. Entscheidend ist die Überprüfung der Diagnose im Verlauf. Die Kontrolle im Längsschnitt erhärtet in den meisten Fällen den Verdacht. Da es sich um eine progrediente Erkrankung handelt, ist in jedem Falle eine enge neurologische Betreuung erforderlich.

▶ **Diagnosemitteilung** Die Mitteilung der Diagnose einer fortschreitenden, unheilbaren Erkrankung wie die ALS sie darstellt, gehört zu den schwersten Herausforderungen des Arztberufes. Abhängig von der individuellen Situation sind mehrere Gespräche auch unter Einbeziehung der Angehörigen erforderlich. Die Mitteilung der (Verdachts-) Diagnose ALS kann keinesfalls im Rahmen einer Notfallvorstellung erfolgen.

Zusammenfassung: Die Diagnose einer ALS wird primär klinisch gestellt. Zusatzuntersuchungen sowie die Verlaufsbeobachtung dienen der Diagnosesicherung.

16.2.6 Therapie

Eine kausale Therapie existiert nicht. Das in Deutschland derzeit einzige zugelassene Medikament ist Riluzol. Es handelt sich um einen Glutamatagonisten, der die Lebenszeit um ca. 3 Monate verlängert. Noch nicht in Europa zugelassen ist das Antioxidans Edavarone, welches intravenös appliziert wird. Darüber hinaus liegen Hinweise vor, dass Rasagilin, ein Hemmer der Monoaminoxidase-B (MAO-B), sich bei einigen Patienten günstig auf den Verlauf auswirkt (Ludolph et al. 2018). Somit steht eine symptomatische Therapie im Vordergrund. Entsprechend der Komplexität der Erkrankung tritt eine Vielzahl unterschiedlicher Symptome auf, die gezielt behandelt werden sollten:

- Bei respiratorischer Insuffizienz und nächtlicher CO_2-Retention ist eine nichtinvasive

Beatmung (NIV) mittels BIPAP („biphasic positive airway pressure") sinnvoll.
- Die Anlage eines Tracheostomas bei fortgeschrittener respiratorischer Insuffizienz stellt eine invasive Maßnahme dar. Zusätzlich reduziert sie das Risiko von Aspirationspneumonien und führt zu einer Lebensverlängerung.
- Die Gabe von Anticholinergika bei Sialorrhö z. B. als Scopolaminpflaster, reduziert die Produktion von Speichel, der bei bulbärer Symptomatik nicht mehr ausreichend geschluckt werden kann.
- Eine weitergehende Maßnahme ist die Injektion von Botulinumtoxin in die Speicheldrüsen.
- Mangelernährung und Kachexie kann zunächst mit hochkalorischer Ernährung entgegengewirkt werden.
- Im weiteren Verlauf ist zur Sicherstellung einer ausreichenden Kalorienzufuhr die endoskopische Anlage einer Ernährungssonde über eine perkutane Gastrostomie (PEG) sinnvoll.
- Chininsulfat ist zur Behandlung von Muskelkrämpfen indiziert.
- Die Indikation für weitere gezielte Medikation beispielsweise zur Behandlung von Immobilisationsschmerzen oder einer Depression ist im Verlauf der Erkrankung immer wieder zu überprüfen.
- Zur Optimierung von Mobilität und Versorgung sollten individuell frühzeitig Hilfsmittel verordnet werden, wie zum Beispiel Rollstuhl oder Steh- und Gehhilfen.
- Auch die Kommunikation kann durch Hilfsmittel wie zum Beispiel einem Sprachcomputer länger erhalten werden.
- Physiotherapie, Ergotherapie und Logopädie verzögern oder lindern eine Vielzahl von Symptomen und Komplikationen der ALS.
- Im Spätstadium der Erkrankung hat die adäquate pflegerische Versorgung den höchsten Stellenwert.
- ▶ Zusammenfassung: Da bisher keine ursächliche Behandlung der ALS möglich ist, stehen symptomatische Therapieformen im Vordergrund. Art und Umfang richten sich nach dem einzelnen Patienten und dem individuellen Krankheitsverlauf. Neben der drohenden respiratorischen Insuffizienz und einem Katabolismus durch Mangelernährung als typische Komplikationen der ALS, gilt es, Symptome wie Ängste, Schmerzen und Unruhe im Blick zu behalten. Eine adäquate Hilfsmittelversorgung unterstützt die Wahrung der Patientenautonomie. Eine multiprofessionelle Betreuung ist unabdingbar.

16.2.7 Die ALS in der Notfallsituation

Hauptgrund für eine notfallmäßige Vorstellung ist in der überwiegenden Zahl der Fälle eine respiratorische Dekompensation. Zwar mündet eine ALS-Erkrankung im Verlauf in den meisten Fällen in eine respiratorische Insuffizienz, eine akute Verschlechterung ist jedoch häufig durch sekundäre Komplikationen bedingt.

- Pneumonie. In vielen Fällen handelt es sich um Aspirationspneumonien als Folge einer Dysphagie.
- Verlegung der Atemwege durch Bronchialsekret. Betroffene haben aufgrund der Paresen der Atemmuskulatur keine ausreichenden Hustenstoß mehr. Nicht selten liegen Atelektasen vor.
- Direkte Bolusaspiration von Nahrung.
- Vigilanzminderung durch CO_2-Retention. Diese kann sowohl Resultat einer respiratorischen Erschöpfung ohne Beatmung als auch Folge einer nicht (mehr) ausreichend eingestellten Beatmungsform sein.

Weitere Ursachen einer akuten respiratorischen Problematik, die nicht in Zusammenhang mit der ALS stehen, wie Lungenembolie oder Herzinfarkt, sollten abhängig vom klinischen Kontext in Betracht gezogen werden. Daneben können nicht mit der Atmung assoziierte Beschwerden wie beispielsweise Ängste oder Schmerzen zur notfallmäßigen Vorstellung führen. Da die Betroffenen in der Notfallsituation häufig nicht in der Lage sind, dies zu kommunizieren, ist eine Fremdanamnese mit aktivem Fahnden nach den Ursachen erforderlich.

Vorgehen in der Notfallsituation
Grundsätzlich steht wie bei jedem anderen Patienten die Sicherung der Vitalfunktionen im Vordergrund (ABC-Regel).

Diagnostische Maßnahmen
Das diagnostische Procedere richtet sich nach der klinischen Situation, folgende Punkte sind insbesondere bei einer respiratorischen Problematik erforderlich:

- Zügige klinische Untersuchung des Patienten einschließlich Auskultation und Inspektion des Mund-Rachen-Raums
- Bildgebung der Lunge mittels Röntgen-Thorax oder ggf. Thoraxcomputertomografie (Thorax-CT)
- Notfalllabor, insbesondere Entzündungsparameter, bei Verdacht auf Pneumonie Abnahme von Blutkulturen
- Blutgasanalyse

Therapeutische Maßnahmen
Naturgemäß hängt die jeweilige Therapie von der zugrunde liegenden spezifischen Ursache ab. Beispiele für erforderliche Behandlungsschritte sind:

- Bei Pneumonie kalkulierte Antibiotikatherapie, im Verlauf nach Antibiogramm
- Fiebersenkende Therapie, z. B. Paracetamol i.v.
- Keine Gabe von O_2 bei CO_2-Retention. Blutgasanalyse!
- Bei Verlegung der Atemwege Absaugen, ggf. Bronchoskopie
- Bei Unruhe und Angst Gabe von Morphin, z. B. 5 mg s.c.
- Bei vital bedrohlicher respiratorischer Dekompensation Intubation und Verlegung auf die Intensivstation

16.2.8 Therapieentscheidungen bei der ALS in der Notfallsituation

Die Diagnose einer fortschreitenden unheilbaren Erkrankung, die innerhalb weniger Jahre zu Bewegungsunfähigkeit und schließlich Tod führt, ist ein schwerer Schicksalsschlag. Nach dem Schock der initialen Diagnosestellung sind Betroffene zunächst kaum in der Lage, zu diesem Zeitpunkt endgültige Entscheidungen hinsichtlich künstlicher Ernährung, Beatmung sowie Beendigung oder dem Unterlassen von weiteren Maßnahmen zu treffen. Diese Entscheidungen werden von Patienten im Laufe der Erkrankung darüber hinaus nicht selten revidiert. Das bedeutet auch, dass ein aktueller Patientenwille sich beispielsweise von einem früher schriftlich niedergelegten Patientenwillen unterscheiden kann. Die Daten aus Studien in den zurückliegenden Jahren deuten insgesamt darauf hin, dass die empfundene Lebensqualität bei ALS-Patienten auch bei fortgeschrittener Erkrankung von Außenstehenden eher unterschätzt wird.

- Das eigene Wohlbefinden wird von ALS-Patienten signifikant höher bewertet als dies das Umfeld vermutet (Olsson et al. 2010; Lulé et al. 2013).
- ALS-Patienten weisen auch in einer fortgeschrittenen Phase der Erkrankung keine erhöhte Rate an Depressionen auf, im Vergleich zu gesunden Kontrollen. Die Lebensqualität ist ebenfalls ähnlich (Lulé et al. 2008).
- Auch Ärzte überschätzen die Einbußen, die der Patient an Lebensqualität hat, wobei sich diese Diskrepanz umgekehrt zur Erfahrung des Neurologen verhält. Das bedeutet, unerfahrene Neurologen unterschätzen die Lebensqualität von ALS-Patienten am stärksten und vice versa (Aho-Özhan et al. 2017).

▶ **Wichtig** Die Lebensqualität der Betroffenen hängt in hohem Maße von der individuellen Persönlichkeit und Wertvorstellungen ab. Daneben spielt das Umfeld mit Angehörigen sowie pflegerischer und ärztlicher Versorgung eine entscheidende Rolle.

In der Notfallsituation kann es jedoch schwierig bis unmöglich sein, die individuelle Patientensituation und den (mutmaßlichen) Patientenwillen vollständig zu erfassen. Diese Problematik besteht bereits bei Ankunft des Rettungsdienstes und des Notarztes. Nicht selten ist schon zu diesem Zeitpunkt die Indikation zur Intubation und Beatmung gegeben, sodass eine weitere direkte Kommunikation mit dem Patienten nicht mehr möglich ist. In der Notaufnahme ergibt sich dann für den notfallmedizinisch tätigen Neurologen die schwierige Aufgabe, das Ausmaß der weiteren (intensiv-) medizinischen Maßnahmen festzulegen, bei einem Menschen, der an einer unheilbaren, fortschreitenden Erkrankung leidet. In dieser naturgemäß ohnehin hektischen Situation ruft die Diagnose ALS erfahrungsgemäß bei allen Beteiligten – Angehörige, Pflegepersonal, ärztlichen Kollegen und nicht zuletzt beim Behandler selbst – erhebliche Emotionen hervor. Dies kann auch bei erfahren Teams einer Notaufnahme zu einer Beeinträchtigung der professionellen Distanz führen, indem beispielsweise die eigenen Ängste auf den Patienten projiziert werden.

16.2.9 Zusammenfassung und Fallstricke bei der ALS in der Notfallsituation

Die Notfallbehandlung bei einer ALS im fortgeschrittenen Stadium stellt unter medizinischen und ethischen Gesichtspunkten eine Herausforderung dar. Dies gilt insbesondere bei Unklarheit über den Patientenwillen hinsichtlich lebenserhaltender Maßnahmen. Das Vorgehen ist immer im Kontext der individuellen Gesamtsituation zu sehen. Die folgenden Aspekte sollten im Hinblick auf Entscheidungen unter Zeitdruck berücksichtigt werden.

- Es ist anzustreben, die Frage nach der Ursache einer akuten Verschlechterung eindeutig zu beantworten.
- Während eine ALS nicht heilbar ist, können häufig die Ursachen einer akuten respiratorischen Verschlechterung, wie z. B. eine Pneumonie, kausal behandelt werden.
- Bevor im Notfall in Erwägung gezogen wird, bei einem Patienten mit ALS möglicherweise diagnostische oder therapeutische Maßnahmen nicht durchzuführen, muss der mutmaßliche Patientenwille hierzu vorliegen, aus dem erkennbar wird, dass sich der Patient in dieser Situation gegen eine solche Behandlung entscheidet.
- Sollte Unklarheit über den mutmaßlichen Patientenwillen bestehen, kann dies nicht in der hektischen Akutsituation geklärt werden. Dies muss zu einem späteren Zeitpunkt in Ruhe geschehen. Selbstverständlich sollte so weit wie möglich der Patient hierzu selbst gefragt werden. Hierfür kann es notwendig sein, zunächst eine Intubation und Beatmung zu initiieren und dann im Verlauf den Willen des Patienten zu erfragen. Ist dies nicht möglich, sollte ggf. im Verlauf ein ethisches Fallgespräch erfolgen.
- Die Tatsache, dass überhaupt eine notfallmäßige Behandlung initiiert wurde, ist zunächst als Ausdruck eines Behandlungswunsches zu werten. Bei dieser Behandlung kann es sich auch um ein palliatives-symptomorientiertes Vorgehen handeln.

16.3 Myasthenia gravis

16.3.1 Einleitung und Bedeutung für die Notfallmedizin

Bei der Myasthenia gravis (MG) handelt es sich um eine chronische Autoimmunerkrankung. Durch Autoantikörper kommt es zu entzündlichen Veränderungen an der neuromuskulären Endplatte. Leitsymptom ist eine belastungsabhängige Muskelschwäche. In notfallmedizinischer Hinsicht ist insbesondere die myasthene Krise von Bedeutung. Neben einer allgemeinen Beschreibung der Erkrankung liegt daher der Schwerpunkt dieses Abschnitts auf Diagnose und Therapie der myasthenen Krise, der cholinergen Krise sowie auf Fallstricken, die in diesem Kontext bestehen. Empfehlungen, insbesondere zur Therapie, lehnen sich an den aktuellen Leitlinien der DGN an (Meisel et al. 2023).

16.3.2 Epidemiologie

Mit einer Prävalenz von ca. 160–200 Fällen/Mio. weltweit gehört die MG zu den selteneren Erkrankungen (Phillips 2003). Die Inzidenz in Europa wird studienabhängig auf 4–30 Fälle/Mio. geschätzt (MacDonald et al. 2000) (Somnier und Engel 2002). Die klinische Faustregel, dass typischerweise „junge Frauen und alte Männer" an einer Myasthenia gravis erkranken, im Sinne einer bimodalen Verteilung, lässt sich nicht in allen epidemiologischen Studien wiederfinden (Carr et al. 2010). Der Inzidenzgipfel bei Frauen liegt zwischen dem 30. und 50. Lebensjahr, bei Männern nimmt die Inzidenzrate mit dem Lebensalter zu, die häufigsten Neuerkrankungen treten zwischen dem 60. und 90. Lebensjahr auf. Während vor dem 40. Lebensjahr hinsichtlich der Inzidenz ein Geschlechterverhältnis von w3 : m1 besteht, verschiebt sich das Verhältnis bei Neuerkrankungen nach dem 50. Lebensjahr auf w2 : m3. (Carr et al. 2010).

16.3.3 Pathophysiologie

In der überwiegenden Zahl der Fälle richten sich pathogene Antikörper (Auto-Ak) gegen den nikotinischen Acetylcholinrezeptor (AChR) der neuromuskulären Synapse (Le Panse und Berrih-Aknin 2013). Bei einem geringeren Teil der Patienten sind pathogene Auto-Ak gegen die muskelspezifische Tyrosinkinase (MuSK) oder das Lipoprotein-related Protein 4 (LRP4) nachweisbar (Lavrnic et al. 2005; Zisimopoulou et al. 2014). Obwohl davon auszugehen ist, dass der Erkrankung bei allen Patienten eine antikörpervermittelte Entzündung zugrunde liegt, lässt sich derzeit bei einem Teil der Betroffenen trotz verbesserter Nachweisverfahren keine Antikörper nachweisen (Leite et al. 2008). Diese Verläufe werden als seronegativ bezeichnet (Jacob et al. 2012).Ungefähr 10–20 % der Fälle sind einem Thymom assoziiert, es handelt sich somit um paraneoplastische Verlaufsformen (Suster und Moran 2006; Marx et al. 2013).

16.3.4 Klinik

Leitsymptom der MG sind belastungsabhängige Paresen der Willkürmuskulatur, also der quer gestreiften Muskulatur. Eine einfache klinische Unterteilung der Verlaufsformen ist die Unterscheidung zwischen okulärer und generalisierter MG. Allerdings kommt es bei einem Großteil der Patienten mit initial rein okulärer Symptomatik im Verlauf zu einem Übergang in eine generalisierte Verlaufsform. Typische Symptome der okulären MG sind Doppelbilder und Ptose. Die generalisierte Verlaufsform der MG führt dagegen unter anderem zu einer belastungsabhängigen Schwäche der Rumpf und Extremitätenmuskulatur. Eine oropharyngeale Beteiligung resultiert in Störungen des Kauens, Schluckens oder Sprechens. Ist die Atemmuskulatur beteiligt, kann dies zu Belastungs- und Ruhedyspnoe führen. Die gängige klinische Zuordnung basiert auf den Kriterien der Myasthenia Gravis Foundation of America (MGFA), siehe Tab. 16.3 (Berrih-Aknin et al. 2014). Die Symptome zeigen häufig tageszeitabhängige Schwankungen mit Zunahme der Beschwerden zum Abend. Es besteht eine erhebliche intra- und interindividuelle Variabilität der Krankheitsverläufe (Grob et al. 2008).

> Leitsymptom der MG sind belastungsabhängige Paresen. Die klinische Symptomatik der Betroffenen zeigt eine große Variabilität. Die Bandbreite reicht von sehr leichten intermittierenden okulären Symptomen bis zur vital bedrohlichen schweren respiratorischen Insuffizienz.

16.3.5 Diagnose

Klinisches Bild und Anamnese sind die Grundlagen der Diagnosestellung. Erhärtet wird die Diagnose durch die pharmakologische Testung, Elektrophysiologie und Bestimmung der Autoantikörper. Grundsätzlich sind in den Notfall-

Tab. 16.3 Klinische Klassifikation der Myasthenia gravis (MG) nach den Kriterien der Myasthenia Gravis Foundation of America (MGFA)

Klasse	Charakteristika
I	Rein okuläre Myasthenie, beschränkt auf äußere Augenmuskeln und Lidschluss
II	Leicht- bis mäßiggradige generalisierte Myasthenie mit Einbeziehung anderer Muskelgruppen, oft einschließlich der Augenmuskeln
III	Mäßiggradige generalisierte Myasthenie, oft einschließlich der Augenmuskeln
IV	Schwere generalisierte Myasthenie
V	Intubationsbedürftigkeit mit und ohne Beatmung[a]
Die Klassen II–IV lassen sich in 2 Subgruppen unterteilen:	
	Betonung der Extremitäten und/oder Gliedergürtel, geringe Beteiligung oropharyngealer Muskelgruppen
	Besondere Beteiligung oropharyngealer und/oder der Atemmuskulatur, geringere oder gleich starke Beteiligung der Extremitäten oder rumpfnahen Muskelgruppen

[a]Notwendigkeit einer Nasensonde ohne Intubationsbedürftigkeit: Klasse IVb

situationen im Hinblick auf die Diagnose 2 Szenarien zu unterscheiden.

1. Die *Diagnose einer MG* ist bereits *bekannt*. Der Grund für die Vorstellung besteht in einer (krisenhaften) Verschlechterung der Symptomatik. Die diagnostischen Herausforderungen liegen in diesem Fall in der Identifizierung des krisenauslösenden Faktors sowie in der Unterscheidung zwischen myasthener Krise und cholinerger Krise.
2. Eine *MG* ist *nicht bekannt*. Das bedeutet, die zur Aufnahme führende klinische Symptomatik ist zunächst nicht kausal einer Erkrankung zuzuordnen.

Während die unter 2. beschriebene Situation, die De-novo-Diagnose einer MG, einer gründlichen Abklärung bedarf, besteht in diesen Fällen häufig (jedoch nicht immer!) keine akut vital bedrohliche Situation. Die akute Verschlechterung einer bekannter MG, wie unter Punkt 1. beschrieben, kann dagegen sofortige intensivmedizinische Maßnahmen erfordern.

Anamnese
Folgende Punkte sind insbesondere bei noch nicht gestellter Diagnose einer MG anamnestisch zu klären:

- Symptome, die durch belastungsabhängige Paresen hervorgerufen werden. Dies sind beispielsweise:
  - Doppelbilder
  - Hängendes Augenlid
  - Schluckstörungen
  - Undeutliche Stimme
  - Schwäche Arme/Beine, zum Beispiel Probleme beim Treppensteigen
  - Probleme, den Kopf zu halten
- Verschlechterung der Symptome zum Abend
- Auftreten in zeitlichen Zusammenhang mit beispielsweise:
  - Infektionen
  - Operationen
  - Schwangerschaft/Wochenbett
- Vorliegen von Autoimmunerkrankungen oder Erkrankungen der Thymusdrüse (Thymom), malignen Erkrankungen

Handelt es sich um eine Verschlechterung einer bekannten MG, müssen insbesondere mögliche krisenauslösende Faktoren anamnestisch geklärt werden:

- Infektionen
- Operationen/Narkosen
- Medikamente

Für eine Reihe von Medikamenten ist bekannt, dass sie zu einer Verschlechterung einer Myasthenia gravis führen können. Dabei ist das Ausmaß der hierdurch hervorgerufenen Verschlechterung sehr unterschiedlich, der Pathomechanismus ist nicht für alle Substanzen bekannt (Sheikh et al. 2021).

- D-Penicillamine
- Checkpoint-Inhibitoren
- Tyrosinkinaseinhibitoren
- Interferone
- Statine
- Makrolide

- Fluorchinolone
- Aminoglykoside
- Penicilline
- Kalziumkanalblocker
- B-Blocker
- Klasse-I-Antiarrhythmika
- Magnesium
- Inhalationsanästhetika und neuromuskuläre Blocker
- Lithium
- Neuroleptika

▶ Die sorgfältige Anamnese ist auch in einer krisenhaften Verschlechterung unverzichtbar, falls erforderlich, muss diese nach der initialen Stabilisierung des Patienten ergänzt werden. Ohne eine gründliche Anamnese lassen sich die Ursachen einer Verschlechterung nicht identifizieren.

Körperlicher-neurologischer Untersuchungsbefund

Die Untersuchung und sorgfältige Dokumentation in der Notfallsituation sind von entscheidender Bedeutung. Bei den folgenden Untersuchungsbefunden handelt es sich um Beispiele häufiger Symptome, die jedoch nicht in jedem Fall zu und jedem Zeitpunkt vorhanden sind:

- Ptose, häufig asymmetrisch, Zunahme bei Belastung (Simpson-Test)
- Paresen der Augenmuskeln, horizontale und vertikale Doppelbilder, wechselnd
- Paresen der oropharyngealen Muskelgruppen mit wechselnd ausgeprägter Dysarthrie, Dysphagie, Regurgitationen, nasaler Sprache
- Schwäche der Extremitäten und des Rumpfes, z. B. Probleme, Treppen zu steigen
- Schwäche der Nacken- und Halsmuskulatur; Probleme, den Kopf zu halten

Befunde, die *nicht* zu einer MG passen und zu einer Überprüfung der Diagnose führen sollten sind:

- Sensible Ausfälle
- Keine Zunahme der Paresen unter Belastung
- Keine Besserung der Paresen in Ruhe
- Keine tageszeitliche Abhängigkeit

▶ Die Paresen bei einer Myasthenia gravis nehmen bei Belastung zu. Ist dies nicht der Fall, muss die Diagnose hinterfragt werden.

Zusatzuntersuchungen

Zur weiteren Klärung der klinischen Verdachtsdiagnose einer MG sind serologische, elektrophysiologische und pharmakologische Untersuchungen indiziert.

Serologische Diagnostik

Der Nachweis von Auto-Ak ist wesentlicher Bestandteil der Diagnostik. Folgende Auto-Ak sind von Bedeutung:

- Autoantikörper gegen den nikotinergen Acetylcholinrezeptor (AChR-Ak). Bei einem Teil der Fälle (okuläre MG 50 %, generalisierte MG 20 %) sind sie allerdings nicht nachweisbar.
- Autoantikörper gegen die muskelspezifische Tyrosinkinase (MuSK-Ak). Diese sollten gesucht werden, falls keine AChR-Ak nachweisbar sind. Sie finden sich eher bei älteren MG-Patienten.
- Autoantikörper gegen Lipoprotein-related Protein 4 (LRP4-Antikörper)
- Autoantikörper gegen das Protein Titin, das in der quer gestreiften Muskulatur vorkommt (Titin-Ak). Titin-Ak sind häufig mit einem Thymom assoziiert.

Die Höhe der Antikörpertiter korreliert nicht mit dem klinischen Schweregrad der Erkrankung. In der Verlaufsbeurteilung und Einschätzung der Therapiewirksamkeit kann die Konzentration der Antikörper im Verlauf jedoch eine zusätzliche Informationsquelle darstellen. Darüber hinaus ist darauf hinzuweisen, dass auch sog. seronegative Fälle einen schweren klinischen Verlauf nehmen können.

Elektrophysiologische Diagnostik

Zwei elektrophysiologische Verfahren können die Diagnose erhärten.

- Nachweis eines Dekrements von 10 % der Amplitude bei repetitiver 3-Hz-Stimulation
- Nachweis eines Jitter von mehr als 10 % in der Einzelfaser-EMG(Elektromyografie).

Die Elektrophysiologie hat ergänzende Bedeutung. Entscheidend ist die Auswahl des jeweiligen Zielmuskels, es muss sich um betroffene Muskulatur handeln. Negative Befunde schließen eine MG nicht aus, umgekehrt ist beispielsweise der Nachweis eines Dekrements bei repetitiver 3-Hz-Stimulation nicht beweisend und lässt sich gelegentlich auch bei anderen neuromuskulären Erkrankungen finden.

Pharmakologische Tests

Grundlage dieser Tests ist der direkte klinische Effekt auf die Symptomatik durch die Gabe von Substanzen, die pharmakologisch die Signalübertragung an der neuromuskulären Synapse beeinflussen.

- *Pyridostigmintest.* Hierbei handelt es sich um die probatorische Gabe von Pyridostigmin, z. B. 30–60 mg als Tablette. Der Effekt tritt nach ca. 20–30 min ein. Vorteil dieses Tests ist die einfache Durchführbarkeit, auch in einem ambulanten Setting. Nachteil ist, dass häufig kein eindeutiger Effekt erkennbar ist.
- „Tensilontest". Dieser Test besteht in der fraktionierten Gabe von maximal 10 mg Edrophoniumchlorid i.v. Vorteil: Bei klarem Zielsymptom ist häufig innerhalb von ca. 30–90 sec. eine eindeutige Besserung der Symptomatik erkennbar, z. B. die signifikante Rückbildung einer Ptose. Nachteil: Aufgrund der muskarinergen Nebenwirkung kann eine potenziell vital gefährliche Bradykardie auftreten. Aus diesem Grund sind einige Voraussetzungen vor Durchführung des Tests zu treffen.
    - Atropin 1 mg aufgezogen bereitlegen, um bei schwerer Bradykardie oder Hypotonie den Effekt des Edrophoniumchlorids zu antagonisieren.
    - Durchführung nur unter Überwachung, minimal Pulsoximetrie.
    - Klare Auswahl eines Zielsymptoms und Dokumentation des Effekts per Foto oder Video, um eine unnötige Wiederholung zu vermeiden.
- *Neostigmintest.* Bei diesem Test wird der umgekehrte Weg gegangen. Zunächst wird bei V. a. eine MG über die subkutane Gabe von 0,5 mg Atropin eine myasthene Symptomatik, z. B. eine Ptose, provoziert. Anschließend wird nach 10 min, unter Dokumentation der Zielsymptome Neostigmin intramuskulär in einer Dosis von 1 mg/50 kg Körpergewicht verabreicht. In den folgenden 2 h ist in regelmäßigen Abständen die Zielsymptomatik im Hinblick auf eine mögliche Besserung zu dokumentieren. Vorteil dieser Methode ist, dass bei nicht eindeutiger Symptomatik ein möglicher Effekt über einen längeren Zeitraum beobachtet werden kann.

16.3.6 Differenzialdiagnose

Die Differenzialdiagnose umfasst im Prinzip jede Erkrankung, die mit einer muskulären Schwäche einhergehen kann. Durch eine zielgerichtete Anamnese und neurologische Untersuchung sollte der „Kreis der Verdächtigen" zumindest auf Erkrankungen der neuromuskulären Systeme eingeengt werden können. Dazu gehören beispielsweise:

- Lambert-Eaton-Myasthenie-Syndrom (LEMS)
- Myopathien
- Amyotrophe Lateralskleose (ALS)

Erfahrungsgemäß wird die Erstdiagnose einer MG mitunter sehr verzögert gestellt, was für die Betroffenen eine erhebliche Belastung darstellt. Mögliche Gründe hierfür können neben der Seltenheit der Erkrankung beispielsweise sein:

- Bei jungen Menschen wird die Symptomatik nicht selten über einen längeren Zeitraum als Depression oder Fatigue-Syndrom verkannt.
- Bei älteren Menschen kann die myasthene Symptomatik fehlgedeutet werden, indem sie als unspezifisch und Ausdruck vorbestehender Erkrankungen gewertet wird.
- Auf der Intensivstation kann ein erschwertes Weaning Symptom einer bisher nicht bekannten MG sein.

Zusammenfassung: Grundlage der Diagnose sind Anamnese und klinischer Befund. Antikörperdiagnostik, Elektrophysiologie und pharmakologische Tests haben keine 100 %-ige Sensitivität. Bei Durchführung und Bewertung der pharmakologischen Tests, insbesondere Tensilontest und Neostigmintest muss ein in diesen Verfahren erfahrener Neurologe beteiligt sein.

16.3.7 Therapie

Übersicht
Entsprechend den Empfehlungen der Deutschen Gesellschaft für Neurologie (DGN) ist das Therapieziel in der Behandlung der MG die bestmögliche Krankheitskontrolle unter bestmöglicher Erhaltung oder Wiederherstellung der Lebensqualität der Patienten (Meisel et al. 2023). Dies erfordert eine dem einzelnen Patienten angepasste Behandlung. Grundsätzlich wird zwischen einer symptomatischen und einer verlaufsmodifizierenden Therapie unterschieden. Unter einer verlaufsmodifizierenden Therapie werden die medikamentösen Behandlungsformen verstanden, die in die immunologischen Mechanismen eingreifen. Dabei ist der Schweregrad der Erkrankung, basierend auf der Einteilung nach der MGFA, entscheidend für die Therapieauswahl. In die Einschätzung der Krankheitsaktivität sind dabei neben dem aktuellen klinischen Befund zusätzlich folgende Aspekte zu berücksichtigen:

- Dauer der klinischen Symptomatik
- Rückbildungstendenz (vollständige Rückbildung versus residueller Symptome)
- Auftreten von krisenhaften Verschlechterung/Dauer und Ausmaß der Verschlechterung
- Vorhandensein und Ausmaß von Fluktuationen der Symptomatik
- Ansprechen auf bisher durchgeführte Therapien

Hieraus wird erkennbar, dass eine punktuelle Beurteilung den Betroffenen nicht gerecht wird. Es sind daher wiederholte klinische Untersuchungen mit klarer Dokumentation für die Therapiekontrolle notwendig.

Neben der klinischen Krankheitsaktivität sind entsprechend den Empfehlungen der Leitlinien der DGN zusätzlich folgende Punkte hinsichtlich der Therapiestrategie zu beachten:

- Alter
- Antikörperstatus
- Thymuspathologie

Eine Sonderstellung in der Behandlung der Myasthenia gravis nimmt die Thymektomie ein.

Symptomatische Therapie

Das relevante Medikament zur symptomatischen Therapie ist *Pyridostigmin*. Es handelt sich um einen Acetylcholinesteraseinhibitor (AChE-I). Zur oralen Einnahme liegt Pyridostigmin sowohl in retardierter als auch in nichtretardierter Form vor. Eine intravenöse Behandlung ist möglich.

Entsprechend des *muskarinergen Effektes* können als *Nebenwirkungen* auftreten:

- Bronchialsekretion, vermehrter Speichelfluss/Schwitzen
- Übelkeit, Durchfall, Erbrechen
- Hypotonie, Bradykardie
- Miosis, Akkommodationsstörungen, Muskelfaszikulation

Pyridostigmin ist *kontraindiziert* bei:

- Asthma bronchiale
- Frischem Myokardinfarkt
- Prostatahypertrophie
- Dekompensierter Herzinsuffizienz
- Stenosen oder Spasmen des Darmtraktes sowie der Galle oder Harnwege

Schwangerschaft und Stillzeit stellen relative Kontraindikation für die orale Applikation dar, eine intravenöse Behandlung ist absolut kontraindiziert.

Die Wirkung von Pyridostigmin tritt in der oralen Form nach ca. 30–60 min ein und hält 3–5 h an. In retardierter Form tritt die Wirkung nach ca. 1 h ein und hält für ca. 10 h insgesamt an.

Die *Dosis der oralen Medikation* richtet sich nach Art und Ausmaß der Symptomatik sowie der individuellen Patientenkonstellation hinsichtlich Begleiterkrankungen und möglicher Nebenwirkungen. Beispielsweise kann bei einer unkomplizierten okulären Myasthenie zunächst mit einer Tagesdosis von 4-mal 30 mg Pyridostigmin begonnen werden, die weitere Anpassung erfolgt unter Überprüfung der Wirksamkeit sowie möglicher Nebenwirkungen. Erfahrungsgemäß treten Nebenwirkungen ab Tagesdosen von ca. 400–500 mg Pyridostigmin auf. Es ist allerdings ausdrücklich darauf hinzuweisen dass diesbezüglich erhebliche Unterschiede zwischen den Patienten bestehen, und bei einzelnen Patienten deutlich niedrigere Tagesdosen zu schweren Nebenwirkungen führen können.

Eine *intravenöse Behandlung* mit *Pyridostigmin* sollte nur in den Fällen durchgeführt werden, in denen eine Therapie mit Tabletten nicht möglich ist. Diese Situation besteht häufig im Rahmen einer myasthenen Krise (siehe unten). Faktoren, die dabei eine Rolle spielen können, sind:

- Schwere Dysphagie
- Gastrointestinale Resorptionsstörungen/Erbrechen
- Schwere Dyspnoe/Vigilanzminderungen/Intubation und Beatmung

Für die *Dosis* der *intravenösen* Behandlung mit *Pyridostigmin* im Vergleich zur oralen Dosis wird von einem *Umrechnungsfaktor von 1:30* ausgegangen.

Das bedeutet *1 mg intravenöses Pyridostigmin* entspricht *30 mg oralen Pyridostigmin*.

▶ Eine Beispielrechnung: Ein Patient der vorher mit einer oralen Tagesdosis von insgesamt 600 mg Pyridostigmin behandelt wurde, müsste dann gegebenenfalls mit 20 mg intravenös über 24 h behandelt werden. Die maximale Tagesdosis liegt bei ca. 24 mg/Tag. Weiteres hierzu siehe im Abschnitt myasthene Krise.

Verlaufsmodifizierende Therapie

> Für die verlaufsmodifizierende oder auch Immuntherapie steht eine Reihe von Substanzen zur Verfügung, die abhängig von Schweregrad und Verlauf einzusetzen sind. Hierbei wird zwischen der *Behandlung einer milden/moderaten MG* und einer *intensivierten Therapie* unterschieden (Meisel et al. 2023). Während eine milde oder moderate Verlaufsform mit Substanzen behandelt wird, die seit vielen Jahren eingesetzt werden und in vielen Fällen eine stabile Einstellung der Erkrankung erlauben, stellen schwere und therapierefraktäre Verläufe nach wie vor eine therapeutische Herausforderung dar. Allerdings hat sich das Arsenal für die Behandlung dieser schweren Verläufe in den letzten Jahren um verschiedene Substanzen erweitert. Im Folgenden werden die gebräuchlichsten Substanzen sehr kurz vorgestellt, mit einer Konzentration auf die notfallmedizinisch relevanten Aspekte.

Verlaufsmodifizierende Therapie der milden/moderaten MG

Für die verlaufsmodifizierende Therapie der milden/moderaten MG hat sich eine Kombination aus Glukokortikosteroid (GKS) und einem Immunsuppressivum bewährt. Die Behandlung mit einem GKS führt in den meisten Fällen zu einem raschen Effekt (innerhalb weniger Wochen). Die zusätzliche Behandlung mit einem immunsuppressiven Medikament dient dazu, die GKS-Dosis im Verlauf zu reduzieren und gänzlich auszuschleichen. Die Auswahl der Medikamentenkombination sowie deren Dosis richten sich dabei nach den individuellen Gegebenheiten des einzelnen Patienten. Die unten aufgeführten stichwortartigen Aufzählungen dienen dazu, einen kurzen Überblick zu vermitteln, ohne detailliert auf Wirkweise, Nebenwirkungen und weitere Besonderheiten der einzelnen Substanzen einzugehen.

Behandlung mit Glukokortikosteroiden

Zu Beginn der Behandlung wird mit einer vergleichsweise niedrigen Dosis von beispielsweise 20 mg Prednison begonnen, die dann wöchentlich um 10 mg gesteigert werden kann, bis zunächst einer Zieldosis von ca. 1 mg/kg Körpergewicht (KG).

Alternativ kann im stationären Setting auch direkt mit einer Dosis von 1 mg/kg KG begonnen werden, um einen schnelleren Therapieeffekt zu erreichen. Dies birgt allerdings die Gefahr einer initialen Verschlechterung der klinischen Symptomatik, sodass ein solches Vorgehen eine stationäre Beobachtung erfordert und nicht für die ambulante Ersteinstellung geeignet ist.

In der Behandlung mit GKS sind die typischen Nebenwirkung wie beispielsweise Gewichtszunahme, Diabetes, Infektanfälligkeit, Thromboseneigung) sowie Kontraindikation (z. B. bakterieller Infekt, instabiler Diabetes etc.) zu beachten.

Behandlung mit immunsuppressiven Medikamenten

Medikament der 1. Wahl und zugelassen für die Behandlung der Myasthenia gravis ist Azathioprin.

Besteht für Azathioprin keine ausreichende Wirksamkeit oder Verträglichkeit, kommen alternativ folgende immunsuppressive Medikamente für die verlaufsmodifizierenden Behandlung der Myasthenia gravis in Frage, die jedoch alle nicht zugelassen, also „off-label" sind:

- Ciclosporin A
- Methotrexat
- Mycophenolat mofetil
- Tacrolimus

Es liegt auf der Hand, dass aufgrund der potenziell schweren Nebenwirkungen der einzelnen Substanzen eine engmaschige Betreuung mit Kontrollen der jeweiligen Laborwerte, wie beispielsweise des Blutbildes, indiziert ist.

Intensivierte Therapie der MG

Definitionsgemäß handelt es sich bei dieser Patientengruppe um Betroffene mit schweren

Krankheitsverläufen, die besonders gefährdet sind, eine krisenhafte Verschlechterung zu erleiden. Folgende Substanzen mit potenziell schweren Nebenwirkungen stehen zur Verfügung. Die Wirkung dieser Medikamente setzt nicht unmittelbar, sondern nach Tagen/Wochen ein, somit sind sie von untergeordneter Bedeutung für die Therapie in der Notfallsituation.

- Eculizumab. Monoklonale Antikörper (Ak), gegen den Komplementfaktor C5 gerichtet. Erhöhtes Risiko für bakterielle Infektionen, insbesondere Meningokokken.
- Rituximab. Es handelt sich um einen monoklonalen Ak, gerichtet gegen das Oberflächenantigen CD20.
- Ravulizumab. Wie Eculizumab monoklonaler Ak, C5-Komplementinhibitor. Zu den potenziellen Nebenwirkungen gehören ebenfalls Infektneigung, insbesondere Meningokkeninfektion.
- Efgartigimod alfa. Humanisiertes IgG1-Fc-Fragment, bindet an den neonatalen Fc-Rezeptor. Nebenwirkungen: Infektneigung, Atemwegsinfekte, Harnwegsinfekte.

Eine Behandlung mit diesen Substanzen erfordert eine ausreichende Erfahrung. Eine intensivierte Therapie der Myasthenia gravis sollte daher stets nur in Zusammenarbeit mit einem Zentrum erfolgen.

16.3.8 Myasthene Krise

Aus neurologisch-notfallmedizinischer Sicht ist die *myasthene Krise* von herausragender Bedeutung. Es handelt sich um eine vital bedrohliche Komplikation der MG, die eine intensivmedizinische Behandlung erfordert. Davon abzugrenzen ist die *cholinerge Krise*, der in der überwiegenden Zahl der Fälle eine Überdosierung mit Acetylcholinesterasehemmern zugrunde liegt. Obgleich die Ätiologie eine gänzlich andere ist, kann die klinische Abgrenzung von der myasthenen Krise schwierig sein.

Potenzieller *Auslöser* einer myasthenen Krise sind:

- Infektionen/Fieber, häufig Infektionen des Respirationstraktes
- Medikamente, die eine Myasthenie auslösen und/oder verstärken können (Penicilline, Aminoglykoside, Tetracyclin, Statine, Diuretika etc.)
- Unregelmäßige Einnahme der AChE-I oder Resorptionsstörungen
- Thymektomie
- Verschlechterung/Dekompensation von Begleiterkrankungen, insbesondere kardiopulmonalen Erkrankungen
- Operationen/Narkosen

▶ Die Identifizierung von auslösenden Faktoren einer myasthenen Krise ist entscheidend für die kausale Behandlung.

Klinische Symptomatik der myasthenen Krise

Der zeitliche Verlauf ist uneinheitlich. Die Verschlechterung kann sich über Tage bis Wochen ausbilden, es kommen jedoch auch rasante Verläufe vor mit Entwicklung einer lebensbedrohlichen Situation innerhalb von Stunden. Diese Entwicklung verläuft nicht linear, das bedeutet, dass bei schon länger bestehenden Zeichen einer Verschlechterung der Myasthenie eine Dekompensation sehr abrupt einsetzen kann. Pulsoximetrie und Sauerstoffsättigung helfen nur bedingt weiter, da ein Anstieg des Partialdruckes von CO_2 (pCO_2) und ein Abfall der Sauerstoffsättigung häufig erst im späteren Verlauf eine myasthene Krise auftreten. Es ist daher von entscheidender Bedeutung, klinische Zeichen als Anhalt für eine drohende myasthenen Krise wahrzunehmen. Dazu gehören:

- Vermehrter Speichelfluss
- Progrediente Schwäche der Extremitätenmuskulatur, Unfähigkeit aufzustehen/zu gehen
- Probleme beim Abhusten sowie abgeschwächter Hustenstoß

- Erhöhte Atemfrequenz
- Belastungsdyspnoe und vermehrter Einsatz der Atemhilfsmuskulatur

▶ Die myasthene Krise ist eine klinische Diagnose. Aus diesem Grund ist auf frühe Zeichen einer drohenden, insbesondere respiratorischen Dekompensation bei der Untersuchung eines Patienten mit Myasthenia gravis in der Notaufnahme zu achten.

Verlegung auf die Intensivstation
Aufgrund der potenziell raschen Verschlechterung mit der Gefahr einer respiratorischen Globalinsuffizienz, sollte bei fehlender Besserung oder weiterer Verschlechterung der klinischen Symptomatik die Verlegung auf eine Intensivstation nicht hinausgezögert werden. Es ist nicht sinnvoll, starre Parameter festzulegen, die das Vorliegen einer myasthenen Krise definieren. Vielmehr ist der individuelle Patient zu betrachten und insbesondere die Richtung der klinischen Entwicklung. Als ein möglicher Richtwert kann die Vitalkapazität herangezogen werden. Werte von unterhalb 1 l bei Frauen bzw. von unterhalb 1,5 l bei Männern sollten zur Einleitung von intensivmedizinischen Maßnahmen führen. Maßgeblich ist jedoch immer die individuelle Gesamtsituation, sodass auch Patienten mit Werten der Vitalkapazität (VK) oberhalb der genannten Grenzen intensivpflichtig sein können.

Therapie der myasthenen Krise
In der Behandlung der myasthenen Krise ist zwischen *allgemeinen und speziellen Maßnahmen* zu unterscheiden. Übergeordnetes Ziel ist es, ein drohendes respiratorisches Versagen zu verhindern bzw. durch eine rechtzeitige Intubation eine ausreichende Oxygenierung zu gewährleisten. Zu den *allgemeinen Maßnahmen* gehören unter anderem:

- Lagerung mit erhöhtem Oberkörper
- Gabe von Sauerstoff, beispielsweise 2 l/min unter Kontrolle der Blutgase (*Cave:* CO_2-Anstieg)
- Bei Hinweisen für bakteriellen Infekt konsequente Antibiotikatherapie, wobei aufgrund der Verträglichkeit beispielsweise Cephalosporine der 3. Generation zu bevorzugen sind (insbesondere Aminoglykoside und Gyrasehemmer können zu einer Verschlechterung der Myasthenie führen)
- Bei Fieber konsequente antipyretische Therapie
- Maßnahmen zur Verhinderung einer Verschleimung der Atemwege (regelmäßiges Absaugen, Gabe von Sekretolytika)
- Bedarfsorientiert Analgesie, z. B. mit Fentanyl

Für den wachen Patienten mit Atemnot stellt eine myasthene Krise eine existenziell bedrohliche Erfahrung dar. In dieser Situation ist die Bedeutung eines erfahrenen und Ruhe ausstrahlenden Behandlungsteams nicht hoch genug einzuschätzen.

Kommt es zu einer weiteren respiratorischen Verschlechterung, ist eine *Beatmung* mit ggf. endotrachealer Intubation indiziert. Die Entscheidung orientiert sich an der individuellen klinischen Situation. Fallabhängig kann unter einer nichtinvasiven Beatmung (NIV) eine Stabilisierung erreicht werden. Eine Intubation ist (unter anderem) indiziert bei einem pCO_2 von > 50 mmHg bzw. pO_2 < 60 mmHg oder einem Abfall der Vitalkapazität unterhalb von 800 ml bei Frauen und 1000 ml bei Männern (Seneviratne et al. 2008). Die Entscheidungskriterien hinsichtlich einer Intubation bei Patienten mit einer myasthenen Krise unterscheiden sich insgesamt nicht von anderen kritisch kranken Patienten (Roper et al. 2017).

▶ Die wichtigste Maßnahme bei einer myasthenen Krise ist die frühzeitige Verlegung auf die Intensivstation.

Spezielle Maßnahmen in der myasthenen Krise

> Neben den allgemeinen intensivmedizinischen Maßnahmen, insbesondere dem Atemmanagement, ist eine konsequente medikamentöse Behandlung erforderlich. Diese besteht in einer Kombination aus einer (symptomatischen) Behandlung mit einen Acetylcholinesteraseinhibitor *und* einer Behandlung mit intravenösen Immunglobulinen (IVIG) oder einer Plasmatherapie.

▶ Behandlung mit einem Acetylcholinesteraseinhibitor in der myasthenen Krise

In der Regel ist in einer myasthenen Krise keine sichere orale Aufnahme von Pyridostigmin aufgrund einer schweren Dysphagie oder Beatmung möglich. Daher ist eine intravenöse Applikation erforderlich. Wie oben beschrieben beträgt der Umrechnungsfaktor i.v. zu oral 1:30.

Das bedeutet: *1 mg intravenöses Pyridostigmin entspricht 30 mg oralen Pyridostigmin.*

Die *Dosis* hängt von der klinischen Symptomatik ab. Eine grobe Orientierung bietet die letzte orale Dosis, unter der eine stabile Situation bestand. Diese wird bei i.v.-Gabe durch 30 dividiert und auf 24 h verteilt.

Ein Beispiel: Der Patient hatte eine orale Tagesgesamtdosis von 480 mg Pyridostigmin oral. Das entspricht einer intravenösen Gabe von 16 mg über 24 h mittels Perfusor.

Eine vorgeschaltete initiale Bolusgabe von 1–3 mg wird empfohlen (Meisel et al. 2023).

Dabei sind die muskarinergen Nebenwirkungen zu berücksichtigen, insbesondere vermehrte bronchiale Sekretbildung und Bradykardie. Diese Nebenwirkungen können mit *Atropin* in Dosen von 0,5–1 mg subkutan bis zu 5-mal/Tag behandelt werden.

▶ Aufgrund der potenziell schweren, insbesondere kardialen und respiratorischen, Nebenwirkungen sollte eine Behandlung mit Pyridostigmin intravenös und Atropin erst unter intensivmedizinischer Überwachung und nicht bereits in der Notaufnahme erfolgen.

Neben der symptomatischen Therapie mit einem AChE-I ist in der myasthenen Krise eine Behandlung entweder mittels intravenösen Immunglobulinen (*IVIG*) oder *Plasmatherapie* indiziert. Die Verfahren gelten als gleichwertig, die Entscheidung für das jeweilige Therapieverfahren basiert auf der individuellen Patientensituation unter Berücksichtigung der jeweiligen Nebenwirkungen.

IVIG

Für intravenöse Immunglobuline spricht die unkomplizierte Applikation, die über eine periphere Vene erfolgen kann sowie die einfache Handhabung. Intravenöse Immunglobuline sollten nicht verabreicht werden bei einem bekannten IgA-Mangel.

Die empfohlene *Dosis* liegt bei 0,4 g/kg KG an 5 aneinander auf folgenden Tagen. Beispielsweise erhält ein 75 kg schwerer Patient somit 30 g Immunglobuline pro Tag für 5 Tage.

Plasmatherapie

Unter diesen Begriff fallen *Plasmapherese* und *Immunadsorption*. Beide Verfahren sind in der myasthenen Krise wirksam, erfordern jedoch entsprechende technische und logistische Voraussetzungen. Darüber hinaus sind entsprechende Laborkontrollen (Fibrinogen, Gerinnungsfaktoren) unter diesen Behandlungen, insbesondere der Plasmapherese notwendig, sowie entsprechende Substitution von Humanalbumin.

▶ Sowohl für die Behandlung mit intravenösen Immunglobulinen als auch die Plasmatherapie gilt, dass die Wirkung nicht unmittelbar, sondern erst nach einigen Tagen eintritt. Darüber hinaus lässt die Wirksamkeit nach wenigen Wochen wieder nach. Aus diesem

Grund sollte frühzeitig – gleichsam überlappend – eine intensivierte Therapie eingeleitet werden, da auch der Effekt einer solchen Behandlung erst nach Wochen eintritt.

16.3.9 Cholinerge Krise

> Von der myasthenen Krise abzugrenzen ist die *cholinerge Krise*, der eine relative Überdosierung mit Acetylcholinesterasehemmern zugrunde liegt. Sie tritt zumeist erst ab Tagesdosen von mehr als 600 mg Pyridostigmin auf. Obgleich die Ätiologie eine gänzlich andere ist, kann die klinische Abgrenzung von der myasthenen Krise schwierig sein. Die klinische Symptomatik wird dabei durch die muskarinergen Symptome bestimmt, also der Wirkung des Acetylcholinesterasehemmers auf die glatte Muskulatur und das autonome Nervensystem.

Symptome die auf eine cholinerge Krise hinweisen können sind:

- Faszikulation, Crampi
- Diarrhöen, Nausea, Vomitus
- Bradykardie
- Hypersalivation
- Miosis

Die cholinerge Krise kann ebenso wie eine myasthene Krise in eine vital bedrohliche Situation münden. Es sollte daher schnellstmöglich eine Unterscheidung zwischen myasthener und cholinerger Krise getroffen werden. Kann diese Unterscheidung aufgrund der klinischen Symptomatik nicht eindeutig getroffen werden, kann ein Tensilontest hilfreich sein (durchzuführen mit Edrophoniumchlorid 10 mg fraktioniert, siehe oben).

- Bei *Besserung der Symptomatik* unter **Gabe von Edrophoniumchlorid** liegt eine *myasthene Krise* vor

- Kommt es zu *keiner Besserung der Symptomatik* oder zu einer Zunahme der Paresen und *Auftreten von Faszikulationen* spricht dies für eine *cholinerge Krise*.

In dieser Situation ist der Tensilontest nur unter intensivmedizinischen Bedingungen mit Intubationsbereitschaft durchzuführen. Bei Verschlechterung der Symptomatik, also dem Vorliegen einer cholinergen Krise, muss der Test umgehend beendet werden. Darüber hinaus sollte zur Antagonisierung des Edrophoniumchlorid Atropin intravenös injiziert werden, in einer Dosis von 1–2 mg.

Therapie der cholinerge Krise
Die entscheidende Maßnahme ist die sofortige Reduktion oder sogar das vollständige das Absetzen der Behandlung mit AChE-I, in der Regel Pyridostigmin. Davon unabhängig ist eine Überwachung mit ggf. intensivmedizinischen Maßnahmen indiziert. Der Zeitpunkt eines Wiederbeginns der Therapie mit Pyridostigmin oder erneuten Erhöhung der Dosis oder richtet nach dem individuellen Verlauf.

16.3.10 Fallstricke in der Notfallbehandlung der Myasthenia gravis

Die Komplexität der Erkrankung kann zu Schwierigkeiten in der Diagnostik und Therapie insbesondere in der Notfallsituation führen. Im Folgenden sind einige Beispiele für diese Probleme aufgeführt:

Problem
Der fluktuierende Charakter mit belastungsabhängigen Paresen kann dazu führen, dass die standardisierte neurologische Untersuchung auch in der Notfallsituation praktisch einen Normalbefund ergibt.

Lösungsansatz
Den Patienten auf Paresen vor und nach wiederholter Belastung hin untersuchen, beispielsweise Durchführung des Simpson-Tests, beispielsweise wiederholter Faustschluss etc. Aus dem gleichen

Grund ist eine sorgfältige Dokumentation des Untersuchungsbefundes unverzichtbar.

Problem
Eine Myastheniepatientin klagt über Atembeschwerden. Auskultationsbefund und Röntgen-Thorax sind jedoch unauffällig.

Lösungsansatz
Da es sich bei der Myasthenia gravis nicht um eine Atemwegserkrankung, sondern um eine neuromuskuläre Erkrankung mit Schwäche der Muskulatur handelt, ist der Auskultationsbefund häufig normal. Es sollte daher insbesondere auf klinischen Parameter geachtet werden, die durch die Erkrankung verändert werden. Dazu gehört beispielsweise die Vitalkapazität.

Problem
Trotz gleicher Medikation kommt es zu einer klinischen Verschlechterung bei einem Myastheniepatienten.

Lösungsansatz
In dieser Situation ist zwingend nach Faktoren zu suchen, die eine Verschlechterung auslösen können. Häufig sind dies Infektionen oder neue Medikamente, die aufgrund anderer Erkrankung eingesetzt worden sind (siehe Medikamentenliste, Tab. 16.1).

Problem
Trotz Erhöhung von Pyridostigmin ist es zu einer Verschlechterung der myasthenen Symptomatik mit zunehmenden Paresen, vermehrten Speichelfluss und Dysarthrie gekommen.

Lösungsansatz
Diese Symptomatik kann auf eine zu hohe Dosierung von Pyridostigmin hindeuten mit drohender cholinerger Krise. Diese Symptome treten auf ab Tagesdosen von 500–600 mg. Es sollte eine vorsichtige Reduktion der Pyridostigmindosis erfolgen unter engmaschiger Überwachung.

Problem
Ein Patient mit Myasthenia gravis berichtet über eine Verschlechterung der Symptome. Es ergeben sich Hinweise für einen Atemwegsinfekt. Auf eine Antibiotikatherapie wird aus Sorge vor einer Verschlechterung durch das Antibiotikum verzichtet.

Lösungsansatz
Infekte sind bei einer Myasthenia gravis konsequent zu behandeln. Der Nutzen einer Antibiotikatherapie übersteigt das potenzielle Risiko einer Verschlechterung der Myasthenia gravis deutlich, insbesondere bei Auswahl des richtigen Medikamentes (siehe Tab. 16.1). Zusätzlich sind weitere therapeutische Maßnahmen zu ergreifen, wie ausreichend Flüssigkeitsgabe, Fieber senken, engmaschige Kontrolle etc.

16.3.11 Zusammenfassung

Die Myasthenia gravis ist eine seltene neuromuskuläre Erkrankung, die zu belastungsabhängigen Paresen führt. Schwere Komplikationen sind Aspirationen und respiratorische Dekompensation, die bei einer myasthenen Krise drohen. Der fluktuierende Charakter der Erkrankung sowie die Vielfalt möglicher krisenauslösender Faktoren sorgen dafür, dass die Erkrankung eine Herausforderung in der neurologischen Notfallmedizin sein kann. Neben der Kenntnis der Erkrankung sind Anamnese sowie die sorgfältige klinische Untersuchung der Schlüssel zum sicheren Notfallmanagement. Insbesondere die rechtzeitige Einleitung von intensivmedizinischen Maßnahmen ist bei einer myasthenen Krise entscheidend.

Literatur

Huddleston DE, Factor SA. Parkinsonism-hyperpyrexia syndrome in Parkinson's disease. In: Frucht S, Herausgeber. Current clinical neurology. Movement disorder emergencies. Totowa: Humana Press; 2013. S. 29–41.
Hoehn MM, Yahr MD. Parkinsonism: onset, progression, and mortality. Neurology. 1998;50(2):318.
Heinzel S, Berg D, Binder S, et al. Do we need to rethink the epidemiology and healthcare utilization of Parkinson's disease in Germany? Front Neurol. 2018;9:500.
Onofrj M, Thomas A. Acute akinesia in Parkinson disease. Neurology. 2005;64(7):12–9.

Newman EJ, Grosset DG, Kennedy PG. The parkinsonism-hyperpyrexia syndrome. Neurocritical Care. 2009;10:136–40.

Artusi CA, Merola A, Espay AJ, et al. Parkinsonism – hyperpyrexia syndrome and deep brain stimulation. J Neurol. 2016;262:2780–2.

Gibb K, Seeley A, Quinn T, et al. The consistent burden in published estimates of delirium occurrence in medical inpatients over four decades: a systematic review and meta-analysis study. Age Ageing. 2020;49(3):352–60.

Wilson JE, Mart MF, Cunningham C, et al. Delirium. Nat Rev Disease Primers. 2020;6(1):90.

Stotz M, Thümmler D, Schürch M, et al. Fulminant neuroleptic malignant syndrome after perioperative withdrawal of antiParkinsonian medication. Br J Anaesthesia. 2004;93(6):868–71.

Tse L, Barr AM, Scarapicchia V, et al. Neuroleptic malignant syndrome: a review from a clinically oriented perspective. Current Neuropharmacol. 2016;13(3):395–406.

Seymour CW. Assessment of clinical criteria for sepsis: for the Third International Consensus Definitions for Sepsis and Septic Shock (Sepsis-3). Jama. 2016;316(8):762–74.

Longinetti E, Fang F. Epidemiology of amyotrophic lateral sclerosis: an update of recent literature. Curr Opin Neurol. 2019;32(5):771.

Rosenbohm A, Peter RS, Erhardt S, et al. Epidemiology of amyotrophic lateral sclerosis in Southern Germany. J Neurol. 2017;264:749–57.

Ludolph A, Drory V, Hardiman O, et al. A revision of the El Escorial criteria-2016. Amyotroph Lateral Scler Frontotemporal Degener. 2016;(5–6):291–2.

Ludolph A, Petri S, Grosskreutz J, et al. Motoneuronerkrankungen, S1-Leitlinie. In: Deutsche Gesellschaft für Neurologie, Hrsg) Leitlinien für Diagnostik und Therapie in der Neurologie. 2021. www.dgn.org/leitlinien. Zugegriffen am 21.08 2023.

Ludolph AC, Schuster J, Dorst J, et al. Safety and efficacy of rasagiline as an add-on therapy to riluzole in patients with amyotrophic lateral sclerosis: a randomised, double-blind, placebo-controlled, phase 2 trial. Lancet Neurol. 2018;17(8):681–8.

Olsson AG, Markhede I, Strang S, et al. Well-being in patients with amyotrophic lateral sclerosis and their next of kin over time. Acta Neurologica Scandinavica. 2010;121(4):244–50.

Lulé D, Ehlich B, Lang D, et al. Quality of life in fatal disease: the flawed judgement of the social environment. J Neurol. 2013;260:2836–43.

Lulé D, Häcker S, Ludolph A, et al. Depression and quality of life in patients with amyotrophic lateral sclerosis. Deutsches Ärzteblatt Int. 2008;105(23):397.

Aho-Özhan HE, Böhm S, Keller J, et al. Experience matters: neurologists' perspectives on ALS patients' well-being. J Neurol. 2017;264:639–46.

Meisel A, Keller CW, Hoffmann S, Wiendl H. S2k-Leitlinie: Diagnostik und Therapie myasthener Syndrome. DG Neurologie. 2023, S. 1–16.

Phillips LH. The epidemiology of myasthenia gravis. Ann New York Acad Sci. 2003;998(1):407–12.

MacDonald BK, Cockerell OC, Sander JWAS, et al. The incidence and lifetime prevalence of neurological disorders in a prospective community-based study in the UK. Brain. 2000;123(4):665–76.

Somnier FE, Engel PJ. The occurrence of anti-titin antibodies and thymomas: a population survey of MG 1970–1999. Neurology. 2002;59(1):92–8.

Carr AS, Cardwell CR, McCarron PO, et al. A systematic review of population based epidemiological studies in myasthenia gravis. BMC Neurol. 2010;10:1–9.

Le Panse R, Berrih-Aknin S. Autoimmune myasthenia gravis: autoantibody mechanisms and new developments on immune regulation. Curr Opin Neurol. 2013;26(5):569–76.

Lavrnic D, Losen M, Vujic A, et al. The features of myasthenia gravis with autoantibodies to MuSK. J Neurol Neurosurg Psychiatr. 2005;76:1099e102.

Zisimopoulou P, Evangelakou P, Tzartos J, et al. A comprehensive analysis of the epidemiology and clinical characteristics of Anti-LRP4 in myasthenia gravis. J Autoimmun. 2014;52:139e45.

Leite MI, Jacob S, Viegas S, et al. IgG1 antibodies to acetylcholine receptors in 'seronegative' myasthenia gravis. Brain. 2008;131(7):1940–52.

Jacob S, Viegas S, Leite MI, et al. Presence and pathogenic relevance of antibodies to clustered acetylcholine receptor in ocular and generalized myasthenia gravis. Arch Neurol. 2012;69(8):994–1001.

Suster S, Moran CA. Thymoma classification: current status and future trends. Am J Clin Pathol. 2006;125:542e54.

Marx A, Pfister F, Schalke B, et al. The different roles of the thymus in the pathogenesis of the various myasthenia gravis subtypes. Autoimmun Rev. 2013;12:875e84.

Berrih-Aknin S, Frenkian-Cuvelier M, Eymard B. Diagnostic and clinical classification of autoimmune myasthenia gravis. J Autoimmun. 2014;48:143–8.

Grob D, Brunner N, Namba T, Pagala M. Lifetime course of myasthenia gravis. Muscle Nerve. 2008;37(2):141–9.

Sheikh S, Alvi U, Soliven B, et al. Drugs that induce or cause deterioration of myasthenia gravis: an update. J Clin Med. 2021;10(7):1637.

Seneviratne J, Mandrekar J, Wijdicks EF, et al. Noninvasive ventilation in myasthenic crisis. Arch Neurol. 2008;65(1):54–8.

Roper J, Fleming ME, Long B, et al. Myasthenia gravis and crisis: evaluation and management in the emergency department. J Emerg Med. 2017;53(6):843–53.

Fall-Quiz

17

Jens Litmathe

1.) Ein 76-jähriger Patient wird im Rettungsdienst mit einer seit 1 h bestehenden motorischen Aphasie und einer armbetonten Hemiparese links vorgestellt. Er nimmt Marcumar bei Vorhofflimmern ein. Der zuletzt gemessene INR(International Normalized Ratio)-Wert ist 14 Tage alt und beträgt 2,9.
Wie ist das korrekte Vorgehen?
A. Permissive Hypertonie bis 190 mmHg systolisch, FAST("face, arms, speech, time")-Test und Verbringung in ein nahe gelegenes Schlaganfallzentrum.
B. Da eine Hirnblutung die wahrscheinlichste Diagnose ist, sollte ein Krankenhaus mit neurochirurgischer Expertise angefahren werden.
C. Es sollte eine baldige Antagonisierung des Vitamin-K-Antagonisten mit Prothrombinkomplex erfolgen.
D. Da nur 5 % aller Strokes auf einer Blutung beruhen, kann das nächst erreichbare Krankenhaus die Zielklinik darstellen.
E. Keine Antwort (A–D) ist richtig.

2.) Die folgende Abbildung einer kranialen Computertomografie (CCT) zeigt an den markierten Stellen:

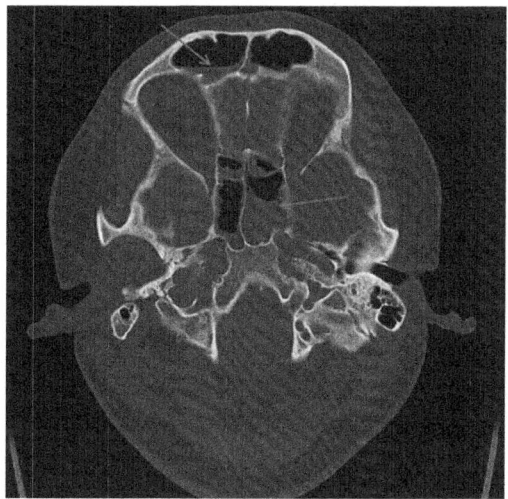

A. Lufteinschlüsse in beiden Kieferhöhlen
B. Eine Abszedierung an der Schädelbasis
C. Spiegelbildungen in den Nasennebenhöhlen
D. Eine Fraktur der Siebbeinzellen
E. Alle Antworten (A–D) sind richtig.

J. Litmathe (✉)
Klinik für Akut- und Notfallmedizin,
Rettungszentrum, Evangelisches Krankenhaus Wesel
GmbH, Wesel, Deutschland
e-mail: Jens.Litmathe@evkwesel.de

3.) Welchen Liquorbefund würde Sie im Falle einer hierdurch ausgelösten Meningitis erwarten?
   A. Ausgeprägte Pleozytose, hohe Glukosewerte
   B. Xantochromer Liquor, hohe Glukosewerte
   C. Deutliche Laktaterhöhung im Liquor, geringe Glukosewerte, ausgeprägte Pleozytose
   D. Keine Laktatbildung, sehr hohe Glukosewerte
   E. Geringe Pleozytose, blutig tingierter Liquor

4.) Welche klinischen Beschwerden sind in einem solchen Fall zu erwarten?
   A. Abgeschlagenheit, Fieber, Mattigkeit, keine Kopfschmerzen
   B. Kopfschmerzen, vor allem bei Kopfbewegung, Meningismus, Fieber
   C. Subklinische Beschwerden, CT als Zufallsbefund
   D. Lokaler Druckschmerz am Ohr bei häufig begleitender Mastoiditis
   E. Zahnwurzelabszesse als primäre Eintrittspforte für die Spiegel in den Nebenhöhlen

5.) Die häufigste Ursache für den kardioembolgenen Schlaganfall ist
   A. Vorhofflimmern
   B. Persistierendes Foramen ovale (PFO)
   C. Ventrikelthrombus
   D. Endokarditis
   E. Vorhofmyxom

6.) Die folgende Aufnahme zeigt den Magnetresonanz(MR)-Befund eines Abszesses der Lendenwirbelsäulen(LWS)-nahen autochthonen Rückenmuskulatur.

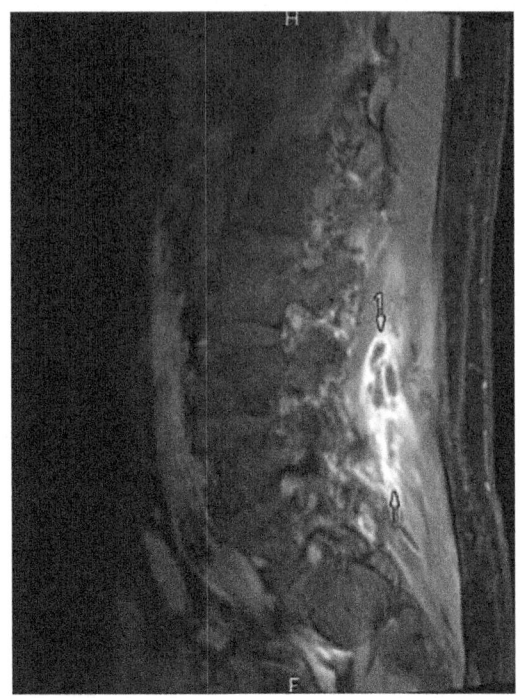

Welche Antibiose vor Erhalt der Abstrichergebnisse und Blutkulturen kommt am ehesten in Betracht?

   A. Roxithromycin
   B. Cefazolin
   C. Linezolid + Tazobac
   D. Clindamycin + Ceftriaxon
   E. Die Kulturuntersuchungen können abgewartet werden.

7.) Ein Patient mit plötzlich aufgetretenem, heftigem und anhaltendem Drehschwindel wird vom Rettungsdienst in die Notaufnahme gebracht. Er verspürt starke Übelkeit und er habe sich schon einmal übergeben müssen. In der klinischen Untersuchung ist der Patient wechselnd vigilant und es fällt ein passagerer Down-beat-Nystagmus auf. Was ist die wahrscheinlichste Diagnose?
   A. Akuter phobischer Schwindel
   B. Akute Ischämie im vertebrobasiliären Stromgebiet
   C. Morbus Menière
   D. Neuritis vestibularis
   E. Peripherer Lagerungsschwindel

8.) Eine Patientin wird im Rahmen einer Alkoholintoxikation bei bekannter Abhängigkeitserkrankung selbst- und fremdaggressiv. Aus diesem Grunde soll die Patientin nach dem Psychisch-Kranken-Gesetz (Psych KG) sofortig untergebracht werden. Welche Voraussetzungen benötigt ein Arzt mindestens, um ein entsprechendes ärztliche Zeugnis in diesem Kontext auszustellen?
   A. Facharztanerkennung im Gebiet Psychiatrie
   B. Facharztanerkennung im Gebiet Neurologie
   C. Fachkunde Rettungsdienst
   D. Erfahrung auf dem Gebiet der Psychiatrie
   E. Zusatzweiterbildung Psychosomatik und Psychotherapie

9.) Im Falle eines subduralen Hämatoms (SDH) gilt nicht als Kriterium für eine operative Entlastung:
   A. Breite des SDH über 10 mm
   B. Verschlechterung des Glasgow Coma Scales (GCS) um 2 Punkte
   C. Neu aufgetretenes Pupillendefizit
   D. Mittellinienverlagerung von mehr als 5 mm
   E. Hirndruck über 15 mmHg

10.) Die folgende Abbildung (CCT) zeigt:

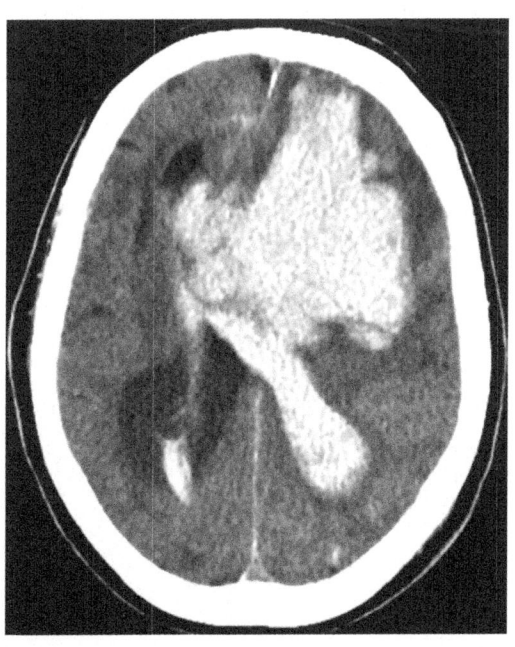

   A. Eine parenchymatöse Massenblutung mit Ventrikeleinbruch und Mitellinienverlagerung
   B. Eine Subarachnoidalblutung (SAB)
   C. Ausschließlich SAB-Anteile
   D. Hinweise für eine traumatische Genese
   E. Keine Antwort (A–D) ist richtig.

11.) Eine 30-jährige Patientin wird von ihren Angehörigen in die Notaufnahme gebracht. Sie habe vor einer halben Stunde daheim „merkwürdig gezuckt" und sei dann bewusstlos geworden. Welche(r) Parameter (ist) sind bei dieser Anamnese am besten geeignet, eine konvulsive Synkope von einem generalisierten Krampfanfall zu unterscheiden?
   A. Dauer der Reorientierung nach Bewusstseinsverlust
   B. Laktat im Serum nach 4 h
   C. Substanzscreening im Urin
   D. Sinustachykardie nach dem Ereignis
   E. Keine der Antworten (A–D) ist richtig.

12.) Von einem Status epilepticus spricht man, wenn
   A. Ausschließlich generalisierte Anfälle länger als 5 min bestehen.
   B. Der Patient bei mehreren generalisierten Anfällen in Folge zwischenzeitlich nicht wieder zu Bewusstsein kommt.
   C. Absencen, die länger als 10 min andauern, auftreten.
   D. Alle Antworten (A–C) sind richtig.
   E. Keine Antwort (A–C) ist richtig.

13.) Für die hemiplegische Migräne bei einem 11-jährigen Mädchen ist typisch:
   A. Ein rasches Entwickeln der Symptome
   B. Kontralaterale Kribbelparästhesien
   C. Ipsilaterale Kribbelparästhesien
   D. Das Vorhandensein eines PFO
   E. Ein schleichendes Onset der Symptome

14.) Ein 9-jähriger Junge ist beim Spielen von einem Garagendach gefallen. Die Absturzhöhe beträgt 1,50 m. Bei Eintreffen in der Notaufnahme beklagt er Übelkeit. Er-

brochen hat er bisher nicht. Der GCS ist 15. Es lieg keine Pupillendifferenz vor. Was ist das korrekte Vorgehen?
A. Entlassung nach Hause, Beobachtung durch die Eltern und zeitnahe Wiedervorstellung bei Verschlechterung
B. CCT und in Abhängigkeit davon Entscheidung über weiteres Vorgehen
C. Kraniale Magnetresonanztomografie (CMRT) und in Abhängigkeit davon Entscheidung über weiteres Vorgehen
D. Beobachtung des Kindes für 4–6 h auf der Decision Unit. In Abhängigkeit von einem möglichen klinischen Prozess Entscheidung über Bildgebung.
E. Es muss in jedem Fall eine stationäre Aufnahme erfolgen.

- GCS < 14
- Andauernden/starke Kopfschmerzen
- Wiederholtes Erbrechen
- Wechselnde oder fortschreitende Symptomatik
- Verändertes Verhalten (< 2 Jahre)
- Bewusstlosigkeit > 5 s
- Schwerer Unfallmechanismus
- Schädelfraktur
- Hirndruckzeichen

15.) Eine Läsion im Bereich der Nervenwurzel C7 äußert sich durch
A. Schmerzen/Sensibilitätsstörungen des medialen Ober- und Unterarms, Zeige- und Mittelfinger. Paresen der Arm- und Fingerstreckung. Abschwächung des Trizepssehnenreflexes.
B. Schmerzen/Sensibilitätsstörungen der lateralen Schulter/lateraler Oberarm, Paresen der Armhebung.
C. Schmerzen/Sensibilitätsstörungen des medialen Unter- und Oberarms, aber in Ring- und Kleinfinger ausstrahlend. Paresen der gesamten intrinsischen Handmuskulatur. Eventuell Abschwächung des Trizepssehnenreflexes.
D. Schmerzen/Sensibilitätsstörungen des lateralen Ober- und Unterarms, Daumen. Paresen vor allem der Armbeugung. Abschwächung des Bizepssehnen- und Brachioradialisreflexes.
E. Keine Antwort (A–D) ist richtig.

16.) Ein 24-jähriger Patient kommt in die Notaufnahme und berichtet über immer wieder auftretende, vornehmlich rechtsseitige Kopfschmerzattacken. Er habe diese Beschwerden bereits seit einigen Monaten. Im Moment seien die Kopfschmerzen wieder sehr stark und er habe bereits 1200 mg Ibuprofen eingenommen. Bei der klinischen Untersuchung bemerken Sie ein Lidödem auf der betroffenen Seite sowie eine Rinorrhöe. Wie lautet Ihre Verdachtsdiagnose und wie kann sie weiter abgesichert werden?
A. CCT bei V. a. eine intrazerebrale Blutung (ICB)
B. Gabe von Sauerstoff via Maske bei V. a. Clusterkopfschmerz. Nach der Gabe wäre eine Besserung der Beschwerden zu erwarten.
C. Aufgrund des Alters des Patienten ist ein MRT indiziert.
D. Aufgrund der Intensität der Beschwerden muss an eine SAB gedacht werden und es ist eine Lumbalpunktion (LP) indiziert
E. Keine der Antworten (A–D) ist richtig.

17.) Welche Marker haben die höchste Sensitivität nach einem stattgehabtem Kreislaufstillstand mit Blick auf die neurologische Prognose?
A. Neuronenspezifische Enolase (NSE) im Serum beim normothermen Patienten (Peakwert)
B. Laktat im Serum unter Reanimation
C. Anhaltendes Koma
D. B und C sind richtig
E. A und C sind richtig

18.) Die folgende Abbildung zeigt bei einem 79-jährigen Patienten mit rezidivierenden Stürzen:

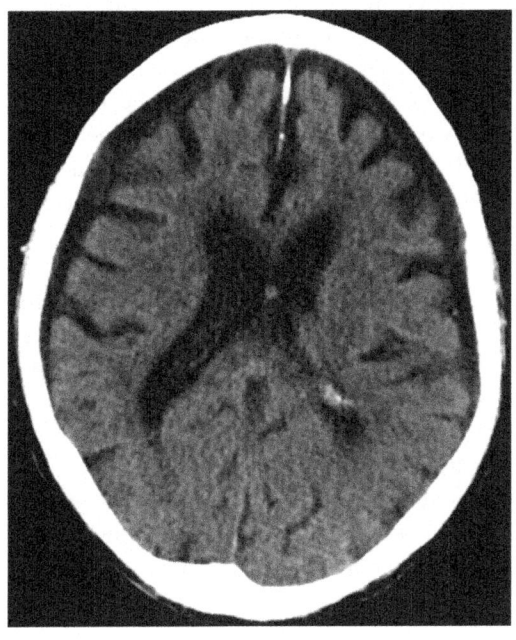

A. Einen Normalbefund
B. Beidseits Hygrome als Umbau stattgehabter subduraler Hämatome
C. Eine Blutung mit Ventrikeleinbruch links
D. Eine epidurales Hämatom beidseits
E. Eine geringfügige SAB

19.) Die Zeitfenster der Door-to-Needle-Zeit (DTN) und Lyse im Falle eines ischämischen Mediasyndroms betragen:
A. Lyse 4 h, DTN 1 h
B. Lyse 5 h, DTN 1 h
C. Lyse 4 h, DTN 45 min
D. Lyse 4,5 h, DTN 30 min
E. Lyse 6 h, DTN 30 min

20.) Ein 70-jähriger Patient mit bekannter frontotemporaler Demenz und einer kompensierten Niereninsuffizienz kommt nach einem erstmaligen generalisierten tonisch klonischen Anfall (GTKA) mit dem Rettungsdienst in die Notaufnahme. Welches Antikonvulsivum ist zur Einleitung einer anfänglichen Therapie nach Durbrechen des Anfalls am wenigsten geeignet?
A. Levetiracetam
B. Valproinsäure
C. Lacosamid
D. Phenytoin
E. Midazolam

Auflösungen

1.) Antwort A ist richtig, da etwa 80 % der Schlaganfälle ischämischer Natur sind und das Zeitfenster hier noch deutlich unter 4,5 h liegt, sollte bei permissiver Hypertonie als nächst geeignete Einrichtung ein lysevorhaltendes Zentrum angefahren werden.
2.) Antwort D ist richtig. Betroffen sind die rechtsseitige Stirnhöhle und die linksseitige Keilbeinhöhle im Rahmen einer Sinusitis.
3.) Korrekt ist Antwort C, der typische Befund einer bakteriellen Meningitis.
4.) Korrekt ist Antwort B, die typische Klinik bei Meningitis, die durch Sinusitiden ausgelöst wurde.
5.) Korrekt ist Antwort A.
6.) Korrekt ist Antwort E. Nach der Tarragona-Strategie wird zunächst sowohl das grampositive wie auch gramnegative Keimspektrum adressiert. Clindamycin zeigt eine gute Anreicherung im Gewebe. Nach Erhalt der hygienischen Untersuchungen kann u. U. deeskaliert werden.
7.) Korrekt ist Antwort B. Vor allem die Intensität der Symptome Drehschwindel (nicht Schwankschwindel, daher keine phobische Komponente) und Übelkeit in Verbindung mit einem Down-beat-Nystagmus lassen eine periphere Ursache als wenig wahrscheinlich erscheinen.
8.) Korrekt ist Antwort D. Facharztanerkennungen sind nicht erforderlich, nach § 14 des Psych KG NRW jedoch Erfahrung in diesem Gebiet.
9.) Korrekt ist Antwort E. Hier liegt die allgemein anerkannte Grenze bei 20 mmHg.
10.) Korrekt ist Antwort A. Da die Kalotte intakt ist und keine Kontusionsherde erkennbar sind, ist von einer spontanen Genese auszugehen.
11.) Korrekt ist Antwort A. Die Laktatkonzentration im Serum sollte möglichst schon nach 2 h gemessen werden und ist dann ein guter diskriminatorischer Parameter.
12.) Korrekt ist Antwort B. Die Definition für den Status epilepticus lautet: Im Detail spricht man dann von einem Status epilepticus, wenn ein fokaler oder generalisierter Anfall länger als 5 min besteht oder eine Anfallsserie vorliegt, in der die Patienten zwischen den Anfällen nicht mehr das Bewusstsein erlangen. Eine Besonderheit ist der nonkonvulsive Status epilepticus, bei dem die Patienten ein konstantes klinisches, nichtkonvulsives Defizit haben wie z. B. ein Koma oder eine Aphasie und in der Elektroenzephalografie (EEG) parallel ein kontinuierliches Statusmuster nachweisbar ist.
13.) Korrekt ist Antwort E.
14.) Korrekt ist Antwort D. Ist eine Bildgebung notwendig, sollte ein MRT bevorzugt werden, wenn dadurch keine wesentliche Zeitverzögerung begründet wird. Eindeutige Aufnahmeindikationen und für eine Bildgebung bestehen bei
15.) Korrekt ist Antwort A.
16.) Korrekt ist Antwort B. Die Beschwerden bestehen bereits seit längerem; die Klinik spricht relativ eindeutig für einen Clusterkopfschmerz. Beweisend für die Verdachtsdiagnose ist die prompte Besserung der Beschwerden nach Sauerstoffgabe.
17.) Korrekt ist Antwort E. Den besten Vorhersagewert erzielen klinische und laborchemische Parameter. Dies sind v. a. das persistierende Koma (ohne Sedativa) und die neuronenspezifische Enolase (NSE) im Serum.
18.) Korrekt ist Antwort B.
19.) Korrekt ist Antwort D.
20.) Die korrekte Antwort ist A. Levetiracetam verursacht Unruhe und befördert aggressives Verhalten. Zudem muss es bei Niereninsuffizienz angepasst werden. Auch Midazolam ist als Erhaltungstherapie, die über das Durchbrechen eines GTKA hinausgeht eher weniger geeignet.

Stichwortverzeichnis

A

Absence 211
Abszessaspiration 253
Aciclovir 247
ACI-Stenose 142
Advanced Life Support (ALS) 330
Akinetische Krise 350
Alkohol 60
Amöbiasis, zerebrale 250
Amphetamin 61
Amphotericin B 249, 252
Amyotrophe Lateralsklerose 354
Aneurysmaverschluss 200
Anfall
    epileptischer
        bei Kindern 290
Anfallssuppressive Therapie 214
Antibiotikaprophylaxe 243
Antibiotikatherapie
    Hirnabszess 252
    kalkulierte 239
    Meningitis 239
Antiepileptika 290
Antikonvulsiva 290
Antipsychotikum 270
Aortenaneurysma 82
Aortenbogen 176
Aortendissektion 82, 177
Apallisches Syndrom 341
Arteriitis temporalis 13
Aspergillose 248
A.-spinalis-anterior-Syndrom 95, 293
Automatischer externer Defibrillator (AED) 329
AV-nodale Reentry-Tachykardie (AVNRT) 58

B

Barbeque-Manöver 38
Basic Life Support (BLS) 329
Basilaristhrombose 28, 67
Basisnotfallversorgung 315
Begleitschielen 294
Bell's Palsy 127

Benigner paroxysmaler Lagerungsschwindel (BPPV) 36
Benzodiazepin 273
Bewusstseinsverlust, unklarer 67
Blindheit, kortikale 293
Blutgasanalyse 285
Brachialgie 121
Bradyarrhythmia absoluta 57
Brockenbrough-Phänomen 55
Brugada-Syndrom 57
Burst-Suppression-Muster 218

C

CADASIL 136
Candidose 248
Carbapenem 257
cART 248
Cauda-equina-Syndrom 95
Cefepime 257
Cefotaxim 239, 252, 254
Ceftazidim 251, 254, 257
Ceftriaxon 239, 244, 252, 254
Ciprofloxacin 244
Clarithromycin 250
Clindamycin 250
Clipping, mikrochirurgisches 200
Cluster-Kopfschmerz 16
CMV-Enzephalitis 248
Corhelper-App 332

D

Daptomycin 257
Deckungsbeitragsrechnung 322
Delir 277, 352
Dexamethason 240
Direkte orale Antikoagulanzien (DOAK) 105
Dissoziation 268
Dix-Halpike 36
Donnerschlagkopfschmerz 4
Dopplersonografie, extra- und transkranielle 142
Drehschwindel 33
    erstmaliger akuter 23

Drogenscreening 285
Drop Attacks 52
Duraerweiterungsplastik 189
Dysbalancesyndrom, akutes 29
Dystonie
    akute 278

E
Efferenz, kardioinhibitorische 50
Eigen- oder Fremdgefährdung 267
Einklemmung 187
Elektrolytverschiebung 66
Embolic Strokes of Undertermined Source (ESUS) 136
Enzephalitis 247
    septisch-metastatische 254
    virale 245
Enzephalomyelitis, akute disseminierte 293
Enzephalopathie
    hepatische 65
Enzephalopathiesyndrom, posteriores reversibles 294
Epidurales Hämatom (EDH) 11, 190
Epilepsietypisches Potenzial (ETP) 210
Erregungszustand
    akuter 275
Erythrozytentransfusion 256
Ethambutol 242
European Resuscitation Council 328

F
Fallhand 120
Fallpauschalensystem 321
FAST 137
Fazialisparese
    idiopathische 127
Fieberkrampf 289
    rezidivierender 290
Flucloxacillin 252
Fluconazol 249
Flucytosin 249
Fokaler Anfall 210
Foscarnet 248
Fosfomycin 252
Fußheberparese 120

G
Gangstörung 113
    akute 292
G-BA 314
GCS 69
Generalisierter Anfall 211
Gerinnungsausgleich 12
Glasgow Coma Scale (GCS) 186
Glaukomanfall 17
gSOFA 66
Gufoni-Manöver 38
Guillain-Barré-Syndrom (GBS/immunvermittelte
    Polyradikulitis) 100, 123, 293

H
HAART 248
Haemophilus-influenzae-Meningitis 240
Halmagyi-Curthoys-Test 24
Hemikraniotomie 189
Herdenzephalitis
    septische 253
    septisch-embolische 254
Herpesenzephalitis 246
Hinrdrucksenkung 242
HINTS 26
Hirnabszess 252
Hirnödem 242
Hirnstammenzephalitis 243
Hirntumor 13
HIV-Infektion 248
HI-Virus 248
HOCM 54
House-Brackmann Score 127
Hunt-und-Hess- Skala 8
Hybrid-DRG 315
Hypertensive Krise und PRES 16
Hypoglykämie 64
Hyponaträmie 66
Hypothermie
    therapeutische 333
Hypotonie
    orthostatische 49

I
ICB 10
Infarkt
    ischämischer 134
    kardioembolischer 136
    lakunärer 136
    makroangiopathischer 135
Insuffizienz
    vertebrobasiläre 52
International Classification of Headache Disease (ICHD) 5
Intoleranz, orthostatische 48
Intoxikation 17
Intravenöse Thrombolyse (IVT) 148
Intrazerebrale Blutung (ICB) 197
Intrazerebrale (Massen-)Blutung 10
Ischämie
    spinale 93
    zerebrale 67, 134
Ischialgie 122
Isoniazid 242
Itraconazol 249

J
Janeway-Läsion 254

K
Karotissinus
    hypersensitiver 51
Karotissinussyndrom 48

Katecholamin 256
Kindesmisshandlung 286
Kipptischuntersuchung 51
Kohlenmonoxid (CO) 61
Kokain 61
Konvulsiver Anfallsstatus 216
Kopfimpulstest (KIT) 24
Kopfschmerz vom Spannungstyp 5
Kraniektomie 189
Kraniotomie 253
Kreislaufstillstand 328
Krise
    suizidale 274
Kryptokokkose 248
Kurzliegerstation 315

L
Lähmungsschielen 294
Lance-Adams-Syndrom 333
Leriche-Syndrom 100
Linksventrikuläres Aneurysma 173
Liquorableitung 202
Listerienenzephalitis 243
Lithiumintoxikation 279
Long-QT-Syndrom 57
Lumbalpunktion 285

M
Makroangiopathie 153
Malaria 250
Malignes neuroleptisches Syndrom (MNS) 278, 352
Manöver, vagales 58
Mantelkantensyndrom 100
Mastoiditis 252
MD-Prüfquote 321
Mechanische Thrombektomie (MT) 151
Medical Clearing 268
Menière-Attacke 31
Meningeosis neoplastica 110
Meningismus 236, 249
Meningitis 236
    bakterielle 236
        Antibiotikatherapie 239
        Bildgebung 238
        Diagnostik 237
        Erreger 236
        Liquoranalyse 238
        Symptom 236
        Therapie 239
    Liquorkonstellation 106
    nosokomiale 240
    tuberkulöse 243, 244
    virale 245
        Erreger 245
Meningitis/Enzephalitis 18
Meningokokkenmeningitis 236, 240, 243
Meropenem 251, 254, 257

Metronidazol 251
Midazolam 218, 290
Migräne 5, 14
Minimal Conscious State (MCS) 342
Mismatch 142
Mollaret-Meningitis 247
Morbus Parkinson 350
Morgagni-Adam-Stokes-Anfall 56
mRS 137
Multiple Sklerose (MS) 107
Mutismus 268
Myasthenia gravis (MG) 359
Myelopathie 93
Myoklonie 211
Myxom 174

N
Neostigmintest 363
Neuritis vestibularis 30
Neurolabyrinthitis 31
Neuroleptika 61
Neuronspezifische Enolase (NSE) 338
Nierenversagen
    akutes 65
NIHSS 137
Nimodipin 242
NMOSD (Neuromyelitis optica spectrum diseases) 108
Normokapnie 186
Normothermie 186
Normotonie 186
Notfall
    hypertensiver 63
Notfallstufe 314
Notstand
    rechtfertigender 269

O
Ocular Tilt Reaction 25
Okzipitalneuralgie 15
Opportunistische Infektion 248
Optikusneuritis 293
Osler-Knötchen 254
Osmotherapie 242
Otitis media 252
Out-of-Hospital-Cardiac-Arrest (OHCA) 339

P
Paraneoplastisches Syndrom 110
Parasitenbefall, ZNS 249
Penicillinallergie 240
Peronaeusparese 121
Persistierendes Foramen ovale (PFO) 166
Personaluntergrenzenverordnung 312
Phenytoin 290
Pilzinfektionen 248
Piperacillin 257

Pneumokokkenmeningitis 236, 238
Polyradikulitis
   immunvermittelte 123
Polyradikuloneuritis 293
Postkoitaler Kopfschmerz 19
POTS 60
Präeklampsie 18
Präexzitationssyndrom 58
Präsynkope 48
Procalcitonin 257
Propofol 218, 290
Pseudotumor cerebri 15
PsychKG 269
Psychogener, nichtepileptischer Anfall 213
Pyrazinamid 242
Pyridostigmintest 363
Pyrimethamin 250

Q
Querschnittssyndrom, komplettes 95

R
Radikulopathie
   lumbale 122
   zervikale 121
Rapid Tranquilization 277
Reanimation 329
Reanimationsguidelines 328
Reflexsynkope 48
Rifampicin 242, 244, 252, 254
Rivotril 290
Romberg-Test 27

S
SAB 8
Schädel-Hirn-Trauma (SHT) 186
   beim Kind 286
Schilddrüsenstoffwechsel 65
Schlaganfall im Kindesalter 288
Schwankschwindel 34
Schwindel
   Dauer, Häufigkeit, Tageszeitpunkt 34
SDH 9
Sehminderung, akute 293
Sekundäres Schielen
   Ursache 294
Sekundärprävention
   Schlaganfall 146
   zerebrale Ischämie 153
Semont-Manöver 36
Sentinel-Kopfschmerz 8
Sepsis 254
Serotoninsyndrom
   zentrales 279
Serumlaktatkonzentration 228
Serumprotein S 100-B 338
Shuntverbindung 170

Sick-Sinus-Syndrom (SSS) 56
Sinusitis 18
Sinusknotensyndrom 56
Sinusthrombose
   septische 242
Sinusvenenthrombose 13
SIRS 254
Skew Deviation 25
SOFA-Score 66
Spannungskopfschmerz
   Kopfschmerz bei Medikamentenübergebrauch 16
Spondylodiszitis 78
Spontankontrast 165
Status epilepticus
   bei Kindern 290
Stehtest nach Schellong 49
Strabismus, akuter 294
Streptomycin 242
Stroke Mimics 134
Stupor 62, 268
Subarachnoidalblutung (SAB) 8
   spontane 197
Subclavian-Steal-Syndrom 53
Subdurales Hämatom 9
Subdurales Hämatom (SDH), akutes 188
Substanz, sympathomimetische 61
Sulfadiazin 250
Syndrom
   malignes neuroleptisches 61
   neuroleptisches 61
   serotonerges 61
   zentrales anticholinerges 61
Synkope 212, 287
Synkope, konvulsive 49
Systemic Inflammatory Response Syndrome 254

T
Tachymyopathie 166
Takayasu-Arteriitis 53
Telemedizin 304
Telenotarzt 305
Tensilontest 363
Tetanie 213
Thiopental 218
Tissue at Risk 142
TLOC 48
TOAST-Klassifikation (Trial of Org 10 172 in Acute
   Stroke Treatment) 135
Toxoplasma gondii 249
Toxoplasmose 248
   zerebrale 249
Toxoplasmose, zerebrale und HIV
   Therapieschema 250
Transitorische ischämische Attacke (TIA) 134
Traumatische intrazerebrale Blutung (tICB) 191
Traumatische subarachnoidale Blutung (tSAB) 192
TREM-1 257
Trigeminoautonomer Kopfschmerz 5
Trigeminusneuralgie 16

Triptan 16
Trizyklische Antidrepessiva 60
Tuberkulose, zerebrale 241
Tumor
    extraduraler 81
    intraduraler 81

U
Unterberger-Tretversuch 27
Urosepsis 255

V
Valaciclovir 247
Vancomycin 251, 252, 257
Varizelleninfektion 247

Vaskulitis 242
Vasospasmus 200, 242
Ventrikeldrainage 196
Ventrikulitis 251
Vorhofflattern 163
Vorhofflimmern 160

W
Waterhouse-Friderichsen-Syndrom 242

Z
Zentrale pontine Myelinolyse (ZPM) 100
Zentrales anticholinerges Syndrom (ZAS) 60
Zerebrales Vasokonstriktionssyndrom 8
Zerebritis 253

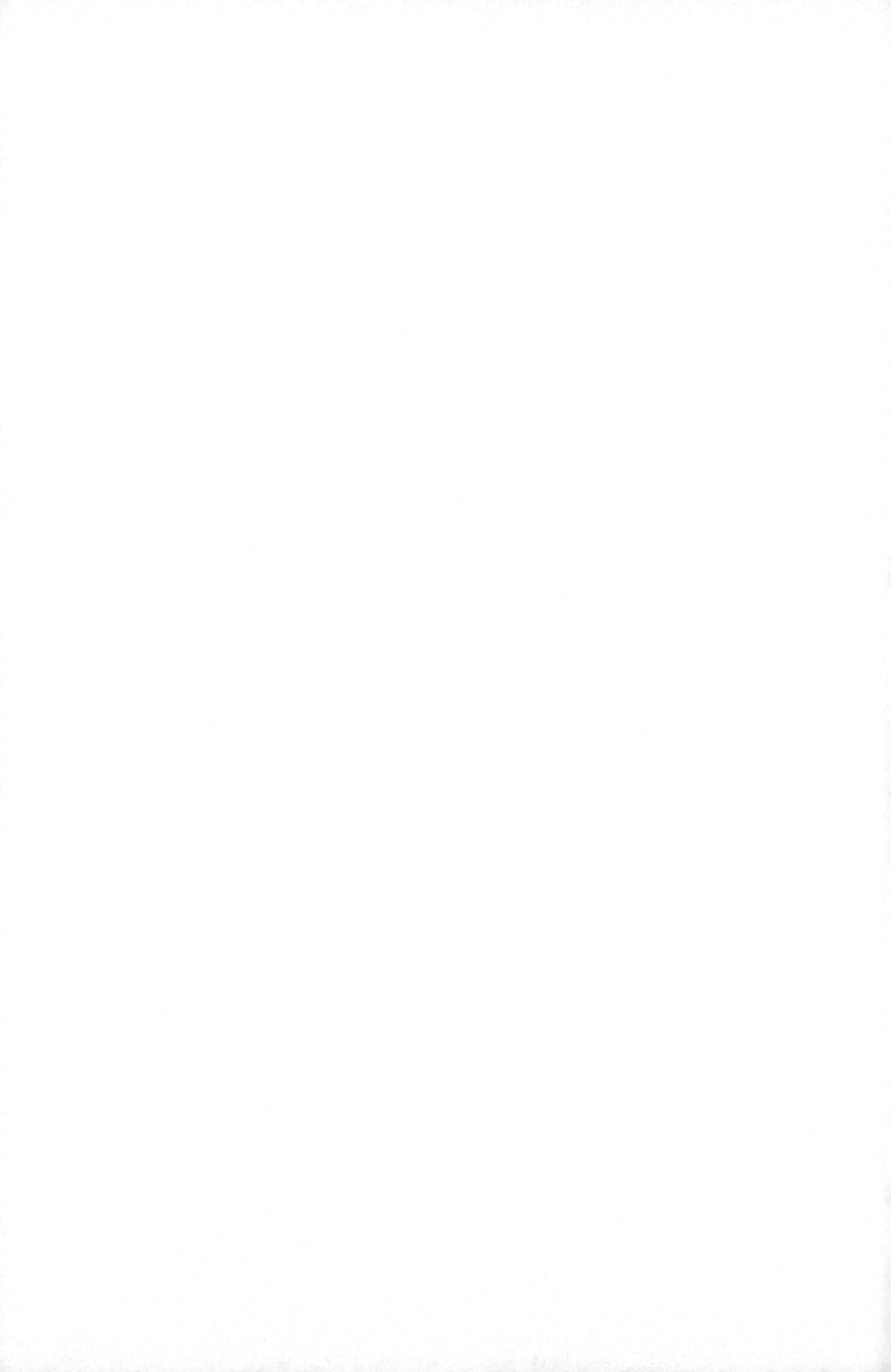

SPRINGER NATURE

GPSR Compliance

The European Union's (EU) General Product Safety Regulation (GPSR) is a set of rules that requires consumer products to be safe and our obligations to ensure this.

If you have any concerns about our products, you can contact us on ProductSafety@springernature.com

In case Publisher is established outside the EU, the EU authorized representative is:

Springer Nature Customer Service Center GmbH
Europaplatz 3
69115 Heidelberg, Germany

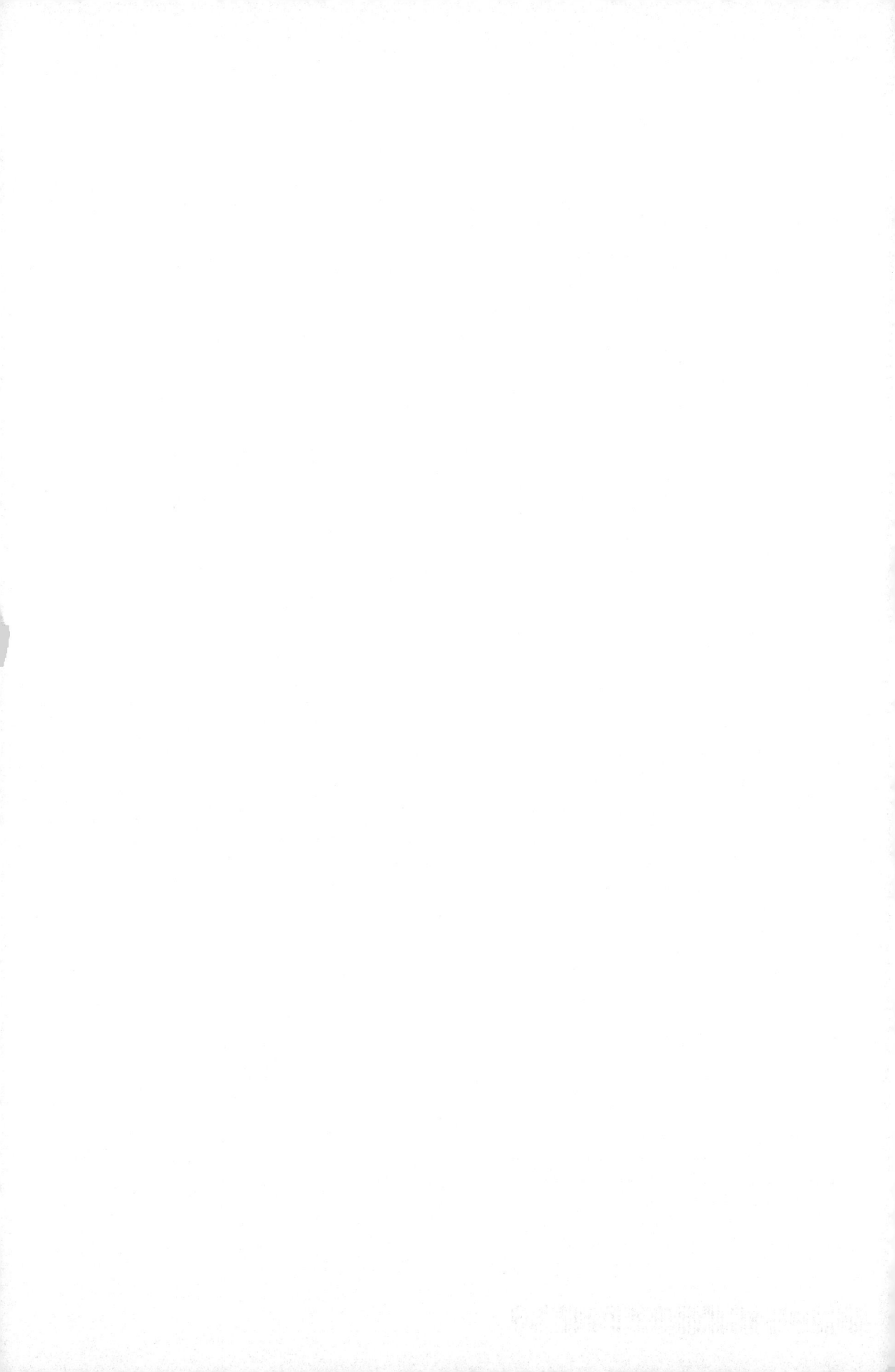

The manufacturer's authorised representative in the EU is Springer Nature Customer Service Centre GmbH, Europaplatz 3, 69115 Heidelberg, Germany. If you have any concerns regarding our products, please contact ProductSafety@springernature.com

Printed and bound by CPI Group (UK) Ltd, Croydon, CR0 4YY

25/03/2026

02078188-0020